Unser Familien-Arzt

Allöopathische, Homöopathische, Hydropathische, Eclectische und Kräuter-Heilmethode

H. R. Stout

Alpha Editions

This edition published in 2022

ISBN : 9789356903258

Design and Setting By
Alpha Editions
www.alphaedis.com
Email - info@alphaedis.com

Contents

Vorwort der Verleger. - 1 -

Vorrede des Verfassers. - 3 -

Zeugnisse. - 5 -

Erster Theil. Allgemeine Krankheiten. - 7 -

Erstes Kapitel. Krankheiten der Haut. - 9 -

Zweites Kapitel. Fieber. - 66 -

Drittes Kapitel. Geisteskrankheiten. - 106 -

Viertes Kapitel. Krankheiten des Kopfes - 114 -

Fünftes Kapitel. Augenkrankheiten. - 147 -

Sechstes Kapitel. Ohrenkrankheiten. - 165 -

Siebentes Kapitel. Krankheiten der Nase - 174 -

Achtes Kapitel. Krankheiten des Gesichts, der Lippen und der Kinnbaken - 186 -

Neuntes Kapitel. Krankheiten der Zähne, des Zahnfleisches und des Mundes. - 200 -

Zehntes Kapitel. Halskrankheiten. - 218 -

Elftes Kapitel. Krankheiten der Luftröhre und der Brust. - 234 -

Zwölftes Kapitel. Krankheiten des Magens und der Eingeweide. - 290 -

Dreizehntes Kapitel. Krankheiten der Harn- oder Urin- und Geschlechtsorgane - 376 -

Zweiter Theil. Frauenkrankheiten. - 401 -

Erstes Kapitel. Menstruation oder monatliche Reinigung. - 403 -

Zweites Kapitel. Störungen der Menstruation. - 407 -

Drittes Kapitel. - 429 -

Viertes Kapitel. Schwangerschaft. - 438 -

Fünftes Kapitel. Entbindung oder Kindbett. - 462 -
Dritter Theil. Kinderkrankheiten. - 483 -
Vierter Theil. Verschiedene Krankheiten. - 519 -
Erstes Kapitel. - 521 -
Zweites Kapitel. Das Krankenzimmer. - 551 -
Drittes Kapitel. Hydropathische Behandlung. - 559 -
Viertes Kapitel. Pharmacie. - 568 -
Fünfter Theil. Wundarzneikunst.[*] - 577 -
Wundärztliche Hülfsmittel. - 579 -
Gifte und Gegengifte - 599 -
Angabe der Symptome der verschiedenen Krankheiten. - 602 -
Alphabetisches Fremdwörter-Verzeichniß. - 614 -
Fußnoten: - 620 -

Vorwort der Verleger.

Schon längst sind wir davon überzeugt, daß sich in unserem Lande das Bedürfniß nach einem bündig gefaßten Werke, das billig verkauft werden kann, und welches eine zuverlässige Anweisung für die erfolgreiche Behandlung solcher Unpäßlichkeiten, Krankheiten und körperlichen Beschädigungen enthält, die von irgend einer intelligenten Person ohne ärztliche Hülfe behandelt werden mögen, vorhanden ist: Ein Werk, das nicht den Anspruch macht, alle die betreffenden Kenntnisse zu bieten, noch unter allen Umständen die Hülfe eines Arztes unnöthig zu machen, denn es giebt Fälle, deren Behandlung berufsmäßige Geschicklichkeit und lange Erfahrung erfordert.

Es giebt jedoch — dies ist einleuchtend — eine große Anzahl Krankheitsfälle, welche mit Hülfe solcher Belehrung, wie die in der vorliegenden Abhandlung leicht gehoben werden können, während andere gleich beim Anfang die promptesten, energischsten Mittel nöthig machen, widrigenfalls sie sich, ehe noch ein Arzt eintreffen kann, so sehr steigern, daß das Leben des Patienten gefährdet wird.

Der Schreiber dieses erinnert sich noch recht wohl des plötzlichen Erkrankens seines Familienarztes, welcher unerwartet in seiner Office von jener fürchterlichen Seuche, der Cholera, befallen wurde, und ehe Hülfe geleistet werden konnte, dem Tode verfallen war.

Auch erinnert sich der Verfasser dieser Vorrede noch recht wohl, wie dankbar er dafür war, daß er ein Buch hatte, welches genau angab, was bei Croup-Anfällen zu thun sei, als er zum erstenmal mitten in der Nacht durch den **Croup-Husten** seines einzigen Kindes aufgeweckt wurde.

Durchdrungen von der oben ausgedrückten Ueberzeugung, sahen wir uns nach einem Autor um, welcher einerseits mit unseren Ansichten völlig übereinstimmte und andererseits die Fähigkeit hatte, dieselben in praktische Form zu kleiden, und nachdem wir längere Zeit vergeblich uns bemühten, sind wir sicher, den rechten Mann gefunden zu haben, und legen nun dem Publikum das Resultat seiner Arbeit mit der Zuversicht vor, daß dieses längst gefühlte Bedürfniß durch dieses Werk vollkommen befriedigt ist.

Um das Buch noch brauchbarer und praktischer zu machen, sind die verschiedenen Behandlungsweisen der verschiedenen medizinischen Schulen angegeben: die allöopathische, die homöopathische, die hydropathische, die eclectische und die Kräuter-Heilmethode, so daß man je nach Bequemlichkeit oder Ueberzeugung zu der einen oder der andern greifen, oder eine nach der andern anwenden kann, falls die erst angewandte nicht den erwünschten Erfolg erzeugt hätte. Wenn z. B. eine auf dem Lande, weit von einem Arzte oder einer Apotheke lebende Person sich plötzlich eine heftige Erkältung zuzieht und ein Fieber im Anzuge ist, mag sie — obgleich die allöopathische Kurmethode vielleicht vorziehend — zur Kräuter- oder Wasser-Heilmethode mit dem besten Erfolg greifen.

Diese Zusammenstellung der verschiedenen Heilmethoden ist originell und wird, wie wir glauben, in keinem anderen Buche gefunden.

Der Name des Autors ist, wie der Leser bemerken wird, nicht angegeben und zwar deshalb, weil er ein Graduirter eines medizinischen Collegiums, ein angesehener Arzt einer der medizinischen Schulen ist und seine Stellung unter seinen Fachgenossen verlieren würde, sobald bekannt wäre, daß er nebst den in seiner Schule üblichen Behandlungsweisen auch andere angegeben habe. Erst kürzlich wurde ein hochgestellter allöopathischer Arzt in New-York „disciplinirt,“ weil er mit einem ebenso intelligenten und ausgezeichneten homöopathischen Arzte sich berathen hatte. So lange solcher Geist selbst noch unter den intelligenteren Kunstgenossen herrscht, kann man es unserem Autor nicht verargen, wenn er seinen Namen verschweigt, und dies um so mehr, als durch die Nennung desselben doch nichts Gutes bezweckt würde.

Der **Werth** des Werkes wird demselben entweder Erfolg sichern, oder das Mißfallen des Publikums zuziehen; aber wir übergeben es der Oeffentlichkeit mit dem festen Glauben, ja wir möchten sagen, mit der unzweifelhaften Gewißheit, daß es mit Beifall aufgenommen werden und ein kostbarer Familienschatz in tausenden Häusern werden wird. Daß dies der Fall sein möge, ist der Wunsch

Der Verleger.

Chicago, September 1868.

Vorrede des Verfassers.

Dieses Werk der Beurtheilung des Publikums übergebend, bin ich überzeugt, durch dasselbe einem langgefühlten Bedürfniß für ein Familienbuch der Heilkunde, das allen Klassen entspricht, nachzukommen. Dasselbe ist hauptsächlich für die Erfordernisse der Landbevölkerung und solcher geschrieben, die weit entfernt von größeren Ortschaften oder solchen Plätzen wohnen, wo zuverlässige Hülfe in Krankheitsfällen beschafft werden kann. Viele können sich gewisser Zeiten erinnern, in welchen, wäre ein solches Buch vorhanden gewesen, großen Leiden vorgebeugt, oder selbst dann und wann ein Leben hätte gerettet werden können. Da unser Leben, auch wenn wir ein hohes Alter erreichen, immerhin ein sehr kurzes ist, so ist die Pflicht, dasselbe womöglich bis zu der dem Menschen zugemessenen Zeit zu verlängern, eine deutliche; Niemand kann sagen, wann ihn eine Krankheit befallen, wann er durch einen Unfall körperlich bedeutend beschädigt werden wird, und wir sollten gegen solche Fälle stets vorbereitet sein.

In der Ausarbeitung dieses Werkes habe ich mich bemüht, jede Krankheit in so einfacher Weise zu beschreiben als möglich, indem ich mir Mühe gab, technische und wissenschaftliche Ausdrücke so weit dies geschehen konnte, zu vermeiden und eine Sprache zu gebrauchen, die jedes Kind verstehen kann. Alle Fremdwörter aber, die nothwendiger Weise gebraucht werden mußten, sind entweder sogleich erklärt oder findet sich deren Erklärung im Fremdwörterverzeichniß.

Um allen Klassen und den Anhängern der verschiedenen medizinischen Schulen etwas zu bieten, habe ich bei jeder Krankheit die Behandlungsweise der verschiedenen Methoden beigefügt und dabei alle Vorurtheile, die ich für oder gegen diese oder jene Schule haben mag, in den Hintergrund treten lassen, indem ich jeder derselben volle Gerechtigkeit widerfahren ließ und sowohl meine Erfahrung als die anderer benützte, denn es wurden die besten Autoritäten Europas und Amerikas zu Rathe gezogen, so daß man sich auf die Angaben dieses Buches verlassen kann.

Zur Bequemlichkeit und Nachhülfe beim Nachschlagen ist das Werk eingetheilt wie folgt:

Erster Theil: Allgemeine Krankheiten.

Jedes Kapitel dieses Theils führt Krankheiten verschiedener Körpertheile auf, sowie allgemeine Krankheiten. Jede derselben ist deutlich behandelt, indem die Symptome, die Ursachen und die Behandlung der verschiedenen medizinischen Schulen pünktlich angegeben sind.

Zweiter Theil: Frauenkrankheiten.

Unter dieser Ueberschrift wird über Menstruation, mit ihren Störungen, Schwangerschaft und die Behandlung der Krankheiten während derselben, Entbindung u. s. w. abgehandelt.

Dritter Theil: Kinderkrankheiten.

In diesem Theile finden sich wertvolle Winke bezüglich der Verpflegung, der Kost und der allgemeinen Behandlung der Kinder, sowie Abhandlungen über Kinderkrankheiten.

Vierter Theil: Verschiedene Krankheiten.

Unter dieser Ueberschrift werden die nicht im ersten Theile eingeschlossenen Krankheiten aufgeführt, und sind Anweisungen gegeben, wie man die Scheintodten wieder zum Leben bringen kann. Dieser Abtheilung sind auch werthvolle Bemerkungen über die Krankenpflege beigefügt, nebst einer vollständigen Anweisung für die hydropathische Behandlung der Krankheiten.

Unter dem Titel — Pharmacie ist die Zubereitung mancher in diesem Buch angegebenen Arzneien vorgeschrieben.

Fünfter Theil: Wundarzneikunst.

In diesem Theil werden solche Behandlungen und Mittel der Wundarzneikunde angegeben, welche von jeder intelligenten Person in Anwendung gebracht werden können. Außerdem finden hier die Gifte nebst ihren Gegenmitteln und ein Verzeichniß der medizinischen Ausdrücke einen Platz.

In dem Symptom-Verzeichniß sind die hauptsächlichen Symptome der am häufigsten vorkommenden Krankheiten angegeben, und wird dasselbe den Personen, die unwohl fühlen, aber nicht gerade sagen können, was ihnen fehlt, gute Dienste leisten.

Daß das Werk zum Besten der Menschheit eine weite Verbreitung finden und hierdurch die darauf verwendete Arbeit vergüten möge, ist der aufrichtige Wunsch des

Verfassers.

Chicago, Januar 1869.

Zeugnisse.

Die folgenden anerkennenden Zeugnisse wurden von ausgezeichneten Aerzten der Homöopathischen, Allöopathischen und Eclectischen Schulen ausgestellt.

Herren J. S. Goodman & Co., Verleger:

Meine Herren! — Daß in Ihrem zu publizirenden Werk „Unser Familien-Arzt“ die Krankheiten genau und richtig beschrieben sind, und daß die darin angegebene Heilkunde zuverlässig ist, kann ich nach einer Prüfung der mir zugesandten Probebogen des Buches bezeugen.

N. F. Cooke, *M. D.*,

Professor der Theorie und Praxis am Hahnemannischen medizinischen Collegium.

Chicago den 6. Febr. 1869.

Ich beglaubige hiermit, daß ich das Werk „Unser Familien-Arzt,“ welches von J. S. Goodman & Co. publizirt werden wird, geprüft habe und in demselben die Symptome der Krankheiten richtig angegeben sind, wie denn das Buch überhaupt das Vertrauen des Publikums verdient.

H. S. Hahn, *M. D.*

Chicago den 8. Febr. 1869.

Meine Herren! — Auf Ihr Ersuchen habe ich die Probebogen Ihres Werkes „Unser Familien-Arzt“ durchgelesen und es macht mir Vergnügen dasselbe zu empfehlen. Es gibt die richtige Behandlungsweise der Krankheiten an und verdient eine weite Verbreitung.

J. F. Cooke, *M. D.*,

Professor im Bennett medizinischen Collegium, Chicago.

Den 8. Febr. 1869.

Erster Theil.
Allgemeine Krankheiten.

Erstes Kapitel.
Krankheiten der Haut.

1. Ausschlag-Fieber.

Ausschlag.

Diese Krankheit wird häufig durch Erkältung, Mattigkeit, verdorbenen Magen u. s. w. hervorgerufen. Sie zeigt sich in der Form von kleinen rothen Flecken, welche besonders des Nachts unerträglich jucken, ist aber nicht lebensgefährlich.

Behandlung.

Homöopathisch. Wenn das Jucken sehr stark wird, dabei Frost oder Hitze und Schlaflosigkeit, gebe man alle Stunden eine Dosis (6 Kügelchen) *Chamomilla.* Wird es nach 2 bis 3 Stunden nicht besser, so gebe man eine Dosis (6 Kügelchen) *Ledum Palustre.* Ist es am nächsten Tage noch nicht besser, so gebe *Rhus* und *Sulphur* abwechselnd alle 2 bis 3 Stunden. Laue Bäder werden sehr erfrischen.

Allöopathisch. Das folgende gelinde Abführmittel mag gegeben werden:

Magnesia	½	Pfund.
Ingwer (*Ginger*) fein pulverisirt	1	Unze.
Rhabarber fein pulverisirt	2	Unzen.

Dies zu mischen. Für Kinder ungefähr einen halben, für Erwachsene einen Theelöffel voll oder mehr.

Nesselfieber (*Hives, Urticaria*).

Dies ist ein Ausschlag der Haut, ähnlich den Verletzungen durch Brennnesseln; derselbe ist aber weder ansteckend, noch gefährlich.

Ursachen. — Einige Personen haben eine Anlage zu dieser Krankheit, so daß sie sich nach dem kleinsten Diätfehler einstellt. Nahrungsmittel wie Schellfisch, Gurken, Pilze, Erdbeeren, Makrele &c. werden häufig die Ursache zu einem Anfall. Kinder, die eine zarte, feine Haut haben, sind besonders geneigt dazu.

Kennzeichen. — Der Ausschlag besteht in erhabenen Flecken auf der Oberfläche der Haut, die zuweilen roth, aber im Allgemeinen weiß und roth gemischt und ziemlich hart sind und eine brennende, juckende Empfindung erzeugen. Nesselausschlag erscheint häufiger bei kleinen Kindern in der Form von großen Blattern, die außen von unregelmäßiger Gestalt und hellrother Farbe, im Mittelpunkt aber weiß und ein wenig erhaben sind. Der Ausschlag zeigt sich bald an dem einen bald an dem andern Ort. Zuweilen geht der Krankheit ein wenige Stunden anhaltendes Fieber, Kopfschmerz, Uebelkeit, Erbrechen, bitterer Geschmack im Munde voraus; hin und wieder gleicht auch der Ausschlag den Striemen von Peitschenhieben.

Behandlung.

Allöopathisch. Geht die Krankheit vom Magen aus, so gebe man das folgende Brechmittel:

Brechweinstein (*tartar emetic*)	1 Gran.
Ipecacuanha-Pulver	1 Skrupel.
Gewöhnlicher Syrup	1 Drachme.
Quellwasser	10 Drachmen.

Mische und nehme es auf einmal.

Diesem lasse man untenstehendes schnell wirkendes Abführmittel folgen:

Zusammengesetzter Extrakt von Coloquinthen (*Colocynth*)	½ Drachme.
Extrakt von Jalappenwurzel (*Jalap*)	15 Gran.

Mische es und mache 12 Pillen daraus. 2 oder 3 Pillen werden ihre Wirkung nicht verfehlen.

Bei starken nervösen Symptomen gebe man je nach dem Alter des Kranken 5–20 Tropfen Schwefel-Aether — alle halbe Stunden.

Zur äußerlichen Anwendung gebrauche man eins von den folgenden:

Bleizucker	½ Drachme.
Kohlensaures Ammoniak (*Carbonate of Ammonia*)	1 Drachme.
Rosenwasser	½ Pint.

Mische es.

Oder:

Alcohol	1½ Unze.
Rosenwasser	4 Unzen.

Mische es.

Oder folgendes von Dr. Erasmus Wilson empfohlene:

Aetzendes Quecksilber (*Corrosive Sublimate*)	6 Gran.
Rosmarin-Spiritus	1 Unze.
Alcohol	1 Unze.
Kühltrank von bittern Mandeln	6 Unzen.

Mische es.

Es ist rathsam, hiervon sorgfältig äußerlich Gebrauch zu machen, weil der Ausschlag nach Innen getrieben werden kann, was bedenkliche Folgen hat.

Eclectische und Kräuterkur. Wo immer der Ausschlag erscheint, reibe man den Körper mit Waizenmehl und lasse den Kranken ungehindert Saffran-Thee, oder Salbei- und Sassafras-Thee trinken. Bessert sich der Kranke, so gib folgendes beruhigendes Arzneimittel: 3 Theile *Cremor Tartari*, ein Theil Schwefel mit Molasses gemischt; davon einen Theelöffel dreimal des Tages mehrere Tage hinter einander. Wirkt es nicht hinreichend, nehme man eine Dosis Salz und Sennablätter. Warmes Saleratuswasser ist ein gutes Einreibmittel für die Haut.

Homöopathisch. *Aconitum.* — Wo dem Ausschlag Fieber, heiße Haut, Durst, belegte Zunge und Schlaflosigkeit vorausgeht oder wo es denselben begleitet.

Dulcamara. — Wenn der Anfall durch Erkältung hervorgerufen ist, und von Uebelkeit, Erbrechen, bitterem Geschmack im Munde, Diarrhöe begleitet ist, die Symptome des Nachts oder in der Stubenhitze stärker, dagegen im Freien schwächer sind. Dieses Mittel kann abwechselnd mit *Antimonium Crudum* gegeben werden.

Rhus toxicodendron. — Wird der Ausschlag von Jucken und Brennen begleitet, besonders nach Bewegung im Freien oder dem Genusse gewisser Speisen.

Pulsatilla. — Wenn der Anfall durch reiche und fette Kost hervorgerufen wurde.

Calcarea Carbonica. — Wenn der Ausschlag beim Aufenthalt in der frischen Luft verschwindet und er durch die Anwendung des kalten Wassers verstärkt wird, das Gesicht gelb, die Haut rauh mit Gänse-Finnen bedeckt ist, mit einem betäubenden Schmerz im Kopf, Uebelkeit und Schwindel des Nachts oder beim Erwachen des Morgens.

Wenn durch feuchtes Wetter Erkältung, mit Schmerzen in den Gliedern, Frost und Kopfschmerz hervorgerufen, so gebe man *Bryonia* und *Rhus toxicodendron* abwechselnd, alle 3 bis 4 Stunden eine Gabe (4 oder 6 Kügelchen). *Ledum Palustre* ist ein anderes Mittel, das bei den meisten Fällen mit Erfolg angewendet werden kann.

Sollte sich der Ausschlag nach Innen werfen und der Kranke über einen krankhaften Zustand des Magens, große Schwäche klagen, gebe man *Ipecacuanha* (*Ipecac*) oder *Bryonia* jede Stunde mehrere Stunden hintereinander, tritt nach drei Stunden keine Besserung ein, so nehme man *Arsenicum.* Gleichzeitig hülle man den Kranken wohl ein und lasse ihn viel Wasser trinken, um Schweiß hervorzurufen.

Hat Jemand diese Krankheit eine lange Zeit, oder hat er besonders Anlage dazu, so lasse man ihn jeden vierten Tag am Abend eine Dosis *Calcarea Carbonica* nehmen. Bessert er sich nicht innerhalb einiger Wochen, gebe man entweder *Lycopodium*, *Sulphur*, *Acidum Nitri* oder *Carbo Vegetabilis* in derselben Weise.

Die Darreichung der Arzneimittel. — Wenn die Dosis nicht mit dem Mittel erwähnt ist, löse man 12 Kügelchen in 12 Theelöffel Wasser und gebe alle 2 oder 3 Stunden, je nach der Heftigkeit des Auftretens der Symptome, eine Dosis.

Kost. Kein Fleisch, oder erhitzende Getränke, nur Wasser, schwarzer Thee, Haferschleim, Zwieback (*Toast*), gebackene Aepfel und altbackenes Brod.

Die Rose (St. Antonius Feuer, *Erysipelas*).

Die Rose oder Rothlauf ist eine Entzündung der Haut, die sich leicht ausbreitet und zuweilen weit in das Zellengewebe dringt. Sie ist ansteckend und Personen, deren Verdauungsorgane nicht in Ordnung, oder die der Feuchtigkeit und Kälte ausgesetzt sind, haben besonders Anlage dazu. In der Regel finden wir die Rose im Gesicht, häufig aber auch an den Gliedern.

Kennzeichen. — Der Rose gehen gewöhnlich Fieber, eine allgemeine Erschlaffung, Frost, Kopfschmerz und belegte Zunge voraus; diesen Symptomen folgen dann heiße Haut, schneller Puls, Durst, Schmerzen im Rücken und den Gliedern, die Haut wird roth oder purpurn, und ein starkes stechendes, brennendes Gefühl mit Spannung und Schmerz wird wahrgenommen. Die betreffenden Theile fangen an zu schwellen, und befindet sich die Entzündung am Kopf oder im Gesichte, so schwellen die Augen zu und die Züge können nicht wieder erkannt werden. Blasen mit Wasser gefüllt, gleich jenen, die vom Verbrennen herrühren, bilden sich zuweilen auf der Oberfläche. Der Kranke, besonders wenn sich die Entzündung am Kopfe befindet, phantasirt des Nachts und der Hals schwillt beträchtlich an. In den schlimmsten Fällen steigert sich dieser Zustand bis zum Irrsinn; Schlafsucht tritt ein und der Kranke kann in Folge eines inneren im Kopfe erfolgenden Ergusses sterben. Wird das Zellengewebe tief angegriffen, so kann sich Eiter bilden und die betreffenden Theile können sich von dem gesunden Fleisch ablösen. Sind die Theile bedeutend angegriffen, die Farbe hochroth, das Prickeln und Brennen sehr heftig, die Oberfläche fest und hart, so wird die Entzündung Phlegmone oder unächter Rothlauf genannt. Ist die Geschwulst weich und schwammig — beim Druck beweglich — die Farbe blaßroth oder wachsgelb und gewöhnlich schwächliche Constitutionen angreifend, so wird sie Blasen- oder Blatterrose (*Erysipelas œdematodes*) genannt.

Wenn der Rothlauf als eine blasse Röthe ohne Fieber auftritt, nennt man ihn *Erythema* (kalte Hautröthe).

Ursachen. — Die Ursachen der Rose sind mannigfach, einige von ihnen sind folgende: Einfluß der Witterung, ungeregelte Lebensweise, Mangel an Reinlichkeit. Die meisten Veranlassungen dazu sind: Unmäßigkeit, heftige, geistige Aufregung, das sich Aussetzen der kalten Luft nach Erhitzung oder Aufregung, besonders wenn der Magen nicht in Ordnung ist, Wunden und Quetschungen. Große Sorgfalt muß getragen werden, die Ausbreitung der Entzündung zu verhindern. Man lüfte das Zimmer gut aus ohne den Kranken der Zugluft auszusetzen, halte ihn sehr reinlich und gebe ihm hinreichend Nahrung. Personen, die an Wunden leiden, oder in irgend einer Weise erkrankt sind, und besonders Frauen unmittelbar vor oder nach der Entbindung sollte der Aufenthalt in der Nähe eines an der Rose Erkrankten nicht gestattet werden; auch sollten die mit dieser Entzündung Behafteten an Wunden Leidende oder Frauen im Kindbett nicht besuchen, ohne die größte Sorgfalt anzuwenden, um gegen die Uebertragung der Krankheit zu schützen, z. B. durch den Wechsel der Kleider, Baden u. s. w.

Behandlung.

Eclectische und Kräuterkur. Beginne die Behandlung, besonders wenn Fieber vorhanden ist, mit folgendem Abführmittel:

Potophyllum peltatum (Gemeines Fußblatt)	1½ Gran.

Leptandrin	4 Gran.
Cremor Tartari	20 Gran.

Mische es, theile es in zwei Pillen und gib alle 6 Stunden eine, bis Stuhlgang erfolgt ist. Hierauf erhalte regelmäßigen Stuhlgang durch folgendes:

Schwarzwurzel (*Blackroot*)	5 Unzen.
Wilde Indigo Wurzel (*Wild Indigo Root*)	1 Unze.

Mische es und rühre die Mischung in 4½ Pint kochendes Wasser. Man nehme einen Theelöffel voll mehrere Male des Tages.

Treten die Symptome heftig auf, so beginne man die Behandlung mit einem Brechmittel. Gegen Magensäure gib Magnesia, Kreide oder doppeltkohlsaures Soda (*Bicarbonate of Soda*). Erscheint die Entzündung am Körper, so wird ein Dampfbad Erleichterung gewähren. Wenn sich die Rose im Gesicht oder am Kopf befindet, bähe die betreffenden Theile mit einer Abkochung von Boneset, Farnkraut (*Tansy*), oder Katzenmünze (*Catnip*) mehrere Male des Tages. Ein Umschlag von Preiselbeeren wird von Vielen für ein ganz besonderes Mittel gegen diese Krankheit gehalten. Koche ein oder zwei Pint, bis sie weich sind und mische sie mit pulverisirter Ulmenrinde oder Mehl und mache einen Umschlag auf den erkrankten Theil. Ist die Entzündung heftig, gebrauche

Eisen-Chlor-Tinctur (*tincture of chloride of iron*)	1 Drachme.
Süßer Salpeter-Spiritus (*sweet spirits of nitre*)	2 Drachmen.

Mische es. Dosis: 25 Tropfen in ein Weinglas mit einem Aufguß von Hollunderblüthe und Frauenhaar (*Elder flowers and Maiden hair*) 1 Unze von jedem, in 2 Pints kochenden Wassers.

Bilden sich Blasen und tritt Eiterung ein, mache Umschläge von Ulmenrinde und Hopfenmalz. Verschwindet die Entzündung plötzlich, oder wird eine Neigung hierzu bemerkbar, gebe man folgendes:

Blutwurzel, Pleuresiewurzel, Ipecacuanha und Salpeter, jedes pulverisirt, eine Drachme. Gieb eine Dosis von 12 zu 15 Gran alle 3 oder 4 Stunden. Zur Milderung des Juckens und Brennens kann eines der folgenden Mittel gebraucht werden: Gleiche Theile von Lobelia- und Blutwurzel-Tinctur mit ein wenig Essig; drei- oder viermal des Tages anzuwenden. — Eine Abkochung von Flöhkraut und Stinkkamille (*Smartweed and Mayweed*) kann kalt gebraucht werden. Ein anderes Mittel: Lobelia-Tinctur, Lorbeer-Rinden- (*Bay berry*) Tinctur, eine satte Auflösung von Salmiak, von jedem eine Unze; bade die Theile mehrere Male des Tages damit. Ebenso noch einen erweichenden Umschlag von gebranntem Mehl oder Ulmen-Rinde. Wenn der Rothlauf chronisch ist und nach einigen Monaten immer wieder ausbricht, kann zu dessen Vertreibung folgende Behandlung angewendet werden: Man halte die Eingeweide mit guten Abführungspillen oder einem gemischten Pulver von Rhabarber und Potasche in Dosen von fünf oder zehn Gran dreimal des Tages zu nehmen in Ordnung; gleichzeitig nehme man das folgende: Wilde Indigo-Wurzel, Blut-Wurzel und Scharlachbeere-Wurzel (*Poke root*) von jedem eine Unze; holländischen Wachholderbranntwein (*Gin*) und Branntwein 1 Pint; man lasse es eine Woche stehen und füge 2 Drachmen hydriosaures Potasche-Salz, aufgelöst in einer Unze Wasser; Dosis einen Theelöffel voll dreimal des Tages. Das folgende Mittel wird gleichfalls empfohlen: Blaue Schwertlilien-Wurzel, gelbe Ampferkraut-Wurzel, Kletten-Wurzel, die Rinde der Bittersüß-Wurzel, Sassafras-Rinde, von jedem, grob gepulvert, eine Unze; Hollunder-Blüthe 2 Unzen, dazu 6 Pint kochendes Wasser; bedecke das Gefäß und lasse es 24 Stunden stehen; presse ferner die Kräuter, durchseihe und versüße es. Dosis: Ein Weinglas voll dreimal des Tages. Das Baden der angegriffenen Theile mehrere Male in der Woche in schwachem Laugenwasser wird gleichfalls von guter Wirkung gefunden werden.

Homöopathisch. *Aconitum.* — Wenn starkes Fieber, heiße, trockene Haut, Durst u. s. w. vorhanden ist.

Belladonna. — Ein wichtiges Mittel, besonders gegen Gesichtsrose, bei geschwollenen Augen, trockener Haut, Durst und Phantasiren. *Aconitum* und *Belladonna* kann abwechselnd gegeben werden. Alle 2 Stunden eine Dosis. Bessern sich die Symptome nicht, klagt der Kranke über Schmerz im Hals, Trockenheit, Husten ohne Auswurf, gebe man *Lachesis. Apis mellifica* kann abwechselnd damit gegeben werden.

Wenn diese Mittel eine Zeitlang gegeben worden sind und sich der Zustand des Kranken noch verschlimmert, während eine große Empfindlichkeit gegen Geräusch und Licht vorhanden, die Haut glänzend und sehr zart ist, zuweilen Blasen bildet, gebe man *Belladonna* und *Rhus toxicodendron* abwechselnd, einen Theelöffel voll alle zwei Stunden. Wird der Kranke schläfrig, gebe man eine Dosis (4 Kügelchen) *Opium.* Wenn aufgeregt und schlaflos, gebe man Kaffee und *Belladonna* abwechselnd, alle Stunden eine Dosis. *Arsenicum* kann gegeben werden, wenn die Entzündung eine dunkle Farbe annimmt und der Kranke sehr schwach wird.

Pulsatilla — ist zu geben, wenn die Krankheit durch gewisse Nahrungsmittel, wie Austern, Clams u. s. w. Auch dann, wenn die Entzündung an einem Orte verschwindet und an einem anderen wieder erscheint oder wenn sie die Ohren angreift. Gegen Rothlauf in den Gelenken *Bryonia* und *Rhus toxicodendron* abwechselnd.

Wenn sich Blasen bilden, die faulig werden, gebe man *Arsenicum* und *Carbo vegetabilis* abwechselnd.

Mercurius und *Hepar sulphuris* kann gegeben werden, wenn sich der Rothlauf in Eitergeschwüre verläuft.

Wenn die Krankheit chronisch wird und der Leidende derselben hin und wieder unterworfen ist, gebe man *Rhus toxicodendron* und *Graphites* einen Tag um den andern. Eine Dosis 6 Kügelchen.

Die Anwendung des Wassers — in Form von nassen Tücherumschlägen — um Schweiß hervorzurufen, wird sehr zuträglich gefunden werden.

Anwendung der Heilmittel. Löse 12 Kügelchen in 12 Theelöffel voll Wasser und gebe stündlich oder alle 2 bis 3 Stunden einen Theelöffel voll, wenn nicht anders verordnet.

Kost. — Trockenes geröstetes Brod, Haferschleim, schwarzer Thee, warme Limonade, wenn keine Diarrhöe vorhanden ist, und geschmorte Pflaumen.

Allöopathisch. Beim Ausbruch gebe man ein Abführmittel wie Bittersalz oder folgendes:

Magnesia sulphurica	1	Unze.
Salpetersaure Potasche (*Nitrate of Potash*)	10	Gran.
Lakritzen-Saft (*Liquorice*)	1	Skrupel.
Gemischten Aufguß von Sennablättern	5½	Unze.
Tinctur von Senna-Blättern und Jalappenwurzel	3	Drachmen.
Spiritus von flüchtigem Salz (*Spirit of sal volatile*)	1	Drachme.

Mische es. Dosis: 2 oder 3 Eßlöffel voll. Wenn die Krankheit nicht heftig ist, ist es nicht gut, ein Brechmittel anzuwenden. Das folgende kann, wenn nothwendig, gebraucht werden:

Brechweinstein (*Tartar Emetic*)	1	Gran.
Ipecacuanha-Pulver	1	Skrupel.
Syrup	1	Drachme.
Quellwasser	10	Drachmen.

Mische es und nimm es auf einmal.

Wenn auf die Eingeweide gewirkt wurde, kann das folgende gegeben werden:

Eine Auflösung des essigsauren Ammoniak (*solution of acetate of Ammonia*)	1½	Unzen.
Süßer Salpeter-Spiritus (*Sweet Spirits of Nitre*)	2	Drachmen.
Syrup	2	Drachmen.
Campher-Mischung	4	Unzen.

Mische es. Dosis: 2 Eßlöffel voll alle 2 bis 3 Stunden.

Ist der Magen reizbar, gebe man folgendes:

Doppelkohlsaure Potasche (*Bicarbonate of Potash*)	2	Drachmen.
Syrup	2	Drachmen.
Destillirtes Wasser	6	Unzen.

Mische es. Dosis: 2 Eßlöffel voll. Zu jedem füge einen Theelöffel voll frischen Lemon-Saft oder 15 Gran Citronen-Säure, zuvor in einem Eßlöffel voll Wasser aufgelöst; trinke es während des Aufschäumens.

Wird der Kranke schwach und der Fall nimmt einen typhösen Charakter an, so gebraucht man folgendes stärkende Mittel:

Eine Abkochung von Baumrinde	6	Unzen.

Schwefelsaures Chinin (*Sulphate of quinine*)	8 Gran.
Verdünnte Schwefelsäure (*Dilute sulphuric acid*)	½ Drachme.
Zusammengesetzte Baumrinden-Tinctur	½ Unze.
Syrup von Orangen-Schale	2 Drachmen.

Mische es. Dosis: 2 Eßlöffel voll alle 4 Stunden. Wein, Molken, Milch, Punsch, Eier und Wein u. s. w. können ebenfalls mit Vortheil angewendet werden.

Schlägt die Krankheit aus irgend einem Grunde nach Innen, muß die krankhafte Oberfläche mit Senf abgerieben und der ganze Körper in ein heißes Bad gebracht werden. Um das Jucken und Brennen der Haut zu vermeiden, ist eines von den folgenden Mitteln anzuwenden: Pfeilwurzpulver, Roggenmehl, pulverisirte Stärke, ein Thee von Buchweizenmehl; leinene Umschläge, mit folgender Mischung getränkt:

Eine Auflösung von essigsaurem Ammoniak (*solution of Acetate of Ammonia*)	4 Unzen.
Wein-Spiritus	1 „
Hollunderblüthe oder Rosenwasser	3 „

Gegen die Ausbreitung der Entzündung wende man Jod-Tinctur an, Dr. Wood empfiehlt einen Rand von ungefähr zwei Zoll, eine Hälfte auf der entzündeten Oberfläche und die andere auf der gesunden Haut zu malen; nach Belieben anzuwenden und täglich, wenn nothwendig, zu wiederholen. Salpetersaures Silber wird von Higgenbottom empfohlen und wie folgt angewendet:

Salpetersaures Silber (*Nitrate of Silver*)	2 Skrupel.
Salpetersäure (*Nitric Acid*)	12 Tropfen.
Wasser	1 Unze.

Mische es. Wende es mit einem an einen Stock gebundenen Lappen oder einer Kameelshaarbürste an.

Anmerkung. Bei heftig auftretenden Fällen wende man sich an einen geschickten Arzt.

Masern (*Measels, Rubeola*).

Dies ist eine Krankheit, die hauptsächlich in der Kindheit auftritt; doch werden auch Erwachsene davon befallen, die derselben weit härter als Kinder unterworfen sind. Ein Anfall wird in der Regel den Betreffenden gegen einen zweiten sichern. Es ist eine ansteckende Krankheit, deren Verlauf 7 bis 20 Tage nach dem Erscheinen erfordert.

Kennzeichen: Die Symptome sind anfänglich jenen des Katarrhs oder Schnupfens sehr ähnlich. Frost, Durst, Schlaflosigkeit, zuweilen Kopfschmerzen, Niesen, kurzer trockner Husten, Laufen der Nase, rothe und wässrige Augen sind vorhanden. Dies ist das erste Stadium, welches in der Regel ungefähr drei Tage dauert. Am vierten Tage zeigt sich ein Ausschlag. Derselbe beginnt im Gesicht, gewöhnlich auf der Stirne, und geht hinab nach dem Nacken, Rumpf und untern Körpertheilen. Dieser Zustand dauert ungefähr 48 Stunden, während dessen das Fieber sehr stark ist. Der Ausschlag besteht in ganz kleinen tief rothen Punkten, welche den Flohbissen sehr ähnlich sind, sind leicht erhaben auf der Oberfläche und fühlen sich rauh an, wenn man mit der Hand über die Haut streicht. Am siebten oder achten Tage nach den ersten Symptomen der Krankheit verschwindet der Ausschlag und zwar zunächst da, wo er sich zuerst zeigte. Am neunten Tage werden in der Regel nur noch einige gelbrothe Flecke gesehen. Die Haut wird trocken und löst sich in kleinen kleiartigen Stückchen ab. Masern können mit einer Unordnung des Magens, Entzündung der Lungen oder einer solchen der Eingeweide verwickelt sein. Fällt die Krankheit auf die Lungen, so verschwindet der Ausschlag viel früher als er sollte — in 36 oder 48 Stunden.

Die Masern können mit Scharlachfieber verwechselt werden, wer aber die Symptome genau beachtet, kann kaum einen solchen Irrthum begehen. Die unterscheidenden Merkmale zwischen den beiden Krankheiten sind folgende: 1) Den Masern gehen stets Katarrh-Symptome, wie Niesen, Husten, Laufen der Nase voraus, was bei dem Scharlachfieber nicht der Fall ist. 2) Das Ausbrechen der Masern zeigt sich in Flecken in der Gestalt eines Halbmonds, ähnlich den Flohbissen, welche auf der Oberfläche leicht erhaben sind. Die Flecken des Scharlachfiebers sind nicht erhaben, breiten sich über den ganzen Körper aus und sind von einer hellen Scharlachfarbe. Bezüglich der Farbe könnte man die Masern mit der der Himbeere und die des Scharlachfiebers mit jener eines gekochten Krebses vergleichen. 3) Böser Hals wird stets beim Scharlachfieber gefunden, bei Masern selten oder nie. 4) Der Masernausschlag erscheint am vierten und jener des Scharlachfiebers am zweiten Tage.

Behandlung.

Allgemeine. Masern erfordern in der Regel nur wenig medizinische Behandlung. Der Kranke sollte in ein großes luftiges Zimmer geschafft werden, und es ist besser, wenn er im Bett bleibt. Man sollte ihm keine warmen Getränke oder Brechmittel geben, da diese das Fieber nur erhöhen. Kaltes Wasser kann er so viel trinken, als er wünscht. Die Kost muß leicht sein, wie: Weizen- oder Reismehl, Haferschleim, Zwieback-Wasser, Milch und Wasser, Tapiocamehl, Sago oder andere leicht verdauliche Nahrungsmittel. Wenn das Fieber abnimmt, kann eine kräftigere Kost gestattet werden. Die Augen schütze man gegen das Licht.

Eclectische und Kräuterkur. Wenn das Fieber stark und die Symptome ernstlich, mag die Tinctur von Virginischer Schlangenwurzel (*Snake root*) in Dosen von 10 bis 60 Tropfen in warmem Katzenmünze- (*catnip*) oder Balsam-Thee, alle 2 oder 4 Stunden eingenommen werden. Kommt der Ausschlag lange nicht heraus, oder schlägt er nach seinem Erscheinen wieder zurück, mache man Senfumschläge auf den Unterleib, die Füße, Knöchel und die Handgelenke. Ist der Husten stark, gieb eine gemischte Tinctur von Lobelia in einem Aufguß von Ulmenrinde (*slippery elm*) alle ein oder zwei Stunden. Sind Anzeichen von einer Lungenentzündung vorhanden, so mache man einen Senfumschlag über die ganze Brust, der entfernt werden kann, sobald er eine bestimmte Röthe hervorgerufen hat, dann einen Umschlag von Hopfen- und Lobeliablättern, wechsle sie alle halbe oder alle Stunden. Man gebe die gemischte Lobelia-Tinctur, die Uebelkeit verursachen wird. Auch wasche man den Kranken öfters vermittelst eines Schwammes mit warmem, schwachem Laugenwasser, um das Jucken und Brennen zu vermindern. Ist Diarrhöe vorhanden, gebe man einen Aufguß von Brombeerenwurzel (*blackberry root*) oder Einspritzungen von Stärkewasser mit einigen Tropfen Laudanum.

Allöopathisch. Gegen den Husten gebe man Flachssamen- oder Ulmenrindenthee (*slippery elm*). Die Eingeweide halte man durch geröstete Aepfel, gekochte Pflaumen oder mit folgendem Mittel offen:

Schwefelsaures Magnesia (*sulphate of Magnesia*)	3 Drachmen.
Auflösung von essigsaurem Ammoniak (*solution of Acetate of Ammonia*)	1 Unze.
Ipecacuanha-Wein (*wine of Ipecac*)	1 Drachme.

Süßer Salpeter-Spiritus (*sweet spirits of nitre*)	1	„
Mohn-Syrup (*syrup of Poppies*)	2	„
Zimmet-Wasser	1	Unze.

Hinreichend Wasser, um vier Unzen zuzubereiten.

Mische es. Dosis: 1 Eßlöffel voll 3 oder 4 Mal des Tages.

Wenn der Ausschlag von zu starkem Fieber zurückgehalten wird, gebe man die Tinctur von grüner Nieswurz (*veratrum viride*), Ipecacuanha, Bienen-Syrup oder Lobelia in Dosen, die hinreichen, um Uebelkeit im Magen hervorzurufen, so wie die zusammengesetzte Tinktur der Virginischen Schlangenwurzel theelöffelweise.

Ist der Husten sehr stark, gebe man folgendes:

Gewöhnlichen Sauerhonig (*oxymel simple*)	1	Unze.
Ipecacuanha-Wein (*Wine of Ipecac*)	½	Drachme.
Meerzwiebel-Tinctur (*tincture of Squills*)	1	„

Genügend Wasser, um 6 Unzen zu bereiten.

Mische es. Dosis: Vier- oder fünfmal des Tages einen Theelöffel voll.

Oder:

Tolu-Syrup	1½	Unze.
Gummi Arabicum Schleim (*Mucilage of Gum Arabic*)	1½	„
Ipecacuanha Wein	1	Drachme.
Meerzwiebel-Tinctur	1	„

Hinlänglich Wasser, um 6 Unzen zuzubereiten.

Mische es. Alle 4 Stunden einen Eßlöffel voll. Am dritten oder vierten Tage, nachdem der Ausschlag verschwunden ist, gebe man ein zusammengesetztes Pulver von Jalappenwurzel oder Scammonium-Harz.

Bei großer Schwäche des Patienten gebe man:

Anderthalb Kohlensaures Ammoniak (*sesquicarbonate of Ammonia*)	½ Drachme.
Süßen Salpeter-Spiritus (*sweet spirits of nitre*)	2 Drachmen.
Opium-Tinctur	30 Minims.
Kampfer-Mischung	6 Unzen.

Mische es. 2 Eßlöffel voll alle 3 oder 4 Stunden.

Oder:

Salzsaures Ammonium (*muriate of Ammonia*)	1 Unze.
Destillirtes Wasser	9 Unzen.

Mische es. Alle 3 oder 4 Stunden einen Eßlöffel voll.

Homöopathisch. Wenn der Anfall gelind ist, gebe man abwechselnd *Aconitum* und *Pulsatilla* (4 Kügelchen) alle 2 bis 3 Stunden, was in der Regel die gewünschte Wirkung haben wird. Bei Magenbeschwerden gebe man gelegentlich eine Dosis Ipecacuanha oder Belladonna. Bei bösem, trockenem, schmerzhaftem (beim Schlucken) Hals, Durst, krampfartigem Husten, auch wenn Andrang nach dem Kopfe bei erhöhtem Fieber, Schlaflosigkeit, Delirium vorhanden ist.

Aconitum und *Bryonia* sollten alle zwei bis drei Stunden abwechselnd gegeben werden (12 Kügelchen aufgelöst in 12 Theelöffelvoll Wasser). Gebe einen Theelöffel voll bei heftigem, trocknem Husten mit stechenden Schmerzen in der Brust, welche Bronchitis oder Lungenentzündung anzeigt.

Ipecacuanha und *Bryonia* gebe man abwechselnd alle Stunden oder alle halbe Stunden, wenn der Ausschlag nicht recht herauskommt oder plötzlich zurückschlägt — bei Blässe und Magenschmerzen. *Euphrasia* bei entzündeten wässerigen Augen.

Rhus Toxicodendron sollte abwechselnd mit *Bryonia* gegeben werden, wenn Symptome von Nervenfieber vorhanden sind, wie: trockene rothe Zunge, heiße und trockene Haut, sowie Delirium. Kommt hierzu starker Durst, Schlaflosigkeit, bräunliche Diarrhöe, gebe man *Arsenicum* und *Rhus* abwechselnd alle 1 oder 2 Stunden eine Dosis.

Bei Ohrenfluß mit Ohrenschmerzen verbunden nach den Masern gebe man *Pulsatilla*, *Sulphur* oder *Mercurius*. Gegen das Anschwellen der Drüsen des

Nackens *Belladonna*, *Mercurius*, *Rhus*, *Arnica*. Gegen das Brennen und Jucken der Haut *Sulphur* und *Arsenicum*.

Während einer Epidemie der Masern ist eine Dosis (4 Kügelchen) von *Pulsatilla* alle Abend zu empfehlen, sie wird entweder den Anfall ganz verhindern oder doch schwächen.

Verordnung der Heilmittel. Ist die Dosis nicht mit den Mitteln angegeben, so löse man 12 Kügelchen in 12 Theelöffel voll Wasser und gebe einen Theelöffel voll alle 2 bis 3 Stunden.

Anmerkung. Wenn die Masern bösartig sind, sich Symptome eines Faulfiebers, sowie ein dunkler, schwarzgelber Ausschlag, mit dunkelrothen Flecken, großer Schwäche einstellen und der Ausschlag einmal heraustritt, dann wieder verschwindet, so ziehe man einen geschickten Arzt zu Rathe.

Das Scharlachfriesel (*Scarlatina familiaris, scarlet rash.*)

Dasselbe ist eine vom Scharlachfieber verschiedene Krankheit, obgleich es zuweilen mit demselben, sowie auch mit den Masern verwechselt wird. Der Ausschlag des Scharlachfriesels besteht in ganz kleinen kronartigen Erhöhungen, welche bei einem Streichen mit der Hand über die Oberfläche der Haut leicht gefühlt werden können, während der Ausschlag des Scharlachfiebers vollkommen glatt ist.

Ursachen. Kinder irgend eines Alters sind empfänglich dafür, wird aber häufiger bei Säuglingen gefunden. Es wird durch einen gewissen Reiz des Magens und der Eingeweide, durch plötzlichen Witterungswechsel, plötzliche Unterdrückung der Hautausdünstung, durch kaltes Trinken, wenn der Körper erhitzt ist, und durch übermäßige Bewegung hervorgerufen. Es ist nicht ansteckend.

Kennzeichen. Dem Ausschlag geht in der Regel Frost und Hitze — abwechselnd — Schwäche, Schwere und Eingenommenheit des Kopfes, Schlaflosigkeit, Hitze und Trockenheit der Haut, Appetitlosigkeit u. s. w. voraus. Diese Symptome verschwinden, sobald sich der Ausschlag zeigt, was in der Regel am dritten oder vierten Tage der Fall ist. Scharlachfriesel kann von Scharlachfieber dadurch unterschieden werden, daß bei dem Letzteren der Ausschlag eine hellrothe oder scharlachartige Farbe besitzt und sich gleichmäßig über die Oberfläche des Körpers verbreitet; bei dem Ersteren ist der Ausschlag viel dunkler, zuweilen fast purpurfarbig, und erstreckt sich in unregelmäßigen runden Flecken über den Körper, läßt auch beim Druck mit den Fingern keinen weißen Eindruck zurück. Das Scharlachfieber wird stets von bösem Hals begleitet, was bei dem Scharlachfriesel nicht der Fall ist. Durch das Laufen der Nase, Augen u. s. w., Symptome der Masern, können dieselben vom Scharlachfriesel unterschieden werden.

Behandlung.

Homöopathisch. Bei gewöhnlichen Fällen reicht *Aconitum* hin, das, wenn Reizbarkeit und Schlaflosigkeit vorhanden ist, abwechselnd mit *Coffea* gegeben werden kann.

Bei Uebelkeit und Erbrechen *Ipecacuanha* oder *Pulsatilla.*

Verschwindet in Fällen der Ausschlag plötzlich: *Ipecacuanha* und *Bryonia*, abwechselnd alle halbe Stunden oder alle Stunden eine Dosis, gleichzeitig halte man den Kranken wohl zugedeckt.

Bei Andrang nach dem Kopfe, Schläfrigkeit gebe man *Opium.* Wenn plötzliche Anfälle eintreten, die Augen mit Blut unterlaufen und der Kopf schwer wird, wende man *Belladonna* an.

Verordnung der Heilmittel. Löse 12 Kügelchen in 12 Theelöffel voll Wasser und gebe alle 1, 2 oder 3 Stunden, der Strenge der Symptome angemessen, einen Theelöffel voll.

Allöopathisch. Gewöhnlich ist nur wenig, wenn irgend welche Behandlung erforderlich. Bei starken Anfällen beschränke man den Kranken auf das Haus, setze ihn auf schmale Kost und gebe folgendes:

Eine Auflösung von essigsaurem Ammoniak (*solution of acetate of Ammonia*)	1½	Unzen.
Süßer Salpeter-Spiritus (*sweet spirits of nitre*)	2	Drachmen.
Syrup	2	„
Kampfer-Mischung	4	Unzen.

Mische es. Dosis: einen Theelöffel voll alle 3 oder 4 Stunden.

Ist Säure in dem Magen vorhanden, gelegentlich eine Dosis Magnesia — bei starkem Fieber die neutrale Mischung (*neutral mixture*). Auf die Eingeweide suche man mit Castoröl oder Bittersalz u. s. w. einzuwirken.

Wasserheilkur. Die Anwendung des Wassers wird bei dieser Krankheit von ausgezeichnetem Erfolge gefunden werden. Hülle den Kranken in nasse Tücher und decke ihn mit wollenen Decken gut zu. In dieser Lage mag er gelassen werden, bis eine ungehinderte Ausdünstung eintritt, worauf man ihn mit lauwarmem Wasser abwäscht. Ruft die erste Einhüllung nicht die gehörige Ausdünstung hervor, so sollten die nassen Tücher wiederholt werden, und zwar so oft, bis das Fieber eintritt. Wenn der Ausschlag plötzlich verschwindet und der Kranke wird schwach, schlaflos und reizbar, so wasche man ihn über und über mit kaltem Wasser, hülle ihn unabgetrocknet in wollene Decken ein und gebe ihm reichlich kaltes Wasser zu trinken. Er wird dadurch in Schweiß gerathen und der Ausschlag wird wieder erscheinen.

Betreffs der Kost müssen alle reichen, überreifen und fetten Speisen vermieden werden und man darf dem Kranken nur leichte Diät erlauben, wie z. B. Weizen- oder Reismehlschleim, Milch und Wasser, Sago, Tapioca oder Zwiebackwasser (*toast water*).

Das Scharlachfieber (*Scarlatina, laevis*).

Dies gehört zu den ansteckenden Fiebern und ist in der Regel von Ausschlag und bösem Halse begleitet. Es giebt drei verschiedene Arten: *Scarletina Simplex* oder einfaches Scharlachfieber; *Scarletina Anginosa*, wo Hals und Haut angegriffen sind, und *Scarletina Maligna*, wo der böse Hals ein vorwiegendes Kennzeichen ist und daher zuweilen auch bösartige Halsentzündung genannt wird. Diese verschiedenen Formen aber entspringen alle aus ein und derselben Quelle. Scharlachfieber kommt im Frühjahr und Herbst am häufigsten vor. Die einzige Krankheit, mit der sie verglichen werden kann, sind die Masern, und unter dem Abschnitt „die Masern" wurde bereits der Unterschied dieser beiden Krankheiten angegeben. Der böse Hals kann die Folge eines gelinden Scharlachfiebers sein, wie auch nicht selten in Folge einer bösartigen Halsentzündung gelindes Scharlachfieber entsteht. Diese Formen erhöhen unmerklich eine die andere (Watson). Oft tritt das Scharlachfieber so gelinde auf, daß es den Kranken kaum an's Haus bindet, während es wieder in andern Fällen in wenigen Tagen, ja sogar in wenigen Stunden eine schlimmere Wendung nimmt.

Scarlatina Simplex — beginnt mit Frostschauer, heißer Haut, Kopfschmerz, Uebelkeit und einer leichten Halsentzündung. Am zweiten Tage zeigt sich ein Ausschlag von feinen rothen Punkten — zuerst im Gesicht und auf dem Nacken und bedeckt bald den ganzen Körper. Der Ausschlag nimmt am vierten oder fünften Tage ab und verschwindet in der Regel am siebten oder achten Tage der Krankheit ganz. Die Epidermis oder Oberhaut schält sich in großen Flecken von den Händen und Endgliedern und schuppt sich vom Gesicht und den übrigen Körpertheilen ab.

Angina scarlatinosa. — Die Symptome treten schärfer und stärker bei dieser Art als bei der vorhergehenden auf. Die Vorläufer oder ersten Kennzeichen dauern länger, der Ausschlag zeigt sich nicht vor Ablauf des zweiten, in manchen Fällen nicht vor dem dritten Tage und zeigt sich mehr in der Form von großen rothen Flecken. Der Frost ist bedeutend, der Hals entzündet und Hals und Drüsen hochroth und geschwollen. Das Schlucken geht schwierig und die Drüsen schwellen so bedeutend an, daß sie den Eingang zum Halse fast verstopfen. Anhaltendes Kopfweh, geschwollene, rothe Augen verbinden sich mit Steifheit des Nackens und Kinnbackens. Die Hitze der Haut ist groß und die Haut erscheint fast roth gesotten. Sollte sich der Ausschlag auf den Magen, die Lungen oder das Gehirn erstrecken, so werden die Symptome sehr bedenklich und der Fall erfordert eine sehr umsichtige Behandlung. Wenn der Fall günstig verläuft, verschwindet der Ausschlag ungefähr am sechsten oder achten Tag.

Scarlatina Maligna. — Diese Krankheit ist sehr gefährlich. Die Symptome sind ungefähr dieselben, wie bei der vorhergehenden Form, nur nähern sie sich bald denen des Typhoid und verursachen große Schwäche und gänzliche Erschöpfung. Die Entzündung des Halses ist bedeutend, Geschwüre bilden sich, welche die zarten Theile des Halses zerstören können. Der Ausschlag zeigt sich in unregelmäßigen Flecken, verschwindet zuweilen und kommt wieder. Die Drüsen des Nackens sind sehr geschwollen und die Nasenhöhlen verstopft und angeschwollen. Eine scharfe und brennende Absonderung aus der Nase und dem Halse macht die Lippen sowie die Nase wund. Die Zunge ist trocken und hat eine dunkle mahagoniholzartige Farbe. Der Puls ist schwach und die Hitze der Haut unter dem normalen Stand.

Das Aussehen der Zunge ist bei Scharlachfieber eigenthümlich. Beim Beginn der Krankheit ist sie mit einer dicken, rahmartigen Lage bedeckt und die Kanten sind von einer dunkelrothen Farbe; nach den ersten zwei oder drei Tagen reinigt sie sich und gleicht jetzt einem Stück rohen Fleische. Gewisse Krankheiten, die zuweilen einem Anfall von Scharlachfieber folgen, sind fast eben so gefährlich, als das Fieber selbst. Hierher gehören die Entzündung des Inneren des Ohres, von welchem eine eiterartige Absonderung stattfindet und die den Kranken vollständig taub machen kann, scrophulöses Anschwellen der Nackendrüsen, chronische Entzündung der Augen. Die am meisten zu befürchtende Folge ist die Wassersucht, die entweder den ganzen Körper oder nur den Kopf und die Brust befallen kann. Gewöhnlich wird sie durch eine Erkältung während der Wiedergenesung hervorgerufen, und es kann daher nicht genug Sorgfalt während der Hautabschuppung beobachtet werden. Dieser Abschnitt der Genesung ist der gefährlichste der ganzen Krankheit, denn während die Eltern meinen, daß das Kind wieder gesund wird, lassen sie in ihrer Wachsamkeit nach, indem sie dem Kinde gestatten, in ein kaltes Zimmer zu gehen, das Feuer abgehen lassen und sich noch anderer grober Sorglosigkeiten schuldig machen. In Folge einer solchen Krankheit wird der Kranke hinfällig, matt, fieberisch und schlaflos. Die Haut ist trocken und heiß, die Abschuppung stellt sich ein, das Gesicht schwillt an, bald dehnt sich dieses Anschwellen auf Hände und Füße und schließlich auf den ganzen Körper aus. Wenn auch der Anfall von Scharlachfieber nur ein leichter war, so sollte doch dem Kranken nicht gestattet werden, sein Bett vor dem fünfzehnten Tage und das Haus nicht vor vier Wochen, vom Beginn der Krankheit an, zu verlassen. Sein Leben kann von der genauen Befolgung dieser Regel abhängen.

Ursachen. — Scharlachfieber kann durch Ansteckung fortgepflanzt werden, oder auch als eine Epidemie herrschen. Dr. Hood empfiehlt in seinem Werk über das „Scharlachfieber", die Kleider mit Chlorsalz zu tränken und sie auf Stühle in dem Zimmer eines an dieser Krankheit Leidenden zu hängen. Dies zerstört die Ansteckungskraft und die Gefahr der Ausbreitung dieser Krankheit ist weit geringer, als es andrerseits der Fall sein würde.

Behandlung.

Allgemeine. Die milderen Formen dieser Krankheit erfordern nur geringe Behandlung. Man halte den Kranken in einem gut gelüfteten Zimmer, setze ihn auf schmale Kost und wasche die Oberfläche des Körpers gelegentlich mit lauwarmem Wasser, wenn die Hitze der Haut groß ist. Einige Aerzte empfehlen anstatt der Waschung mit lauwarmem Wasser eine Einreibung mit Nierenfett sehr. Dr. West sagt in seinem Buche „über Krankheiten der Kinder," daß er dieses Mittel mit großem Erfolg angewendet habe. Es entfernt jene stechende Hitze weit erfolgreicher als das Wasser, macht die Haut geschmeidig und braucht nicht mehr als zweimal innerhalb 24 Stunden wiederholt zu werden. Die Einreibung besteht aus folgendem: Man nehme Talg oder fetten Speck und reibe damit den Kranken vom Kopf bis zum Fuß, ausgenommen das Gesicht und die Kopfhaut, Morgens und Abends. Anstatt des Speckes empfiehlt Dr. Meigs in seinem „Krankheiten der Kinder" folgende Salbe:

Glycerin	1 Drachme.
Salbe von Rosenwasser	1 Unze.

Diese Einreibung sollte sofort nach dem Erkennen der Krankheit angewendet und während dem ganzen Verlaufe fortgesetzt werden. Während der Genesung, oder wenn sich die Haut abschuppt, wende sie des Morgens an, gebe dem Kinde ein warmes Bad am Abend und reibe es gut mit einem weichen Handtuche ab.

Nasse kalte Wasserumschläge sollten um den Hals, wenn er böse und entzündet ist, gemacht werden. Der Umschlag muß immer nach einigen Augenblicken entfernt werden, bis sich der Hals bessert. Anstatt der Einreibung wasche die Oberfläche mit einer schwachen Auflösung des Saleratus oder Laugenwasser, was den Reiz vermindern wird. Im Falle der

Ausschlag plötzlich verschwindet und es ist augenscheinlich, daß er sich nach Innen geschlagen hat, empfiehlt Dr. Mundle die Behandlung vermittelst der Wasserkur, als ein ausgezeichnetes Mittel, und zwar wie folgt: Im Falle, daß das Scharlachfieber plötzlich nach Innen schlägt, muß der Kranke am ganzen Körper mit kaltem Wasser gewaschen werden, und falls Krampf erfolgt, muß kaltes Wasser in größerer Menge über ihn gegossen werden, bis der Krampf aufhört, dann wird er in wollene Decken, ohne abgetrocknet oder abgerieben worden zu sein, gewickelt, und muß soviel als möglich kaltes Wasser trinken. In den meisten Fällen tritt Schweiß ein, der Ausschlag erscheint wieder und der Kranke ist gerettet.

Die gehörige Regelung der Kost ist ein wesentlicher Bestandtheil der Behandlung. In der Regel zeigt der Kranke kein besonderes Verlangen nach Nahrung, besonders wenn das Fieber seinen Höhepunkt erreicht hat. Wünscht aber der Kranke etwas zu genießen, so gebe man ihm Reismehl- oder Pfeilwurzschleim, Tapioca, Farina, Wasser von geröstetem Brod, Eiswasser oder Flachssamenthee. Ein sehr erfrischender Trank wird dadurch hergestellt, daß man dem kalten Wasser Erdbeeren-, Himbeeren- oder anderen Fruchtsyrup hinzufügt. Wenn die Lippen und Zähne mit einem Schorf oder einer Kruste bedeckt werden, entferne man sie vermittelst warmer Milch oder warmen Wassers. Wird er besser und die Genesung schreitet vorwärts, so kann Haferschleim, geröstete Milchschnitten (milk toast) und sehr leichte Fleischbrühe gestattet werden. Wenn die Verdauung gut ist, erlaube man Suppen, zartes, leicht verdauliches Fleisch u. s. w. In Betreff der Kost kann nie genug Sorgfalt beobachtet werden. Beklagt sich der Kranke laut, daß ihm nicht hinreichend Nahrung zu Theil wird, so willfahre seinem Ansuchen nicht.

Es ist von äußerster Wichtigkeit, daß ihm nicht erlaubt werde, zu früh auszugehen oder sich auf irgend eine Weise der kalten Luft auszusetzen. Es ist sehr zuträglich, wenn noch eine lange Zeit nach dem Anfall unmittelbar auf der Haut Flanell getragen wird.

Als ein Schutzmittel gegen das Scharlachfieber wird von den Aerzten aller Schulen Belladonna empfohlen. Seine Vorzüge wurden zuerst durch Hahnemann, den Gründer der homöopathischen Schule, bekannt. Es ist außer allem Zweifel, daß dies die Kraft, gegen die Krankheit zu schützen oder doch den Anfall bedeutend zu verringern, besitzt. Die beste Form, dasselbe zu nehmen, ist das homöopathische Kügelchen, von welchem man vier einmal des Tages durch mehrere Wochen hindurch, oder so lange als man der Krankheit ausgesetzt sein mag, einnimmt. Kann man diese Form nicht haben, nehme man einen Tropfen von der Tinctur ein Tag um den andern. Wenn dies Alles einen Anfall nicht verhüten sollte, so wird es ihn doch sicherlich weit gelinder machen.

Homöopathisch. Bei Behandlung dieser Krankheit ist das wichtigste Mittel *Belladonna.* Es wird in allen Formen und Stadien gegeben, bei der einfachen Form wird schon diese eine genügen. Die Symptome, welche es erfordern, sind folgende: Trockenes, brennendes Fieber, schneller Puls, großer Durst, trockene, rothe oder weißbelegte Zunge, Hals und Drüsen entzündet und geschwollen, erschwertes Schlucken, Schlagen der Halsadern, Gesicht heiß, roth und aufgedunsen, Schwindel, Vollsein und Druck im Kopf, mit stechenden Schmerzen, welche durch Bewegung erhöht werden, Appetitlosigkeit, Uebelkeit und Erbrechen, heftigen Husten, trockene, brennende Hitze der Haut, das Auffahren aus dem Schlaf, große Erregtheit und Umsichschlagen, Scharlach-Ausschlag auf dem Gesicht und ganzen Körper. Bei heftigen Anfällen kann *Belladonna* alle Stunden einmal gegeben werden, bis sich die Symptome bessern. Bei milderen Fällen alle 2 bis 3 Stunden eine Dosis.

Wenn das Fieber stark, der Puls schnell und voll, die Haut trocken und der Kopf heiß ist und große Erregtheit sich kund gibt, so gebe *Aconitum* abwechselnd mit *Belladonna* alle Stunden. Tritt unter dieser Behandlung während des Tages Besserung ein und die Symptome wachsen zur Nachtzeit zur Ruhe- und Schlaflosigkeit, so gebe man *Coffea* und *Belladonna* abwechselnd alle Stunden, bis der Kranke ruhiger wird.

Ist große Schläfrigkeit und Hin- und Herwerfen vorhanden, die Zunge sehr trocken, Anschwellen der Drüsen des Nackens, die Haut im Gesicht glänzend, der Kopf nach rückwärts geworfen und fast beständiges Delirium, so gebe man *Rhus toxicodendron* und *Belladonna* abwechselnd alle Stunden.

Mercurius und *Belladonna* mögen alle Stunden abwechselnd gegeben werden, wenn die Mandeln schwürig werden, die Drüsen des Nackens anschwellen, eine große Menge von Speichel aus dem Munde läuft und übelriechender Athem vorhanden ist. Tritt innerhalb 12 Stunden keine Besserung ein, gebe man *Acidum Nitri* ebenso wie *Mercurius.* Werden aber, nachdem man 6 bis 8 Stunden *Acidum Nitri* gegeben hat, die Symptome schlimmer und die Speichelabsonderung immer unerträglicher, gebe man *Arsenicum* und *Lachesis* alle Stunden eine Dosis abwechselnd bis der Kranke besser wird. *Opium* mag gegeben werden, wenn das Athmen in Schnarchen übergeht, bei Auffahren oder beständigem Delirium; das Gesicht aufgeschwollen und roth, brennende Hitze der Haut — mit oder ohne Schweiß.

Schlägt der Ausschlag zurück und die Haut nimmt eine dunkelbläuliche Farbe an, abwechselnd *Bryonia* und *Belladonna* alle halbe Stunden. Gewährt dies keine Erleichterung, so gebe man *Ipecacuanha* oder *Camphor.*

Sulphur ist ein schätzenswerthes Mittel und sollte (gelegentlich eine Dosis) gegeben werden, wenn sich die Haut abzuschuppen beginnt. Wenn die

Symptome, welche *Belladonna* erfordern, nach Einnahme dieser Arznei nicht nachlassen, so gebe gelegentlich eine Dosis *Sulphur.*

Zeigen sich die Symptome der Bräune (*Croup*), so gebe man *Aconitum* und *Hepar sulphuris* abwechselnd, alle Stunden eine Dosis.

Gegen Ohrenschmerzen nach Scharlachfieber reiche man *Pulsatilla* alle ein oder zwei Stunden eine Dosis, der Strenge der Symptome angemessen. Gewährt dies keine Erleichterung, so gebe man *Belladonna* und *Hepar Sulphuris* abwechselnd.

Gegen Ohrenfluß (*Otorrhœa*) gebe man *Pulsatilla* alle 6 Stunden eine Dosis, drei oder vier Tage lang; wenn es darauf nicht besser wird, gebe man *Calcarea* oder *Silicea* in derselben Weise. Zeigt das Kind nach der Krankheit Symptome von Wassersucht des Gehirns (heißen Kopf, kalte Endglieder, Schlaf mit halboffenen Augen, Erbrechen bei Bewegung), so gebe man *Bryonia* und *Helleborus* abwechselnd, alle zwei Stunden, bis sich die Symptome bessern.

Wenn der ganze Körper anschwillt, gebe man *Belladonna* und *Helleborus* abwechselnd alle zwei Stunden und darauf *Bryonia* oder *Apis mellifica.*

Sind, ehe der Ausschlag herauskommt, Verzuckungen vorhanden, so gebe man *Belladonna* und *Cuprum* abwechselnd alle 15 bis 20 Minuten eine Dosis.

Verordnung der Heilmittel. Von dem betreffenden Heilmittel löse 12 Kügelchen in 12 Theelöffel voll Wassers und gebe als Dosis einen Theelöffel voll alle halbe, ganze oder zwei Stunden, der Heftigkeit der Symptome angemessen.

Allöopathisch. Bei gelinden Fällen bleibe man im Hause in kühler frischer Luft, nehme verdünnte Getränke wie Flachssamen-Thee und eine leichte Kost, sowie die folgende Mischung, was alles sein wird, was nothwendig ist.

Schwefelsaure Magnesia (*Sulphate of magnesia*)	1½	Unzen.
Zusammengesetzter Aufguß von Rosen (*Compound infusion of roses*)	5	Unzen.
Zimmet-Wasser	1	Unze.

Mische es. Dosis: Alle drei Stunden zwei Theelöffel voll.

Bei schmerzhaftem Schlucken, entzündetem und geschwollenem Hals und Mandeln, vollem und springendem Puls, heißer und trockener Haut, gebe man folgendes Brechmittel:

Pulverisirten Ipecacuanha	10 Gran.
Schwefelsaures Zink (*Sulphate of zinc*)	10 Gran.
Gewöhnlicher Syrup	2 Drachmen.
Wasser	1 Unze.

Auf diese Arznei gebe man warmes Wasser, bis ein Erbrechen hervorgerufen ist. Dieses Mittel kann einem Kinde von 6 Jahren und darüber gegeben werden. Dr. Rush empfiehlt ein Brechmittel mit einem Abführmittel zu vereinigen, und zwar wie folgt: 5 Gran Calomel, 1 Gran *Antimonium tartarisatum*, oder 5 Gran pulverisirtes Ipecacuanha. Brechmittel sollten während dieser Krankheit, wo immer die Symptome schlechter werden, oder Magenkrankheit vorhanden ist, angewendet werden. Zur Beförderung der Thätigkeit der Haut wird folgendes Mittel gut gefunden werden:

Süßer Salpeter-Spiritus (*Sweet spirits of nitri*)	½ Unze.
Tinctur von grüner Nieswurz (*Tincture of veratrum viride*)	20 Tropfen.
Pulverisirter Gummi-Arabicum	1 Skrupel.
Weiches Wasser	2 Unzen.

Mische es. Dosis: Alle halbe Stunden einen Theelöffel voll. *Acidum muriaticum* ist ein gutes Heilmittel. Gebe 45 Tropfen in ein Glas versüßten Wassers und alle halbe Stunde einen Theelöffel voll.

Als ein Gurgelwasser für den Hals gebrauche man eine Auflösung von Chlorkalk (*chloride of lime*) eine Unze auf das Pint.

Wenn das Kind zum Gurgeln noch zu jung ist, so binde ein Läppchen an einen Stock und wische den Hals aus. Ungefähr zweimal des Tages anzuwenden. Es schadet nichts, wenn das Kind zufällig etwas davon verschlucken sollte. Ferner ist es sehr zuträglich, das Kind Abends und Morgens mit derselben Auflösung abzuwaschen. Ein ausgezeichnetes Gurgelwasser ist das folgende:

Zusammengesetzter Aufguß von Rosen (*Compound infusion of roses*)	½ Pint.

Verdünnte Salzsäure (*Dilute muriatic acid*)	½ Drachme.

Mische es.

Wenn die Symptome, wie in der zweiten Form angegeben, gebe man folgendes:

Citronen-Säure (*Citric acid*)	1 Drachme.
Doppeltkohlensaure Potasche (*Bicarbonate of potash*)	4 Skrupel.
Salpeter (*Nitre*)	2 Skrupel.
Zimmet-Wasser	2 Unzen.
Wasser	2 Unzen.

Mische es. Dosis: Alle vier Stunden zwei Theelöffel voll. Tritt bedeutender Schweiß ein, gebe man das folgende mit obigem alle vier Stunden:

Auflösung von essigsaurem Ammoniak (*Solution of acetate of ammonia*)	2 Unzen.
Kohlensaures Ammoniak (*Carbonate of ammonia*)	3 Skrupel.
Syrup	½ Unze.

So viel Wasser, um ein halbes Pint zu machen. Dosis: Einen Eßlöffel.

Als ein Mittel gegen Ansteckung und für einen Trank möge das folgende angewandt werden: Bringe 2 Gran Chlorsaures Kali (*chloride of potash*) in eine Quartflasche, füge eine Drachme Chlorwasserstoff-Säure (*hydrochloric acid*) hinzu und halte die Flasche gut verkorkt. Man lasse die Mischung ungefähr eine halbe Stunde stehen und füge dann allmählig ein Quart Wasser zu. Schüttle die Mischung nach jeder Hinzufügung von Wasser, damit das Wasser das Gas in sich aufnimmt. Ferner noch drei Unzen Orangenschalen-Syrup. Dies kann von dem Kranken so oft er es wünscht getrunken werden.

Bei der bösartigen Form des Scharlachfiebers, wenn große Hinfälligkeit vorhanden ist, der Ausschlag nach Innen schlägt und die Haut eine purpurne oder mahoganyholzartige Farbe annimmt, die Zunge tiefroth oder dunkelbraun ist und die Geschwüre im Halse faulig werden, muß die Behandlung eine stärkende sein. Gieb ein Brechmittel und sind die

Eingeweide verstopft, gebe man ein Abführmittel wie Castoröl. Dann gebe man das folgende:

Schwefelsaures Chinin (*Sulphate of Quinine*)	18	Gran.
Tinktur von Orangenschale	1	Unze.
Verdünnte Schwefelsäure (*Dilute sulphuric acid*)	1	Drachme.
Syrup von Orangenschale	2	Unzen.
Wasser	2	„

Mische es. Dosis: Zwei Theelöffel voll in ein Weinglas voll Wasser dreimal des Tages für ein sechsjähriges Kind.

Folgendes wird ebenfalls gut sein.

Aromatischer Ammoniak-Spiritus (*Aromatic spirits of ammonia*)	2	Drachmen.
Aether	1	Drachme.
Kampher-Spiritus	1	„
Laudanum	20	Tropfen.

Mische es. Dosis: Alle 3 oder 4 Stunden, oder wenn erforderlich auch öfters, einen Theelöffel voll.

Das folgende Gurgelwasser kann angewandt werden:

Chlorsaure Potasche (*Chlorate of potash*)	¼	Unze.
Starke Chlorwasserstoff-Säure (*Strong hydrochloric acid*)	40	Tropfen.
Wasser	1	Pint.

Mische es.

Molken, Wein, oder Madera mit Milch kann zuweilen gebraucht werden.

Gegen Wassersucht, die hin und wieder einem Anfall von Scharlachfieber folgt, gebe täglich ein lauwarmes Bad und die zusammengesetzte Tinctur von virginischer Schlangenwurzel, bis eine ungehinderte Ausdünstung der Haut eintritt, alle zwei Stunden einen Theelöffel voll in Katzenmünze (*catnip*) oder Balsam-Thee, dann verlängere die Zwischenräume.

Folgende Mischung wird von Condie bei Kinderkrankheiten empfohlen:

Calomel	12	Gran.
Salpetersaure Potasche (*Nitrate of potash*)	1	Drachme.
Fingerhut (*Digitalis*)	4	Gran.

Mische und theile es in 12 Pulver; gebe jede Stunde, oder alle 2, 3 auch 4 Stunden ein Pulver.

Wenn Schmerz in den Ohren und andere Anzeichen einer Entzündung vorhanden sind, empfiehlt Condie folgendes:

Präparirte Kreide (*Prepared chalk*)	36	Gran.
Calomel	12	„
Ipecacuanha	4	„
Bilsenkraut-Extrakt (*Extract hyosciamus*)	6	„

Mache 12 Pulver daraus und nehme eins alle Abend beim Schlafengehen und während des Tages etwas gelind Abführendes, wie schwefelsaure Magnesia. Tritt eine Entleerung aus den Ohren ein, so spritze sie häufig mit lauwarmem Gerstenwasser aus. Wenn die Absonderung dunkelgefärbt und übelriechend ist, gebrauche eine schwache Auflösung von Chlor-Soda (*Chloride of soda*), oder eine Abkochung von schwarzer Eichenrinde.

Eclectische und Kräuterkur. Bei gelinden Anfällen ist nur eine geringe Behandlung erforderlich. Man gebe während des kalten Stadiums warmen Thee von Katzenmünze (*catnip*), Flöhkraut (*pennyroyal*), Salbei oder Saffran. Ist der Magen reizbar, und findet häufiges Erbrechen statt, so gebe man Sodawasser oder Frauenmünze- (*spearmint*) Thee. Ein Senfpflaster über den Magen wird zuweilen das Erbrechen erleichtern. Folgende Behandlung wird als eine erfolgreiche sehr empfohlen. Bei dem ersten Erscheinen der Symptome, gewöhnlich böser Hals, gebe man einer erwachsenen Person 60 bis 80 Gran Jalappenwurzel (*jalap*). Die Dosis muß dem Alter des Kranken angemessen vermindert werden. Des Nachts gebe man einen

Theetassenkopf bis ein Pint voll starken rothen Pfefferthee, angemessen dem Alter des Kranken und der Heftigkeit der Symptome, den nächsten Tag ungefähr die Hälfte der obigen Menge von Jalappenwurzel und wieder Pfefferthee des Nachts. Am dritten Tage, wenn noch Schmerzhaftigkeit des Halses vorhanden ist, gebe man eine Dosis Bittersalz, welches in der Regel die Heilung vollenden wird.

Es ist eine allgemeine Regel, die Behandlung mit einem Brechmittel aus zusammengesetztem Pulver von Lobelia, oder für ganz kleine Kinder eine zusammengesetzte Tinctur der Lobelia zu beginnen. Von dem Pulver nehme man einen halben Theelöffel voll in warmem Wasser alle 20 Minuten, bis Erbrechen eintritt. Von der Tinctur alle 15 Minuten einen halben Theelöffel voll in Syrup mit Wasser, bis es wirkt. Dieses Brechmittel mag drei oder vier Tage aufeinander — so lange als das Fieber stark anhält — gegeben werden. Prof. John King empfiehlt als ein Fieber-Linderungsmittel 1 Drachme Jasmin-Tinctur (*tincture of gelseminum*), mit 6 Tropfen Aconit-Tinctur alle Stunden, bis die Wirkung der Medizin die Symptome schwächt. Sechs bis acht Tropfen in einem Theelöffel voll Wasser.

Folgendes ist ein brauchbares Gurgelwasser:

Chlorsaure Potasche (*Chlorate of potash*)	½	Drachme.
Salzsaures Ammonium (*Muriate of ammonia*)	½	„
Glycerine	1	Unze.
Wasser	3	Unzen.

Alle zwei oder drei Stunden. Ist das Kind noch zu jung zum Gurgeln, spüle ihm den Mund damit aus.

Ein anderes gutes Gurgelwasser ist ein halbes Pint Essig und eben soviel Wasser, heiß, dazu füge einen Theelöffel voll Blutwurzel (*blood root*) und lasse es vor dem Gebrauch 6 bis 8 Stunden stehen.

Citronensaft wird bei bösem Hals zuweilen sehr dienlich gefunden. Schneide die Citrone in zwei Hälften, fülle eine Hälfte mit gepulvertem Brodzucker und lasse den Patienten daran saugen, so lange es nothwendig ist.

Bei der bösartigen Form kann, wenn sich typhöse Symptome einstellen, Folgendes gebraucht werden:

Schwefelsaures Chinin (*Sulphate of quinine*)	1 Skrupel.
Vitriol-Absud (*Elixir of vitriol*)	1 Drachme.
Tinctur von Cohosh Wurzel	12 Drachmen.
Tinctur von Belladonna	2 „

Zuerst löse das Chinin in dem Vitriol-Absud auf und füge die Tincturen von schwarzer Cohosh Wurzel und Belladonna hinzu. Einem Kinde von 6 Jahren gebe 5 und einem Erwachsenen 15 Tropfen in einem Theelöffel voll Wasser, alle Stunden von Mitternacht bis 12 Uhr am andern Tage.

Zeigen sich Symptome von Fäulniß, gurgle den Hals mit gleichen Theilen von Hefen und Milch, mit Honig versüßt, oder mit Hefen allein.

Wenn das Gesicht sehr geschwollen und entzündet ist, sind fein gestoßene Preiselsbeeren (*granberries*) ein schätzbares Mittel. Sie sind mit großem Erfolg angewandt worden.

Gegen den Ohrenfluß gebrauche man eine Einspritzung von Gelbwurzel (*Golden seal*), oder wenn der Ausfluß faulig ist, eine Auflösung von Chlor-Soda (*Chloride of soda*).

Gegen Wassersucht, die zuweilen einem Anfall von Scharlachfieber folgt, gibt Prof. John King folgendes Mittel:

Salpeter	10 Gran.
Cremor Tartari	20 Gran.
Aufguß von Petersilien-Wurzel (*Parsley root*)	12 Unzen.

Mische es. Dosis für ein Kind von 5–8 Jahren jede Stunde einen Eßlöffel voll. Setze es fort, bis das Anschwellen verschwindet und eine ungehinderte Urin-Ausleerung stattfinden kann; in diesem Falle gebe man öfters einen Aufguß von Petersilien-Wurzel oder *Haircap Moss*. Das folgende stärkende Mittel mag gleichzeitig angewendet werden. Man nehme Entian-Wurzel (*Gentian root*), Columbo-Wurzel, süße Schwertlilien- (*Sweet flag*) Wurzel, Gelbwurz- (*Golden seal*) Wurzel, Cayenne-Pfeffer, jedes grob gepulvert und davon einen gehäuften Theelöffel voll; gieb es zu einem Pint guten Sherry-Weines, und nachdem dies einige Tage lang gestanden hat, nehme von einem Theelöffel bis zu einem Weinglas voll drei- oder viermal des Tages.

Windpocken, Wasserpocken (*Chicken Pox, Varicella*).

Diese Krankheit kennzeichnet sich durch zahlreiche durchsichtige Bläschen, oder kleine Blattern. Zu einer Zeit betrachtete man sie als eine Art von Pocken (*Variolæ*), allein es ist bereits nachgewiesen, daß sie mit diesen nicht verwandt ist. Sie ist ansteckend.

Kennzeichen. Dem Ausschlag gehen Frost, fliegende Hitze, Schmerz im Kopf, Durst und Schlaflosigkeit voraus; in der Regel sind nur wenig bezeichnende Symptome vorhanden. Hierauf erscheint der Ausschlag, aber ohne die Regelmäßigkeit, welche die Pocken (*Variolæ*) bezeichnet, entweder zuerst im Gesicht, oder auf dem Rücken, oder auch auf irgend einem anderen Theile des Körpers; während der Ausschlag der Pocken (*Variolæ*) immer zuerst auf dem Gesicht erschien. Bei den Pocken (*Variolæ*) wird stets ein Schwimmen im Kopfe und anhaltendes Kreuzweh empfunden. Die Pustel der Windpocke erscheint sogleich in der Form einer Blatter, während jene der ächten Pocken in der Form einer Spitze gleich dem Kopfe einer Nadel auftritt. Die Pusteln der Windpocken haben nie eine Beule in dem Mittelpunkt, wie jene der ächten Pocken, und die in ihnen enthaltene Flüssigkeit ist hell und wird nicht gelb wie bei den ächten Pocken. Ungefähr am vierten oder fünften Tage trocknen die Blattern der Windpocken ab; es bilden sich Schorfen und fallen ab — selten oder nie lassen sie Narben zurück.

Behandlung.

Allöopathisch. Spärliche Kost, kühlende Getränke und ein gelindes Abführmittel wie folgt:

Schwefelsaure Magnesia (*Sulphate of magnesia*)	1 Unze.
Auflösung von essigsaurem Ammoniak (*solution of Acetate of Ammonia*)	3 Unzen.
Destillirtes Wasser	3 Unzen.

Mische es. Dosis: Alle drei Stunden einen Theelöffel voll. Wenn ein beträchtliches Fieber vorhanden ist, gib kleine Dosen von Antimonium-Pulver mit essigsaurem Ammoniak und der Salpeter-Mischung — unter Scharlachfriesel bereits angegeben.

Eclectische und Kräuterkur. Ungefähr alles was nöthig ist, dem Patienten zu geben, besteht in Flöhkraut- (*Pennyroyal*), Salbei- (*Sage*), Saffran- oder Katzenmünze- (*Catnip*) Thee. Sind die Eingeweide verstopft, so gebe man

Seidlitz-Pulver. Wasche die Oberfläche des Körpers mit Saleratus-Wasser und lasse den Kranken nicht aus dem Hause.

Homöopathisch. Gegen das Fieber und den Kopfschmerz gebe abwechselnd *Aconitum* und *Belladonna.*

Wenn ein Schmerzen der Knochen und gallenkranke Symptome vorhanden sind, gebe man abwechselnd *Bryonia* und *Rhus.*

Gegen Unruhe, nervöse Aufregung, gestörten Schlaf &c. gebe *Coffea.* Ist eine schmerzhafte Urin-Entleerung vorhanden, gebe *Cantharis* oder *Conium*, oder auch beides abwechselnd.

Wenn der Ausschlag sehr streng auftritt, gebe man Brechweinstein (*Tartar emetic*).

Verordnung der Heilmittel. Löse 12 Kügelchen in 12 Theelöffel voll Wasser und gib alle 3 oder 4 Stunden einen Theelöffel voll. Bei Fieber, Kopfschmerz, Unruhe &c. kann alle Stunden eine Dosis gegeben werden.

Die Blattern oder Pocken (*Small Pox, Variolæ*).

Dieser sehr lästigen und ansteckenden Krankheit geht ein dreitägiges Fieber voraus, dem ein Ausschlag folgt, der in ungefähr acht Tagen seine Höhe erreicht. Sie ist sehr ansteckend. Es gibt zwei Arten: die deutliche, wo die Pusteln vollkommen von einander getrennt sind, und die zusammenfließende, wo sie sich vereinigen oder in einander laufen. Die Heftigkeit der Krankheit zeigt sich zum großen Theil in dem Ausschlag, je weniger Pusteln, desto gelinder ist die Krankheit. Die Krankheit wird, wie folgt, in vier Stadien eingetheilt.

Kennzeichen. — Erstes oder Fieber-Stadium. Dieses Stadium beginnt in der Regel vom neunten bis zum vierzehnten Tag nach dem Ausbruch. Der Kranke klagt gewöhnlich über Frost, mehr oder weniger streng, dem ein starkes Fieber folgt, schneller Puls, belegte Zunge, Appetitlosigkeit, Durst, oft Uebelkeit und Erbrechen, starke Schmerzen in dem Kopf und dem Rückkreuz, sowie allgemeine Schmerzen und Uebelbefinden.

Es gibt nichts, was dieses Stadium von anderen Krankheiten unterscheidet, außer dem heftigen Kreuzweh. Die Kopf-Symptome sind häufig sehr heftig. Es ist große Unruhe und Reizbarkeit vorhanden, das Licht schmerzt die Augen, der Kopf schwimmt, Irrereden; der Kranke wird irre und zuweilen treten Krämpfe ein.

Zweites oder Ausbruchsstadium. Ungefähr am dritten Tage erscheint der Ausschlag in der Gestalt von kleinen, hellrothen Flecken, ungefähr in der

Größe eines Nadelkopfes und zu derselben Zeit verschwindet das Fieber. Der Ausschlag erscheint zuerst auf dem Gesichte, dann am Nacken, Brust und Körper, und zuletzt auf Armen und Beinen. Dieses Stadium dauert ungefähr drei Tage, und während dieser Zeit gehen die Spitzen in Bläschen oder kleine Blattern über, welche mit einer wasserartigen Flüssigkeit gefüllt sind. Gleichzeitig mit dem Erscheinen des Ausschlags auf der Haut können wir auch eine starke Entzündung des Halses bei Zartheit und Anschwellen der Drüsen des Nackens wahrnehmen.

Drittes oder Eiter-Stadium. Die Bläschen nehmen jetzt an Größe zu und ändern ihre Pustelgestalt (enthalten Eiter). Die Flüssigkeit wird weißlich, endlich gelblich, und ist ähnlich wie bei einer Orange in Zellen abgetheilt. Auf der Spitze ist eine kleine Beule und die Haut um die Pusteln ist roth oder entzündet. Dieser Wechsel findet vom vierten bis zum sechsten Tage nach dem Ausbruche statt. Die Pusteln nehmen an Größe zu, werden hart und ausgedehnt, so groß wie eine gespaltene Bohne. In diesem Stadium ist das Gesicht sehr geschwollen und ein brennendes, ausgebreitetes, schmerzhaftes Gefühl ist vorhanden. Auch mag eine Schmerzhaftigkeit des Mundes mit Speichelfluß vorhanden sein. Sowie der Ausschlag zuerst im Gesicht erscheint, so gelangen auch die Pusteln im Gesicht in diesem Stadium zuerst zur Reife, während jene auf der Brust sich füllen und die auf den Gliedern noch wachsen; auf diese Weise wird der Schmerz vertheilt, welcher sonst unerträglich sein würde. Die Pusteln auf dem Gesichte beginnen am achten Tage sich zu verändern und die auf den Füßen zwei oder drei Tage später. In dieser Zeit findet eine eigenthümliche und unangenehme Ausdünstung des Körpers statt, woran ein mit dieser Krankheit Vertrauter sie in der Regel erkennen kann. Ungefähr um den achten oder neunten Tag der Krankheit erscheint das, was man secundäres Fieber nennt, welches von der Strenge, Ausdehnung und Spannkraft des Patienten abhängt. In der deutlichen Form nimmt es in der Regel mit den Pusteln ab.

Viertes oder Stadium der Austrocknung. Dies ist das Stadium der Abnahme. Ungefähr nach dem achten oder neunten Tag des Ausbruchs oder dem elften oder zwölften Tage der Krankheit werden die Pusteln an der Spitze braun und trocken, oder einige von ihnen brechen auf und der ausfließende Eiter bildet eine Kruste. Von da ab schreitet die Abtrocknung rasch vorwärts, das Anschwellen des Gesichts läßt nach und die Schorfe im Gesicht fangen am vierzehnten oder fünfzehnten Tage der Krankheit an abzufallen. Es dauert drei oder vier Tage nachdem sich die Schorfe auf dem Gesicht bildeten, so zeigen sie sich auch an den Knöcheln und Handgelenken. Nachdem die Kruste oder Schorfe abgefallen sind, erhält die Haut ein eigenthümliches Aussehen; es sind purpurrothe Flecken, die nach und nach verschwinden oder bei schweren Fällen, wo sich der Eiter durch die eigentliche Haut gefressen hat, bilden sich Vertiefungen, oder, wie man sagt, der Kranke wird pockennarbig. Der ganze Verlauf der Krankheit dauert zwei bis drei Wochen.

Die obige Beschreibung ist die des regelmäßigen, günstigen Verlaufs der Krankheit, da wo die Pusteln nicht in einander laufen. Wenn aber die Pusteln eine Masse bilden, ist die Gefahr und Dauer der Krankheit bei weitem erhöht. In dieser Form ist das Fieber stärker und nimmt vom Erscheinen des Ausbruchs bis zur Zeit der Reife oder dem dritten Stadium zu. Verzuckungen, Delirien und Betäubung sind häufiger; die Augenlider schwellen an, so daß der Kranke am fünften Tage nicht mehr sehen kann, der Hals ist sehr böse, sowie bedeutend geschwollen und die Entzündung kann sich auf die ganze Länge der Luftröhren ausdehnen, so daß durch Erstickung der Tod veranlaßt werden kann. Das Fieber hört nicht auf beim Erscheinen des Ausbruchs, sondern nimmt an Strenge zu und ist von Delirien, Betäubung, Blutstürzen, blutigem Urin und Ruhr begleitet, oder es kann mit einem Male den Tod herbeiführen.

Ursachen. — Die Veranlassung zu dieser Krankheit ist jedenfalls die Ansteckung. Irgend Jemand, der nicht durch Impfung oder einen früheren Anfall von Pocken unempfänglich ist, ist der Ansteckung zugänglich. Die Impfung schützt nicht immer, denn man kann, trotz geimpft zu sein, die Varioliden (eine gelindere Form der Pocken) bekommen. Die Zeit, welche von der Ansteckung bis zu den ersten Symptomen der Krankheit verstreicht, beläuft sich auf neun bis zwölf Tage.

Behandlung.

Allgemeine. Das Zimmer, in dem sich der Kranke befindet, sollte groß und luftig sein. Sorgfalt muß beobachtet werden, daß es mäßig kühl und dunkel ist. Die Kleidung und das Bettzeug des Kranken sollten jeden Tag oder alle zwei Tage gewechselt werden. Man wasche die Augen häufig mit Rosenwasser oder Ulmenrindenwasser (*slippery elm*), besonders wenn der Eiter aus den Pusteln hineinrinnt. Waschungen von kaltem Wasser, Milch mit Wasser oder schwachem Bleiwasser können im Gesicht angewandt werden, wenn dieses sehr entzündet ist. Die Nasenhöhlen sind vermittelst eines wohlgeölten Kameelhaar-Pinsels, mit welchem man mehrere Male des Tages hineinfährt, offen zu halten. Wenn aus den Symptomen ersichtlich, daß die Pocken zu den in einander laufenden zu zählen sind, sollte das Haar bei dem ersten Erscheinen des Ausschlages kurz geschnitten werden, überhaupt ist dies in jedem anderen Falle auch gut, denn sobald der Eiter aus den Pusteln fließt, wächst das Haar zusammen und bildet eine eckelerregende Masse, auch wird gleichzeitig dadurch die Masse des Ausschlags auf der Kopfhaut, sowie die Neigung zu Gehirnstörungen verringert. Eine Hauptsache bei der Behandlung der Pocken ist, zu verhindern, daß Narben entstehen, und in dieser Richtung werden eine große Anzahl Mittel empfohlen. Ein Mittel, das mit großem Erfolg in dem Kinderhospital von Paris angewendet wird, besteht in einer Mischung von 25 Theilen Mercurial-Salbe, 10 Theilen gelben Wachs und 6 Theilen schwarzen Pech. Andere öffnen jede Pocke, sobald sie blasenartig wird, mit einer Lanzette, und wenden salpeter-saures Silber (*nitrate of silver*), sehr fein zugespitzt, oder vermittelst des Betupfens mit einer Stecknadel einer sehr starken Auflösung an. Jodtinctur (*tincture of iodine*) wird sehr empfohlen, welche vermittelst eines Kameelhaarpinsels auf die ganze kranke Oberfläche gestrichen wird. Dr. Stokes von Dublin empfiehlt ein Pflaster von Flachssamen, auf irgend einen weichen Stoff gestrichen und mit geölter Seide oder Gutta-Percha bedeckt. Die Anwendung dieses Pflasters muß vom Beginn der Krankheit bis zum Abtrocknungs-Stadium stattfinden. Das vielleicht wirksamste Mittel ist das von Dr. Bennett von Edinburgh empfohlene. Nämlich ein Pflaster aus 3 Theilen kohlensaurem Zink (*carbonate of zinc*) und 1 Theil Zink-Oxid (*oxide of zinc*) in einem Mörser mit soviel Olivenöl, um einen dicken Brei zu bilden, gemischt. Dieses muß dick auf das Gesicht gelegt und sogleich wieder erneuert werden, wenn es sich irgendwo abreiben sollte. Was immer auch angewendet werden mag, so darf es doch nicht später als am dritten Tage angewendet werden.

Eclectische und Kräuterkur. Beim Beginn der Krankheit gebe man ein Brechmittel von dem zusammengesetzten Pulver der Lobelia, wenn einem Erwachsenen, dann Dosen von einem halben Theelöffel voll alle 15 Minuten, bis ungehindert Erbrechen eintritt, wenn einem Kinde — dann Dosen von einem halben bis ganzen Theelöffel voll in Syrup und Wasser alle 15 Minuten. Sind die Fieber-Symptome streng und der Kranke ist verstopft, so gebe man eine Einspritzung von lauwarmem Wasser und verordne ein Seidlitzpulver; das Pulver kann in vier oder sechs Stunden wiederholt werden, wenn es das erste Mal wirkungslos blieb. Gegen die Uebelkeit des Magens gebe man warmen Frauenmünz- oder Pfeffermünzthee (*spearmint* oder *peppermint*) mit ein wenig darin aufgelöstem Saleratus, auch eine Einspritzung von Eibisch-Wurzel und Pfirsichblätter (*Marshmallow root and peach leaves*), sowie auch einen Senfumschlag auf den Unterleib. Bis zum Erscheinen des Ausschlages kann auch der Körper öfter mit warmem schwachem Laugenwasser gebadet werden. Gegen großen Schmerz im Kopf und Kreuz wende Senfpflaster längst des Rückgrats, auf den Knöcheln und Fußsohlen an, auch bade man den Kopf in Essig und Wasser. Gegen den bösen Hals und zur Entfernung des Luftröhrenschleims aus dem Hals gebe man folgendes:

Blutwurzel (*blood root*)	1 Unze.
Lobeliasamen gepulvert	1 Unze.

Ipecacuanha	2 Unzen.
Cayenna	½ Unze.
Whiskey	1 Quart.

Lasse dies eine Woche stehen. Dosis: Gelegentlich einen oder zwei Theelöffel voll. Ein gutes Gurgelwasser ist eine Abkochung von Salbei (*Sage*) und Isop (*Hyssop*) mit Borax und Honig. Wenn das premiäre und secundäre Fieber sehr heftig ist, gebe 15 bis 20 Tropfen von Schlangenwurzel-Tinctur (*tincture of black Cohosh*) alle zwei oder drei Stunden.

Nach dem Erscheinen des Ausschlages kann das folgende mit ausgezeichnetem Erfolg angewendet werden. In ein Pint kochenden Wassers gebe man eine Unze gepulverte Wurzel der Schlangenwurzel (*black Cohosh*) und lasse davon ein oder zwei Eßlöffel voll alle drei Stunden warm nehmen; setze es fort, bis die Pusteln zu trocknen beginnen. Füllen sich die Pusteln nicht recht und sind schlaff, so gebe man Molkenwein (*wine whey*) oder Milchpunsch, unbeschränkt; verschwinden sie und schlagen nach Innen, so mögen Theelöffeldosen von der zusammengesetzten Virginischen Schlangenwurzel-Tinctur (*Virginia Snake root*) oder ein Aufguß von Schlangenwurzel (*black Cohosh*) in größeren Dosen gegeben werden. Wenn sich bösartige Symptome, sowie eine faulige Diarrhöe einstellen, gebe man einen Theelöffel voll gepulverte Kohle, einen halben Theelöffel voll Salpeter, gemischt, drei- oder viermal des Tages. Auch gleiche Theile von Hopfen-Hefe und Salat-Oel in Eßlöffeldosen.

Homöopathisch. Für das erste oder Fieberstadium ist die Behandlung wie folgt:

Aconitum. — Besonders während des Frostschauers und Fiebers, auch wenn starke Schmerzen im Kopfe, vollen Puls, Delirium und Unerträglichkeit des Lichtes vorhanden ist. *Belladonna* kann abwechselnd damit gegeben werden, besonders gegen Kopfschmerz und Delirium.

Gegen starke Rückenschmerzen, mit Schmerzen in den Knochen und allgemeines Unwohlsein gebe man *Bryonia* und *Rhus Toxicodendron* abwechselnd. Gegen Uebelkeit gebe *Tartarus Emeticus.* Wird der Patient unempfindlich — bei Betäubung und schnarchendem Athem gebe man *Opium*, wenn große Unruhe, Reizbarkeit und Schlaflosigkeit vorhanden, gebe man *Coffea* und *Belladonna* abwechselnd.

Behandlung im zweiten oder Ausbruchs-Stadium. Wenn das Delirium nach *Belladonna* nicht verschwindet, gebe man *Stramonium*, besonders wenn der Ausschlag nicht leicht herauskommt.

Sind aber die Symptome dieses Stadiums nicht streng, so gebe man *Tartarus Emeticus* und *Thuja* abwechselnd. Gegen den rauhen, röchelnden Husten gebe man *Tartarus Emeticus* oder *Ipecacuanha.*

Behandlung im dritten oder Abtrocknungs-Stadium. Bei beträchtlichem Fieber und besonders gegen bösen Hals und übermäßigen Speichel gebe man *Mercurius.*

Wird die Haut zwischen den Pusteln schwarzgelb oder dunkelbraun und die Pusteln werden schlaff, so gebe man *Arsenicum.* Wenn die Pusteln schwarz werden und der Kranke sehr schwach ist und es zeigen sich typhoide Symptome, gebe man *Rhus Toxicodendron* abwechselnd mit *Arsenicum. Acidum muriaticum* ist ebenfalls gut gegen dieselben Symptome.

Behandlung im vierten oder Abschuppungs-Stadium. Beim Beginn dieses Stadiums gebe alle Abende eine Dosis *Sulphur.* Hört die Diarrhöe nicht auf, gebe man alle drei oder vier Stunden *Mercurius.*

Verordnung der Heilmittel. Löse 12 Kügelchen in 12 Theelöffel voll Wasser und gebe, der Heftigkeit der Symptome angemessen, alle 1, 2 oder 3 Stunden einen Theelöffel voll.

Allöopathisch. Gegen das dem Ausschlag folgende Fieber gebe man nachstehendes Brechmittel:

Brechweinstein (*Tartar Emetic*)	1	Gran.
Ipecacuanha-Pulver	1	Skrupel.
Syrup	1	Drachme.
Quellwasser	10	Drachmen.

Mische es und gebe es auf einmal.

Nach dem Brechmittel gebe folgendes Abführmittel:

Schwefelsaure Magnesia (*Sulphate of magnesia*)	1	Unze.
Salpetersaure Potasche (*Nitrate of Potash*)	10	Gran.
Lakritzen-Extrakt	1	Skrupel.

Zusammengesetzter Aufguß von Sennablättern (*Compound infusion of senna*)	5½ Unze.
Tinctur von Senna-Blättern oder Jalappenwurzel	3 Drachmen.
Spiritus von flüchtigem Salz (*Spirit of sal volatile*)	1 Drachme.

Mische es. Dosis: 2 oder 3 Eßlöffel voll.

Das Fieber kann durch folgendes abführendes Salz eingeschränkt werden:

Steinalaun (*Rochelle salt*) oder Weinsteinsaure Potasche (*Tartar of Potash*)	1 Unze.
Kohlensaure Magnesia (*Carbonate of magnesia*)	1 Drachme.
Pfeffermünzwasser	6 Unzen.

Mische es. Dosis: Einen Eßlöffel voll alle 3 oder 4 Stunden. Dies wird gleichzeitig die Eingeweide mäßig offen halten.

Nachdem der Ausschlag sich vollständig entwickelt hat und das secundäre Fieber erscheint, gebe folgendes:

Flüssiges Ammoniak (*Spirits of mindererus*)	2 Unzen.
Süßer Salpeter-Spiritus (*Sweet spirits of nitre*)	1 Unze.

Mische es. Alle 3 Stunden einen Eßlöffel voll.

Calcinirte Magnesia (*Calcined magnesia*)	1 Drachme.
Wasser	2 Unzen.

Mische es. Nimm es auf einmal und wiederhole so oft als nothwendig.

Wenn der Patient, besonders des Nachts, von Husten abgemattet wird, gebe man folgendes von Dr. Condie empfohlene Mittel:

Schleim des Akazien-Gummi's (*Mucilage of Gum Acacia*)	3 Unzen.
Syrup von Meerzwiebeln (*Syrup of squills*)	1 Drachme.
Spiritus von Salpeter-Aether (*Spirits of nitric ether*)	3 Drachmen.
Ipecacuanhawein	1 Drachme.
Mit Kampfer gesättigte Tinctur des Opiums (*Camphorated tincture of Opium*)	1 Drachme.

Mische es. Dosis: Einen Theelöffel voll alle 2 oder 3 Stunden.

Wenn die Symptome, wie Schmerz im Kopf, fliegende Hitze und Delirium eine Störung im Gehirn anzeigen, muß am Arme Blut entzogen, an den Schläfen und hinteren Theile des Nackens müssen Blutegel gesetzt und für die Füße ein Senfbad gemacht werden. Zu derselben Zeit gebe ein Abführmittel, wie Calomel und Jalappenwurzel, oder einen Aufguß von Sennesblättern.

Kommt der Ausschlag nicht recht heraus, und der Kranke beklagt sich bei häufigem Erbrechen und Brustbeklemmung über große Reizbarkeit des Magens, gieb ihm ein warmes Bad, lege Flaschen mit heißem Wasser zu seinen Füßen und in warmem Wasser ausgerungene Tücher über seinen Magen.

Gegen bösen Hals kann folgendes als ein Gurgelwasser gebraucht werden:

Chlorsaure Potasche (*Chlorate of potash*)	¼ Unze.
Starke Chlorwasserstoffsäure (*Hydrochloric acid*)	40 Tropfen.
Wasser	1 Pint.

Mische es. Gebrauche mehrere Male des Tages.

Oder:

Zusammengesetzter Aufguß der Rosen (*Compound infusion of roses*)	½ Pint.

Verdünnte Salzsäure (*Dilute muriatic acid*)	½ Drachme.

Mische es.

Wenn Diarrhöe vorhanden, so mag dieselbe mit dem folgenden gehemmt werden:

Kreidemischung	5½ Unzen.
Zusammengesetzte Cardamon-Tinctur (*Compound tincture of cardomons*)	3 Drachmen.
Catechu-Tinctur	3 Drachmen.
Laudanum	20 Minims.

Mische es. Dosis: 2 oder 3 Eßlöffel voll alle 4 Stunden.

Die Kost bei den Pocken sollte aus Wasser, Eiscream, Limonade, Orangen, gebratenen Aepfeln, gedünsteten Pflaumen, Erdbeeren, Haferschleim, trockener, gerösteter Brodschnitte u. s. w. bestehen. Ist Diarrhöe vorhanden, so sollten Früchte und Eiscream nicht gestattet werden. In jedem Falle muß dem Kranken animalische Kost (Fleischspeisen &c.) bis zu seiner völligen Wiedergenesung vorenthalten bleiben.

Als ein Schutzmittel gegen diese Krankheit muß die Impfung angewendet werden, was Jedermanns Pflicht gegen sich selbst, seine Familie und seine Freunde ist. Sie ist die einzige Versicherung gegen diese fürchterliche und so lästige Krankheit. Es ist sehr gut, wenn sich die betreffenden Personen, sobald sich die ersten Symptome zeigen, impfen lassen, denn es mag den Anfall bedeutend mäßigen.

Anmerkung. Bei dieser Krankheit (den ächten Pocken) ist es das Beste, einen erfahrenen Arzt zu Rathe zu ziehen, besonders bei der ineinander fließenden Form.

Varioloiden.

Diese Krankheit ist nur eine gelindere Form der ächten Pocken und die Behandlung für beide ist ein und dieselbe. Eine Person, die geimpft wurde, kann die Varioloiden bekommen, aber sie werden sehr mild auftreten.

2. Chronische Hautausschläge.

Jucken und Reizung der Haut.

Dies ist ein Ausschlag eines feinen farblosen Friesels unter der Haut. Er ruft ein sehr unangenehmes und lästiges Kitzeln, das zuweilen unerträglich wird, hervor. Die heftigere Form ist von einem Gefühl begleitet, wie es kriechende Ameisen oder stechende Insekten hervorbringen. Er dauert zuweilen Monate und Jahre lang und wird gewöhnlich durch das Aussetzen ungewöhnlicher Hitze und Kälte, gewisse Mischungsmittel &c. hervorgerufen.

Behandlung.

Allgemeine. Jeden Abend vor dem Schlafengehen eine gute Waschung von Wasser mit spanischer Seife (*castile soap*), welche man eintrocknen läßt. Branntwein oder Alcohol kann in derselben Weise gebraucht werden. Eine Unze von Citronensaft in einem Pint Wasser in demselben Verhältniß angewendet, wird zweckentsprechend gefunden werden; ebenso Wasser und Kampher-Spiritus. Die Kost sollte dabei sorgfältig geordnet und alles Reizende vermieden werden.

Homöopathisch. *Pulsatilla.* — Wenn das Kitzeln im Bette, oder wenn nahe am Feuer sich verschlimmert, besonders nach Kratzen. Eine Dosis (6 Kügelchen) alle Morgen und Abend.

Ledum palustre. — Im Fall das Kitzeln nach dem zu Bett gehen beginnt, von einem zum andern Platze springt und der Ausschlag Flohbissen gleicht. Man gebe es in derselben Weise wie *Pulsatilla.*

Mercurius. — Wenn das Kitzeln die ganze Nacht fortdauert und nach dem Kratzen leicht blutet. Es ist gut, dieses abwechselnd mit *Causticum* jeden Abend zu geben.

Ist das Jucken von einem starken Brennen begleitet, gebe man *Bryonia* und *Rhus* abwechselnd alle 4 Stunden; eine Dosis (6 Kügelchen). Gebe diese Mittel zwei Tage lang und dann *Hepar sulphuris* jeden Morgen und Abend eine Dosis. Wenn nach einer Woche nicht besser, nehme man Morgens und Abends eine Dosis *Carbo vegetabilis.*

Nux vomica und *Arsenicum* abwechselnd wird sich zuweilen vortheilhaft bewähren.

Befällt es alte Leute, so gebe man *Opium* und *Secale* abwechselnd jeden Abend eine Dosis.

Wenn es durch die Hitze im Sommer hervorgerufen wird, gebe man *Lachesis* und *Lycopodium* abwechselnd Abends.

Silicea und *Sulphur* sind gut bei hartnäckigen Fällen. Andere Heilmittel sind: *Thuja*, *Graphites*, *Petroleum*, *Calcarea Carbonica*, *Sepia*, *Conium.*

Allöopathisch. Erasmus Wilson empfiehlt folgendes:

Verdünnter holzsaurer Holzessig (*Pyroligneous acid*)	½ Unze.
Gepulverter Kampher	½ Drachme.
Rosenwasser	1 Pint.

Mische es.

Folgendes wird auch gut gefunden werden:

Kohlensaure Soda (*Carbonate of soda*)	1 Drachme.
Hydrocyan-Säure (*Hydrocyatic acid*)	1 „
Destillirtes Wasser	8 Unzen.

Mische es.

Zwei Drachmen schwefelsaure Potasche mit einem Pint Wasser kann auch versucht werden.

Bei hartnäckigen Fällen möge folgendes angewendet werden:

Scharfes salzsaures Quecksilber (*Corrosive sublimate*)	2 Gran.
Basisches Quecksilber-Oxyd (*Hydrochloras ammoniacus*)	2 Gran.
Rosenwasser und Almond-Mischung, von jedem	4 Unzen.
Hydrocyan-Säure	1 Drachme.

Mische es. Dies sollte bei Kindern nicht angewendet und, da es giftig ist, sollte sehr sorgsam damit umgegangen werden.

Frostbeulen (*Chilblains*)

sind eine lästige entzündete Anschwellung, welche gewöhnlich an den Fersen und Füßen erscheint und durch Kälte verursacht wird. Sie sind roth oder purpurn und verursachen durch das ungewöhnliche Kitzeln, Stechen und Prickeln große Unbehaglichkeit. Wenn der Frost einen Theil des Körpers angegriffen hat (*frost-bitten*), so muß er zu seinem natürlichen Wärmezustand, sehr langsam, stufenweise zurückgeführt werden, auf welche Weise man Frostbeulen meistentheils vermeiden kann.

Behandlung.

Bei dem ersten Erscheinen kann eins von den folgenden Mitteln angewendet werden:

Zusammengesetztes Kampher-Liniment	6	Drachmen.
Seifensalbe	6	„
Kanthariden-Tinctur (*Tincture of cantharides*)	½	Unze.

Mische es. Morgens und Abends anzuwenden.

Collodium	1	Unze.
Venetianischer Terpentin	½	„
Castoröl	2	Drachmen.

Mische es. Morgens und Abends anzuwenden.

Wenn man damit befallene Theile mit gepulverter Stärke vermittelst der Hand einreibt, wird zuweilen das unerträgliche Kitzeln vermindert. Petroleum oder Kohlenöl ist ein ausgezeichnetes Mittel. Feuchte ein Tuch damit an und binde es über den kranken Theil. Bei hartnäckigen Fällen kann das folgende empfohlen werden:

Olivenöl	5	Unzen.
Venetianischer Terpentin	1	Unze.
Gelbes Wachs	½	„
Alkanna-Wurzel (*Alcanet root*)	2	Drachmen.

Mische dasselbe, koche es zusammen und presse es aus, dann nehme

Peruanischer Balsam (*Balsam of Peru*)	1	Drachme.
Kampher	5	Gran.

Mische es, füge die warme Mischung hinzu und rühre es so lange, bis es erkaltet.

Frostbeulen können dadurch, daß man sie mit dem gewöhnlichen Seifenpflaster bedeckt, an dem Aufbrechen verhindert werden.

Ist die Entzündung und Geschwulst bedeutend und bilden sich Blasen, wird das folgende, „Devergier's Salbe" genannt, sehr wohlthuend sein:

Schweinefett	1	Unze.
Essigsaures Blei (*Acetus plumbi*)	5	Gran.
Opium-Extrakt	3	„
Kreosot	10	„

Mische und gebrauche es jeden Morgen und Abend.

Gleiche Theile von Petroleum und Kalkwasser werden auch in diesen Fällen Erleichterung verschaffen. Nachdem die Blasen aufgebrochen sind, mache Umschläge von Brod und Milch oder Flachssamen mehrere Tage lang. Hierauf bedecke die Oberfläche mit einer aus gleichen Theilen zusammengesetzten Salbe von salpetersaurem Quecksilber (*Nitrate of mercury*) und einfacher Wachssalbe und auf Charpie oder ein weiches Tuch gestrichen.

Einige einfache Mittel gegen Frostbeulen sind die folgenden:

1. Eine Unze schwefelsaures Zink (*Sulphate of zinc*) in einem Pint Wasser aufgelöst. Bade darin den erkrankten Theil mehrere Male des Tages.

2. Eine Unze salzsauren Ammoniak (*Ammonium muriaticum*) aufgelöst in einem Pint Apfel- (*Cider*) Essig. Wie das vorhergehende zu gebrauchen.

3. Zusammengesetzte Seifensalbe, 2 Unzen, und Kanthariden-Tinctur, 1 Unze. Mische es und gebrauche es wie Nro. 1 und 2.

4. Essig und Alcohol, von jedem ein halbes Pint, salzsaures Ammoniak (*Muriate of ammonia*), eine Unze. Mische es und gebrauche es wie die früheren.

Zittermahl — auch Gürtelrose (*Herpes Circinnatus, Ringworm*).

Diese Krankheit ist an einem Ausschlag von kleinen Blasen (blatternartig) in der Form eines Ringes, dessen Mittelpunkt seine natürliche Farbe behält, kenntlich. Sie ist von einer leichten prickelnden und kitzelnden Empfindung begleitet. Die Blasen trocknen allmählig, Schorfe bilden sich und fallen zur Zeit ab. Die Haut bleibt roth. Die Krankheit kann an irgend einem Theile des Körpers auftreten, aber vorzugsweise wird sie am Hals oder im Gesicht gefunden. Sie wird durch das sich der Kälte und Feuchtigkeit Aussetzen, unregelmäßige Kost, Ermüdung &c. hervorgerufen.

Behandlung.

Allgemeine. Aufmerksamkeit sollte der Kost zugewendet und alle stimulirenden Nahrungsmittel vermieden werden. Halte die Glieder rein, und ein gelegentliches lauwarmes Bad wird sehr zuträglich gefunden werden. Es ist gut, jede einzelne Blase mit einer Nadel zu öffnen, damit die Flüssigkeit auslaufen kann, was häufig das Kitzeln vermindern wird.

Allöopathisch. Bei heftigen Anfällen gebe man einige gelinde Abführmittel, wie Schwefel und Magnesia, oder Schwefel und doppeltweinsteinsaure Potasche (*Bitartrate of potash*). Das Prickeln, Kitzeln und Brennen kann durch eine Abwaschung mit essigsaurem Blei (*Acetas plumbi*) und ein wenig Alcohol, oder durch die Anwendung der essigsauren Bleisalbe erleichtert werden. Der Saft der grünen Schale der Wallnuß, Tinctur von Galläpfeln, oder eine starke Waschung mit essigsaurem oder schwefelsaurem Kupfer sind Mittel, welche Condie empfiehlt.

Eclectische und Kräuterkur. Die folgende Salbe ist von Dr. John King empfohlen:

Gagel (*Bayberry tallow*)	½	Unze.
Süßer Gummi (*Sweet gum*)	½	„
Hammeltalg (*Mutton suet*)	1	„

Mache es zusammen flüssig und presse es.

Folgendes wird für ein unfehlbares Mittel gehalten:

Man nehme Taback-Blätter, koche sie und füge Essig und starke Lauge zu der Flüssigkeit. Wasche den Ausschlag mehrere Male des Tages. Auch Castoröl, häufig angewendet, soll ein sicheres Mittel sein.

Peruanischer Balsam (*Balsam of Peru*) mit einer gleichen Menge Talg mag zuweilen helfen.

Homöopathisch. *Sepia* kann in Dosen von 6 Kügelchen Morgens und Abends gegeben werden. Wenn es nach Verlauf einer Woche nicht hilft, gebe *Rhus toxicodendron* und *Sulphur* einen Tag um den andern eine Dosis (6 Kügelchen). Wenn nach zehn- oder vierzehntägiger Anwendung dieser Heilmittel keine Besserung eintritt, gebe man *Calcarea* und *Causticum* einen Tag um den andern oder man gebe eins allein — jeden Abend eine Dosis.

Andere Heilmittel sind *Graphites*, *Silicea*, *Acidum Nitre*, *Mercurius*. Diese mögen ebenso gegeben werden wie die vorhergehenden.

Flechten (*Tetter, Herpes*).

Flechten können in trockene und nasse eingetheilt werden. Zu der trockenen Gattung mögen z. B. Schorf (*dandruff*) gezählt werden. Er ist kenntlich an sehr kleinen weißen Schuppen oder Schorfen und wird auf dem Gesicht, Kopf, Brust, Händen, Füßen und an den Gelenken gefunden. Häufiger befällt er die Kopfhaut.

Nasse Flechte schließt folgendes in sich: *Ecthyme*, die Blatterflechte (*eczema*), welche in einem Ausschlag von kleinen wässerigen Bläschen an verschiedenen Theilen des Körpers und zwar dicht zusammengedrängt besteht. Oeffnen sich diese Bläschen oder werden sie geöffnet, so breitet sich die Flüssigkeit über die gesunde Haut aus und pflanzt dadurch die Krankheit fort. Bleiben sie geschlossen, so trocknen sie auf und bilden eine Kruste.

Eine andere Art ist die *Pemphigus*. — Die Nesselsucht ist ein Ausschlag von Wasserblasen, welche eine wässerige Flüssigkeit, gleich der einer gewöhnlichen Blase enthalten. Sie sind bezüglich ihrer Größe verschieden und wechseln von der Größe einer gespaltenen Erbse bis zu der einer halben Wallnußschale. Sie wachsen sehr schnell, brechen auf und lassen eine rauhe Oberfläche, welcher bald heilt, zurück.

Der Rothlaufgürtel — *Shingles* — *Cingulum* ist eine ander Form der nassen Flechte. Ein leichtes Fieber geht in der Regel zwei bis drei Tage einem Anfalle dieser Krankheit voraus, dann folgt ein Ausschlag von kleinen durchsichtigen Bläschen, mit einer farblosen zuweilen bräunlich gefärbten Flüssigkeit. Es zeigt sich auf dem Gesicht, den Händen und Füßen, aber in der Regel auf dem Körper, wo der Ausschlag die Gestalt eines Gürtels oder Ringes annimmt und rings um den Körper herumläuft.

Es gibt noch verschiedene Gattungen von Flechten, ich hielt es aber für genügend, nur diese wenigen anzuführen, denn die meisten Krankheiten der Haut sollten von einem erfahrenen Arzt behandelt werden.

Behandlung.

Allgemeine. Das erste, was bei der Behandlung dieser Krankheit in Betracht zu ziehen ist, ist die Reinlichkeit. Ohne genaue Beachtung dieses Punktes ist die Behandlung dieser Krankheit um Vieles schwerer als es andererseits der Fall sein würde. Eine Verordnung von spanischer Seife (*castile soap*) und Wasser ist dringend nothwendig und in manchen Fällen sogar unentbehrlich. Auch der Kost muß gehörige Aufmerksamkeit geschenkt werden. Allzureiche, reizende und stark gewürzte Speisen müssen vermieden und nichts außer einfacher nährender Kost genommen werden. Ein gelegentliches warmes Bad wird sehr wohlthuend gefunden werden — ebenso das Schwefelbad.

Zusammengesetzter Aufguß von Enzian	4	Unzen.
Colombo-Wurzel-Tinctur	1	Unze.
Orangenschalen-Syrup	½	„

Mische es. Dosis: Einen Theelöffel voll dreimal des Tages.

Gleichzeitig gebrauche:

Hollunder-Blüthen-Salbe	1	Unze.
Zink-Oxyd	1	Drachme.

Ist der Organismus in gutem Zustande, so mag das folgende angewendet werden:

Blaue Pillen	1	Skrupel.
Zusammengesetzte Rhabarber-Pillen	2	„

Mische es. Theile es in 12 Pillen und nimm als Dosis eine oder zwei, bis sie wirken. Gleichzeitig folgendes:

Eine Abkochung von Sarsaparilla	½	Pint.
Potaschen-Hydriodat	25	Gran.

Mische es. Dosis: Zwei Eßlöffel voll dreimal des Tages.

Folgende Waschung kann gebraucht werden:

Wein-Spiritus	2½	Unzen.
Destillirtes Wasser	1	Pint.

Mische und wende es mehrere Male des Tages an.

Wenn die Krusten anfangen abzufallen, gebrauche:

Schwefelsaures Zink	½	Drachme.
Destillirtes Wasser	1	Pint.

Mische es.

Gegen Kopfgrind dient folgende Waschung:

Auflösung von Potasche	2 Drachmen.
Acidum hydrocianicum (verdünnt)	1 Drachme.
Almond-Mischung	½ Pint.

Mische und gebrauche es ein- oder zweimal des Tages.

Wenn nach Anwendung dessen eine Zeitlang keine Besserung eintritt, gebrauche man das Folgende:

Salbe von Quecksilber-Salpeter (*Mercurius nitrosus*)	1 Theil.
Spermaceut-Salbe	2 Theile.

Mische es.

Bei chronischen Ausschlägen dieser Art kann man sich des folgenden mit Erfolg bedienen:

Präparirter Schwefel	1 Skrupel.
Kohlensaure Magnesia	10 Gran.
Zusammengesetztes Pulver von Jalappenwurzel und Ingwer von jedem	5 Gran.

Mische es und nehme eine kleine Portion zweimal des Tages.

Krätze (*Itch, Scabies*).

ist ein ansteckender, in der Regel von Unreinlichkeit herrührender Ausschlag.

Ursache: Er wird durch die Anwesenheit eines sehr kleinen Insekts, *Acarus Scabies* genannt, hervorgerufen. Kommt dieses Insekt auf die Haut, so beginnt es sofort zu arbeiten und bohrt sich eine Wohnung unter der *Epidermis* oder Schleierhaut. Natürlich verursacht das Herumkriechen dieses ungebetenen Gastes ein unerträgliches Jucken, das, wie James *I.* bemerkte, als der Luxus des Kratzens sehr in Aufnahme kam, nur für Könige gemacht sei.

Symptome. Als etwas ganz Gewöhnliches erscheint dieser Ausschlag zuerst an den Handgelenken und zwischen den Fingern. Derselbe besteht in kleinen punctirten Bläschen, mit einer durchsichtigen Flüssigkeit gefüllt. Anfänglich sind diese Blasen von einer blaßrothen oder Fleischfarbe; aber die Haut bricht bald auf und die Flüssigkeit bildet einen dünnen Schorf. Er kann unter anderen Ausschlägen an seiner Form, dem überstarken Jucken und dadurch, daß er nie im Gesicht gefunden wird, erkannt werden. Das Jucken ist des Nachts schlimmer und wird durch die Bettwärme erhöht.

Behandlung.

Gegen diese Krankheit ist beinahe Schwefelsalbe das einzige Mittel, das hilft. Dies zerstört das Insekt und bewirkt dadurch die Heilung. Gebrauche einen Theil Schwefelmilch und zwei Theile Schweinefett. Mische und reibe es gehörig in die Haut. Andere Zubereitungen sind wie folgt:

Schwefel	2 Unzen.
Kohlensaure Potasche (*Carbonate of Potash*)	2 Drachmen.
Präparirtes Schweinefett	4 Unzen.

Mische es.

Schwefel	1 Unze.
Boraxsaure Soda (*Borate of Soda*)	1 Drachme.
Salzsaures Ammoniak (*Muriate of ammonia*)	1 „
Weißes Präcipitat-Quecksilber (*White Precipitate of Mercury*)	2 Skrupel.
Präparirtes Schweinefett	2 Unzen.

Mische es. (Frisch.)

Welches immer von den vorstehenden Mitteln gebraucht wird (und ich möchte gewöhnlichen Schwefel und Schweinefett empfehlen), so muß sich der Kranke vom Kopf bis zum Fuß und zu den Fingerspitzen einschmieren; an einem Feuer gehörig in die Haut einreiben, sich mit Socken, Unterhosen und Flanellhemd bekleiden und 36 Stunden im Bett verbleiben, während welcher Zeit die Einreibung zweimal erfolgen muß. Hierauf reinige die Haut vermittelst eines warmen Bades gründlich. Reicht dies nicht hin, so wiederhole man die Kur noch einmal. Bei milderen Fällen wird ein Schwefeldampfbad, ein- oder zweimal des Tages genommen, schnell Erleichterung verschaffen.

Milchschorf (*Milk Crust, Crusta Lactea*).

Diese Krankheit tritt mehr als zu irgend einer andern Zeit bei dem Durchbruch der ersten Zähne auf und erscheint auf der Stirne, den Wangen oder der Kopfhaut. Der Ausschlag besteht im Anfang in rothen Blattern, auf welchen sich bald kleine gelbliche oder strohfarbene Pusteln bilden, die zuweilen von einem starken Jucken begleitet sind. Diese können sich über das ganze Gesicht und die Kopfhaut ausbreiten, so daß der Kranke ein Ekel erregendes Ansehen annimmt. Die Pusteln brechen zu Ende des dritten oder vierten Tages auf und entleeren eine klebrige Flüssigkeit, welche Krusten von weiß-gelblicher oder grüner Farbe bilden. Wenn sich die Flüssigkeit auf diese Weise unter der Oberfläche absondert, verursacht sie, daß die Kruste immer dicker wird, sich so über die sie umgebende Haut verbreitet und die Krankheit fortpflanzt. Verschwinden die Krusten, so zeigt sich die Haut roth und entzündet, wie mit kleinen Punkten besetzt, von denen die Flüssigkeit beständig sickert. Der Gesundheitszustand des Kranken verbleibt im allgemeinen gut, wenn er nicht von dem Jucken gepeinigt und gereizt wird. In Fällen bei Kindern mit weißem Haar und blasser, zarter Haut, sind die Drüsen des Nackens und jene hinter den Ohren zum Anschwellen geneigt, werden hart und empfindlich.

Die Krusten fangen in der Regel innerhalb 2 bis 4 Wochen an abzufallen, lassen die Oberfläche roth-glänzend und zart, was bei dem geringsten Anlaß die Bildung eines neuen Ansatzes von Pusteln verursacht und dadurch die Krankheit Monate, ja vielleicht Jahre lang hinzieht. Keine bleibenden Spuren, sogar bei den stärksten Anfällen der Krankheit werden auf der Haut zurückgelassen. Das Haar kann in Folge dieser Krankheit ausfallen, aber es wächst wieder, wenn nicht, wie bei Kopfgrind (*tinea capitis*), die Haarwurzel zerstört ist. Das Waschen des Kopfes mit Theerseife ist das Beste, was man anwenden kann.

Behandlung.

Homöopathisch. Bei dem ersten Erscheinen der Krankheit, wenn das Jucken, besonders des Nachts, stark ist, gebe man *Aconitum*, sowohl allein als auch abwechselnd mit *Chamomilla*, alle 2 Stunden eine Dosis.

Sepia kann in vielen Fällen mit gutem Erfolg gegeben werden.

Sollte *Aconitum* keine Erleichterung gewähren, so kann auch *Rhus toxicodendron* gegeben werden. Es wird gut sein, das Letztere mit *Sulphur* zusammen zu geben. Des Nachts eine Dosis (6 Kügelchen) *Sulphur* und Morgens und Mittags eine Dosis (6 Kügelchen) *Rhus toxicodendron.* Man setze diese Behandlung mehrere Wochen lang fort. Stellt sich Diarrhöe ein, so stelle die Gabe von *Sulphur* ein und gieb dreimal des Tages *Rhus toxicodendron.*

Calcarea carbonica kann gegeben werden, wenn der Ausschlag trocken ist.

Ist der Ausschlag feucht, der Ausfluß übermäßig, bei schlechtem Geruch, gebe man *Lycopodium.*

Andere Heilmittel sind: *Arsenicum*, *Croton-Tiglium*, *Petroleum*, *Mezereum*, *Hepar Sulphur*, *Graphites*, *Nitric Acid*, *Antimonium Crudum.*

Aeußerlich gebrauche man nichts außer Milch und Wasser, schlüpferiges Ulmenwasser oder Glycerin.

Verordnung der Heilmittel. 12 Kügelchen werden in 12 Theelöffel voll Wasser aufgelöst und beim ersten Erscheinen der Krankheit gebe man alle 3 Stunden einen Theelöffel voll. Bessert sich das Kind, so gebe man dieses zwei- oder dreimal des Tages, wenn nicht andere Anweisungen bei den Heilmitteln angegeben sind. Wird es vorgezogen, gebe man 3 Kügelchen trocken auf die Zunge.

Allöopathisch. Bei milderen Fällen ist es gut, Magnesia in Dosen von 2 bis 3 Gran einmal des Tages zu verordnen. Auch die Mischung von Schwefel und *Cremor tartari* wird sich als dienlich erweisen. Bei harten Fällen gebe man Calomel in Dosen von ein bis zwei Gran, hinreichend oft um auf die Eingeweide zu wirken.

Zu Umschlägen bediene man sich dicker Sahne (*cream*), Spermazeut-Salbe (*Spermaceti ointment*), Rosenwasser-Salbe oder Glycerin. Die wässerige Auflösung des Opiums wird sich als ein guter Umschlag zur Verminderung des Reizes bewähren. In derselben Absicht kann auch das folgende Mittel angewendet werden:

Boraxsaure Soda (*Borate of Soda*)	10 Grane.
Rosenwasser	2 Unzen.
Glycerin	2 Drachmen.

Mische es. Anwendung: Zwei- bis dreimal des Tages.

Auch folgendes wird in einigen Fällen von Erfolg sein:

Blausäure (*Hydrocyanic acid*)	4 Drachmen.
Bleizucker (*Sugar of lead*)	15 Grane.
Alcohol	4 Drachmen.
Wasser	7 Unzen.

Mische es. Einmal des Tages anzuwenden.

Cazenave empfiehlt Zink-Oxyd mit 15 gleichen Theilen Stärke gemischt zur Anwendung, nachdem die betreffenden Theile zuvor mit schwacher Lauge abgewaschen und getrocknet sind.

Condie empfiehlt, nachdem die Entzündung vollkommen nachgelassen hat, eine Salbe von salpetersaurem Quecksilber (*Nitrate of mercury*) mit ein Drittel Fett aufgelöst als Umschlag.

Eclectische und Kräuterkur. Zur Reinigung des Blutes kann folgendes angewandt werden: Schlangenwurzel (*Black cohosh*) und Ziegenblatt- (*Shrubby trefoil*) Tinctur; von jedem drei Unzen. Zu mischen. Man gebe dem Alter des Kindes angemessen 5 bis 20 Tropfen in einem Theelöffel voll versüßten Wassers. Ist ein stärkendes Mittel erforderlich, füge zu jeder Dosis 2 bis 3 Tropfen salzsaures Eisenoxyd (*Ferrum muriaticum*). Als Salbe gebrauche man das folgende:

Hammelfett	1 Unze.
Zinkoxyd (*Oxide of zinc*)	1 Drachme.
Kampfer-Tinctur	2 Drachmen.
Glycerin	1 Drachme.

Mische es. Zwei- bis dreimal des Tages anzuwenden.

Grindkopf (*Tinea capitis*)

ist ein ansteckender Ausschlag der Kopfhaut, der sich durch kleine Eiterbeulen an der Kopfhaarwurzel kennzeichnet. Er beginnt mit kleinen rothen Flecken, in deren Mitte sich eine kleine gelbe Pustel befindet und die in der Regel von einem Haare durchstochen sind. Diese Pusteln brechen auf, bilden dünne Schorfe, in deren Mitte sich bei jedem einzelnen Schorfe eine Vertiefung befindet; sie verbinden sich mit den zunächst liegenden und bilden so bald große Flecken. Die Krusten nehmen allmählig zu und werden hart, werden sie entfernt, so bleibt die Oberfläche roth und glänzend. Zieht sich die Krankheit in die Länge, so fallen die Haare aus und wachsen selten oder nie wieder; geschieht es indessen, so ist es von einer helleren Farbe, kurz und ungesund. Der Geruch, der die Ausdünstung der Kopfhaut verursacht, ist besonders bei harten Fällen und da, wo die Reinlichkeit nicht mit in der Behandlung einbegriffen ist, widerwärtig. Auch bildet sich Ungeziefer unter den Krusten, welches große Beschwerde verursacht. Da es eine sehr ansteckende Krankheit ist, sollte Kindern, die damit behaftet sind, nicht gestattet werden, sich derselben Kämme, Bürsten, Kopfbedeckungen, Handtücher &c. mit Andern gemeinschaftlich zu bedienen, ebenso ist das Schlafen solcher mit Andern in einem Bette nicht zulässig.

Behandlung.

Allgemeine. Reinlichkeit ist bei dieser Krankheit von der größten Wichtigkeit. Die Haare müssen so kurz als möglich geschnitten werden, und während des Verlaufs der Krankheit sollten alle ungesunden Haare mittelst einer kleinen Zange oder Haarzängelchen (*tweezers*) herausgezogen werden. Die Kost ist sorgfältig zu regeln, wobei alle reizende und allzureiche Nahrung vermieden werden muß.

Allöopathisch. Man entferne die Krusten durch einen erweichenden Umschlag, wie Brod mit Milch oder eine Waschung von 2 bis 3 Drachmen Pflanzenlaugensalz (*Subcarbonate of potassa*) mit einem Pint Wasser. Hierauf wende man Morgens und Abends die Salbe von salpetersaurem Quecksilber (*Nitrate of mercury*), oder die der Jod-Potasche (*Iodium potassae*) an, und zwar in dem Verhältniß: aus 1 Drachme *Potassium* (Metall der Potasche) 2 Unzen Fett. Vor Anwendung der Salbe wasche man die Theile mit spanischer Seife und lauwarmem Wasser. Wenn eine starke Absonderung stattfindet, wende man eine Auflösung von 2 bis 3 Gran schwefelsaurem Zink mit einer Unze Wasser zwei- oder dreimal des Tages an; ist keine Absonderung vorhanden, dann nehme man eine Salbe von 1 Gran gepulvertem schwefelsaurem Zink mit einer Unze Fett, oder eine Lösung von 2 Drachmen doppelt kohlensaurer Potasche mit 1 Pint Wasser, oder schlägt dies nicht an, 2 Drachmen geschwefelte Potasche (*Sulphuret of potash*), 2 Drachmen weiße Seife und ein halbes Pint Limewasser. Sollte irgend ein Umschlag eine Entzündung hervorrufen, so muß sie ausgesetzt und dagegen erweichende Umschläge und lauwarme Waschungen angewendet werden.

Eine sehr zu empfehlende Salbe ist:

Pulverisirtes schwefelsaures Kupfer (*Pulverized sulphate of Copper*)	10 Grane.
Spanischer Fliegen-Extrakt	5 „

Schweinefett	1 Unze.

Mische und gebrauche es nach einer gründlichen Waschung mit spanischer (*castile*) Seife und Wasser einmal des Tages.

Zuweilen wird die folgende Salbe mit ausgezeichnetem Erfolg angewendet:

Salpetersaures Quecksilber	1 Drachme.
Wasser	4 Unzen.

Mische und trage es einen Tag um den andern mit einem Kameelhaarpinsel auf.

Eclectische und Kräuterkur. Man schneide das Haar ganz kurz mache einen Umschlag von schlüpferigem Ulm, bis sich die Schorfe lockern und abfallen. Ehe man den Umschlag gemacht, wasche man den Kopf mit spanischer Seife und Wasser. Nach Entfernung der Krusten und Waschung des Kopfes wende man folgende Salbe an:

Schwefelsaures Zink (*Sulphate of zinc*)	1 Unze.
Biester (*Woodsoot*)	1 „
Schwefel	½ „
Schweinefett	6 Unzen.

Mische es. Morgens und Abends anzuwenden.

Man halte die Eingeweide mit einer gelegentlichen Dosis von Magnesia und Castoröl offen. Eine andere sehr empfohlene Salbe wird aus grünem, 6 bis 8 Zoll hohem Roggen gemacht, indem man ihn mit frischer Sahne langsam kochen läßt, bis die Blätter braun geröstet sind. Schwefelsalbe wird zuweilen mit Erfolg angewandt.

Homöopathisch. *Sepia* kann in Dosen (6 Kügelchen) dreimal des Tages durch zwei oder drei Wochen gegeben werden, tritt keine Besserung ein, gebe man *Calcarea carbonica*; bei trockenem Ausschlag Morgens und Abends eine Dosis (6 Kügelchen). Wenn nach zweiwöchentlichem Gebrauche noch keine Besserung wahrgenommen wird, gebe man *Sulphur.* Bei feuchtem Ausschlag gebe man *Rhus* oder *Lycopodium*, zweimal des Tages eine Dosis, und lasse *Sulphur* folgen. Macht die Absonderung des Ausschlages die Haut wund oder verursacht Geschwüre, wo sie auf die Haut übertragen wird, gebe man *Arsenicum* und *Rhus* abwechselnd einen Tag, täglich dreimal.

Eine gute Kopfwaschung geschieht mit Kleiewasser. Als Umschlag kann Salpetersäure (*Acidum nitri*) im Verhältniß von 12 Tropfen auf 4 Unzen Wasser angewendet werden. Was immer für ein Heilmittel innerlich gegeben werden mag, so ist es gut, dasselbe auch als Umschlag anzuwenden; dadurch, daß man 12 oder 15 Kügelchen in einem halben Glas voll Wasser auflöst.

Andere Heilmittel als jene bereits erwähnten sind folgende: *Dulcamara, Staphysagria, Hepar sulphuris, Antimonium crudum, Graphites, Bryonia.* Dieselben können in der nämlichen Weise, wie die anderen, wenn diese nicht den gewünschten Erfolg haben sollen, angewendet werden.

Hühneraugen, Leichdornen (*Corns*)

sind eine Verdickung der Schleierhaut, welche durch den Druck oder die Reibung von zu engem oder schlecht passendem Schuhwerk hervorgerufen wird.

Behandlung.

Erweiche die Füße in warmem oder schwachem Laugenwasser. Dies erweicht die verhärtete Oberfläche, so daß sie mit dem Fingernagel oder einem Federmesser entfernt werden kann. Nach Entfernung dieser verhärteten Haut wird ein kleiner weißer Fleck gesehen werden, der der Mittelpunkt des Hühnerauges ist. Diesen schneide vorsichtig, ohne Schmerzen oder Blutung zu verursachen, heraus und lege dann ein Stück weiches Tuch, einen Schwamm oder nach und nach auch ein Pflaster auf; jedes von diesem muß indessen ein Loch in der Mitte haben. Wenn eine Entzündung vorhanden ist, betupfe es jeden zweiten oder dritten Tag mit einem zugespitzten Stück Höllenstein (*Argentum nitri*).

Weiche Hühneraugen zwischen den Zehen können durch zwei- oder dreimaliges Auflegen des Tages von Charpie oder Watte, mit Kampfer-Tinctur befeuchtet, entfernt werden. Ein Stück Watte sollte so lange aufgelegt bleiben bis die betreffenden Theile wieder vollständig hergestellt sind.

Es giebt eine Menge von Mitteln, Hühneraugen zu entfernen, einige von ihnen sind folgende: Ein Epheublatt mit Essig befeuchtet und auf das Hühnerauge gebunden; Charpie oder Watte mit einer zusammengesetzten Flüssigkeit von salzsaurem Ammoniak (*Muriate of ammonia*), eine Unze in 4 Unzen Wasser aufgelöst, befeuchtet. Man mache einen dicken Teig von Bleiweiß (*White lead*) und Leinöl und soviel pulverisirte Schlangenwurzel, um es zu färben, schmiere es auf ein Stückchen dünnes Leder und lege es auf das Hühnerauge. Man erneure es alle 3 bis 4 Tage. Man nehme Salpeter (*Nitric acid*) und Salzsäure (*Muriatic acid*), von jedem eine halbe Unze, rothes Sandelholz (*Red sanders*), Opium, salzsaures Ammoniak (*Muriate of ammonia*), von jedem 1 Drachme. Nachdem die Haut um das Hühnerauge ringsherum leicht geritzt ist, befeuchtet man den Stöpsel der Flasche, worin sich die Flüssigkeit befindet, durch Umschütteln, und betupfe damit dasselbe. Ein Pulver von Badebaumblättern (*Savine*) 2 Unzen, Grünspan (*Verdigris*) 1 Drachme, rothes Präcipitat 2 Unzen, gemischt und über Nacht auf das Hühnerauge gebunden. Weinsteinsäure (*Acidum tartaricum*), Salzsäure, Wasser, von jedem eine Unze und ein Stück Schöpsenfett mit einem Stückchen Holz mehrere Male auf das Hühnerauge zu tragen. Folgendes, „Sir Humphrey Davy's Solvent" genannt, besteht in 2 Theilen Potasche, 1 Theil Sauerkleesalz, fein gepulvert, gemischt und in einer kleinen Menge vermittelst eines Verbandes durch mehrere Nächte hintereinander auf das Hühnerauge zu bringen. Starke Essigsäure bleibt immer das beste Mittel, das angewendet werden kann. Um die Heilung indessen zu vervollständigen und um für immer davon befreit zu bleiben, ist es nothwendig, daß das Schuhwerk nicht zu eng ist, überhaupt gut paßt.

Warzen (*Veruccae*)

sind so allgemein bekannt, daß davon gar keine Beschreibung nothwendig ist. Fast Jeder hat damit schon mehr oder weniger Bekanntschaft gemacht. Die Mittel zu deren Entfernung sind fast eben so zahlreich als die Warzen selbst — einige von ihnen werden hier angegeben.

Gleiche Theile von salzsaurem Ammoniak (*Muriate of ammonia*), Cayenne-Pfeffer und Schlangenwurzel, fein gepulvert, gemischt und mit ein wenig Talg und Bienenwachs zu einem Pflaster gemacht. Ein Heftpflaster, in dessen Mitte sich ein Loch befindet, so daß es über die Warze gezogen werden kann und dieselbe allein frei bleibt, wird aufgelegt und darauf dann das Obige. Die Anwendung dieses Pflasters muß so lange geschehen, bis die Warze abstirbt.

Kohlensaure Soda (*Carbonate of soda*) eine Unze, Wasser ein Pint, gemischt, und damit die Warze dreimal des Tages gewaschen.

Concentrirte Essigsäure (*Acetic acid*), ebenso Salpeter und salpetersaure Salzsäure sind ausgezeichnete Mittel. Sobald als die Warzen hart werden, entferne man sie.

Eine gesättigte Auflösung von doppelt chromsaurer Potasche (*Bichromate of Potassa*) ist mit Erfolg angewendet worden; das Berühren anderer Theile außer der Warze sollte vermieden werden.

Mangansäure (*Manganic acid*) zerstört sie sehr schnell.

Eine Mischung von gleichen Theilen Salpeter und unaufgelöstem Lime mit hinreichend Essig, um einen Teig zu bilden, ist gut.

Die Rinde der gewöhnlichen Weide zu Asche verbrannt mit starkem Essig gemischt und häufig angewendet, wird sie zuweilen entfernen.

Man binde einen starken Faden um die Warze und ziehe ihn mit jedem Tage dichter zusammen.

Zweites Kapitel.
Fieber.

Fieber ist ein allgemeiner Ausdruck, in dem verschiedene Krankheitsformen eingeschlossen sind; es ist eine der gewöhnlichsten, häufigsten und verwickeltsten Krankheiten, welchen der menschliche Körper unterworfen ist. Es ist bei allen hitzigen (*acuten*) Krankheiten in mehr oder weniger erhöhtem Maße vorhanden. Ein Fieber, das als ein einfaches oder gewöhnliches beginnt, kann sich hinziehen, bis es sich zu einem Wechsel- oder typhösen Fieber bildet. Es greift den Organismus im Allgemeinen an und ist eher als ein Krankheitssymptom, als eine Krankheit an und für sich selbst zu betrachten.

Ursachen. — Zum Fieber gibt es zahlreiche, einige von ihnen sind folgende: Große geistige oder körperliche Anstrengung, Kummer, Besorgniß, Mangel an gehöriger Nahrung, Kleidung oder Bewegung, Miasmen (die giftigen Bestandtheile, welche von verwesenden thierischen oder Pflanzenstoffen aufsteigen), außergewöhnliche Hitze oder Kälte, plötzlicher Witterungswechsel, allgemeine schädliche Einflüsse, Entzündungen, reizende Speisen und Getränke.

Symptome. — Der Kranke klagt zunächst über ein Gefühl der Ermüdung, Mattigkeit, Schmerzhaftigkeit des Fleisches, Schwere und Eingenommenheit des Kopfes, Mangel an Eßlust, schlechtem Geschmack im Mund, dem bald große Hitze, Frost, Uebelkeit und Erbrechen folgt. Diese Kennzeichen werden bei Fiebern allgemein gefunden. Eine Beschreibung der verschiedenen Arten von Fiebern folgt nachstehend.

Gewöhnliches oder eintägiges Fieber.

Die einfachste Form des Fiebers, die nur einen Tag, oder auch eine Woche oder länger dauern kann. Unter gehöriger Behandlung dauert es indessen selten länger als drei bis vier Tage.

Ursachen. — Erkältung, außerordentliche geistige oder körperliche Ermüdung, ungesunde Nahrung, Unmäßigkeit im Essen und Trinken u. s. w.

Symptome. — Frost und Hitze, krankhafter Magen, vielleicht auch Erbrechen, Appetitlosigkeit, Mattigkeit, dem Fieber, Durst, belegte Zunge u.s.w. folgt.

Behandlung.

Allgemeine. Der Kranke sollte im Bett bleiben, sich aller Fleischspeisen enthalten und nichts anderes als Haferschleim, Fleischbrühe &c. zu sich nehmen.

Homöopathisch. *Aconitum* ist ungefähr alles, was in dieser Krankheit zu geben ist. Löse 12 Kügelchen in einem halben Tassenkopf Wasser und gib von dieser Auflösung alle zwei oder drei Stunden einen Theelöffel voll, bis ein ungehindertes Schwitzen eintritt.

Sind plötzliches Zusammenfahren, fliegende Hitze und andere Symptome, die anzeigen, daß der Kopf mehr oder weniger angegriffen ist, vorhanden, so gebe man *Belladonna* abwechselnd mit *Aconitum.*

Allöopathisch. Einige gelinde Abführmittel, wie Magnesia, Bittersalz, mögen gegeben werden, oder auch die folgende Mischung:

Rochelle-Salz oder weinsteinsaure Potasche (*Tartrate of potash*)	1	Unze.
Kohlensaure Magnesia (*Carbonate of magnesia*)	1	Drachme.
Pfeffermünzwasser	6	Unzen.

Mische es. Alle 3 Stunden einen Theelöffel voll.

Lasse diesem folgen:

Auflösung von essigsaurem Ammoniak (*Solution of acetate of ammonia*)	1½	Unze.
Süßer Salpeter-Spiritus (*Sweet spirits of nitre*)	2	Drachmen.
Syrup	2	„
Kampher-Mischung	4	Unzen.

Mische es. Alle 4 oder 6 Stunden einen Eßlöffel voll.

Eclectische und Kräuterkur. Man gebe ein einfaches Brechmittel, wie gleiche Theile der Lobelia und Brechwurz, Thee von Kamillenblüthen, Wasserdost (*Boneset*), Hundekamille (*Anthemis*) oder gepulverten Senf in warmem Wasser. Bringe den Kranken zu Bett und lege rings um ihn warme Steine oder Flaschen mit heißem Wasser und lasse ihn ungehindert Thee von Katzenmünze (*catnip*), grüne Münze (*spearmint*), Isop, Salbei, Saffran oder Balsam trinken.

Entzündliches Fieber

tritt ebenso wie das gewöhnliche Fieber auf, worauf ein starker Frost und die gewöhnlichen Symptome von Hitze, Mattigkeit, Unruhe, ziehende Schmerzen im Kreuz, Kopf und Gliedern folgen. Darauf stellt sich Röthe des Gesichts, große Beklemmung, Klopfen der Schläfe, große Hitze der Haut, Durst, eine mit einem weißen Schleim belegte Zunge, sehr schnelles Athmen, Uebelkeit des Magens, zuweilen Erbrechen, trockene, heiße Haut und mehr oder weniger Störung fast aller Funktionen des Körpers, ein. Diese Krankheit nimmt ihren Verlauf in ungefähr zwei bis drei Wochen; wenn sie aber um diese Zeit nicht nachläßt, geht sie leicht in ein typhöses Fieber über.

Ursachen. — Ueberladung des Magens mit fetten, unverdaulichen Speisen, ungeregeltes Leben, plötzliche Unterdrückung des Schweißes, heftige geistige Aufregungen und Beschädigungen des Körpers, das Wohnen in feuchten, schlecht ventilirten Häusern und im Allgemeinen Unmäßigkeit.

Behandlung.

Allöopathisch. Da häufig Verstopfung die Ursachen dieses Fiebers ist, sollte zur Entleerung der Eingeweide eines der folgenden Mittel genommen werden:

Schwefelsaure Magnesia (*Sulphate of magnesia*)	2	Drachmen.
Frisch gebrannter Kaffee, grob gemahlen	2	Skrupel.
Heißes Wasser	4	Unzen.

Mische und koche dieses drei Minuten, seihe es durch und nimm alle drei Stunden einen Theetassenkopf voll zur augenblicklichen Wirkung. Jeden Morgen kann ein Tassenkopf voll zum Offenhalten der Eingeweide gegeben werden.

Oder auch:

Rhabarber	10	Grane.
Calcinirte (*calcined*) Magnesia	½	Drachme.

Mische es und nimm das Ganze auf einmal.

Wenn stärkere Abführmittel erforderlich sind, gebrauche man das folgende:

Zusammengesetzter Koloquinthen- (*Colocynth*) Extrakt	½	Drachme.

Jalappenwurzel- (*Jalap*) Extrakt	15	Grane.

Mische dies und mache 12 Pillen davon. Dosis zwei oder drei Pillen, bis die Wirkung erfolgt. Als ein kühlender Trank ist das folgende zu empfehlen:

Cremor tartari	½	Unze.
Frisch zerquetschte Citronenschale	4	Unzen.
Stückzucker	4	„
Kochendes Wasser	3	Pint.

Mische und, nachdem es eine Weile gestanden, durchseihe es.

Wenn die Entzündung ihren Sitz im Kopfe hat, sollte unbeschränkt kaltes Wasser angewendet werden.

Eclectische und Kräuterkur. Der Körper sollte öfters, während das Fieber unterdrückt ist, einige Minuten lang mit kaltem Wasser gewaschen werden. Ist der Kopf stark von Schmerz und Delirium angegriffen, sollten drei oder vier Blutegel an jede Schläfe angesetzt und Umschläge von kaltem Wasser und Essig auf den Kopf gemacht werden. Das letztere kann zuweilen auch statt der Blutegel angewendet werden.

Die Ausleerungen zu erhöhen und die Eingeweide zu erleichtern, kann auch Brechwurz in Dosen von 1 bis 1½ Gran in ein wenig warmem Wasser oder Molasses aufgelöst auf einmal in zwei Stunden gegeben werden.

Zur Reinigung der Eingeweide kann auch ein Pulver, aus dem folgenden zusammengesetzt, gegeben werden:

Gepulverter Entenfuß (*Podophyllum*)	1	Grane.
Leptandrin	4	„
Cremor tartari	1	Theelöffel voll.

Senna- und Epheublätter-Salz kann ebenso zu demselben Zwecke verwendet werden.

Wenn es nothwendig ist, Schweiß hervorzurufen, sollten warme Bäder angewendet oder die Füße in warmem Wasser erweicht werden, dabei lasse man den Kranken unbeschränkt Thee von Salbei, Balsam, Wasserdost, Isop oder Flachssamen trinken. Diese Maßregeln werden in der Regel das Fieber dämpfen. Bei Schlaflosigkeit lege man ein Hopfenkissen unter den Kopf des Kranken oder lasse ihn starken Hopfenthee trinken, was von gutem Erfolge sein wird. In dem letzteren Stadium des Fiebers, wenn der Magen reizbar ist, ist es zuweilen besser, anstatt der Medizinen Einspritzungen anzuwenden, und diese können in einem Theelöffel voll gewöhnlichen Salzes, in einem Pint von warmem Wasser aufgelöst, oder Molasses mit Wasser, und wenn die Nahrungsmittel vom Magen nicht angenommen werden, in einer Brühe von Milch- und Wasser-Haferschleim bestehen.

Die Diarrhöe, die zuweilen diesem Fieber folgt, kann vermittelst Einspritzungen von warmem Wasser, in das 15 bis 20 Tropfen Mohnsaft (*Laudanum*) gethan werden, eingehalten werden; kleine Dosen von Rhabarber und Magnesia werden zuweilen erfolgreich gefunden werden.

Homöopathisch. *Aconitum* sollte immer zu Anfang gegeben werden. Nachdem dies 6 Stunden lang geschehen ist, die Symptome sich aber nicht vermindern, gebe man abwechselnd mit dem obigen *Belladonna*, besonders wenn der Kopf heiß ist, bei heftigem Schmerz in der Stirngegend, Gesicht roth, die Augen gegen das Licht empfindlich, Unruhe oder Schwindel bei großem Druck und Delirium.

Bryonia. — Wenn mit den anderen Symptomen des Fiebers, Schwindel im Kopf, Verstopfung und ein Gefühl von Schwere im Magen, Schmerzen in den Gliedern und im Rückgrate verbunden sind.

Andere Heilmittel, welche angewendet werden können, wenn die Lungen angegriffen sind, sind folgende: *Bryonia*, *Tartarius Emeticus* und *Phosphorus.*

Ist eine Neigung zu Typhus vorhanden, so gebe man *Rhus toxicodendron* abwechselnd mit *Bryonia.*

Gegen Diarrhöe gebe man auch folgende Heilmittel: *Mercurius*, *Arsenicum*, *Ipecacuanha*, *Chamomilla*, *Veratrum.*

Die Kost sollte bei dieser Krankheit im Anfang sehr leicht sein. Man gebe nichts außer Fleischbrühe und kühlenden Getränken. Es schadet dem Kranken nichts, wenn er so viel kaltes Wasser, als er wünscht, trinkt, zuweilen ist es sogar zuträglich.

Folgendes mag als Kost dienen: Gerstenschleim, Wasser von geröstetem Brode, Pfeilwurzel, Aepfelsauce und, wird der Kranke besser, Rindfleisch oder Hühnerbrühe und dann und wann leichte Weine. Der Kranke sollte in dem Zusichnehmen von schwereren Lebensmitteln bis zur vollständigen Wiedergenesung sehr vorsichtig sein.

Verordnung der Heilmittel. Löse 12 Kügelchen in 12 Theelöffel voll Wasser und gebe, der Heftigkeit der Symptome angemessen, alle 1, 2 oder 3 Stunden einen Theelöffel voll.

Nervenfieber oder Typhus.

Dieses Fieber tritt zuweilen ganz plötzlich mit einem Frost auf, obgleich das Fieber in der Regel allmählig ankommt, so daß sein Anfang nicht bemerkt wird. Der Kranke klagt wohl eine lange Zeit über Müdigkeit, eine allgemeine Schwere und dann und wann über Kopfweh. Die Haut ist möglicherweise etwas erhitzt, das Gesicht von fliegender Hitze überzogen, die Zunge leicht belegt und der Appetit vermindert. Die Symptome können sich mehrere Tage oder eine Woche lang hinziehen, dann stellt sich der Frost ein, der 6 bis 8 Stunden, zuweilen 1 bis 2 Tage anhält. Sobald die Krankheit zum Ausbruch gekommen ist, hört der Frost auf und bei dem Kranken stellen sich die gewöhnlichen Symptome des Fiebers ein, wie schneller Puls, Hitze und Trockenheit der Haut, fliegende Hitze, stechende Schmerzen in der Stirn, Summen in den Ohren, Appetitlosigkeit, Durst und allgemeine Schwäche. Es kann ebensowohl Diarrhöe wie Verstopfung vorhanden sein. Der Stuhl ist gelblich oder grünlich und zuweilen mit Blut gemischt. Ein kneipender Schmerz wird in den Eingeweiden vorhanden sein. Der Schmerz in den Eingeweiden wird durch einen Druck auf der rechten Seite erhöht.

Wie die Krankheit fortschreitet, stellt sich Delirium ein, das sehr stark werden kann. Die Zunge wird trocken und bekommt eine bräunliche Farbe; der Kranke ist entweder sehr unruhig oder er liegt in einem bewußtlosen Zustand.

In der Regel erscheint in diesem Stadium ein Ausschlag am Unterleib, bestehend in kleinen rothen Flecken, der sich in einigen Fällen auch über die Glieder erstreckt; auch werden bei genauer Besichtigung zu derselben Zeit kleine Blasen, eine wässerige Flüssigkeit enthaltend, auf dem Nacken und dem oberen Theile der Brust wahrgenommen werden.

Wenn die Krankheit anhält, wird die Zunge ganz trocken, mit einem braunen oder schwarzen Schleim überzogen und die Zähne sind mit einer schwarzen Masse bedeckt, ebenso Lippen und Zahnfleisch. Ein Schweiß, der sehr widerwärtig werden kann, tritt ein; der Unterleib schwillt drommelartig an; der Kranke liegt auf dem Rücken, gleitet nicht selten nach dem Ende des Bettes, pflückt an dem Bettzeug und spricht leise vor sich hin. Eine Entleerung der Gedärme und des Urins findet unbewußt — ohne daß der Kranke fähig ist, es zu verhindern — statt, oder es ist eine Unterdrückung des Urins vorhanden, in welchem Falle man denselben vermittelst eines Instrumentes ablassen muß.

Bei fortdauernder Krankheit werden die Endgliedmaßen kalt und klebrig und die ganze Oberfläche des Körpers ist in einem klebrigen Schweiß gebadet.

Das Gesicht nimmt einen ängstlichen Ausdruck an und des Kranken Kräfte schwinden mehr und mehr.

Ursachen. — Dieses Fieber ist unzweifelhaft ansteckend — kann von einer auf die andere Person übertragen werden und ein Anfall sichert in der Regel den Betreffenden vor einem zweiten. Es wird durch übermäßige Anstrengung des Körpers oder Geistes, Ausschweifungen aller Art, schlechte Luft und schlechtes Wasser, den Aufenthalt unter zu dichter Bevölkerung, in schmutzigen Straßen und kleinen Wohnzimmern hervorgerufen.

Behandlung.

Allgemeine. Der Kranke sollte in ein gut ventilirtes Zimmer geschafft, das Bett häufig aufgeschüttelt und die Decken gerade gelegt werden. Es ist nothwendig, die vorstehenden Theile des Körpers, wie die Hüften und den unteren Theil des Rückgrats gegen den Druck zu schützen, um das Aufliegen zu verhindern. Wenn aber diese Theile weich werden, oder eine dunkle oder eine ganz weiße Farbe annehmen sollten, kann eine schwache Arnika-Tinktur angewendet und die Theile müssen durch weiche Kissen oder durch aufgelegte Pflaster gegen den Druck geschützt werden.

Es ist wichtig, bei dieser Krankheit der Kost große Aufmerksamkeit zuzuwenden. In den ersten Stadien sollte dieselbe sehr leicht und flüssig sein, so daß sie auch als Getränk gereicht werden kann wie Gummi Arabicum-, Gersten-, geröstetes Brod- (*toast*) Wasser, schwache Auflösung von *Sago*, *Tapioca* oder Pfeilwurz (*arrow root*), Hafer- oder Welschkorn-Mehlschleim; ebenso kann auch der Saft von süßen Trauben und Orangen erlaubt werden, aber man muß dafür sorgen, daß die festen Theile davon nicht mit verschluckt werden; als Getränke möge man sich kalter Limonade oder Eiswasser bedienen. Ungefähr in der zweiten Woche, wenn der Kranke sehr schwach wird, mögen *Sago*, *Tapioca* oder Pfeilwurz mit drei Theilen Wasser und einem Theile Milch, dicker Haferschleim, Panade mit Muskatnuß und zuweilen mit Wein schmackhaft gemacht, gegeben werden. Es wird gut sein, hiervon alle zwei, drei oder vier Stunden, je nach der Stärke des Kranken, ein Weinglasvoll zu geben. In einigen Fällen wird alle ein oder zwei Stunden ein Eßlöffelvoll Milch gute Dienste thun — wenn der Magen reizbar ist, mische sie mit einem gleichen Theile von Limewasser. Wird der Kranke sehr schwach, gebe man ihm Fleischbrühe, Milchpunsch, oder Eier in Wein.

Man beobachte sorgfältig die Blase, da, wenn sie sich mit Wasser füllen sollte, dieselbe entleert werden muß. Hat das Fieber einen hohen Grad erreicht, kann die Oberfläche des Körpers öfter mit kaltem Wasser abgewaschen werden und der Patient sollte so viel als möglich kaltes Wasser trinken, ebenso Eis essen.

Eclectische und Kräuterkur. Während des ersten Theiles der Krankheit, wenn Uebelkeit und Erbrechen vorhanden ist gebe man ein gelindes Abführmittel, wie das zusammengesetzte Pulver der Lobelia. Bei Verstopfung mag das folgende Mittel angewendet werden:

Virginischer Ehrenpreis (*Black root*)	2	Drachmen.
Rhabarber (*Rhubarb*)	1	Drachme.
Siedendes Wasser	½	Pint.

Lasse die Wurzel ein oder zwei Stunden lang in dem Wasser stehen; seihe es ab und gib alle Stunden einen Eßlöffel voll, bis eine Wirkung wahrgenommen wird. Sorge sollte getragen werden, daß die Eingeweide nicht zu willkürlich bewegt werden.

Während des Fiebers wasche man den Körper mit warmem Laugenwasser und den Kopf mit kaltem Wasser. Stellt sich Delirium ein, sollten Senfpflaster auf die Füße und längs des Rückgrats gelegt werden. Diarrhöe kann durch folgendes Mittel gestopft werden:

Dreifach-salpetersaurer Wismuth (*Tris-nitrate of bismuth*)	3	Grane.
Terpentin (*Turpentine*)	15	Tropfen.
Pfeffermünz-Wasser (*Peppermint water*)	2	Drachmen.

Mische und nimm es auf einmal.

Tannin-Säure (*Tannic acid*) kann alle Stunden in Dosen von ein oder zwei Granen gegeben werden, so auch Terpentinöl, jede oder alle zwei Stunden, in Dosen von 6 bis 8 Tropfen. Ist der Magen zu schwach, um es anzunehmen, gebe man es vermittelst Einspritzungen. Gegen die Schmerzen in den Eingeweiden und das Anschwellen des Unterleibes einen erweichenden Umschlag von Hopfen oder Lobelia. Letzteres ist öfters zu wiederholen, und nicht kalt werden zu lassen. Zuweilen wird Hinzufügung von Terpentinöl von guter Wirkung sein. Dies sollte so lange fortgesetzt werden, bis ein Druck ohne Empfindung eines Schmerzes gemacht werden kann, oder bis der Kranke sehr hinfällig wird. Tritt das Letztere ein, so gebe man folgendes:

Schwefelsaures Chinin (*Sulphate of quinine*)	20	Grane.

Vitriol-Elixir (*Elexir of vitriol*)	1 Drachme.
Schlangenwurzel-Tinctur (*Tincture of black cohosh root*)	4 Drachmen.

Löse das Chinin in dem Vitriol-Elixir auf und füge dann die Schlangenwurzel-Tinktur hinzu. Dosis: 20 Tropfen in kaltem Wasser jede Stunde.

Bei großer Nervenschwäche und Reizbarkeit gebe man statt des Obigen Chinirten Baldrian (*Valerianate of quinine*) jede oder alle zwei Stunden ½ Gran in einem Aufguß von Hopfen oder Schildkraut (*skull-cap*).

Um während des Fiebers Schweiß hervorzurufen, gebe man einen Aufguß von Eibischwurzel (*Marsh-mellow*) und Pfirsichblätter, oder einen Aufguß von Frauenhaarmoos (*Haircap moss*). Wird der Kranke sehr schwach, so kann eine getränkte Tinktur von stachligen Eschbeeren (*prickly Ash-berries*) als Einspritzung angewendet werden. Erwachsenen einen Eßlöffel voll dieser Tinktur in Ale, Porter oder Branntwein in Wasser, oder Schöpsen- oder Rindsbrühe. Kann es der Kranke nicht bei sich behalten, so sollte es vermittelst einer leinenen Preßbinde eine längere Zeit in den Eingeweiden gehalten werden.

Homöopathisch. Wenn zu Anfang Kopfschmerz, Schwindel, Frost, Schmerzen in dem Rücken und den Gliedern, bei leichtem Husten, mit oder ohne Diarrhöe, Uebelkeit des Magens und zuweilen Erbrechen vorhanden ist, gebe man alle zwei Stunden abwechselnd eine Dosis *Bryonia* und *Rhus toxicodendron.*

Lasse den Kranken zu Bett gehen, und wenn er unruhig ist, gebe man eine oder zwei Dosen *Coffea* oder *Belladonna.* Sobald der Patient zu schwitzen anfängt und diese Symptome verschwinden, wird er besser. Wenn aber die Krankheit fortschreitet und die Symptome schlimmer werden, so sollte *Aconitum* gegeben werden, besonders wenn der Puls voll, die Haut heiß und trocken und heftiger Durst vorhanden ist. Dies sollte abwechselnd mit *Belladonna* gegeben werden, sobald mit den obigen Symptomen starke Kopfschmerzen, große Empfindlichkeit gegen Licht und Geräusch und Auffahren im Schlafe verbunden sind.

Nehmen die Symptome an Heftigkeit zu, gebe man noch einmal *Bryonia* abwechselnd mit *Rhus toxicodendron.*

Andere Heilmittel sind folgende:

Arsenicum. — Trockene und gelbliche Haut, eingefallene Augen und Wangen, zusammengeschrumpftes, blasses Gesicht, kalter Schweiß auf der Stirn, dunkle, trockene aufgesprungene Lippen, schwarze Zähne mit einer schmutzigen Masse überzogen, geschwollener Unterleib, kurzer und schneller Athem, leise und murmelnde Stimme, brennende Hitze in der Magengrube, Uebelkeit und Erbrechen, besonders nach Genuß von Speisen und Getränken, außerordentliche Hinfälligkeit und Sinken der Kräfte.

Acidum phosphoricum. — Große Schwäche, der Patient liegt beständig auf dem Rücken, redet irre, Zupfen an dem Bettzeug, starrer Blick und hohle glasige Augen.

Bryonia. — Gesicht roth und geschwollen, Athem schwer und kurz oder seufzend, Lippen braun und trocken, Mund trocken und mit einem gelblichen Pelz besetzt, Vollsein und ein Druck im Kopf, bei Bewegung schlimmer, Summen in den Ohren, Trockenheit im Halse, Verstopfung.

Opium. — Bei großer Trockenheit mit schnurrendem Athem, eine unbewußte Entleerung der Blase und Eingeweide.

Lachesis — kann bei denselben Symptomen gegeben werden, besonders wenn die Zunge trocken, roth und glänzend — wie lackirt — ist.

Hyosciamus. — Wenn das Gesicht heiß und roth, die Augen funkeln, die Muskeln zucken, rasendes Delirium und der Kranke fortwährend ein Verlangen zu entwischen zeigt.

Carbo vegetabilis. — Dies kann abwechselnd mit *Arsenicum* gegeben werden, wenn sich folgende Symptome zeigen: Aengstlicher und niedergeschlagener Ausdruck, Gesicht blaß, dunkelbraun oder gelb, Augen eingefallen und gläsern, kalter Schweiß, der Stuhl faul und höchst widerwärtig, heftig drückende oder ziehende Schmerzen im Kopf, Röcheln im Hals, krampfartige oder brennende Schmerzen im Magen und in den Eingeweiden, die Eingeweide geschwollen und weich beim Druck.

Rhus toxicodendron. — Dieses Heilmittel ist in allen Stadien der Krankheit anzuwenden, besonders wenn der Kranke stumpf ist und stechende Schmerzen im Kopfe vorhanden sind, trockene, brennende Hitze, Steifheit des Nackens mit ziehenden Schmerzen, welche bei Bewegung zunehmen, Diarrhöe, Frost und Schwindel, Trockenheit des Halses, Drücken der Augen und Empfindlichkeit gegen Licht und Geräusch. Hat der Patient zu irgend einer Zeit keinen Schlaf, gebe man alle Stunden eine Dosis *Coffea* abwechselnd mit *Belladonna.*

Wenn die Haut kalt und klebrig ist und klebrige Schweiße vorhanden sind, gebe man *Camphora*, das mit *Coffea* abgewechselt werden kann, sobald der Kranke unruhig werden sollte.

Nachdem das Fieber gebrochen ist und der Kranke wieder zu genesen beginnt, kann entweder *China*, *Mercurius* oder *Sulphur* gegeben werden.

Verordnung der Heilmittel. Löse 12 Kügelchen in 12 Theelöffel voll Wasser und gebe, der Strenge der Symptome angemessen, alle halbe, ganze oder alle zwei Stunden einen Theelöffel voll.

Allöopathisch. Häufiges Waschen mit Wasser, kalt oder warm, dem Befinden des Kranken angemessen, sollte angewendet werden. Ist Diarrhöe vorhanden, kann dieselbe mit ein wenig Branntwein oder dem folgenden eingehalten werden:

Doverisches Pulver (*Dover's Powder*)	½	Drachme.
Präparirte Kreide (*Prepared chalk*)	1	Skrupel.

Mische und theile es in 12 Pulver. Gib alle 2 oder 3 Stunden, je nachdem es nothwendig ist, ein Pulver.

Sind die Eingeweide verstopft, gebe man eine Einspritzung von warmem Wasser, oder die folgende Mischung kann genommen werden:

Castoröl	1	Unze.
Ein Eidotter.		

Mische dieses und füge hinzu

Gewöhnlichen Syrup	½	Unze.
Pfeffermünz-Wasser (*Peppermint water*)	1–2	Unzen.

Mische und nimm es auf einen Schluck

Oder:

Rhabarber (*Rhubarb*)	10	Grane.
Calcinirte Magnesia (*Calcined magnesia*)	½	Drachme.

Mische es und nimm es als eine Dosis in Syrup oder Molasses.

Wenn der Kopf heiß ist, muß das Haar kurz geschnitten und der Kopf dann mit Eiswasser oder Essig und Wasser kühl gehalten und Blutegel an die Schläfe gesetzt werden.

Bei Schlaflosigkeit gebe man 25 bis 30 Tropfen *Laudanum* (Mohnsaft).

Um das Fieber zu vermindern und Schweiß hervorzurufen, alle Stunden 3 bis 10 Tropfen Tinctur oder flüssigen Extrakt von *Veratrum Viride* (Mistkraut), bis das Fieber nachläßt.

Wo die Eingeweide bedeutend angeschwollen sind, mögen erweichende Umschläge von Hopfen oder Leinsamen gemacht werden.

Finden Blutungen aus den Eingeweiden statt und ist große Schwäche vorhanden, lasse man den Kranken Wein und Brod zu sich nehmen. Wenn das Fieber langsam verläuft, sollte Chinin (*Quinine*) in mäßigen Dosen gegeben werden. Ein guter reizender Trank wird durch Lösung von einer Drachme von Potaschen-Chlorid (*Chloride of Potash*) in einem Pint Wasser hergestellt, das dem Kranken auf dessen Verlangen zu geben ist.

Als eine reizende Mischung möge das folgende angewendet werden:

Abkochung von Baumrinde (*Bark*)	7	Unzen.
Zusammengesetzte Baumrinden-Tinktur (*Compound tincture of bark*)	6	Drachmen.
Syrup von Orangenschale	2	„
Verdünnte Schwefelsäure (*Diluted sulphuric acid*)	1	Drachme.

Mische es. Dosis: Zwei Eßlöffel voll dreimal des Tages.

Oder:

Orangenschalen-Tinktur (*Tincture of Orange Peel*)	4	Drachmen.
Laudanum-Tinktur (*Tincture of Laudanum*)	2	„
Doppeltkohlsaure Soda (*Bicarbonate of Soda*)	2	Skrupel.
Aufguß von Calumba, hinreichend um davon	6	Unzen.

zu machen.

Mische es. Dosis: Dreimal des Tages einen Eßlöffel voll.

Anmerkung. — Es ist rathsam, die Behandlung des Nervenfiebers nur einem erfahrenen Arzt zu überlassen.

Gehirnfieber oder Gehirnentzündung (*Inflammation of the brain*).

Dies ist unter verschiedenen Namen unter den Aerzten bekannt, allein der Ausdruck Gehirnentzündung schließt alle die verschiedenen Formen in sich.

Ursachen. — Personen von voller Leibesbeschaffenheit, kurzem Nacken, vollblütig, sind vor allen Anderen zu Anfällen dieser Krankheit geneigt; die hervorragendsten Ursachen sind Schläge oder das Fallen auf den Kopf, unmittelbares Aussetzen des Kopfes den Sonnenstrahlen oder auch starker künstlicher Hitze, lang anhaltendes und hartes geistiges Arbeiten, Kälte, Ermüdung, Unmäßigkeit, heftige Bewegung, Jähzorn, das nach Innen Schlagen von Hautkrankheiten, zuweilen auch durch Krankheit der Knochen des Ohres, Schädelbrüche und Mangel an Schlaf verursacht. Hin und wieder tritt sie auch während Lungenentzündung, Scharlachfieber, Rothlauf und Gedärmentzündung ein.

Symptome. Sie kann allmählig oder auch ganz plötzlich kommen, allgemein aber ist das Erstere. Wo sie allmählig eintritt, ist der Kranke eine lange Zeit mit Schwere, Niedergeschlagenheit, Schlaflosigkeit, Schwindel, Ohrenklingen, geringem Appetit, Angst, Traurigkeit, Reizbarkeit, Singen und Lärmen in dem Kopfe, schreckliche Träume, Zittern der Glieder, Uebelkeit, Erbrechen geplagt, die Augen sind mit Blut unterlaufen und sehr empfindlich gegen das Licht.

Schreitet die Krankheit vor, so hat der Kranke mehr oder weniger Frost und beständig Kopfweh, welches zuweilen außerordentlich heftig wird. Diesem folgt ein heftiges Fieber, heiße, trockene Haut, ängstlicher Gesichtsausdruck, fliegende Hitze, die Pupillen des Auges ziehen sich fast zur Größe eines Nadelstiches zusammen, der Puls schlägt sehr schnell und stark, schnelles Athmen, heiße, zuweilen feuchte Haut, die Zunge klebrig und mitunter mit einem weißen Pelz belegt. Der Kranke leidet stark an Delirien.

Bei weiterem Fortschritt der Krankheit geht das Delirium in Betäubung über, aus welcher der Kranke nur mit Schwierigkeit zu erwecken ist. Die Pupillen, die vorher ganz zusammengezogen waren, erweitern sich jetzt und die Augen verlieren ihren Glanz. Zuweilen tritt Schielen ein und der Blick wird gedankenlos. Flüssigkeiten im Munde bleiben dort, ohne daß sie verschluckt werden, oder daß sie der Kranke auslaufen läßt. Der Kranke zupft an dem Bettzeuge und hascht in der Luft. Das Gehör ist um Vieles vermindert und alle Sinne sind mehr oder weniger abgestumpft. Der Urin ist sehr spärlich, wird zuweilen willenlos von dem Kranken zurückgehalten, in welchem Falle es nothwendig wird, die Blase zu leeren. Krämpfe können in diesem Stadium an Stelle der großen Aufregung folgen und Zeichen von großer Schwäche und Erschöpfung werden wahrgenommen. Der Puls wird schwach, häufig und zuckend, das Gesicht blaß und eingesunken und die Haut mit einem kalten und klebrigen Schweiß bedeckt. Der Urin geht ohne Wissen des Kranken ab, der in einem Zustande von gänzlicher Unempfindlichkeit stirbt.

Dies ist der mehr regelmäßige Verlauf der Krankheit, aber er kann abweichen und in vielen Fällen mögen einige von diesen Symptomen nicht vorhanden sein.

In einigen Fällen gehen dem Anfall Krämpfe voraus, bei deren Aufhören der Kranke ebensowohl bei Bewußtsein als in einem betäubenden Zustande sein kann. Die Krankheit dauert 24 Stunden bis 7 oder 8 Wochen, der Durchschnitt ist aber ungefähr 4 bis 5 Wochen.

Behandlung.

Allgemeine. Kalte Wasser- und Eisumschläge sollten auf den Kopf gemacht werden und die Kost muß wie bei allen Fiebern leicht sein. Dem Patienten ist geröstetes Brod, Wasser, Gerstenschleim, Limonade oder Orangensaft, aber immer nur in kleinen Portionen zu gestatten. Während der Wiedergenesung ist die Kost sorgfältig zu ordnen und die Eingeweide und Blase ebenso zu bewachen.

Homöopathisch. Kaltes Wasser ist das erste von Wichtigkeit. Es sollten hiervon regelmäßige Umschläge auf den Kopf gemacht und das Heißwerden des Kopfes verhindert werden. Kaltes Wasser ist dem Eise vorzuziehen.

Aconitum. — Wenn der Kranke starkes Delirium hat, brennende Schmerzen im Kopfe, besonders in der Stirne, rothes Gesicht, blutunterlaufene Augen, heiße, trockene Haut. Tritt nach sechs Stunden keine Besserung ein, sollte *Belladonna* abwechselnd mit *Aconitum* gegeben werden, besonders bei folgenden Symptomen: große Hitze des Kopfes, rothes und blutunterlaufenes Gesicht, heftiges Schlagen der Adern des Nackens und der Schläfe, Trockenheit des Mundes, der Zunge und des Halses, erschwertes Schlucken, Uebelkeit, Erbrechen, Schwindel, Empfindlichkeit gegen Licht und Geräusch, blutunterlaufene und strahlende Augen bei einem wilden Ausdrucke, heftiges Delirium, Diarrhöe, stechende Schmerzen im Kopfe, leises Murmeln und Krämpfe.

Hyosciamus. — Betäubung, Bewußtlosigkeit, Delirium, jähes Auffahren, Singen, Murmeln, Lächeln, Zupfen am Bettzeuge, Versuch zu entwischen, unfreiwilliges Ablassen des Urins.

Stramonium. — Gesicht roth, starren Blick, natürliches Schlafen, aber bei Krämpfen und Herumwerfen.

Bryonia. — Beständige Neigung zu schlafen, jähes Auffahren aus dem Schlafe, Delirium, Aufspringen, Seufzen, Schreien, brennende und stechende Schmerzen im Kopfe und kalter Schweiß auf der Stirne.

Bryonia kann ferner gegeben werden, wenn *Aconitum* und *Belladonna* angezeigt erscheinen, aber keine Erleichterung gewähren.

Opium. — Schläferigkeit mit schwerem Athem, hell offenen Augen, Verwirrung und Schwindel nach Erwachen, Frost oder Gleichgültigkeit gegen Alles. Ist der Kranke zu irgend einer Zeit während des Krankheit sehr unruhig und schlaflos, kann man alle Stunden eine Dosis *Coffea* abwechselnd mit *Belladonna* geben, während diese Heilmittel gegeben werden, muß die Gabe anderer unterbleiben.

Andere Heilmittel sind *Zincum*, *Apis Mellitica*, *Rhus toxicodendron*, *Lachesis* und *Sulphur.*

Verordnung der Heilmittel. Löse 12 Kügelchen des gewählten Mittels in 12 Theelöffel voll kalten Wassers und gieb, der Strenge der Symptome angemessen, alle 1, 2 oder 3 Stunden einen Theelöffel voll.

Allöopathisch. Es ist von großer Wichtigkeit, daß die Behandlung rechtzeitig früh begonnen wird. Ist der Puls voll, sollte zu Aderlässen gegriffen und nicht eher damit nachgelassen werden, bis er schwächer wird. Kann man das Blut nicht am Arme entziehen, so sollten auf Nacken, Rückgrat und Schläfe 12 Blutegel und mehr gesetzt werden. Das Haupt muß rasirt werden und kalte oder Eiswasserumschläge sind anzuwenden, auch gestoßenes Eis kann in einen Beutel auf den Kopf gelegt werden. Eine volle Dosis, 5–10 Grane geläutertes Quecksilber (*Calomel*) mit einer gleichen Menge Jalappenwurzel (*Jalap*) kann in diesem Stadium gegeben werden. Zug- und Senfpflaster sind auf die Waden zu legen. Wer sich des Calomels nicht bedienen will, nehme Folgendes:

Pulverisirtes Gummi-Gutti (*Pulverized gamboge*)	12	Grane.
Pulverisirtes Scammonium-Salz (*Pulverized Scammony*)	12	„
Springgurke (*Elaterium*)	2	„
Purgirkörneröl (*Croton oil*)	8	Tropfen.
Stechapfel-Extrakt (*Extract of stramonium*)	3	Grane.

Mische es und mache 12 Pillen daraus. Dosis: Alle Stunden eine Pille bis sich die Wirkung einstellt.

Nachdem das Aufregungs-Stadium vorüber ist und der Kranke schwach wird, Puls kaum fühlbar, Gesicht blaß, Hände und Füße kalt, sollte Wein oder andere Reizmittel gegeben und Zugpflaster auf den Nacken und hinter die Ohren gelegt werden.

Bei Schlaflosigkeit sind 2 Grane essig- oder salzsaures Morphium (*Acetate or muriate of morphine*) in 4 Unzen Wasser aufgelöst und davon alle 2 oder 3 Stunden einen Eßlöffel voll, bis Schlaf eintritt, zu geben.

Die Eingeweide sind offen zu halten und nachdem die erste Dosis Calomel gegeben wurde, möge man folgendes anwenden:

Calomel	6–8	Grane.
Brechwurz (*Ipecacuanha*)	4	„
Präparirte Kreide (*Prepared chalk*)	½	Drachme.
Fingerhut (*Digitalis*)	3	Grane.

Theile es in 12 Pulver und gebe eine hinreichende Menge, die Eingeweide offen zu halten.

Sollte dieses Mittel Erbrechen erregen, so füge man jeder Dosis ein Drittel bis zu einem ganzen Gran *Hyosciamus Extract* (Bilsenkraut-Extrakt) bei.

Eclectische und Kräuterkur. Sobald die ersten Symptome erscheinen, nehme man ein Fußbad in warmem Wasser, dem ein wenig Saleratus oder Asche beigefügt ist. Dies sollte 2 bis 3 Mal des Tages wiederholt werden. Mache kalte Wasserumschläge auf Gesicht, Kopf und Nacken und öffne die Eingeweide mit einer Mischung aus gleichen Theilen von Alraunwurzel (*Mandrake root*) und (*Cremor tartari*) mit ein wenig Gewürznelken (*Cloves*). Sollte Alraunwurzel ohne Wirkung bleiben, so kann auch Jalappenwurzel (*Jalap*) mit *Cremor tartari* gegeben werden. Dies sollte, jeden Morgen und Abend eine Dosis, so lange fortgesetzt werden, bis der Kranke außer Gefahr ist. Senfpflaster sind auf Kreuz, Nacken und über den Magen aufzulegen.

Um Schweiß hervorzurufen, bediene man sich gleicher Theile der Lobelia, Blutwurzel (*Blood root*) und des Weins der Brechwurz (*Wine of Ipecac*) in gleichen Dosen, einmal in einer Stunde. Wenn die Tincturen nicht beschafft werden können, mögen diese drei Sachen auch in Pulvern, und zwar in Dosen von 6 bis 10 Granen gegeben werden. Ist das Kopfweh stark, sollten warme erweichende Umschläge von Hopfen mit Essig vermischt aufgelegt werden, und wenn der Kranke unruhig ist und nicht schlafen kann, lasse man ihn unbeschränkt Hopfenthee trinken.

Befindet sich der Kranke in einem betäubten Zustande, und ist nur mit Schwierigkeit aus diesem zu erwecken, mag ihm in ein wenig Porter oder Ale kohlensaures Ammoniak (*Carbonate of ammonia*), dem ein Viertel-Gran Calomel und ein halbes Gran schwefelsaures Chinin (*Sulphate of Quinine*) beigefügt wird, gegeben und kann, so oft als erforderlich, wiederholt werden. Man lasse den Patienten Limonade, mit *Cremor tartari* säuerlich gemachtes Wasser oder grünen Münzthee (*Spearmint*), mit ein wenig süßem Salpeter-Spiritus (*Sweet spirits of nitre*) darin, trinken.

Remittirendes oder Gallenfieber (*Remittent or Bilious Fever*).

Diese Krankheit ähnelt dem Intermittirenden- oder Wechselfieber und entspringt in der Regel aus denselben Ursachen. Beim Wechselfieber aber kehren die Anfälle zu bestimmten Zeiten wieder und lassen den Kranken während der Zwischenzeit frei von allen Symptomen, während bei dem Gallenfieber das Fieber nur nachläßt und bezüglich seines Erscheinens unregelmäßig ist.

Ursachen. Es wird ohne Zweifel durch Malaria (einen giftigen Dunst, welcher von verwesenden thierischen und Pflanzenstoffen aufsteigt — Sumpfluft) verursacht; befällt mehrentheils Personen von schwacher Verdauung, oder solche, die sich der Unmäßigkeit hingeben. Ueberladen des Magens, Zorn, Furcht oder Aerger können ebenfalls Ursachen werden.

Symptome. Gewöhnlich gehen Schwäche, Niedergeschlagenheit, sich Dehnen, Appetitlosigkeit, mehr oder weniger Schmerz im Kopfe, fliegende Hitze oder Kälte voraus. Diese Symptome können mehrere Tage dauern, ehe sich die Krankheit vollkommen entwickelt. Die Kälte nimmt stufenweise zu, bis sie in einen kennbaren Frost übergeht. Diesem Frost folgt eine fliegende Hitze, und nach Verlauf von 2 bis 3 Stunden wird die ganze Oberfläche des Körpers heiß. Der Kranke klagt über Schmerz und ein Gefühl von Vollsein und Schwere im Kopfe, Schmerz in dem Rückgrat und Gliedern, besonders in den Waden, große Schwäche, beschleunigtes und schwieriges Athmen, flammendes Gesicht, Hitze und Trockenheit der Haut, Uebelkeit, Erbrechen und Durst. Der Puls ist voll und dessen Schlag erhöht, die Eingeweide verstopft und die Zunge mit einem weißen Schleim belegt.

Das Fieber kann 8 bis 12, ja sogar 24 Stunden anhalten, dann wird die Haut feucht, der Puls sinkt und der Kranke fällt in einen erquickenden Schlaf.

Bei harten Fällen aber bleibt die Haut heiß und trocken, der Patient wird sehr unruhig und das Fieber stellt sich nach Verlauf von wenigen Stunden von Neuem ein.

Einer der eigenthümlichsten Züge dieser Krankheit ist die gelbliche Haut und das Weiße des Auges. Dies stellt sich zwischen dem dritten und fünften Tage der Krankheit, zuweilen auch gleich bei dem Beginn ein. Der gelbe Eiter kann auf die Oberfläche getrieben werden, so daß ein weißes Taschentuch, wenn man damit auf die Haut reibt, gelbe Flecke bekommt.

Die Krankheit kann einige Tage lang oder zwei bis drei Wochen anhalten und schließlich in ein wirkliches Wechsel- oder Nervenfieber übergehen, wenn der Kranke nicht wieder genesen sollte. Ungefähr um die Zeit der Wiedergenesung erscheint ein Ausschlag auf den Lippen, der als ein günstiges Zeichen angenommen wird.

Behandlung.

Allgemeine. Die Kost muß, wie Haferschleim, leichtes Brod, schwarzer Thee und geröstetes Brod, Kaffee ohne Milch oder Zucker, von der leichtesten Art sein. Der Kranke mag ein Stück Eis in den Mund nehmen und Limonade, Aepfel, Wasser oder Wasser mit Corinthen- (*Current*) oder mit Brombeer- (*Blackberry*) Saft schmackhaft gemacht, trinken. Ein zuweilen sehr zuträglicher Trank wird aus schwachem Molasses, Wasser, ein wenig Citronensaft, ein Stück Zwieback (*Toast*) und Eis gemacht.

Dauert die Krankheit fort, kann man Gummi-Arabicumwasser oder Gerstenschleim gebrauchen.

Wenn der Kranke sehr schwach wird und es zeigen sich typhöse Symptome, mögen Brühe von Rindfleisch, Milchpunsch oder Wein mit Eiern gestattet werden.

Während der Wiedergenesung erlaube man dem Patienten Brod und Butter, Zwieback, gekochten Reis, Fleischbrühen, weich gesottene Eier, Austern, gekochtes Huhn oder anderes Geflügel. Das Zimmer muß kühl und lichtfrei gehalten werden. Das Bettzeug ist öfters zu wechseln, das Zimmer muß täglich gelüftet und die verdorbene Luft durch Verbrennen von Zucker, Besprengen des Zimmers mit Lavendelwasser (*Lavender*), aromatischen Essig (*Aromatic vin.*) und anderen derartigen Mitteln gereinigt werden.

Allöopathisch. Ehe sich das Fieber vollständig entwickelt hat, ist es gut, folgendes Brechmittel zu geben:

Pulverisirte Brechwurz (*Ipecac*)	1 Skrupel.
Pulverisirter Cayenne-Pfeffer (*Cayenne*)	10 Grane.
Wasser	2 Unzen.

Mische es und nimm es auf einmal.

Oder auch:

Brechweinstein (*Tartar emetic*)	1	Gran.
Brechwurzpulver (*Ipecac powder*)	1	Skrupel.
Syrup	1	Drachme.
Quellwasser	10	Drachmen.

Mische es und nimm es auf einmal.

Lasse diesem Brechmittel nachstehendes Abführmittel folgen:

Rochelle-Salz (*Rochelle salt*)	2	Drachmen.
Doppeltkohlensaure Soda (*Bicarbonate of soda*)	2	Skrupel.
Wasser	½	Pint.

Mische es und füge 25 Tropfen Weinstein-Säure (*Tartaric acid*) bei. Das Ganze ist während des Aufbrausens zu nehmen.

Oder:

Gepulverte Sennesblätter (*Powdered Senna*)	½	Unze.
„Jalappenwurzel (*Powdered Jalap*)	10	Grane.
„Gewürznelken (*Powdered Cloves*)	10	„

Zu mischen und in versüßtem Wasser auf einmal zu nehmen.

Bleiben diese Mittel ohne Wirkung auf die Eingeweide, gebe man folgendes:

Sennesblätter (*Senna*)	½	Unze.
Manna	1	„
Schwefelsaure Magnesia (*Sulphate of magnesia*)	1	„

Cardamon oder Fenchelsamen (*Cardamon or Fennel seed*)	2 Drachmen.
Kochendes Wasser	1 Pint.

Mische es. Dosis: Alle zwei Stunden, bis Wirkung eintritt, ein Weinglas voll.

Wenn sich die Krankheit vollständig entwickelt hat, kann der Kranke zwei- oder dreimal des Tages mit kaltem Wasser, seinem Befinden angemessen, von oben bis unten gewaschen werden; dabei gebe man eins von den folgenden Getränken:

Cremor Tartari (*Cream of tartar*)	½ Unze.
Zerquetschte frische Citronenschale	4 Unzen.
Stückzucker (*Loaf sugar*)	4 „
Kochendes Wasser	3 Pints.

Mische und durchseihe es, nachdem es eine Weile gestanden hat.

Auch:

Citronen-Säure (*Citric acid*)	½ Drachme.
Doppeltkohlensaure Potasche (*Bicarbonate of potash*)	½ „
Citronen-Syrup (*Lemon syrup*)	1 Unze.
Wasser	6 Unzen.
Bittersalz (*Epsom salts*)	1 Unze.

Mische es. Dosis: Wenn nöthig alle vier Stunden zwei Eßlöffel voll.

Um das Fieber zu vermindern, gebe von der Tinktur oder dem flüssigen Extrakt der *Veratrum Viride* (grüne Nießwurz) oder dem zusammengesetzten Pulver von Brechwurz (*Ipecacuanha*) und Opium.

Während der fieberfreien Zeit, oder nachdem das Fieber vorüber ist, gebe man

Chinin (*Quinine*)	1 Skrupel.

Vitriol-Elixir (*Elixir of vitriol*)	1 Drachme.

Löse das Chinin in dem Elixir und füge noch 14 Drachmen Schlangenwurzel (*Black cohosh*) hinzu. Dosis: 20 Tropfen in ein wenig Wasser, einmal in der Stunde.

Oder:

Schwefelsaures Chinin (*Sulphate of quinine*)	12 Grane.
Aromatische Schwefelsäure (*Aromatic sulphuric acid*)	24 Tropfen.
Syrup	1 Unze.
Pfeffermünz-Wasser (*Peppermint water*)	1 „

Mische es. Dosis: In zwei bis drei Stunden einen Eßlöffel voll.

Eclectische und Kräuterkur. In dem Hitze-Stadium, wenn das Fieber ankommt, sollte der Körper häufig mit warmem schwachen Laugenwasser gebadet und innerlich folgendes gegeben werden:

Jasmin-Tinktur (*Tincture of gelseminum*)	½ Unze.
Aconit-Tinktur (*Tincture of aconite*)	20 Tropfen.

Mische es. Dosis: Alle halbe oder ganze Stunde 20 Tropfen in einem Theelöffel voll Wasser.

Nachdem das Fieber unterdrückt und eine fieberfreie Zeit eintritt, gebe man eines von den folgenden Mitteln:

Schwefelsaures Chinin (*Sulphate of quinine*)	14 Grane.
Wasser	1 Unze.
Schwefelsäure (*Sulphuric acid*)	14 Tropfen.

Mische es. Dosis: Einen Eßlöffel voll jede Stunde während der fieberfreien Zeit.

Oder:

Schwefelsaures Chinin (*Sulphate of quinine*)	20	Grane.
Vitriol-Elixir (*Elixir of vitriol*)	1	Drachme.

Mische es und lasse das Chinin auflösen, dann füge hinzu:

Schlangenwurzel-Tinktur (*Tincture of black cohosh root*)	7	Drachmen.
Jasmin-Tinctur (*Tincture of gelseminum*)	7	„

Mische es. Dosis: Alle halbe oder ganze Stunde 20 Tropfen in ein wenig Wasser.

Wenn die Eingeweide verstopft sind und die Zunge dunkel belegt ist, die Augen und Haut gelblich, kann man der ersten Dosis obiger Mischung ¼ Gran von Podophyllum (*Podophyllin*) und 1 Gran Leptandrin, das alle sechs Stunden wiederholt werden kann, beifügen, bis sich die Wirkung auf die Eingeweide einstellt.

Ist aber Diarrhöe vorhanden, gebe man folgendes:

Geranium (*Geranin*)	2	Grane.
Schwefelsaures Morphium (*Sulphate of morphine*)	⅛	Gran.

Nimm es auf einmal und wiederhole es alle 2 bis 4 Stunden, bis sich die Zahl der Entleerungen vermindert.

Bei Schmerz im Unterleib und Empfindlichkeit in der Magengrube verbunden mit Uebelkeit und Erbrechen, setze man die mit Chinin gemischten Mittel aus und lasse den Kranken nach Belieben einen Aufguß von Pfirsichblättern und Altheewurzel (*marsh-mallow root*) trinken. Auch lege Senfpflaster auf den Magen, die Eingeweide und längs des Rückgrats.

Columbo-Wurzel (*Calumba root*) zu Thee zubereitet, ist bei dieser Krankheit schätzenswerth und kann gegen Erbrechen, das zuweilen sehr beschwerlich ist, angewendet werden. Hin und wieder kann das Erbrechen auch durch gleiche Theile von Milch und Wasser eingehalten werden. Gegen Kopfschmerz mache man Essig- und Wasserumschläge auf den Kopf. Ist der Patient fast ganz schlaflos, so bediene man sich des Hopfen-Kopfkissens oder lasse ihn Hopfenthee trinken.

Wenn das Fieber gebrochen ist und der Patient kommt nicht schnell zu Kräften, sondern bleibt hinfällig, sind stärkende Mittel erforderlich. Zu diesem Behufe nehme man:

Gelbwurz (*Golden seal*), Wachholderbeeren (*Juniper berries*), stachlige Eschenrinde (*Prickly ash bark*), Rinde vom wilden Kirschbaum (*Wild cherry bark*), von jedem, grob gestoßen, eine Unze, Entenfuß (*Podophyllin*) und Rainfarn (*Tansy*) von jedem eine halbe Unze. Gieße zwei Pint kochendes Wasser darüber, decke es zu und lasse es eine Stunde lang auf dem Ofen stehen; wenn kalt, füge noch zwei Pints Whiskey und ein Pint Molasses hinzu und lasse diese Mischung dann für den Gebrauch einige Tage lang stehen. Dosis: Drei- oder viermal des Tages einen Eßlöffel voll.

Homöopathisch. *Aconitum.* — Starkes Fieber, rasend schneller Puls, mit einem gelben Schleim belegte Zunge, bitterer Geschmack im Mund, Erbrechen eines bitteren, grünlichen Stoffes, Kopfschmerz, schlimmer beim Sprechen.

Bryonia. — Besonders im Sommer, bei heißem und feuchtem Wetter passend, trockene und weiß oder gelb belegte Zunge, Durst, bitterer Geschmack im Munde, Verlangen nach Saurem und Wein, Erbrechen nach Trinken, Frost oder Hitze, bei Schwindel, der sich nach dem Trinken verschlimmert. Dies kann abwechselnd mit *Rhus toxicodendron* gegeben werden.

Pulsatilla. — Weiß belegte Zunge, bitterer Geschmack im Munde, Appetitlosigkeit, Frost, Mattigkeit.

Nux vomica. — Verstopfung bei häufigen erfolglosen Anstrengungen zu Stuhlentleerungen, rheumatischen Schmerzen im Kopf und Körper, bitterer und fauler Geschmack im Munde.

Arsenicum. — Kolik oder brennende Schmerzen im Magen und Eingeweiden, Empfindlichkeit des Magens gegen Druck, brennende Schmerzen auf einem kleinen Fleck im Magen, große Schwäche, das Verlangen sich niederzulegen, Erbrechen nach Trinken oder Bewegung.

Chamomilla. — Bitterer Geschmack im Munde, Appetitlosigkeit, Uebelkeit und Erbrechen einer grünen, bitteren oder sauren Flüssigkeit, Unruhe, Druck im Magen.

Mercurius. — Weiß oder gelblich belegte feuchte Zunge, Empfindlichkeit auf der Magengrube und den Eingeweiden, die sich des Nachts verschlimmert, Unruhe, Schläfrigkeit bei Tag und Schlaflosigkeit des Nachts.

China. — Appetitlosigkeit, Widerwille gegen Speise und Trank, Frost und Schauder nach Trinken, Diarrhöe, unverdaute Nahrung. Dies kann abwechselnd mit *Acidum phosphoricum* gegeben werden.

Colocynthis. — Erbrechen oder Diarrhöe nach Genuß von Speisen, Kolik, Wadenkrampf.

Tartarus emeticus. — Beständige Magenübelkeit, Neigung zum Erbrechen, leichtes Erbrechen und Diarrhöe. Kann mit *Bryonia* abwechselnd gegeben werden.

Veratrum. — Trockene, gelb belegte Zunge, Erbrechen einer galligen Masse, Diarrhöe, Ohnmacht nach Stuhl, schneidende Schmerzen in den Eingeweiden.

Cedron. — Frost gegen Abend, darauf Fieber, fast gänzliche Schlaflosigkeit und Erbrechen von Galle.

Verordnung der Heilmittel. — Man gebe alle 2, 3 oder 4 Stunden 6 Kügelchen des betreffenden Mittels oder man löse 12 Kügelchen in 12 Theelöffel voll Wasser und gebe als Dosis einen Theelöffel voll.

Intermittirendes oder Wechselfieber (*Intermittent Fever*)

kennzeichnet sich durch die regelmäßig eintretenden Anfälle und die gänzliche Fieberlosigkeit zwischen denselben. Jeder Anfall besteht aus drei verschiedenen Stadien, welche regelmäßig auf einander folgen: 1) das Kalte, 2) das Hitze, 3) das Schweiß-Stadium.

Es gibt verschiedene Arten dieser Krankheit. Das alltägliche (*Quotidiana*) hat alle 24 Stunden einen Anfall. Das dreitägige (*Tertiana*) innerhalb 48 Stunden oder einen Tag um den andern. Das viertägige (*Quartana*) nach Verlauf von 72 Stunden oder jeden dritten Tag einen solchen. Es gibt noch andere von Schriftstellern erwähnte Arten, allein die Symptome und die Behandlung sind ebenso wie bei den vorhergehenden. Der Zeitraum von dem Ende eines Anfalles bis zum Anfang eines andern wird die fieberfreie Zeit oder *Apyrexia* und jener von dem Anfange eines Anfalles zu einem andern das *Interval* genannt.

Symptome. — Dem kalten Stadium geht gewöhnlich eine Mattigkeit, Schwäche, Unbehagen, Strecken, Gähnen, Kopfschmerz, Kreuz- und Lendenschmerzen voraus. Diese Symptome dauern eine Zeitlang und jenen folgt ein Gefühl von Frost, besonders in den Gliedern, das sich nach und nach über den ganzen Körper ausdehnt. Das Gesicht und die Oberfläche des Körpers werden blaß, eingefallen, und erscheinen rauh, was mit „Gänsehaut" bezeichnet wird. Zuweilen ist ein Gefühl vorhanden, als ob kleine Bäche von Eiswasser langsam den Rücken hinunter liefen. Der Patient empfindet ein Frösteln und Zittern, ein Schauer durchdringt den ganzen Körper, die Zähne klappern und die Heftigkeit des Frostes wird so stark, daß zuweilen dessen Stärke an der Bettstelle wahrgenommen wird. Das Athmen geschieht rasend schnell und beschwerlich, Puls schwach, Zunge trocken und weiß, Lippen und Fingernägel blau, hin und wieder Uebelkeit und Erbrechen. Dieses Stadium dauert 10 Minuten bis 3 oder 4 Stunden, durchschnittlich aber ungefähr eine Stunde.

Das Stadium der Hitze. — Sobald der Frost anfängt nachzulassen, strömt eine Hitze über den ganzen Körper, die eher angenehm als anders zu bezeichnen ist. Schließlich hört die Kälte ganz auf und eine trockene brennende Hitze tritt ein, das Gesicht röthet sich, die Augen funkeln und der Mund wird trocken und gleichsam gedörrt; die Schläfe klopfen und heftiges Kopfweh hat sich eingestellt; der Puls ist ungewöhnlich voll und stark; der Urin ist spärlich und stark gefärbt. Dieses Stadium kann 2 bis 18 Stunden und länger anhalten.

Das Schweiß-Stadium. — Schweiß tritt auf die Stirne, Hände und Füße und erstreckt sich bald über den ganzen Körper. Die Fiebersymptome und Schmerzen lassen allmählig nach, der Kranke fällt häufig in einen ruhigen Schlaf und fühlt sich beim Erwachen fast so wohl wie gewöhnlich.

In einigen Fällen mögen diese Stadien abweichen, und eines oder mehrere von den oben erwähnten Symptomen nicht vorhanden sein, oder wenn sie vorhanden sind, können nur wenige von ihnen erkannt werden.

Das eintägige Fieber beginnt in der Regel am Morgen, das dreitägige am Mittag und das viertägige am Nachmittag. Das kalte Fieber stellt sich gewöhnlich im Frühjahr und Herbst ein und die Anfälle im Herbste sind die heftigsten.

Ursachen. — Die Haupt-, wenn nicht die einzige Ursache zum Wechselfieber ist die Sumpfluft oder Malaria, welche aus der Verwesung von Pflanzenstoffen entspringt. Die Zeit, die von dem sich Aussetzen einer solchen Sumpfluft bis zum Ausbruch des Fiebers verstreicht, ist sehr verschieden. Der Anfall kann sich Monate lang verzögern und dann durch eine Schwächung des Organismus, durch feuchtes Wetter, durch das sich der Sonnenhitze bloßstellen, durch Ueberanstrengung, ein kaltes Bad, oder auch durch eine Dosis eines abführenden Mittels hervorgerufen werden. Diese vergiftete Luft wird vom Winde fortgetragen und von den Blättern der Bäume angezogen oder hängt sich an dieselben und es ist deshalb gut, das Haus mit einer Gruppe von Bäumen zu umgeben.

Die Wirkung des kalten Fiebers, wenn die Krankheit eine Zeitlang angehalten hat oder ungeschickt behandelt wurde, besteht in einer Erweiterung der Leber oder Milz, Verdauungsbeschwerden, Wassersucht, Diarrhöe u.s.w.

Behandlung.

Allgemeine. Der Kranke sollte in eine trockene Wohnung und in eine Gegend, die frei von der Malaria ist, ziehen. Die Kleidung muß warm, die Nahrung einfach sein und Unmäßigkeit im Essen und Trinken muß ernstlich verboten werden. Während des Anfalles von Kälte, gebe man warme Getränke wie Gerstenschleim, schwachen Thee, heiße Limonade, Wasser von geröstetem Brod. Erhitzte Steine und Flaschen mit heißem Wasser lege man zu den Füßen und längs des Körpers.

Während des Fiebers entferne man so viel von dem Bettzeug als nöthig, um nicht unnöthiges Schwitzen hervorzurufen. Am Ende des Schweiß-Stadiums reibe man den Körper mit warmen Handtüchern und wechsle das Weißzeug. Während dieses Stadiums lasse man Eiswasser trinken. Leute, die besondere Anlage zu dieser Krankheit haben, sollten stets Flanell unmittelbar auf der Haut tragen.

Allöopathisch. Vor dem Anfall sollten die Eingeweide durch folgendes Mittel geleert werden:

Sennesblätter (*Senna*)	3	Drachmen.
Bittersalz (*Epsom salts*)	½	Drachme.
Manna	½	„
Fenchelsamen (*Fennel seed*)	1	„
Kochendes Wasser	1	Pint.

Lasse die Mischung eine Stunde lang in einem zugedeckten Gefäße stehen und durchseihe es. Dosis: Einen Theetassenkopf voll alle 3 oder 4 Stunden, bis die Wirkung eintritt.

Während des Froststadiums bediene man sich heißer Getränke, gebe heiße Fußbäder und erwärme das Bett vermittelst Flaschen mit heißem Wasser längs des Körpers.

In dem Hitzestadium gebe man Folgendes:

Laudanum	1	Unze.
Brechwurzwein (*Wine of Ipecac*)	1	„
Salpetersaurer Spiritusäther (*Spirits of nitric ether*)	1	„

Mische es. Dosis: alle Stunden einen Eßlöffel voll, ausgenommen die Wirkung zeigt sich betäubend, wo es dann in längeren Zwischenräumen gegeben werden mag. Zuweilen ist es gut, abwechselnd mit dem Vorhergehenden *Veratrum viride tincture* (Nießwurz-Tinctur) in Dosen von 5 Tropfen zu geben. Während des Schwitzens braucht keine Medizin gegeben zu werden.

Die fieberfreie Zeit ist die beste Zeit zur erfolgreichen Behandlung der Krankheit. Sobald das Hitze- und Schweißstadium vorüber sind, fange man mit der folgenden Mischung an:

Schwefelsaures Chinin (*Sulphate of quinine*)	16	Grane.
Aromatische Schwefelsäure (*Aromatic sulphuric acid*)	½	Drachme.
Gewöhnlicher Syrup	2	Unzen.
Pfeffermünzwasser (*Peppermint water*)	2	„

Mische es. Dosis: alle zwei Stunden einen Eßlöffel voll. Bei Kindern möge man dem Vorstehenden noch 2 Skrupel Lakritzensaft (*Liquorice*) beifügen, um den Geschmack zu verwischen. Während des Fiebers halte mit der Medizin ein und verfahre wie bereits angegeben. Ist die Krankheit einmal gebrochen, gebe man obige Mischung dreimal des Tages ungefähr zwei Wochen lang.

Ein anderes gutes Mittel ist:

Chinin (*Quinine*)	20	Grane.
Vitriol-Elixir (*Elixir of vitriol*)	1	Drachme.

Löse das Chinin im Elixir und füge 12 Drachmen Schlangenwurzel (*Black cohosh*) Tinctur hinzu. Dosis: 15 bis 20 Tropfen in ein wenig Wasser.

Spinnenwebe, in Pillen von 5 bis 10 Gran zubereitet mit Syrup oder Schleim, während der fieberfreien Zeit alle 2, 3 oder 4 Stunden gegeben, wurde von Dr. Condie und Anderen empfohlen.

Eine andere Behandlungsweise besteht darin, daß ein Brechmittel vor dem Anfalle gegeben wird, so daß es bei Eintreten des Froststadiums in voller Wirksamkeit ist. Eines der besten Mittel ist eine Abkochung von Wasserdost (*Boneset, Eupatorium perfoliatum*), warm, in Dosen von einem großen Tassenkopf voll. Der Kranke muß sich im Bett aufhalten und wird in einen starken Schweiß verfallen, der in der Regel gegen den erwarteten Frost schützen wird.

Wenn zu befürchten ist, daß, nachdem der Frost einmal gebrochen, ein Rückfall eintritt, ist es gut, den Gebrauch des Chinin, in Dosen von 4 oder 5 Granen täglich, mehrere Monate hindurch fortzusetzen. Wood empfiehlt einen Aufguß von der Rinde des wilden Kirschbaums, viermal des Tages in Dosen von einem Weinglas voll. Ebenso ist auch ein Aufguß von Wermuth (*Wormwood*), 2–3 Mal des Tages zu nehmen, empfohlen.

Eclectische und Kräuterkur. Während des Froststadiums lasse den Patienten unbeschränkt warme Thees von Katzenmünz (*Catnip*), Isop (*Pennyroyal*), Wasserdost (*Boneset*), Virginischer Schlangenwurzel (*Virginia snake root*) oder schwachen rothen Pfeffer- (*Red pepper*) Thee trinken.

In dem Hitzestadium gebe man ihm kalte Limonade, Wasser mit Johannisbeer-Gelee (*Currant jelly water*) u. s. w. Bei Schmerz, Uebelkeit und Erbrechen mögen Senfpflaster auf den Magen und Unterleib gelegt werden. Gleichzeitig gebe man folgendes:

Pulverisirten Rhabarber (*Powdered rhubarb*)	12 Grane.
Saleratus	5 „
Schwefelsaures Morphium (*Sulphate of morphia*)	1–15 Gran.

Man nehme dies auf einmal in Pfeffermünzwasser. Dasselbe kann alle 15 bis 20 Minuten, wenn erforderlich, wiederholt werden. Während des Schweißstadiums ist keine Behandlung erforderlich; bei großer Schwäche gebe man indessen Branntwein oder Whisky-Punsch (*Toddy*).

Während der fieberfreien Zeit muß der Organismus gestärkt werden, um der Rückkehr des kalten Fiebers Widerstand leisten zu können. Schwefelsaures Chinin (*Sulphate of quinine*) ist das beste und wird ausschließlich zu diesem Behufe angewandt. Folgendes ausgezeichnete Mittel wird von Dr. Baum in Louisville empfohlen:

Schwefelsaures Chinin (*Sulphate of quinine*)	14 Grane.
Schwefelsäure (*Sulphuric acid*)	14 Tropfen.
Wasser	1 Unze.

Dosis: alle Stunden einen Eßlöffel voll in ein wenig kaltem Wasser, zwischen den Anfällen. 30 Tropfen Laudanum und 30 Tropfen Schwefeläther in ein wenig kaltem Wasser, ehe der Frost eintritt, wird zuweilen einen Anfall verhindern.

Folgende Mittel sind sehr empfohlen und werden in verschiedenen Fällen erfolgreich angewendet werden:

1—Chinin (*Quinine*)	12 Grane.
Löwenzahn- (*Dandelion*) Extract	1 Skrupel.
Schwarz Pfefferöl (*Oil of black pepper*)	10 Tropfen.

Mische es und mache 12 Pillen daraus. Alle Stunden — an den fieberfreien Tagen — eine Pille, bis sie alle 12 genommen sind.

2—Schwefelsaures Chinin (*Sulphate of quinine*)	1 Skrupel.
Schwefelsäure	20 Tropfen.
Paregoricum (*Paregoric*)	1 Unze.

Löse das Chinin in der Schwefelsäure und füge dann Paregoricum hinzu. Mische es und gib durch 6 Stunden jede Stunde einen Theelöffel voll.

3—Schwefelsaures Chinin	8 Grane.
Stechapfel- (*Stramonium*) Extrakt	1 Gran.
Schwefelsaures Morphium	1 „

Mische es wohl und theile es in 4 Dosen und nimm jede Stunde eine, und zwar 4 Stunden vor dem erwarteten Frost angefangen.

4—Nehme man eine Muskatnuß (*Nutmeg*), lasse sie verbrennen oder verkohlen, pulverisire sie, füge einen gleichen Gewichtstheil von verbranntem Alaun (*Alum*) hinzu und theile es in 3 Pulver. Reinige die Eingeweide mit einer Dosis Salz oder Castoröl und gebe ein Pulver, wenn der Frost kommt.

5—Stachlige Eschenrinde (*Prickly ash bark*), wilde Kirschbaumrinde (*Wild cherry bark*), Fischfrehme (*Dogwood bark*), Schlangenwurz (*Black cohosh*),

Virginischer Ehrenpreis (*Black root*) oder Akeleiwurzel (*Culver*), Zimmet, Gewürznelken, von jedem eine Unze grob gepulvert, und 5 Pints Cider. Lasse es ungefähr 24 Stunden stehen und gebe 2 Eßlöffel voll dreimal des Tages.

6—Ein Pint süße Milch und einen großen Eßlöffel voll Ingwer (*Ground ginger*), erhitze es über dem Feuer und trinke es ungefähr um die Zeit, wenn der Frost kommt. Wiederhole dieses bei jedem Frostanfall.

Homöopathisch. *Acidum nitri* wird von Professor N. F. Cooke in Chicago zur Behandlung dieser Krankheit empfohlen. Mische 12 Tropfen dieser chemisch reinen Säure mit 4 Unzen destillirtes Wasser und gib, ohne Rücksicht auf den Anfall, alle 3 Stunden einen Theelöffel voll. Wenn der Frost nicht wiederkehrt, (so daß zum Beispiel, wenn der letzte Frostanfall am Dienstag stattfand, am Mittwoch oder Donnerstag ein solcher ausbleibt), gebe die Säure dreimal des Tages eine Woche oder 10 Tage lang. Darauf erweitere die Zwischenräume auf zweimal des Tages durch 2 Wochen hindurch. Dann einmal einen Tag um den anderen und darauf alle 3 Tage. Ist die Behandlung ohne Erfolg, empfiehlt Cooke kleine Dosen von Chinin, wie folgt:

Jede Dosis sollte in einem halben Gran bestehen, und die angenehmste Form ist die halbe Gran verzuckerte Pille. Kann man sich dies nicht verschaffen, so bediene man sich der Pulver. Nachdem das Schweißstadium aufgehört hat, beginne mit einer Gabe Chinin und gebe bei alltägigem Fieber alle 2 Stunden eine Dosis, bei dreitägigem alle 3 Stunden eine Dosis. Die Gabe wird eingestellt, sobald die Symptome des nächsten Frostes erscheinen. Nachdem der Anfall vorüber ist, gebe man die Medizin wie zuvor und fahre damit fort, bis der Frost gebrochen ist. Während des Anfalls gebe, was immer für Mittel angezeigt erscheinen mögen. *Aconitum*, wenn das Fieber stark ist, *Belladonna*, wenn die Symptome hervorragend sind. *Bryonia* bei starken Schmerzen in den Knochen.

Wenn der Frost gebrochen ist, gebe man mehrere Wochen lang *China* in Dosen, wie bei *Acidum nitri* empfohlen.

Andere Mittel, welche gegeben werden können, wenn es angezeigt erscheint, sind folgende:

China. — Gelbliche Haut- und Gesichtsfarbe, während des Frostes galliges Erbrechen, Röthe des Gesichts, Herzklopfen; während der fieberfreien Zeit gelbliche Gesichtsfarbe, schwache Augen, Gedankenverwirrung, Schwindel, Durst, unbehagliches Gefühl in der Magengrube, Verstopfung, allgemeine Schwäche. Durst vor oder nach dem Froste oder während des Schweißstadiums, kurzer Husten, sehr gering, wenn überhaupt vorhanden,

Durst während des kalten oder heißen Stadiums. Knorre heilte das eintägige Fieber, bei Schwindel, Blässe, kalten Händen und Füßen, Erbrechen von Schleim, während des Frostschauers Schmerzen im Kopf, in den Seiten und in der Magengrube, trockenem, bellendem Husten, Schläferigkeit während des Fiebers, das lange und heftig anhält, Verwirrung der Begriffe und Schläferigkeit während des Anfalles und der fieberfreien Zeit; Angst, Entmuthigung, große Geistesthätigkeit, zuweilen Delirium (Marcy und Hunt). Große Schwäche und Hinfälligkeit, der Patient sieht blaß aus und hat Mangel an Lebenskraft. Schweiß sogar während der fieberfreien Zeit. Wassersucht, Frost in Körpertheilen, Hitze im Kopfe durch das Fieber beschränkt und mit Frost gemischt, Durst mit folgendem Schweiße, Fieber ohne Frostschauer, bei großem Durst und starkem Schweiß.

Arsenicum. — Aufgedunsenes Gesicht und erdfarben, oder eingefallen und gelblich, die Haut brennend heiß und das Gesicht roth während des Fiebers, letzteres aber während der fieberfreien Zeit blaß und eingesunken; Zittern der Glieder während des Schweißstadiums, Zunge bläulich, weiß oder hellroth, Frost und Hitze abwechselnd, brennende Schmerzen im Magen, starke Schmerzen in den Gliedern, Rücken, Kopf oder Brust während des Fiebers; während des Schweißstadiums Schwere des Kopfes, Summen in den Ohren; zwischen dem Frost- und Hitzestadium, Mattigkeit, Schwindel, Durst, Uebelkeit, Erbrechen und Schlucken, Schweiß während des Schlafes. Hartlaub empfiehlt *Arsenicum* gegen Frost ohne Durst, dem Fieber mit oder ohne Durst und dann Schweiß folgt; vor dem Frost Schwindel, Schmerzen über den ganzen Körper, Strecken und Gähnen, Uebelkeit und Erbrechen, Beklemmung der Brust; während des Fiebers Delirium, Schmerz im Kopfe, Schwindel beim Aufstehen, bitterem Geschmack im Munde, ein Schmerz in der Gegend der Leber, während der fieberfreien Zeit, blasse Gesichtsfarbe, weiße Zunge, kalten klebrigen Schweiß, Appetitlosigkeit, Anschwellen des Unterleibes, große Schwäche. Anfälle kommen in der Regel des Morgens oder Abends. Fieber mit fliegender Hitze und große Schmerzen der Knochen.

Nux Vomica. — Aeußerliche Hitze bei innerlichem Frost oder innerliche Hitze und Frost von Außen. Während des Frostes sind Hände, Gesicht, Haut und Nägel blau und kalt; Gähnen und Strecken; eine oder beide Wangen roth, dichter Schweiß von säuerlichem Geruch; wenn dem ersten Stadium äußerliche und innerliche Kälte und Gähnen folgt, Frost am Abend oder Morgen während des heißen Stadiums, Kopfschmerz, Schwindel, Uebelkeit, Durst. Schüttelnder Frost mit Durst, dem Fieber mit Durst und Schweiß folgt. Bewegung während des Fiebers oder Schweißes verursacht Frost. Während der fieberfreien Zeit ist Kopfschmerz, Appetitlosigkeit, schlechter Geschmack im Munde, Schmerz im Magen nach dem Essen, Verstopfung, viel Durst, Schweiß.

Ipecacuanha. — Vor dem Frost-Stadium Strecken und Mattigkeit bei kaltem Schweiße auf der Stirne, leichter Frost, dem große Hitze folgt; der Frost nimmt durch äußerliche Hitze zu; Durst nur während des Frostes; Beklemmung der Brust; Uebelkeit und Erbrechen. Während der fieberfreien Zeit hat die Speise einen bitteren Geschmack, Appetitlosigkeit, Erbrechen nach dem Essen, Schlaflosigkeit.

Bryonia. — Wenn vor dem kalten Stadium Schwindel, Kopfschmerz und Mattigkeit; — ferner, wenn das erste Stadium mit starkem Frost, Zittern und Hitze im Kopf eintritt; das zweite Stadium mit Hitze und Frost abwechselnd, hierauf große Hitze und Durst, krampfartiger Husten, stechende Schmerzen in der Seite und im Unterleib; nach der Hitze starker Schweiß, Beklemmung der Brust, trockener Husten, Neigung zum Schwitzen des Nachts und am Morgen; während der fieberfreien Zeit Verstopfung, Durst, gelbliche Gesichtsfarbe und Nachtschweiße.

Eupatorium Perfoliatum. — Leichter Frost stellt sich vor dem Beginne des ersten Stadiums ein, Schwindel, Schwere und Läuten im Kopfe während des kalten Stadiums; theilweiser Frost im Rücken, Händen und Füßen; das Hitze-Stadium beginnt mit leichtem Frost abwechselnd mit fliegender Hitze, bis das Fieber allgemein wird; Uebelkeit und Erbrechen einer galligen Masse am Ende des Frostes. Wenn der Frost um 9 Uhr Morgens beginnt bei Schmerzen in den Knochen, klopfendem Kopfschmerz während des Frostes und der Hitze; Durst, mehrere Stunden vor dem Froste beginnend, der während des Frostes und der Hitze fortdauert; wenig oder kein Schweiß, Empfindlichkeit des Unterleibes gegen Druck; beständige Neigung zum Schlaf; Nachtschweiße.

Cedron. — Die Anfälle kommen Abends 8 Uhr und folgen einer großen Niedergeschlagenheit, drückendem Kopfweh und Stumpfheit der Sinne; Mund trocken, großer Durst; Krämpfe, bei Thränen und zusammenziehenden Schmerzen in den Armen und Beinen, kaltes Gefühl in Händen und Füßen, Herzklopfen und Frostschauer. Diese Symptome halten ein bis zwei Stunden an und lassen ein Gefühl von trockener Hitze, der ein dichter Schweiß folgt, zurück; voller und schneller Puls; rothes Gesicht; in der fieberfreien Zeit kalt und blaß; Durst und ein Verlangen nach warmen Getränken. (Marcy und Hunt.)

Pulsatilla. — Langer Frost, wenig Hitze und kein Durst. Kennzeichen einer schlechten Verdauung (*dyspepsia*). Der Frost beginnt mit Erbrechen. Frost und Hitze kehren zu derselben Zeit an jedem Tage zurück. Während des Frostes: Gesichtsblässe, Kopfweh mit Schwere; zuweilen Erbrechen mit Schleim und Brustbeklemmung. Während der Hitze: Kopfschmerz und Rothsein des Gesichts, aufgedunsenes Ansehen, Seufzen, Klagen, ängstliches Athmen, Uebelkeit, Diarrhöe mit folgendem Schweiß, Anfall von Ohnmacht und bei dem weiblichen Geschlecht Unterdrückung der monatlichen Reinigung. Während der fieberfreien Zeit: Kopfschmerz, Kochen des Bluts, Herzklopfen, feuchter Husten und eine Neigung zum Weinen.

Natrum Muriaticum. — Heftiges Kopfweh während des Frostes und der Hitze, verdunkelter Blick, theilweise Bewußtlosigkeit, Schmerzen in den Knochen, gelbliche Gesichtsfarbe, Fieber mit Blasen auf den Lippen, Durst während des Frostes, aber noch mehr während der Hitze; leichter Frost, Gähnen und Strecken, ohne Durst, dem ein starkes Fieber mit Durst folgt; dann Schweiß mit Schläfrigkeit und Schlafsucht. (Pulte.)

Ignatia. — Gegen nervöse Anfälle, besonders wenn sie durch Schreck hervorgerufen wurden. Durst nur während des Frostes, ebenso Schmerz in den Eingeweiden. Das Fieber beginnt am Nachmittage und dauert die ganze Nacht hindurch. Das geringste Geräusch erhöht des Kranken Leiden.

Veratrum album. — Aeußerlicher Frost und kalter Schweiß, besonders auf der Stirne und innerliche Hitze; großer Durst, besonders während des Frostes und Schweißes; wässeriges Erbrechen und Diarrhöe, leichenartige Farbe des Gesichts; Krämpfe, Delirium, große Angst, schnelles Sinken der Kraft.

Verordnung der Heilmittel. Löse 12 Kügelchen in 12 Theelöffel voll Wasser und gebe alle 2 oder 3 Stunden einen Theelöffel voll, auch während des Anfalles.

Gelbes Fieber.

Diese Krankheit kennzeichnet sich durch die gelbliche Hautfarbe und das Erbrechen einer dunkeln Flüssigkeit. Sie ist besonders in warmen Klimaten vorherrschend und eine Witterung von 79 oder 80 Grad, welche 2 oder 3 Monate hindurch anhält, wurde bisher zu seiner Hervorrufung für nothwendig gehalten. In der Regel erscheint sie im Spätsommer oder im Anfange des Herbstes und verschwindet nur mit dem Eintritte des Frostes.

Ursachen. — Die Verwesung von Pflanzen- und thierischen Stoffen und Uebervölkerung. Die hervorragendsten Ursachen sind eine zu starke thierische oder reizende Kost, unregelmäßige Lebensweise, geistige Angst und Druck, Thränen, Kummer und das Aussetzen gegen Luft und heiße Sonne.

Symptome. — Die ersten Symptome sind Schwindel, Schmerzen in dem Rücken und den Gliedern, Frost, Uebelkeit und ein Gefühl von Ohnmacht.

Zweites Stadium. — Nachdem die obigen Symptome einige Stunden lang angehalten haben, tritt eine Rückwirkung ein. Das Gesicht ist geröthet, die Haut heiß und trocken, die Augen sind roth und funkelnd, heftige Schmerzen im Kopfe, Rücken und den Gliedern; Unbehaglichkeit im Magen, sehr schnelles Athmen, Erbrechen einer säuerlichen, galligen Masse, Mund und Hals trocken, bei großem Durst und zuweilen Delirium, die Zunge mit einem klebrigen, weißen Schleim überzogen, mit rothen Rändern, hin und wieder böser Mund, so daß dadurch das Schlucken erschwert wird. Der Kranke klagt über ein Gefühl von Schwere und Beklemmung in der Magengrube und der Magen ist sehr reizbar, alles was verschluckt wird, wieder von sich gebend.

Nachdem diese Symptome 25 bis 36 Stunden angehalten haben, wird dem Kranken wieder leichter, ausgenommen das höchst unangenehme Gefühl im Magen, bei Uebelkeit und Erbrechen.

Dieses Stadium kann einige Stunden lang anhalten und kann dabei ein leichtes Schwitzen vorhanden sein, worauf die früheren Symptome noch heftiger zurückkehren. Der Magen wird jetzt außerordentlich schmerzhaft und empfindlich. Unaufhörliches heftiges Erbrechen einer Flüssigkeit von dunkler Farbe, bei großem Durst. Die Haut und die Augen werden gelb und der Kranke wird ruhelos und unstät. Die Schmerzen im Kopfe, Rücken und in den Gliedern sind weniger heftig als zuvor und der Puls, die Zunge und die Haut können sehr natürlich sein.

Dieses Stadium kann 12 bis 48 Stunden anhalten, dann tritt das letzte Stadium ein, das sich durch Erbrechen einer grünlichen, gelblichen, bräunlichen oder claretfarbigen Masse, welche das schwarze Erbrechen genannt wird, kennzeichnet. Die Temperatur der Haut fällt unter ihren natürlichen Zustand, der Kranke wird sehr schnell schwach, der Puls sinkt, die Zunge wird trocken, schwarz und zusammengeschrumpft, das Athmen unregelmäßig und beschwerlich, Krämpfe befallen die Eingeweide und die Waden, das Gesicht verzieht sich und verliert seinen lebendigen Ausdruck, Hände und Füße werden kalt; Diarrhöe, Schweiß, Blutflüsse und schließlich Krämpfe treten ein.

Behandlung.

Eclectische und Kräuterkur. Beim Beginn des Anfalles kann ein Brechmittel von dem zusammengesetzten Pulver der Lobelia gegeben werden, worauf die Eingeweide mit Folgendem, was sehr empfohlen worden ist, geleert werden sollten:

Essig und Castoröl, von jedem	½	Weinglas voll.
Salz	1	Theelöffel voll.

Mische es zu einer Dosis und wiederhole es jede Stunde, bis die Wirkung eintritt.

Zur Verminderung des Fiebers sollte kaltes Wasser auf der Oberfläche des Körpers angewendet werden, zu welchem Behufe der Kranke in ein großes Faß oder irgend ein anderes dazu passendes Gefäß gebracht werden muß, Ströme von kaltem Wasser werden über den Nacken und Körper des Kranken gegossen, bis das Gesicht blaß wird, worauf der Kranke lebhaft abgerieben und in ein warmes Bett geschafft werden sollte. Während des Frost-Stadiums der Krankheit lege man ein großes Blasenpflaster über den Magen und gebe folgendes:

Gemeines Fußblatt (*Podophyllin*)	1 Gran.
Leptandrin	2 Grane.

Mische es in einem Mörser mit 10 Granen weißen Zuckers und gib es auf eine Dosis mit stündlicher Wiederholung. Dies wird das Erbrechen vermindern.

Wenn der Frost eine lange Zeit anhält, lege man den Kranken in ein warmes Bad, das mit Senf gemischt ist, wobei Thee von grüner Münze (*spearmint*), Katzenmünze (*catnip*) oder Salbei (*sage*) getrunken werden sollten, um Schweiß hervorzurufen.

Schwefelsaures Chinin (*Sulphate of quinine*) kann in Dosen von 4 bis 6 Granen jede Stunde oder alle 2 Stunden gegeben werden. Limonade und Cideressig lasse man unbeschränkt trinken. Kann der Magen diese nicht behalten, gebe man vermittelst Einspritzung folgendes:

Schwefelsaures Chinin (*Sulphate of quinine*)	12 Grane.
Weinsteinsäure (*Tartaric acid*)	12 „
Limonade oder Citronensaft	1 Unze.

Mische es und gib es als Einspritzung; wenn nöthig, jede Stunde oder alle zwei Stunden zu wiederholen.

Dr. Nott von Mobile empfiehlt Kreosot (*creosote*) während des Fiebers zu geben. Nachdem die Eingeweide geöffnet sind, 20 Tropfen Kreosot mit 6 Unzen Minderers Geist (*Spirits of mindererus*) mit hinlänglich Alcohol, um den Kreosot zu lösen. Man gebe alle zwei Stunden einen Eßlöffel voll. Waschen der Haut mit kaltem Wasser und Essig wird die Hitze und Trockenheit vermindern. Auch können Senfpflaster längs des Rückgrats gelegt werden.

Während der fieberfreien Zeit oder bei Sinken der Kräfte sollte mit Chinin fortgefahren werden, auch Terpentinöl (*Oil of turpentine*) ist mit Vortheil in diesem Stadium angewendet worden. Gebe jede Stunde, oder alle 2 Stunden 10–15 Tropfen mit 2 oder 3 Granen spanischen Pfeffers (*Capsicum*) in Limonade oder andern säuerlichen Getränken.

Wenn der Kranke sehr hinfällig ist, gebe man das folgende:

Branntwein (*Brandy*)	4 Unzen.
Schwefelsaures Chinin (*Sulphate of quinine*)	½ Drachme.

Wozu eine oder zwei Unzen Terpentinöl, wenn nöthig, gefügt werden können. Alle halbe Stunde oder jede Stunde einen Theelöffel voll.

Bei Wiedergenesung muß große Sorgfalt gegen einen Rückfall beobachtet werden. Die Kost sollte aus Pflaumen, Datteln (*Tamarinds*) oder Aepfelwasser mit ein wenig Wein bestehen. Starke Rindssuppe, indischer Mehlschleim, gekochter Reis und andere leichte Nahrungsmittel mögen gegeben werden. Als ein stärkendes Mittel dienen kalter Aufguß von virginischer Schlangenwurzel (*Virginia snake root*), oder ein Aufguß von Buschklee (*Shrubby Trefoil*).

Homöopathisch. Sobald die ersten Symptome erscheinen, sollte sogleich *Ipecacuanha* gegeben werden, besonders bei Schwindel, Frost, Schmerzen im Rücken und in den Gliedern, unbehaglichem Gefühle im Magen, Uebelkeit und Erbrechen.

Belladonna. — Rothes und aufgedunsenes Gesicht; Augen hell, roth und funkelnd oder starr; Zunge weißlich, gelblich oder bräunlich; trockene, brennende Hitze; scharfe, ziehende Schmerzen im Kopf bei klopfender, schmerzhafter Schwere, krampfartige Schmerzen in dem Rücken und den Gliedern, Druck, krampfartige Schmerzen im Magen, Neigung zum Erbrechen oder heftiges Erbrechen während der fieberfreien Zeit, Tiefsinn, Niedergeschlagenheit. Bei eintretender Rückwirkung große Erregtheit, beständiges Herumwerfen und Angst.

Bryonia. — Haut gelb, Augen roth oder stumpf, glasig oder wässerig, Zunge trocken, weiß oder gelb belegt, starker Schmerz im Magen, mit Erbrechen besonders nach Trinken, brennender Durst, Schmerz in dem Rücken und den Gliedern, Kopfschmerz durch Bewegung erhöht, Augen bei Bewegung schmerzhaft, Gefühl von Vollsein und Druck im Magen und den Eingeweiden, Angst, Furcht und Besorgniß, Schwinden des Gedächtnisses.

Rhus toxicodendron. — Haut trocken und gelb, Augen glasig und eingefallen, Zunge trocken und schwarz, Lippen trocken und bräunlich, Puls schnell und schwach, Delirium; Betäubung, schnarchendes Athmen, beständige Bewegung, unangenehmer Schmerz oder Brennen im Magen, Uebelkeit und Erbrechen, die unteren Theile gelähmt, Krämpfe in den Eingeweiden, Kolik, Diarrhöe, schwieriges Schlucken oder Schmerz beim Schlucken, Begriff stumpf und umwölkt.

Arsenicum. — Gesicht bläulich oder gelblich, Augen blaß und eingefallen, Körper kalt, bei kaltem und klebrigem Schweiß, Nase zugespitzt, Lippen und Zunge braun oder schwarz, schneller Puls, schwach und unruhig oder zitternd, große Hinfälligkeit, dumpfer, klopfender oder stechender Schmerz im Kopfe, brennende oder scharf ziehende Schmerzen im Magen oder in der Gegend der Leber; steife Glieder, häufiger zwingender Stuhl, oder die Entleerungen sind schmerzlos und finden ohne Wissen des Kranken statt, Brustbeklemmung, schnelles ängstliches Athmen, Krämpfe in den Waden, ziehende und krampfartige Schmerzen in den Eingeweiden, Gefühl als wenn ein schwerer Gegenstand auf die Eingeweide drücke, Gedächtnißschwäche, Betäubung und Bewußtlosigkeit.

Aconitum. — Im ersten und zweiten Stadium anwendbar, wenn eine brennende, trockene Haut, rothe Augen, gegen das Licht empfindlich, Gesicht roth, Lippen und Mund trocken, Gefühl von großer Hitze, Durst, Schmerzen in den Schläfen, der Stirne oder den Seiten des Kopfes, Schwindel beim Aufstehen, große Hitze und Reizbarkeit des Magens, kurzes und sehr schnelles Athmen vorhanden sind.

Nux vomica. — Haut gelb, besonders um Nase und Mund, Augen entzündet, Ringe um die Augen, Zunge weiß oder gelb belegt, oder trocken, aufgesprungen, braun mit rothen Rändern, brennende Schmerzen im Magen, Erbrechen einer säuerlichen, galligen Masse, heftiges Schlucken, Schwindel, Schmerzen im Kopfe, Zittern der Glieder, Verlangen nach Bier, Branntwein oder andern Reizmitteln, Entleerungen von einer blutigen oder galligen Masse aus den Eingeweiden, Kälte und Krämpfe in den Beinen, große Angst, Todesfurcht, Bewußtlosigkeit und Delirium mit Murmeln.

Mercurius. — Gelbe Hautfarbe, Augen roth, die Blutgefäße sind angefüllt, Zunge mit dickem weißen Pelz oder trockenem und braunem Schleim belegt, starke Neigung zum Schlafe oder Ruhelosigkeit, je nach dem Zustand der Nerven, Gefühl von Ermüdung, schnelles Sinken der Kräfte, heftiges Erbrechen einer galligen Schleimmasse, brennende Schmerzen und Empfindlichkeit des Magens, Kälte der Arme und Füße bei Krämpfen.

Veratrum. — Gesicht gelblich oder bläulich, kalt und mit kaltem Schweiße bedeckt, Augen trüb, gelblich oder wässerig, Lippen und Zunge trocken, braun und aufgesprungen, Schlucken, Kälte der Hände und Füße,

Entleerungen der Eingeweide, dünn, schwärzlich oder gelblich, Zittern, Krämpfe in den Füßen, Händen und Beinen, Sinken der Kraft, schwieriges Schlucken, sehr starker Durst, Erbrechen von grüner Galle, oder Schleim, oder schwarzer Galle und Blut, Krämpfe im Magen, den Eingeweiden und Gliedern.

Sulphur. — Gesicht blaß und gelblich, Puls hart, geschwind und voll, Schwindel und starke Schmerzen in dem Kopf, Jucken oder brennende Schmerzen in den Augen, Brausen in den Ohren, Schmerzen im Rücken und in den Seiten.

Verordnung der Heilmittel. — Dosis: 6 Kügelchen, oder man löse 20 Kügelchen in einem halben Bierglas voll Wasser und gebe der Strenge der Symptome angemessen, alle halbe, ganze, zwei oder drei Stunden eine Dosis.

Allöopathisch. Die Eingeweide sollten mit 10 Gran Calomel geöffnet und folgendes gegeben werden:

Schwefelsaure Magnesia (*Sulphate of magnesia*)	1	Unze.
Salpetersaure Potasche (*Nitrate of potash*)	10	Grane.
Lakritzen-Extrakt (*Extract of liquorice*)	1	Skrupel.
Zusammengesetzter Aufguß von Sennesblättern (*Compound infusion of senna*)	5½	Unzen.
Sennesblätter oder Jalappenwurzel (*Tincture of senna or jalap*)	3	Drachmen.
Spiritus von flüssigem Salz (*Spirits of sal volatile*)	1	Drachme.

Mische es. Dosis: 2 bis 3 Eßlöffel. Dies sollte alle Stunde oder wenn nöthig alle halbe Stunde wiederholt werden.

Anstatt des Calomels kann auch folgendes gebraucht werden:

Schwefelsaure Magnesia (*Sulphate of magnesia*)	1	Unze.
Cremor Tartari (*Cream of tartar*)	1	„

Reines Wasser	1 Pint.

Mische es. Dosis: Ein Weinglas voll.

Während des Frostes gebe man ein Senf-Fußbad; als Getränk Pfeffermünz-, (*Peppermint*) Isop- oder Salbei-Thee. In der fieberfreien Zeit oder dem Stadium der Ruhe gebe ein Reizmittel und suche durch warme Getränke und die Tinktur von *Veratrum Viride* oder das folgende Mittel Schweiß hervorzurufen:

Schwefelsaures Chinin (*Sulphate of quinine*)	12 Grane.
Aromatische Schwefelsäure (*Sulphuric acid*)	24 Tropfen.
Syrup	1 Unze.
Pfeffermünz-Wasser (*Peppermint water*)	1 „

Mische es und gebe jede Stunde einen Theelöffel voll.

Während des dritten Stadiums sollte anschließend an das Chinin-Präparat (*Preparation of quinine*) Branntwein (*Brandy*) nach Ermessen gegeben werden. Ist Schmerz und ein Frostgefühl auf der Magengrube vorhanden, sollten Blutegel angesetzt und nach deren Entfernung ein erweichender Umschlag auf den Magen gemacht werden. Essigsaures Morphium (*Acetate of morphine*) auf die Magengegend gesprengt, wird, nachdem es Blasen gezogen hat, hin und wieder die Reizbarkeit vermindern.

Gegen Schmerz im Kopf sind Blutegel an die Schläfe und in den Nacken, sowie auch Kaltwasserumschläge sehr zu empfehlen.

Der aufschäumende Trank des *United States Dispensatory* wird die Reizbarkeit des Magens vermindern und das Erbrechen einstellen.

Bei großer Hinfälligkeit und Schwäche möge folgendes gegeben werden:

Anderthalbkohlensaures Ammoniak (Sesqui-carbonate of ammonia)	1 Drachme.
Potaschen-Chlorid (Chloride of potash)	2 Drachmen.

Laudanum	1 Drachme.
Cinnamon- oder Pfeffermünz-Wasser	12 Unzen.

Alle Stunden einen Eßlöffel voll.

Drittes Kapitel.
Geisteskrankheiten.

Hypochondrie, Schwermüthigkeit (*Hypochondria*).

Dieser Geisteszustand ist die Folge von Nervenschwäche und tritt in der Regel gemeinschaftlich mit Verdauungsbeschwerden auf.

Ursachen mögen eine Herabstimmung und Kraftverminderung des Nervensystems werden, wie solche durch anhaltendes und angestrengtes geistiges Arbeiten oder auch durch Ausschweifungen, Unmäßigkeit im Essen und Trinken, Mangel an Schlaf, große geistige Angst, lang anhaltenden oder Unterdrückung des regelmäßigen Stuhles entstehen.

Symptome bestehen in Mattigkeit, Verdrossenheit, Mangel an Willenskraft, Unthätigkeit. Der Kranke leidet Schmerzen im Unterleib und der Brust, besonders unter der falschen Rippe. Das Gesicht nimmt einen schwermüthigen Ausdruck an, der Kranke bewacht beständig alle Symptome und vermeint unter einer Menge von Krankheiten zu leiden, spricht stets von seiner Gesundheit und glaubt, nicht lange mehr leben zu können. Er wird von Verdauungsbeschwerden belästigt, leidet an Verstopfung, Schwindel, Schmerzen im Kopfe, Zunge belegt, Gesichtsfarbe bleich oder dunkelbraun, Füße kalt und unruhigen Schlaf. Vielleicht wird er Wochen lang und länger das Bett hüten, fortwährend in der Einbildung, daß er an einer heftigen Krankheit leidet, und der Versuch, ihn davon abzubringen, wird ihn mehr oder weniger beleidigen. Dieser Gemüthszustand kann dauern, bis Personen und Gegenstände gesehen werden, die gar nicht vorhanden sind, ebenso bildet sich der Kranke ein, Geräusch zu hören. Ein beständiges Verlangen nach Medizinen für diese und jene Krankheit äußert sich. Die Hypochondrie ist in der Regel am Morgen schlimmer und legt sich gegen Mittag und Abend.

Behandlung.

Allgemeine. Große Sorgfalt muß bei Behandlung solcher Fälle beobachtet werden; der Kranke darf weder verspottet, noch sollte ihm das Vorhandensein einer Krankheit bestritten werden, da dies seinen Zustand nur verschlimmern würde. Man suche vielmehr seine Gedanken von düsteren Gegenständen und Vorstellungen abzulenken und neuen, zerstreuenden Dingen zuzuwenden, höre die Klagen des Kranken so an, als ob sie in Wirklichkeit durch ein ernstes Leiden begründet wären. Tägliche Bewegung im Freien, wie Schießen, Reiten und Fischen sollte erzwungen werden, und heitere Genossen, die da versuchen, ihre Heiterkeit auf das Gemüth des Kranken zu übertragen, sollten zu dessen Umgang gewählt werden. Der Leidende muß früh zu Bette gehen, auf einem harten Lager schlafen und früh wieder aufstehen, um, wenn es das Wetter zuläßt, Bewegung im Freien zu machen. Kalte Bäder, denen man ein lebhaftes Reiben folgen läßt, sollten häufig besucht werden. Die Kost muß leicht, nahrhaft und fein sein, wobei alle Fettigkeiten, Säuren, Spirituosen, Thee und Kaffee zu vermeiden sind.

Der Magen darf nie überladen und die Speisen müssen gut gekaut werden. Unverdaulichkeit, Verdauungsbeschwerden und andere Krankheiten, die daraus entspringen mögen, sind je nach ihren verschiedenen Anzeichen zu behandeln.

Homöopathisch. *Nux vomica.* — Bei Uebellaunigkeit, Lebensüberdruß, unerquickendem Schlafe, Eingenommenheit des Kopfes, heftigen Schmerzen oder einem Gefühle, wie Nadelstiche in das Gehirn, beständigem Verlangen, sich niederzulegen, großer Erschöpfung nach einem Spaziergange, Anlage zu oder Anwesenheit von Geschwüren.

Sulphur. — Bei Niedergeschlagenheit, Besorgniß wegen seiner Geschäfte, Gesundheit und seines Seelenzustandes, Unruhe, ängstlicher Ungeduld, körperlicher und geistiger Schlaffheit, Zerstreutheit, Vollsein und Beklemmung des Magens, Verstopfung.

Calcarea carbonica. — Bei Niedergeschlagenheit, einer Neigung, öfters zu weinen, Angst, Herzklopfen, eingebildetes Unwohlsein und Unglück, Wahnsinn und Krankheit, Todesfurcht, Unfähigkeit zum Denken oder zur geistigen Arbeit. (Dies, wenn *Sulphur* keine Wirkung zeigt.)

Aurum muriaticum. — Bei unerquickendem Schlafe, schreckhaften Träumen, Furcht vor einem bevorstehenden Ungemache, gänzlicher Mangel an Ehrgeiz und Thatkraft, beständiger Neigung, über eingebildete Krankheiten zu grübeln.

Natrum muriaticum. — Niedergeschlagenheit, düstere Ahnungen wegen der Zukunft, Lebensüberdruß, Mißmuth, Unfähigkeit zu geistiger Arbeit, Kopfschmerz und Mangel an Eßlust, Unverdaulichkeit nach dem Essen.

Verordnung der Heilmittel. Man gebe von dem gewählten Mittel einen Tag um den anderen 6 Kügelchen durch 2 Wochen hindurch. Tritt keine Besserung ein, so wähle man ein anderes Mittel.

Allöopathisch. Wenn Verstopfung vorhanden ist, lasse man zerstoßenen Weizen essen, oder wenn dies nicht entspricht, gebe man das folgende Mittel:

Pulverisirten Rhabarber (*Pulv. rhubarb*)	2 Skrupel.

Doppelt kohlensaure Potasche (*Bicarbonate of potassa*)	1	„
Brechnuß-Extrakt (*Extract of nux vomica*)	5	Grane.

Mische es und mache 12 Pillen daraus. Dosis: zweimal des Tages eine Pille.

Ein Theelöffel voll kalcinirter Magnesia (*Calcined magnesia*) oder ein Aufguß von Entenfuß (*Thoroughwort*) wird häufig von gutem Erfolge sein.

Bei vorhandener Schwäche kann eines von den folgenden gegeben werden:

Flüssiger Extrakt von Sennesblättern (*Fluid extract of senna*)	1	Drachme.
Zusammengesetzter flüssiger Enzianextrakt (*Compound fluid of gentian*)	½	„
Flüssiger Ingwerextrakt (*Fluid extract of ginger*)	½	„
Aromatischer Ammoniakspiritus (*Aromatic spirits of ammonia*)	½	„

Mische und gib es als eine Dosis in einem Weinglas voll versüßten Wassers.

Oder:

Aloe (*Aloes*)	1	Unze.
Enzian (*Gentian*)	1	„
Orangenschale (*Orange peel*)	1	„
Wachholderbeeren (*Juniper berries*)	1	„
Aniskörner, zerstoßen (*Anise-seed, bruised*)	1	„
Wachholderbranntwein (*Gin*)	1	Pint.

Mische und lasse es zwei Wochen lang stehen, dann seie es durch. Dosis: Zweimal des Tages einen Eßlöffel voll. Bei Ohnmachten und Todesgedanken kann Mutterkrautthee (*Motherwort*) mit einem Theelöffel voll Kampfer-Spiritus gegeben werden.

Eclectische und Kräuterkur. Sind die Eingeweide verstopft, öffne man sie vermittelst einer Mischung von Rhabarber (*Rhubarb*), zwei Theile, doppelt kohlensaure Potasche (*Bi-carbonate of potassa*), ein Theil, von dem 3 bis 15 Grane als eine Dosis gegeben und je nach Ermessen genommen werden können.

Wenn sich eine Neigung zu saurem Magen einstellt oder es zeigen sich andere Verdauungsbeschwerden, so gebe man Magnesia und präparirten Kalk, oder auch zehn Grane Rhabarber (*Rhubarb*) mit ungefähr einem Theelöffel voll Magnesia einmal des Tages.

Als ein stärkendes Mittel möge das folgende angewendet werden:

Schwefelsaures Chinin (*Sulphate of quinine*)	1	Drachme.
Leptandrin (*Leptandrin*)	1	„
Weinsteinsäure (*Tartaric acid*)	1	„

Alkoholextrakt von Schlangenwurzel (*Black cohosh*) in hinreichender Menge. Mische und theile es in vier Gran-Pillen; dreimal des Tages eine Pille.

Hysterie, Bauchnervensucht.

Dies ist ein Leiden, welches besonders dem weiblichen Geschlechte von nervöser oder nervös-sanguinischer Gemüthsart, mit heitern, lebhaften, heftigen Gefühlen und lebendiger Einbildungskraft eigen ist. Der Name ist aus dem Griechischen genommen und bezeichnet die Gebärmutter, wahrscheinlich weil gewisse Störungen des Geschlechtssystems Ursache zu dieser Krankheit wurden.

Ursachen. Zarte, nervöse Gemüthsbeschaffenheit, Beschränkung auf schlecht ventilirte und überheizte Zimmer, das Lesen von die Einbildungskraft aufregenden Büchern, der Besuch von theatralischen Vorstellungen, enge Schnürbrust, Mangel an Bewegung und Schlaf, außerordentliche Langeweile, üppige Lebensweise. Als die hervorragendsten Ursachen können geistige Erregungen, wie Aerger, Zorn, Kummer, Schreck, enttäuschte Liebe, Aussicht auf Unannehmlichkeiten, üble Gerüche oder Unverdaulichkeit bezeichnet werden.

Symptome. Ein Anfall von Hysterie folgt in der Regel auf Niedergeschlagenheit und begleitet Krämpfe von mehr oder weniger Dauer, sie wird häufiger bei Wittwen und Unverheiratheten, als bei Verheiratheten gefunden, sowie auch derartige Anfälle wahrscheinlicher zur Zeit der monatlichen Reinigung, als zu irgend einer anderen eintreten. In der Regel wird vor oder während des Anfalles ein Gefühl, als ob eine Kugel von der linken Seite des Unterleibes nach dem Hals aufstiege, welches ein Gefühl von Ersticken verursacht, wahrgenommen. Die Kranke weint und lacht abwechselnd oder verschafft sich durch Schluchzen und eine Fluth von Thränen, sowie durch Ringen der Hände und Raufen des Haars, Luft. Zuweilen wird der Körper und die Glieder krampfartig zusammengezogen und die Kranke sträubt sich vielleicht so heftig, daß die Kraft von mehreren Personen erforderlich ist, um sie zu halten. Der Kopf wird zurückgezogen und es tritt Delirium oder Bewußtlosigkeit ein. Es giebt nur wenige Symptome, welche die Krankheit anzeigen.

Behandlung.

Allgemeine. Die Kranke sollte an die frische Luft gebracht und die Kleider gelockert werden, so daß ein ungehinderter Blutumlauf und freies Athmen stattfinden kann. Kopf und Gesicht wasche man mit kaltem Wasser und zuweilen wird das Uebergießen mit einem Eimer kalten Wassers den Krampf der Kranken beendigen.

Allöopathisch. Während eines Krampfanfalles gebe man einen großen Theelöffel voll flüssigen Baldrianextrakt (*Fluid extract of valerian*) in ein Weinglas voll versüßten Wassers, was öfters wiederholt werden sollte; oder eine Drachme frisch gepulverter Baldrianwurzel, in 4 Pulvern getheilt, wovon als Dosis eines gegeben werden kann. Wenn die Kinnbacken geschlossen sind und nicht geöffnet werden können, nehme man in die Zipfel einer Serviette 2 Stücke Eis, ungefähr von der Größe eines Eies, und presse eins auf jeder Seite der Kinnbacken, was in der Regel ein Nachlassen des Krampfes verursachen wird. Ein Theelöffel voll flüchtigen Salzes (*Sal volatile*), Aether oder Stinkasant (*Asa fœtida*) kann, wenn zuträglich, gegeben werden. Hin und wieder wird auch eine Priese Erleichterung verschaffen. Hält der Anfall eine beträchtliche Zeit an, sollte eine Einspritzung, bestehend aus Terpentin, Spiritus, Castoröl, Stinkasanttinktur (*Tincture of asa fœtida*), von jedem eine halbe Unze mit einem Pint Haferschleim gemacht werden. Während der Zeit zwischen den Anfällen muß versucht werden, die Hauptursachen zu denselben, wie unregelmäßige Reinigung, Verstopfung oder gestörte Verdauung zu entfernen. Die Eingeweide mögen mit nicht zu heftig wirkenden Mitteln offen gehalten werden. Bei großer vorhandener Schwäche gebe man eins von den folgenden Mitteln:

Zink-Baldrian (*Valerianate of zinc*) 8 Grane.

Baldriantinctur (*Tincture of valerian*)	2	Drachmen.
Orangenblüthewasser	3½	Unzen.
Rothen Mohnsyrup (*Syrup of red poppies*)	2	Drachmen.

Mische es. Dosis: Alle 6 Stunden einen Eßlöffel voll.

Als stärkendes Mittel Folgendes:

Enzianaufguß (*Infusion of Gentian*)	5½	Unzen.
Anderthalb kohlensaures Ammoniak (*Sesqui-carbonate of ammonia*)	½	Drachme.
Zusammengesetzte Kardamontinktur (*Compound tincture of cardamon*)	½	Unze.

Mische es. Dosis: 2 oder 3 Mal des Tages einen Eßlöffel voll.

Oder:

Schwefelsaures Eisen (*Sulphate of iron*)	1	Skrupel.
Pulverisirte Aloe (*Pulverized aloes*)	2	„

Mische es und mache 20 Pillen daraus.

Dosis: zweimal des Tages eine Pille. Bei großer Zartheit des Rückgrats sollte die Crotonölsalbe (*Croton oil liniment*) angewendet werden, bis eine starke Entzündung eintritt.

Eclectische und Kräuterkur. Bei harten Fällen wird das folgende Mittel zuträglich gefunden werden:

Stinkender Pothos (*Skunk-cabbage root*)	½	Unze.
Schildkraut (*Skull-cap*)	½	„
Frauenschuhwurzel (*Ladyslipper root*)	½	„

Lobelia	½	„
Spanischer Pfeffer (*Capsicum*)	2	Drachmen.
Alcohol	1	Pint.
Zusammengesetzter Lavendel-Spiritus (*Compound spirits of Lavender*)	1	Pint.
Aether und Ammoniak, von jedem	4	Unzen.

Mische und lasse es bei häufigem Umschütteln zwei Wochen lang stehen.

Dosis: 1 bis 2 Theelöffel voll, so oft als erforderlich.

In der Zwischenzeit der Anfälle öffne man mit einem der folgenden Mittel die Eingeweide:

Aletridin	12	Grane.
Senegin (*Senecin*)	12	„
Schwefelsaures Chinin (*Sulphate of quinine*)	6	„

Mische und theile es in 12 Pillen. Dosis: 3 Mal des Tages eine Pille.

Oder:

Belladonnaextrakt	1½	Grane.
Schwefelsaures Chinin (*Sulphate of quinine*)	6	„
Alkoholextrakt von Schlangenwurzel (*Alcoholic extract of black cohosh*)	18	„

Mische und theile es in 12 Pillen. Dosis: 3 Mal des Tages eine Pille.

Eine Pille aus Entenfuß- (*May-apple*) Extrakt mit ein Wenig Chinin (*Quinine*) oder gestoßenen Gewürznelken (*Cloves*) zusammengesetzt, sollte jeden Abend oder einen Abend um den anderen genommen werden. Ein gelindes Brechmittel einmal in der Woche aus gleichen Theilen der Lobelia und Brechwurz (*Ipecacuanha*) mit Isop- (*Pennyroyal*) Thee, wird zuträglich gefunden werden.

Wenn der Kranke schwach ist, kann auch ein Pulver aus Narde (*Spikenard*), Enzian (*Gentian*), Camillen- (*Chamomile*) Blüthe zusammengesetzt, mit ein wenig Gewürznelken (*Cloves*) oder Muskatnuß (*Nutmeg*) in Wein oder Spiritus gegeben werden.

Homöopathisch. Wenn der Anfall von Verstopfung herrührt und zugleich von einem bitteren sauren Geschmack im Munde begleitet wird, bei Vollheit und Schmerz im Magen, Uebelkeit, Schwäche, Kopfschmerz, Schwindel, sollte *Nux Vomica* Abends und *Sulphur* Morgens gegeben werden.

Pulsatilla, *Sabina*, *Silicea*. Wenn der Anfall von einer Störung des Geschlechtsorganismus herrührt.

Ignatia, *Hyosciamus*, *Belladonna* und *Coffea*. Wenn der Anfall eine starke geistige Aufregung, wie Aerger oder Schrecken, zur Ursache hat.

Verordnung der Heilmittel. Während der Anfälle gebe von dem gewählten Heilmittel eine Lösung von 12 Kügelchen in 12 Theelöffel voll Wasser. Dosis: Alle 10 bis 15 Minuten einen Theelöffel voll.

In der Zwischenzeit der Anfälle werden alle 12 Stunden 6 Kügelchen hinreichend sein.

Melancholie, Trübsinn

ist eine krankhafter Zustand, unter dessen Einfluß der Kranke niedergeschlagen, mürrisch, wunderlich ist, oder wo er unter der Einbildung einer Schuld, eines großen Verbrechens, das er sich gegen den Himmel oder die Menschen zu Schulden kommen ließ, leidet. Der Appetit ist veränderlich, Stimme schwach, Puls tief und der Schlaf unvollkommen. Dessen Behandlung ist fast dieselbe, als die der Hypochondrie, auf die wir verweisen.

Manie, Irr- oder Wahnsinn

ist eine Störung des Geistes, die sich verschiedenartig äußert. Die Symptome sind so zahlreich und so verschieden, daß es unmöglich ist, irgend eine Beschreibung davon zu geben.

Ursachen. Unter den zahlreichen Veranlassungen hierzu mögen Schläge auf den Kopf oder Rückgrat, Schlagfluß, Lähmung, heftige geistige Aufregung, wie großer Aerger, Eifersucht, Furcht, religiöse Aufregung, geschlechtliche Ausschweifungen und Verdauungsbeschwerden hervorgehoben werden.

Behandlung — sollte nur einem dazu befähigten Arzte oder den Instituten für derartige Kranke überlassen werden.

Viertes Kapitel.
Krankheiten des Kopfes.

Congestion oder Blutandrang nach dem Kopfe.

Viele Personen leiden an sogenanntem Blutandrang nach dem Kopfe. Es ist dies ein Zeichen von Blutüberfluß oder gestörtem Blutumlauf und kann auch als ein Kennzeichen von Neigung zu einem Schlagfluß betrachtet werden.

Ursachen — können von einer Krankheit des Herzens, Schwächung durch Blutflüsse, Unverdaulichkeit, Verstopfung und geistiger Anstrengung herrühren.

Behandlung.

Eclectische und Kräuterkur. Bei Verstopfung der Eingeweide gebe man Salz, oder Salz mit Sennesblättern (*Senna*), oder auch Castoröl. In einem ernsten Falle sollte ein warmes Fußbad gegeben und ein Senfpflaster auf den Unterleib gelegt werden. Nachdem Linderung eingetreten ist, sollten die Eingeweide in Ordnung, die Füße warm und die Haut in einem gesunden Zustande erhalten werden. Die Kost muß einfach sein. Folgendes wird als ein vortreffliches Linderungsmittel gefunden werden:

Belladonna-Tinktur	½	Unze.
Stechapfel- (*Stramonium*) Tinktur	½	„
Blutwurzel- (*Blood root*) Tinktur	1	„

Mische es und nimm 20 Tropfen einmal des Tages.

Homöopathisch. Der Kranke muß sich aller spirituosen Getränke, des Kaffees und Thees enthalten und häufig Waschungen mit kaltem Wasser vornehmen.

Aconitum — ist das erste Mittel gegen Kopfschmerz, besonders bei einem Schmerz über den Augen, als wenn der Kopf springen wollte, fühlbarer beim Bücken oder Husten.

Belladonna — allein oder abwechselnd mit *Aconitum*, wenn der Schmerz mehr auf der rechten Seite des Kopfes, oder bei einem heftigen Drucke auf die Stirne, welcher bei Bewegung, Geräusch und Licht zunimmt, sowie auch bei Summen in den Ohren.

Opium. — Wenn der Anfall durch Schreck oder das Trinken von kaltem Wasser, wenn erhitzt, hervorgerufen wird mit folgenden Kennzeichen:

Schwindel, Summen in den Ohren, Betäubung, bei vom Kopfe strömendem Schweiß, auch anwendbar in jenen Fällen, wo lang anhaltende Verstopfung vorhanden, die sehr hartnäckig ist, während der Kranke gar kein Verlangen nach Stuhl hat.

Coffea. — Wenn der Anfall durch große Freude — oder bei Kindern durch das Zahnen, Schlaflosigkeit und Gemüthsbewegung hervorgerufen wird.

Nux vomica. — Sind anhaltendes Studiren, Trinken von Spirituosen oder heftiger Zorn die Ursache; auch bei vorhandenem schmerzhaften Gefühle im Kopfe beim Gehen oder Bewegen, Druck in den Schläfen, matten Augen, verstopften Eingeweiden mit erfolglosem Verlangen nach Entleerung, verschlimmerten Symptomen am Morgen oder im Freien.

Bryonia. — Bei schmerzhaftem Druck in den Schläfen oder einem Gefühle beim Bücken, als ob etwas aus den Schläfen fallen wollte, bei Nasenbluten ohne Linderung.

Rhus toxicodendron — kann bei denselben Symptomen gegeben werden.

Verordnung der Heilmittel. Löse 12 Kügelchen in 12 Theelöffel voll Wasser und gebe alle 15 Minuten bis eine halbe oder 2 Stunden der Strenge der Symptome angemessen einen Theelöffel voll.

Allöopathisch. Folgendes möge gegeben werden:

Minderers Geist (*Spirit of mindererus*)	2	Unzen.
Süßer Salpeter-Spiritus (*Sweet spirits of nitre*)	1	Unze.

Mische es und nehme dreimal des Tages einen Theelöffel voll.

Eine Dosis von einem gelinden Mittel wie Castoröl, Salz, oder Salz mit Sennesblättern (*Senna*) sollte am Abend und dem darauffolgenden Morgen gegeben werden.

Rochelle-Salz	2	Drachmen.
Doppeltkohlensaure Soda (*Bicarbonate of soda*)	2	Skrupel.
Wasser	½	Pint.

Mische es.

Dieser Mischung füge

Weinstein-Säure (*Tartaric acid*) 35 Grane.

hinzu und nehme das ganze während des Aufschäumens.

Schwindel (*Vertigo*)

ist in der Regel einer Ueberfüllung der Blutgefäße des Kopfes zuzuschreiben und mag ein Symptom von Verdauungs-Störung, Hysterie, Schlaganfall oder Epilepsie sein.

Ursachen — sind in der Regel ein in Unordnung gekommener Magen, übermäßige Entleerungen; zu starke Befriedigung in Spirituosen und Betäubungsmitteln, Opium, oder Fallen und Schläge auf den Kopf.

Symptome. — Der Kranke wird plötzlich von einem schwimmenden Gefühle im Kopfe befallen, Alles erscheint matt und als ob es sich herumdrehe, was ein Taumeln und eine Neigung zum Fallen verursacht. Der Anfall dauert nur einige Augenblicke lang.

Behandlung.

Homöopathisch. *Aconitum.* — Schwindel mit Uebelkeit und Erbrechen, umwölktes Auge und Verlust des Bewußtseins.

Pulsatilla. — In Unordnung gekommener Magen bei Uebelkeit und Erbrechen, Ekel gegen Nahrung, Schwindel beim Herumblicken.

Arnica. — Schwindel nach Ueberladung des Magens, oder während des Essens, mit Uebelkeit, Verdunklung des Blickes und rothem Gesicht.

Nux vomica. — Schwindel während oder nach dem Essen, oder während eines Spazierganges im Freien, beim Bücken oder Nachdenken, des Morgens schlimmer als am Abend und wenn auf dem Rücken liegend, ein Gefühl, als ob sich alles um Einen herumdrehe, Ohnmachten und Verlieren des Bewußtseins.

Opium. — Wenn der Anfall von Schreck verursacht, bei Zittern, Verdunkelung des Blickes, Schwindel, beim Aufstehen stärker und den Kranken zum Niederlegen zwingend.

Mercurius. — Am Morgen und Abend stärkerer Schwindel, verschwommener Blick beim Aufheben des Kopfes, Verlangen, sich niederzulegen.

Bryonia — kann bei denselben Symptomen gegeben werden, besonders wenn beim Bücken und Wiederaufrichten ein Gefühl von Blutandrang wahrgenommen wird.

Ipecacuanha. — Schwindel und Taumeln beim Gehen.

Belladonna. — Flimmern der Augen bei Bewegung, beim Bücken zunehmend, theilweises Verlieren des Bewußtseins.

Antimonium Crudum. — Uebelkeit und Erbrechen, Abneigung gegen Speise, Magen in Unordnung. Diesem kann man *Pulsatilla* folgen lassen.

Sulphur. — Schwindel des Morgens oder Abends, beim Ersteigen einer Anhöhe, oder nach dem Essen.

Verordnung der Heilmittel. Man gebe alle 2, 3 oder 4 Stunden 6 Kügelchen von dem gewählten Mittel. Dies wird in der Regel zur Linderung hinreichen, oder es ist ein anderes Heilmittel erforderlich.

Allöopathisch. Wenn Verdauungsbeschwerden dem Schwindel zu Grunde liegen, sollte der Kost Aufmerksamkeit geschenkt werden. Bei Verstopfung öffne die Eingeweide mit Kaltwassereinspritzungen oder gebe folgendes:

Castoröl	1	Unze.
Pfeffermünz-Wasser (*Peppermint water*)	2	Unzen.
Gewöhnlicher Syrup	½	Unze.
Ein Eidotter.		

Mische und nimm es auf einmal.

Oder auch:

Schwefelsaure Magnesia (*Sulphate of magnesia*)	1	Unze.
Cremor Tartari	1	„
Reines Wasser	1	Pint.

Mische es. Ein Weinglas voll zweimal des Tages.

Eclectische und Kräuterkur. Wird der Schwindel durch Magenunordnung verursacht, kann ein Abführmittel wie pulverisirter Entenfuß (*Powdered May apple*), oder Thee von Isop (*Penny royal*), Pfeffermünz (*Peppermint*), Salbei (*Sage*) oder Balsam gegeben werden.

Schlagfluß (*Apoplexy*).

Dieses Leiden kennzeichnet sich durch einen plötzlichen, mehr oder weniger vollständigen — Verlust des Bewußtseins und der freien Bewegung, ohne den Blutumlauf oder das Athmen zu unterbrechen. Es wird durch einen Druck auf das Gehirn hervorgerufen.

Ursachen. — Was immer einen Andrang des Blutes nach dem Gehirn veranlaßt, wie heftige Bewegung, Unmäßigkeit im Essen und Trinken, der Gebrauch von Betäubungsmitteln, plötzliche und große geistige Aufregung, wie Furcht oder Aerger, üppige Lebensweise, übertriebene Anwendung von Reizmitteln, Mangel an Bewegung, Unterdrückung von Nasenbluten, übermäßige geistige Anstrengung, allgemeine Hinfälligkeit, Schwäche nach großer körperlicher Anstrengung, Krankheit oder hohes Alter. Auch Krankheiten des Herzens und der Schlagadern, sowie der Lungen können die Veranlassung dazu werden. Ferner kann derselbe auch erblich übertragen worden sein. Leute mit großen Köpfen, kurzem Halse, rothem und blutunterlaufenem Gesichte sind besonders zu Anfällen geneigt.

Symptome. — Obgleich der Anfall zuweilen ganz plötzlich eintritt, so gehen doch in der Regel Symptome voraus, die auf dessen Annähern schließen lassen. Zu diesen zählen große Neigung zum Schlafe — unerquickender und durch Träume unterbrochener oder langer und schwerer Schlaf — mit mühsamem und tiefem Athmen, beständigem dumpfem Schmerz im Kopfe, mit einem Gefühl von Gewicht und Schwere, Schwindel, häufige Anfälle von Alpdrücken, heftige Schmerzen im Gehirn, die Stirnadern dick und angeschwollen, die Adern des Halses und der Schläfe heftig pulsirend, heißer Kopf, Läuten und Summen in den Ohren, Flimmern vor den Augen, zur Nachtzeit Krämpfe in den Beinen, beständige Neigung zum Seufzen, Verlust des Gedächtnisses, Reizbarkeit des Gemüths, ein Gefühl von Erstarren der Beine und Füße, das Niederfallen des oberen Augenlids, veränderlicher Gang, Unregelmäßigkeit in dem Zusichnehmen der Nahrungsmittel, unnatürliche Eßlust, Verstopfung und andere Kennzeichen einer schlechten Verdauung.

Hat der Kranke einen Anfall, so ist das Gesicht gewöhnlich stark gefärbt, die Redeweise wird verwirrt, das Gehör vermindert sich und ein plötzliches Zusammensinken, gleichzeitig mit Verlust des Bewußtseins, mehr oder weniger des Gefühls oder der freien Bewegung tritt ein.

In anderen Fällen wird der Kranke plötzlich von einem Schmerz im Kopfe befallen, wird blaß, schwach und ohnmächtig, erbricht sich und sinkt in einem halb bewußtlosen Zustande nieder, der Puls ist schwach und eine Verzuckung kann eintreten. Diese Betäubung kann einige Minuten bis mehrere Tage anhalten und wenn sie nicht mit dem Tode endet, so wird doch die Genesung nur allmählig vor sich gehen.

Bei der Wiedergenesung wird in der Regel beobachtet werden, daß die Muskeln auf der einen Seite des Körpers gelähmt sind, was nach einigen Stunden verschwinden, aber auch Monate und Jahre anhalten kann. Der Geist ist zuweilen geschwächt und das Gedächtniß mehr oder weniger mangelhaft.

Schlagfluß kann von Epilepsie durch die bei dem ersteren vorhandenen Verzuckungen unterschieden werden. Bei Epilepsie findet man in der Regel Schaum vor dem Munde, Knirschen mit den Zähnen und ein Geschrei, das dem Bellen eines Hundes gleicht. Das Athmen findet hierbei sehr laut und schnarchend statt.

Behandlung.

Allgemeine. Der Kranke sollte in einen kühlen luftigen Raum geschafft werden. Die Kleider um den Hals müssen entfernt und der Kopf erhöht werden. Uebergießen des Kopfes und Halses mit kaltem Wasser wird sehr zuträglich sein, ebenso starkes Reiben der Fußsohlen.

Allöopathisch. Ein Abführmittel bestehend aus 10 bis 15 Granen Calomel sollte das Erste sein. Kann der Patient nicht schlucken, so sollte der hintere Theil der Zunge mit 2 bis 3 Tropfen Crotonöl eingerieben und eine Einspritzung, bestehend aus 2 oder 3 Eßlöffel gewöhnlichen Salzes und ein wenig Oel oder Butter in einem Pint warmen Wassers gemacht und alle 2 Stunden wiederholt werden.

Folgendes ist als eine gute Einspritzung zu empfehlen:

Castoröl	1	Gill.
Pulverisirter Cayennepfeffer	10	Grane.
Molasses	1	Gill.
Salz	1	Theelöffel voll.
Warmes Wasser	1	Pint.

Wird der Kranke kalt, oder der Puls klein und schwach, das Gesicht von Schmerz verzogen und die Haut blutlos, so sollten warme Flanells und heiße Steine auf die Oberfläche des Körpers gebracht und folgendes gegeben werden:

Flüchtiges Salz (*Sal volatile*)	½	Drachme.

Kampher-Wasser	1 Unze.

Mische es.

Wenn der Kranke schlucken kann, gebe man ein Abführmittel von einem Aufguß aus Sennesblättern mit schwefelsaurer Magnesia (*Sulphate of magnesia*), Kaltwasserumschläge oder Blasen mit Eis auf den Kopf werden zuträglich sein. Um spätere Anfälle zu verhindern, sollte der Kranke der Kost Sorgfalt zuwenden und die Verstopfung der Eingeweide zu verhüten suchen, täglich Bäder nehmen, jede Aufregung, sowie körperliche und geistige Anstrengung vermeiden. Das Trinken von betäubenden Getränken muß unterbleiben und die Kleidung warm und bequem sein.

Eclectische und Kräuterkur. Waschungen des Kopfes und Gesichts mit kaltem Wasser, und ein Bad der Beine und Füße in warmem Wasser, dem pulverisirter Senf oder Pfeffer beigefügt wird, ist sehr zuträglich. Wenn sich der Kranke nicht schnell wieder erholt, kann eine Einspritzung von dem folgenden gemacht werden:

Castoröl	1 Gill.
Zusammengesetzte Tinktur der Lobelia und des spanischen Pfeffers (*Compound tincture of Lobelia and Capsicum*)	2 Drachmen.
Warmes Wasser	1 Pint.
Molasses	1 Gill.
Feines Salz	1 Drachme.

Mische und verwende es zu einer Einspritzung, was alle 15 Minuten, wenn nothwendig, wiederholt werden kann.

Ein oder zwei Tropfen Crotonöl auf ein Stück Zucker, das so weit als möglich nach hinten auf die Zunge geschoben wird.

Wird der Anfall durch Trunkenheit hervorgerufen, kann ein Brechmittel von Salz, Senf oder Lobelia gegeben werden.

Um Schweiß hervorzurufen, gebe man *Composition powder* und lasse Isop- (*Pennyroyal*) oder Katzenmünze- (*Catnip*) Thee trinken.

Ist Opium die Ursache des Anfalles, so muß der Kranke starken Kaffee trinken und gezwungen werden, zwischen zwei Begleitern eine lange Zeit hindurch zu gehen.

Nach der Erholung sei man in Bezug auf Kost und Kleidung sehr vorsichtig, vermeide alle starkgewürzten Speisen, Wein und Spirituosen, bade häufig und mache viel Bewegung im Freien.

Homöopathisch. Wenn Gift vermuthet wird, so sollte es durch ein starkes Brechmittel, wie schwefelsaures Zink (*Sulphate of zinc*), oder durch die Magenpumpe entfernt werden. Ist *Opium* oder *Belladonna* die Ursache, gebrauche man starken Kaffee.

Opium. — Trifft der Anfall alte Leute, begleitet mit Summen in den Ohren, Harthörigkeit, Röthe des Gesichts, Unfähigkeit zu antworten, Schwierigkeit beim Aufstehen, mühsames und schnarchendes Athmen, kalter Schweiß im Gesicht, starkes Pulsiren der Adern an den Schläfen.

Belladonna. — Gesicht geschwollen, bläulich oder dunkelroth, Anschwellen der Adern des Kopfes und Halses, die Pupillen erweitert und die Augen mit Blut unterlaufen, Knirschen der Zähne, Unterdrückung oder unfreiwillige Entleerung des Urins. Wenn sich der Kranke erst wieder etwas erholt, kann dieses Mittel gegen Schwindel, klopfende Schmerzen, Schwere und Druck, krampfartige Schmerzen im Gesicht und in den Gliedern, Brausen in den Ohren, Verstopfung, Erhöhung der Schmerzen bei Bewegung oder Berührung gegeben werden.

Coffea. — Schlagfluß bei nervösen Personen durch heftige Bewegungen verursacht.

Aconitum. — Andrang oder plötzliches Schießen des Blutes nach dem Kopfe, Summen in den Ohren, tödtliche Blässe des Gesichts, Schmerz im Kopfe und Erbrechen, brennende und klopfende Schmerzen in der Stirn und den Schläfen, Pupillen der Augen erweitert, Gesicht geschwollen, roth und erhitzt, Lähmung der Zunge, Schwierigkeit beim Schlucken.

Nux vomica. — Bei Personen von sitzender Lebensweise, oder jenen die gewöhnt sind, Spirituosen zu trinken, besonders bei Kopfschmerz auf der rechten Seite, Schwindel kann dasselbe abwechselnd mit *Opium* gegeben werden.

Hyosciamus. — Der Kranke stürzt plötzlich mit einem heftigen Schrei zusammen, Verzuckungen, mühsames Athmen, dem Anfalle folgt Mattigkeit und zeitweilige Bewußtlosigkeit, Neigung zum Schlaf, oft und zu lang, Erschrecken, Auffahren aus dem Schlaf, der Körper mit übermäßigem Schweiße bedeckt, häufige Anfälle von Schwindel, Gesicht schwarzgelb,

Stimmung traurig und gereizt, Augen roth, funkelnd, starr und aus den Höhlen hervortretend.

Arnica. — Bei Beschädigungen des Kopfes, die Schlagfluß herbeiführen.

Mercurius. — Schmerz im Kopfe und ein Gefühl, als ob derselbe springen wollte, Unbehaglichkeit und Schwere in den Gliedern, Anfälle von Verlust der Sehkraft, Summen in den Ohren. Dies kann nach *Belladonna* gegeben werden.

Ipecacuanha. — Wenn die Ueberladung des Magens mit zu reicher Nahrung die Ursache ist.

Verordnung der Heilmittel. — Löse 15 Kügelchen in 12 Theelöffel voll Wasser und gebe alle 10, 15 oder 20 Minuten während des Anfalles, nach dem Anfalle alle 2 oder 3 Stunden einen Theelöffel voll.

Gehirn-Entzündung.

Zur Behandlung dieser Krankheit siehe zweites Kapitel — „Gehirnfieber."

Sonnenstich (*Sun Stroke*)

gleicht in vielen Beziehungen dem Schlagfluß und wird durch unmittelbares Aussetzen des Kopfes den Sonnenstrahlen verursacht. Der damit Befallene sinkt in einem bewußtlosen Zustande nieder und stirbt, wenn nicht schleunige Hilfe geschafft wird.

Symptome. — Schwindel, Durst, zuweilen Fallen, schweres Athmen.

Behandlung.

Allgemeine. Man schaffe den damit Befallenen an einen kühlen, schattigen Platz, entferne jede Kleidung um den Hals und übergieße eine lange Zeit beständig Kopf und Hals mit kaltem Wasser.

Reibe den Körper und die Glieder kräftig mit der Hand.

Eclectische und Kräuterkur. Sobald der Kranke schlucken kann, sollte ein Abführmittel wie ein halber Theelöffel voll Jalappenwurzel (*Jalap*), oder ein Viertel-Theelöffel voll Cremor Tartari (*Cream of tartar*), das der Jalappenwurzel beigefügt werden kann, gegeben werden. Castoröl ist hin und wieder von gutem Erfolge.

Gegen die Wirkungen, die der Sonnenstich zurückläßt, kann folgendes gegeben werden:

Belladonna-Extrakt (*Extract of Belladonna*)	5	Grane.
Schlangenwurzel-Alcohol-Extrakt (*Alcoholic extract of black cohosh*)	40	„
Schwefelsaures Chinin (*Sulphate of quinine*)	20	„
Entenfuß (*Podophyllin*)	10	„

Mische es und theile es in 40 Pillen. Dosis: 3 Pillen des Tages.

Oder:

Stachelige Eschenrinde (*Prickly ash bark*)	1	Unze.
Rothen Hühnerdarm (*Red chickweed*)	1	„
St. John'skraut (*St. John's wort*)	1	„
Weiße Kamille (*White weed*)	1	„
Kochendes Wasser	1	Quart.

Lasse es 5 oder 6 Stunden nahe am Feuer erweichen. Dosis: 3 oder 4 Mal des Tages ein Weinglas voll.

Homöopathisch. *Aconitum.* — Alle 15 Minuten eine Dosis.

Belladonna. — Bei stark vorhandenem, stoßenden, brennenden, ruckweisen Schmerz auf einer Seite des Kopfes, oder heftigem Druck in der Stirne, bei Bewegung, Bücken, durch Geräusch und Licht zunehmend. Dies kann abwechselnd mit *Aconitum* gegeben werden.

Glonoine — ist das Hauptmittel, das in dieser Krankheit alle 5 Minuten gegeben werden sollte.

Camphora. — Besonders wenn der Kranke schwer athmet und schwitzt, sollte abwechselnd mit *Glonoine* gegeben werden.

Lachesis — wird ebenfalls in einigen Fällen gegeben.

Verordnung der Heilmittel. Löse 12 oder 15 Kügelchen in 12 Theelöffel voll Wasser und gebe alle 5, 10 und 15 Minuten oder alle halbe Stunden, und nach dem Anfalle alle 2, 3 oder 4 Stunden einen Theelöffel voll. Zuweilen kann auch ein wenig Branntwein gegeben werden.

Personen, die besonders zu Anfällen geneigt sind, sollten vorsichtig vermeiden, sich den Einwirkungen der Sonnenstrahlen auszusetzen, und entweder nasse Tücher oder Blätter im Hute tragen.

Allöopathisch. Terpentinöl (*Oil of turpentine*), eine Auflösung von Ammoniak oder Alkohol kann vermittelst Einspritzung gegeben werden, wenn der Kranke nicht schlucken kann. Die Behandlung desselben ist ungefähr dieselbe, wie die beim Schlagfluß.

Kopfweh. — Kopfweh durch Catarrh verursacht.

Dieser Kopfschmerz wird durch Schnupfen hervorgerufen und hält oft noch eine lange Zeit an, nachdem der Letztere bereits aufgehört hat. In einigen Fällen tritt er regelmäßig zu gewissen Jahreszeiten ein und zwar vorzugsweise im Frühjahr und Herbst, während des feuchten Wetters.

Behandlung.

Eclectische und Kräuterkur. Folgendes möge geschnupft werden:

Pulverisirter Gagel (*Pulverized bay berry*)	1	Unze.
Chinarinde (*Peruvian bark*)	1	„
Blutwurzel (*Blood root*)	1	„

Mische es gut in einem Mörser und nehme davon mehrere Male des Tages.

Zieht es der Patient vor, kann diesem noch Schottischer Schnupftabak beigemischt werden.

Homöopathisch. *Nux vomica.* — Schwere in der Stirn, Laufen der Nase, Fieberhitze im Kopfe, auf den Wangen und im Körper.

Mercurius. — Ist besonders nützlich, wenn der Schnupfen einen epidemischen Charakter (d. h. wenn denselben viele Leute zu gleicher Zeit haben) angenommen hat und drückende Schmerzen in der Stirn und über der Nase vorhanden sind, häufiges Niesen, Laufen der Nase, bei Röthe, Wundsein oder Heiserkeit, Jucken begleitet von Fieberschmerzen in den Gliedern und Durst.

Sulphur — erleichtert in einigen Fällen, besonders bei folgenden Symptomen: Gefühl von Vollsein, Druck und Schwere in der Stirn, Stichen, stoßweisen Schmerzen, besonders in der linken Seite.

Tartarus emeticus. — Häufiges Niesen, Geschmack- und Geruchlosigkeit.

Arsenicum. — Das wichtigste Mittel bei Behandlung dieser Krankheit, besonders erfolgreich in chronischen Fällen.

Aconitum. — Bei einem drückenden und dumpfen Gefühle, sowie Hitze in der Stirn, schlimmer des Nachts, besser im Freien, Laufen der Nase und der Augen.

Chamomilla. — Stoßweises, thränendes Gefühl in der Seite des Kopfes, böser Hals, Heiserkeit und bitterer Geschmack im Munde.

Verordnung der Heilmittel. Löse 6 Kügelchen in drei Eßlöffel voll Wasser und nehme alle halbe, ganze, 2, 3 oder 4 Stunden, der Strenge der Symptome des Anfalles angemessen, während demselben einen Theelöffel voll. Tritt innerhalb einiger Stunden keine Erleichterung ein, wähle man ein anderes Mittel.

Gegen chronische Kopfschmerzen, welche zu gewissen Zeiten eintreten, nehme man einen Tag um den anderen eine Dosis der gewählten Mittel.

Allöopathisch. Folgende Salbe wird mit gutem Erfolge angewendet werden:

Aconitextrakt (*Extract aconite*)	1	Skrupel.
Seifensalbe (*Soap liniment*)	1	Unze.
Zusammengesetzte Kamphersalbe (*Compound camphor liniment*)	1	„

Mache hiervon einen Umschlag auf die Stirne.

Gleichzeitig mögen die folgenden Pillen genommen werden:

Jodeisen (*Iodide of Iron*)	½	Drachme.
Baumrindenextrakt (*Extract of bark*)	1½	„

Mische und theile es in 24 Pillen und nehme 2 Mal des Tages 2 Pillen.

Kopfweh durch Blutandrang verursacht.

Klopfen im Kopfe, Schlagen der Halsadern, Erbrechen beim Wachsen des Schmerzes, ebenso Schmerz beim Schütteln oder Bewegen des Kopfes, Niederlegen oder Bücken.

Behandlung.

Allgemeine. Bade den Kopf mit warmem Wasser und Essig, ebenso die Füße mit warmem Wasser und reibe sie nachher stark. Wasche die Schläfe mit warmem oder kaltem Wasser, je nach des Kranken Wunsch.

Homöopathisch. *Aconitum.* — Heftig klopfendes, summendes Gefühl im Gehirn, Stirn und Gesicht roth und mit Blut unterlaufen, Augen roth und empfindlich gegen das Licht, Schmerz am Morgen, beim Trinken, Sprechen oder Aufstehen schlimmer, Puls voll und geschwind.

Belladonna. — Heftige Schmerzen, gleichsam als ob der Kopf spalten oder das Gehirn durch die Stirn brechen wollte, heißer Kopf, kalte Füße, ein Gefühl, als ob sich Wasser in der Stirn befände, heftiges Schlagen der Adern des Halses und der Schläfe, Delirium, rothes, blutunterlaufenes Gesicht, das Blut in die Augen eingeschossen, bei großer Empfindlichkeit gegen Licht, Geräusch und Berührung, darauf tief sitzende, drückende Schmerzen, bei blassem Gesicht und Schwindel, beim Bewegen der Augen, Heben oder Bewegen des Kopfes Verschlimmerung. Dies kann abwechselnd mit *Aconitum* gegeben werden, wenn *Aconitum* keine Erleichterung gewährt.

Pulsatilla. — Dumpfer Schmerz und Druck nur auf einer Seite am Hinterkopf oder an der Nasenwurzel, Linderung durch Niederlegen oder Drücken, schlimmer während des Sitzens oder Gehens, blassem Gesicht, Aufregung, Neigung zum Weinen, Schwindel. Frauenzimmer und Leute sanfter Gemüthsart sind dazu besonders geneigt.

Bryonia. — Ein sich innerhalb ausbreitender Druck, besonders nach der Stirne zu, beim Bewegen oder Bücken, heftiges Schlagen oder Stechen im Kopfe, Verstopfung der Eingeweide und Nasenbluten.

Rhus toxicodendron. — Gefühl von Vollsein im Kopf, brennender und klopfender Schmerz, Gewicht im Hinterkopfe, Gefühl von einer rollenden Flüssigkeit innerlich; kann abwechselnd mit *Belladonna* oder *Bryonia* gegeben werden.

Nux vomica. — Schmerzen schlimmer am Morgen oder im Freien, Schwere des Kopfes, besonders beim Bewegen der Augen und Nachdenken, Gefühl als ob der Schädel zerspringen wollte, ein quetschender Schmerz im Gehirn, schlimmer beim Bücken oder Bewegen, Schießen des Blutes nach dem Kopfe.

Opium. — Verstopfung, mit Schießen des Blutes nach dem Kopfe, heftige drückende Schmerzen im ganzen Gehirn und Schwere, Schlagen im Kopfe.

Allöopathisch. Man gebe Folgendes:

Minderers Geist (*Spirits of mindererus*)	2	Unzen.
Süßer Salpeter-Spiritus (*Sweet spirits of nitre*)	1	Unze.

Mische es und nimm alle 3 Stunden einen Theelöffelvoll.

Ist Jemand zu diesem Kopfweh besonders geneigt, so mag er von dem Obigen zweimal des Tages einen Theelöffel voll nehmen. Des Abends mögen einige gelinde Abführmittel, wie Castoröl oder Bittersalz (*Epsom salts*), genommen werden.

Rochellesalz (*Rochelle salts*)	2	Drachmen.
Doppelt kohlensaure Soda (*Bi-carbonate of soda*)	2	Skrupel.
Wasser	½	Pint.

Mische es. Dieser Mischung füge noch 35 Grane von Weinsteinsäure (*Tartaric acid*) hinzu und trinke das Ganze während des Aufschäumens.

Eclectische und Kräuterkur. Rührt das Kopfweh von zu vielem Blute her, so muß eine Behandlung eingeschlagen werden, dasselbe zu zertheilen. Der Kranke sollte eine kühlende und leicht verdauliche Nahrung zu sich nehmen und sich aller reichen, schwer verdaulichen Speisen enthalten. Die Beine und Füße bade man in warmem Wasser, dem Senf oder Pfeffer hinzugefügt wurde.

Ferner gebe Folgendes:

Entenfuß (*Podophyllin*)	15	Grane.
Gummi-Gutti (*Gamboge*)	15	„
Wunderharz (*Scammony*)	15	„
Rhabarber (*Rhubarb*)	15	„
Cayennepfeffer (*Cayenne*)	15	„

Mache 12 Pillen daraus und füge ein wenig Alraunwurzel- (*Mandrake*) oder Löwenzahn- (*Dandelion*) Extrakt hinzu. Fehlt Entenfuß, so bediene man sich derselben Menge von Aloe. Eine Dosis wird in der Regel das Kopfweh lindern, aber um eine bleibende Erleichterung zu verschaffen, sollte durch mehrere Wochen hindurch jeden Abend eine Dosis genommen werden.

Folgende Pillen sind von gutem Erfolge:

Pulverisirter Cayennepfeffer	60	Grane.
Chinin (*Quinine*)	10	„
Brechwurz (*Ipecac*)	15	„
Pulverisirtes Opium	10	„

Mache 30 Pillen daraus und nehme alle Morgen und Abend eine.

Kopfweh durch Rheumatismus verursacht.

Dieses trifft nur Personen, die mit Rheumatismus behaftet sind. Es wird nicht selten durch das Nichtbedecken des Hauptes während des Schwitzens hervorgerufen. Ein dumpfer Schmerz befindet sich in der Regel in der Stirn, den Schläfen und dem Hinterkopf und ist eher ein schmerzhaftes Gefühl als ein wirklicher Schmerz. Der Kopf ist gegen Druck schmerzhaft empfindlich.

Behandlung.

Allöopathisch. Man gebe folgende Pillen:

Essigsaurer Wiesensafranextrakt (*Acetous extract of colchicum*)	1	Gran.
Zusammengesetzter Koloquinthenextrakt (*Compound extract of Colocynth*)	2	Grane.
Brechwurzpulver (*Ipecac*)	½	Gran.

Mische es und mache eine Pille daraus, welche jeden Abend genommen werden kann. Die Füße bade man in kaltem Wasser und wasche den Kopf mit kölnischem Wasser (*Cologne*). Auch kann folgende Lösung angewendet werden:

Weinspiritus (*Spirits of wine*)	2½	Unzen.
Oder Branntwein	¼	Pint.
Kaltes Wasser (das vorher abgekocht worden ist)	1	Pint.

In einigen Fällen wird auch die folgende Salbe erfolgreich angewendet werden:

Seifensalbe (*Soap liniment*)	2½	Unzen.
Ammoniak-Liquor (*Liquor ammonia*)	½	Drachme.
Mohnsaft (*Laudanum*)	½	Unze.

Mische es. Ein Senfpflaster hinten im Nacken gelegt, wird zuweilen Linderung verschaffen.

Ferner gebe man Folgendes:

Zusammengesetzte Koloquinthen-Pille (*Compound pill of colocynth*)	14	Grane.
Wiesensafranextrakt (*Extract of Colchicum*)	4	„
Kümmelöl (*Oil of caraway*)	2	Tropfen.

Mische es und mache 4 Pillen daraus. Dosis: Eine Pille beim zu Bettegehen.

Eclectische und Kräuterkur. Folgende Salbe möge angewendet werden:

Branntwein	1	Pint.
Salpeter (*Salt-petre*)	1½	Unzen.
Kampher (*Camphor*)	1	Unze.
Terpentinspiritus (*Spts. turpentine*)	1	Gill.

Mische es und lege es auf ein gut geplättetes Stück Flanell auf den Kopf, bis es trocken ist.

Dieses Uebel sollte als ein Fall von Rheumatismus, auf den wir uns beziehen, behandelt werden.

Homöopathisch. *Chamomilla.* — Ziehende und reißende Schmerzen in einer Seite des Kopfes, Kopf gegen Berührung empfindlich, mit heißem Schweiß bedeckt, eine Wange roth, die andere blaß. Abwechselnd mit *Pulsatilla* des Morgens und *Nux vomica* des Abends.

Colocynthis. — Heftig bohrende, ziehende, kneipende Schmerzen, Uebelkeit und Erbrechen, schlimmer beim Bücken oder auf dem Rücken liegend, und in der Regel am Nachmittag erscheinend.

Ipecacuanha. — Nagende Schmerzen, sehr streng, gelindert durch Hitze und Erbrechen; ein Gefühl durch den Schädel, als ob das Gehirn zermalmt würde.

Nux vomica. — Ziehende Schmerzen in einer Seite des Kopfes, mit einem zermalmenden Gefühle des Kopfes, schlimmer beim Bücken oder im Freien und von Uebelkeit oder saurem Erbrechen begleitet.

Pulsatilla. — Schießende, rasende, stoßweise Schmerzen, nur in einer Seite des Kopfes, besonders in den Schläfen, mit einem Gefühl, als ob das Gehirn zerreißen würde.

China. — Schmerzen des Nachts, Schlaflosigkeit, stoßweise, rasende und bohrende Schmerzen auf dem Scheitel, ein zermalmendes Gefühl im Gehirn, schlechter im Freien, bei Bewegung oder in Zugluft, große Empfindlichkeit, sogar an den Haarwurzeln.

Bryonia. — Wiederkehrende, von dem Nacken nach den Seiten des Kopfes schießende Schmerzen, Fieberschauer, Schmerzen bei Bewegung, des Nachts oder während des Witterungswechsels heftiger. Kann abwechselnd mit *Rhus toxicodendron* gegeben werden.

Verordnung der Heilmittel. Dosis: 6 Kügelchen; oder 15 Kügelchen in einem halben Tassenkopf voll Wasser aufgelöst. Alle halbe, ganze, zwei, drei oder sechs Stunden, der Strenge der Symptome angemessen, einen Theelöffel voll.

Kopfweh durch Hartleibigkeit und Unterleibsbeschwerden verursacht.

Symptome. — Schwere im Kopf, Mattigkeit, Abneigung gegen Bewegung, belegte Zunge, schlechter Geschmack im Munde, leichte Uebelkeit, Augen beim Sehen schmerzhaft, Appetitlosigkeit, zuweilen Erbrechen.

Ursachen. — Unpassende Kost, Essen in der Nacht oder irgend etwas, was störend auf die Verdauung wirkt.

Behandlung.

Allöopathisch. Stellt sich der Schmerz unmittelbar nach einer Mahlzeit ein, so sollte sofort das folgende Brechmittel gegeben werden:

Pulverisirte Lobelia	1	Unze.
„ Blutwurzel (*Bloodroot*)	½	„
„ Senecawurzel (*Seneca*)	1	Skrupel.
„ Brechwurz (*Ipecac*)	6	Drachmen.
Cayenne Pfeffer (*Cayenne*)	4	Skrupel.

Mische es. Dosis: Einen halben Theelöffel voll in warmem Wasser; alle 15 Minuten zu wiederholen, bis mehrere Dosen genommen worden sind.

Kommt der Schmerz mehrere Stunden nach dem Essen, nehme man eines von den folgenden Mitteln:

Pulverisirte Jalappenwurzel (*Powd. Jalap*)	10	Grane.
Cremor Tartari (*Cream of tartar*)	2	„

Mische und nimm es auf einmal in Molasses oder Syrup.

Oder:

Pulverisirter Rhabarber (*Rhubarb*)	1	Skrupel.
Leptandrin	10	Grane.
Calcinirte Magnesia (*Calcined magnesia*)	2	Skrupel.
Pulverisirter Zimmt (*Cinnamon*)	10	Grane.

Mische es. Dosis: Alle Stunde 3 oder 4 Grane.

Ist der Kranke schwach und hinfällig, gebe man das folgende:

Zusammengesetzter Aufguß von Sennesblättern (*Compound infusion of senna*)	5	Drachmen.
Aufguß von Rhabarber (*Infusion of rhubarb*)	6	„
Zusammengesetzte Kardamon- (*Cardamon*) Tinktur	½	Drachme.
Syrup	2	Drachmen.

Mische und nimm es als eine Dosis und zwar des Morgens nach einem leichten Frühstück.

Bei großer Reizbarkeit diene das folgende:

Dreifachsalpetersaurer Wismuth (*Tris nitrate of bismuth*)	6	Grane.

Doppeltkohlensaure Soda (*Bicarbonate of soda*)	6	„
Pulverisirter Cayenne-Pfeffer (*Pulv. Cayenne*)	1	Gran.

Mische und nimm es als eine Dosis zweimal des Tages.

Bei Kopfschmerz durch Ausschweifungen hervorgerufen, gebe man das folgende:

Auflösung von essigsaurem Ammoniak (*Solution of acetate of ammonia*)	½	Unze.
Orangenschalen-Tinktur	1½	Drachme.
Orangenschalen-Syrup	1	„
Cayenne-Pfeffer- (*Cayenne*) Tinktur	25	Tropfen.
Zusammengesetzter Aufguß von Orangenschale	5	Drachmen.

Mische es und nimm es auf einmal.

Wird der Kopfschmerz durch Leberstörungen hervorgerufen, gebe man das zuerst angeführte Brechmittel und lasse darauf folgen:

Pulverisirter Rhabarber (*Pulv. rhubarb*)	12	Grane.
Kohlensaure Magnesia (*Carbonate of magnesia*)	10	„
Aromatischer Ammoniak-Spiritus (*Aromatic spirits of ammonia*)	½	Drachme.
Ingwer-Syrup (*Ginger-syrup*)	1½	„
Münzwasser (*Spearmint water*)	10	Drachmen.

Mische und nimm es auf einmal.

Zur Linderung der Leberschmerzen gebe man folgendes:

Leptandrin	1	Drachme.

Entenfuß (*Podophyllin*)	1	Skrupel.
Hundswolle (*Apocynin*)	1	„
Brechnuß- (*Nux vomica*) Extrakt	6	Grane.
Spanische Seife (*Castile soap*)	1	Drachme.

Mache 30 Pillen daraus und nimm jede Nacht eine.

Eclectische und Kräuterkur. Bei Kopfweh, wo Verstopfung die Ursache, wird das folgende Mittel sehr zuträglich gefunden werden:

Entenfuß (*May apple*)	1	Unze.
Alraun-Wurzel (*Mandrake*)	1	„
Blaue Kalmus-Wurzel (*Blue flag root*)	1	„
Gelbwurz-Wurzel (*Golden seal root*)	1	„
Yellow Puccoon	1	„
Stachliche Eschrinde (*Prickly ash bark*)	1	„
Rindsgalle (*Beef gall*)	1	Gill.
Whiskey	1½	Pint.

Mische und lasse es zwei Wochen lang stehen. Dosis: Einen Theelöffel voll dreimal des Tages.

Ebenso wird folgendes empfohlen:

Entenfuß (*Podophyllin*)	20	Grane.
Gummi (*Gamboge*)	20	„
Windenharz (*Scammony*)	20	„
Rhabarber (*Rhubarb*)	20	„
Cayenne-Pfeffer (*Cayenne*)	20	„

Mache 25 Pillen daraus. Man bediene sich des Alraun- (*Mandrake*) Extrakts, um Pillen zu verfertigen.

Dosis: Morgens und Abends 3 Pillen.

Homöopathisch. *Nux vomica.* — Das Gehirn schmerzt beim Gehen oder Bewegen des Kopfes, Druck in den Schläfen, Augen stumpf, Schlaflosigkeit, Schwere des Kopfes, schlimmer beim Bewegen der Augen oder bei geistiger Anstrengung, am Morgen, im Freien, oder nach dem Essen.

Pulsatilla. — Frostschauer mit Durst, Schmerz auf einer Seite, Neigung dazu bei Leuten sanften und ruhigen Gemüths.

Bryonia. — Druck in beiden Seiten des Kopfes und beim Bücken ein Gefühl, als ob irgend etwas aus der Stirne herausfallen möchte, Bluten der Nase ohne Linderung und Wässern der Augen.

Opium. — Heftige, rasende Schmerzen, Druck in der Stirne, Klopfen der Schläfe, Blutandrang nach dem Kopfe, Mund trocken, Durst, Neigung zu einem sauren widrigen Erbrechen.

Mercurius. — Eingenommensein des Kopfes, gleichsam als ob er zerspringen wollte, Schmerz durch Drücken des Kopfes mit den Händen erleichtert, des Nachts und durch Bettwärme verschlimmert.

Silicea. — Stechende Schmerzen vom Nacken nach dem Scheitel zu, Gefühl als ob der Kopf zerspringen wollte, Schlaflosigkeit und beim Erwachen des Morgens und beim Lesen, Schreiben und Denken schlimmer, dabei Verstopfung und erfolgloser Stuhlzwang. *Lachesis* oder *Lycopodium* kann abwechselnd damit gegeben werden, wenn Schmerzen, als ob mit Messern im Kopfe geschnitten oder — beim Bücken — mit Hämmern geschlagen würde, vorhanden sind; Verstopfung, Blutandrang nach dem Kopfe, Anwandlung von Ohnmachten und große Unruhe.

Sepia. — Beim Rütteln oder Bewegen des Kopfes, beim Gehen mit einem Anflug von Blutandrang nach dem Kopfe, Uebelkeit, Erbrechen, Eingenommenheit des Kopfes, Verwirrung der Gedanken, schlimmer am Morgen und beim Sehen in das strahlende Sonnenlicht.

Antimonium. — Schmerz schlimmer beim Treppensteigen und besser im Freien.

Sympathetisches Kopfweh (*Sick Headache*).

Diese Form des Kopfwehs ist gewöhnlich chronischen Charakters und hängt von Störungen des Magens oder der Eingeweide ab. Seinen Namen hat es erhalten, weil Uebelkeit und Erbrechen es in der Regel begleiten. Meistenteils beginnt es am Morgen oder beim Erwachen aus einem tiefen Schlafe, oder nach dem Schlafen in dicht verschlossenen Zimmern, auch wenn Unregelmäßigkeiten in Bezug auf die Kost stattgefunden haben. Zuerst wird ein Druck im Kopfe gefühlt, das allmählig in einen dumpfen Schmerz, der von einem nach dem andern Punkte zieht, übergeht. Ein Gefühl von Schwere und Empfindlichkeit in einem Auge, das sich über die Stirne ausdehnt, Zunge mit einer gelblichweißen Masse belegt und ein unangenehmer schleimiger Geschmack ist vorhanden. Die Hände und Füße sind feucht und kalt und der Puls schwach. In Begleitung dieser Symptome befindet sich ferner ein niederdrückendes Unwohlsein des Magens, das durch langes Aufbleiben erhöht wird. Durch Erbrechen wird in der Regel der Schmerz gelindert.

Behandlung.

Eclectische und Kräuterkur. Folgendes ist empfehlenswerth:

Uebermäßig kohlensaure Soda (*Super-carbonate of soda*)	½	Drachme.
Präparirte Holzkohle (*Prepared charcoal*)	1	„
Paregoricum (*Paregoric*)	1	„
Wasser	1	Unze.

Mische und gib es auf einmal. Sollte alle 15 Minuten wiederholt werden, bis Linderung eintritt.

Baden des Kopfes mit einer Mischung von Spiritus, Essig und Wasser, zu gleichen Theilen, wird sehr zuträglich gefunden werden.

Als Brechmittel diene Folgendes: Gleiche Theile von Brechwurz (*Ipecac*) und gepulverter Lobeliasamen, eine hinreichende Menge Wasser und lasse es einige Augenblicke lang erweichen. Man gebe dies in Theilen von 5 zu 10 Minuten. Gleichzeitig sollte der Kranke unbeschränkt Salbei- (*Sage*), Isop- (*Pennyroyal*) oder Compositionthee trinken. Nachdem sich der Kranke gehörig erbrochen hat, gebe man folgendes Abführmittel:

Pulverisirte Aloe (*Pulv. Aloes*)	60	Grane.
Spanische Seife (*Castile Soap*)	30	„
Gummi (*Gamboge*)	30	„
Windenharz (*Scammony*)	30	„
Entenfuß (*Podophyllin*)	30	„

Spanischer Pfeffer (*Capsicum*) 30 „

Mache mit ein wenig Löwenzahn- (*Dandelion*) oder Alraun- (*Mandrake*) Extrakt 60 Pillen daraus. Dosis: 3 bis 5 Pillen.

Um auf die Leber zu wirken und die Eingeweide in Ordnung zu bringen, gebe eine Pille ein oder zwei Mal des Tages. Auch nehme man Fußbäder in warmem Wasser mit Asche.

Homöopathisch. *Belladonna.* — Der Kopfschmerz kommt zu bestimmten Zeiten, die Schmerzen kehren am Nachmittag zurück, dauern bis Mitternacht und werden durch die Bettwärme oder das Niederlegen erhöht; der Kopfschmerz ist betäubend, hat meistens seinen Sitz in der Stirn und wird zuweilen von Bewußtlosigkeit begleitet. Ein Gefühl, als ob der Kopf zerspringen wollte, reißende, schießende, brennende, heftige Schmerzen sind vorhanden, die ganz leise beginnen und nach und nach immer stärker werden. Dieses Mittel kann auch gegen Kopfschmerz, aus Erkältung entsprungen, angewendet werden, wenn im Kopfe und in der Stirn ein schüttelndes Gefühl vorhanden ist, bei Bücken oder Treppensteigen, Summen in den Ohren, Verdunkelung der Sehkraft, Schmerzen, die sich bis zu den Augen und der Nase ausdehnen, aber meistens auf eine Seite, gewöhnlich auf die rechte, beschränken; und durch jede Bewegung, durch das Drehen der Augen, helles Licht, das leiseste Geräusch, Vorwärtsbeugen oder Rückwärtslehnen des Kopfes erhöht werden; die Kopfhaut ist sehr empfindlich, abwechselnd Frost und Hitze, Uebelkeit und Druck der Nahrung im Magen.

Ipecacuanha. — Stechende Schmerzen, Schwerfälligkeit, Schwindel beim Gehen, Druck im Kopfe, besonders in der Stirne, die Schmerzen ziehen durch den Knochenbau des Schädels, Hände und Füße kalt, Zunge weiß oder gelb belegt, Uebelkeit und Erbrechen. Kann auch bei Kopfschmerz gegeben werden, der mit Uebelkeit und Erbrechen beginnt und von einem zermalmenden Gefühle im Kopfe begleitet ist. Man gebe es abwechselnd mit *Nux Vomica*, bei schießenden Schmerzen in der Seite des Kopfes, schlimmer im Freien, Erbrechen.

Hyosciamus. — Bei großer Empfindlichkeit gegen Licht, Schmerzen durch die Bettwärme, beim Niederlegen oder in der Zugluft erhöht.

Spigelia. — Schmerzen auf der linken Seite stärker, große Empfindlichkeit gegen Geräusch, Klopfen in den Schläfen, das durch die geringste Bewegung erhöht wird, sogar durch das Oeffnen des Mundes. Der Kopfschmerz erscheint zu bestimmten Seiten des Morgens und nimmt mit dem Tage zu. Kann auch abwechselnd mit *Belladonna* gegeben werden.

Aconitum. — Krampfartiger Schmerz in der Stirn oder über der Nasenwurzel, Kopfweh, als ob das Gehirn gehoben oder bewegt würde, besonders nach Bewegung; das geringste Geräusch oder die geringste Bewegung ist unerträglich, der Schmerz wird durch Sprechen oder Lesen erhöht. Gleichzeitig Summen in den Ohren, mit einem Gefühl, als ob die Haare ausgezogen würden.

Sanguinaria. — Frost und Uebelkeit, große Empfindlichkeit gegen das Sprechen anderer Personen in demselben Zimmer, begleitet von einem Vollsein des Kopfes, als ob derselbe zerspringen und die Augen aus ihren Höhlen heraustreten müßten. Schlimmer auf der rechten Seite.

Antimonium. — Dumpfe, bohrende Schmerzen, besonders in den Knochen des Kopfes, ein Bohren in den Schläfen und der Stirn von Innen nach Außen; die Schmerzen nehmen im Freien zu, Blut steigt nach dem Kopfe, Uebelkeit und Erbrechen von Galle und Schleim. Wo *Antimonium* keine Linderung gewährt, gebe man *Pulsatilla.*

Aloes. — Wenn der Schmerz mehr in der linken Schläfe sitzt und der Kopfschmerz zur gewissen Zeit wiederkehrt.

Um die Neigung zu dem sympathetischen Kopfweh zu vertreiben, empfiehlt Pulte: *Sepia*, *Silicea* und *Sulphur*, jedes Mittel 6 Wochen lang mit *Sepia* angefangen, in den ersten 3 Wochen jede Woche 2 Dosen Abends beim zu Bette gehen, in den letzten 3 Wochen jede Woche eine Dosis.

Verordnung der Heilmittel. 3 oder 4 Kügelchen mögen als eine Dosis gegeben werden, oder, wenn aufgelöst, 12 Kügelchen in ebensoviel Theelöffel voll Wasser, und als Dosis einen Theelöffel voll. Dies kann alle 15 Minuten, halbe, ganze, 2 oder 3 Stunden der Strenge der Symptome angemessen, wiederholt werden.

Allöopathisch. Bei starkem Schmerze, von Uebelkeit begleitet, gebe man ein Brechmittel von Brechwurz (*Ipecac*) 1 Skrupel, Brechweinstein (*Tartar emetic*) 1 Gran, und lasse diesem Blaue Pillen (*Blue pill*) 1 Skrupel, zusammengesetzte Rhabarberpille (*Compound rhubarb pill*) 2 Skrupel, folgen. Mische und theile es in 12 Pillen, wovon 1 oder 2 als eine Dosis gegeben werden.

Wenn von einer Speise verursacht, wird warmer Kamillenthee (*Chamomile*) oder ein wenig schwacher Branntwein und Wasser zuweilen Linderung verschaffen, ebenso ein Senfpflaster auf den Magen. Sobald als der Magen irgend etwas annimmt, gebe man Folgendes:

Magnesia	15 Gran.

Potaschenauflösung (*Solution of potassa*)	15	Tropfen.
Zusammengesetzte Sennesblättertinktur (*Compound tincture of Senna*)	1½	Drachmen.
Zusammengesetzter Aufguß von Sennesblättern	5	„
Ingwersyrup (*Syrup of ginger*)	1	Drachme.
Zusammengesetzter Aufguß von Orangeschale (*Compound infusion of orange peel*)	½	Unze.

Mische und nimm es als eine Dosis.

Ist der Leidende schwach und willenlos, die Kraft des Organismus im Allgemeinen vermindert, gebe man:

Verdünnte Schwefelsäure (*Diluted sulphuric acid*)	15	Tropfen.
Verdünnte Hydrochlorsäure (*Dilute hydrochloric acid*)	10	Tropfen.
Orangenschalentinktur (*Tincture of orange peel*)	1½	Drachmen.
Zusammengesetzter Enzianaufguß (*Compound infusion of gentian*)	5	„
Mohnkopfsyrup (*Syrup of poppies*)	1	Drachme.

Als eine Dosis 3 Mal des Tages zu nehmen.

Nervöses Kopfweh oder Neuralgie.

Demselben ist vorzugsweise das weibliche Geschlecht unterworfen.

Symptome. Heftige, reißende, marternde oder stechende Schmerzen, durch Licht verschlimmert, ein Gefühl, als ob beide Schläfe zusammen gepreßt würden, Schwindel mit einem Gefühl des Zusammenbrechens, große Verzagtheit und Unruhe, sowohl körperliche als geistige Anspannung unmöglich; schwarze Flecken flimmern vor den Augen, Kopf in der Regel kühl und das Gesicht blaß. Der Schmerz beschränkt sich häufig auf kleine Flecke und ist in der Regel des Morgens schlimmer.

Behandlung.

Homöopathisch. *Coffea.* — Schmerz gleicht dem Gefühle, als ob ein Nagel in den Kopf getrieben, oder als wenn das Gehirn angebohrt oder zerquetscht würde; es scheint dem Leidenden unerträglich und treibt ihn fast zum Wahnsinn. Der Kranke ist sehr unruhig, schreit, weint und hat eine Abneigung gegen die freie Luft. Der Schmerz wird durch das leiseste Geräusch, sogar durch Musik gesteigert und heftiger. Man kann diesem *Hepar*, *Sulphur*, *Nux vomica* oder *China* folgen lassen.

Aconitum. — Symptome, die dieses Mittel erfordern, siehe unter Sympathetisches Kopfweh.

Belladonna. — Besonders wenn die Schmerzen am Nachmittag eintreten und bis zum nächsten Morgen anhalten, ebenso wenn die Schmerzen leise anfangen und nach und nach immer heftiger werden.

Ignatia. — Stechende Schmerzen über der Nase, die durch das Vorwärtsbiegen des Kopfes gelindert werden, Druck im Kopf von Innen nach Außen, Gefühl als ob ein Nagel in den Kopf geschlagen würde, Uebelkeit, Verdunkelung des Auges, blasses Gesicht, wenn durch den Wechsel der Lage der Schmerz für den Augenblick erleichtert wird, der Kranke, ganz von Furcht eingenommen, auffährt und allein zu sein wünscht.

Pulsatilla. — Rasende Schmerzen, schlimmer gegen Abend, begleitet von Schwindel und Magenübelkeit, Verdunkelung des Blickes, Läuten in den Ohren, Gesichtsfarbe blaß, gelblich oder hager, kein Durst, Frost, Herzklopfen, ein Gefühl als ob das Gehirn zerrissen würde oder der Kopf in einem Schraubstock säße, der Schädel in Stücke zerbrechen wollte, besonders beim Bewegen der Augen, Kopfschmerz Abends nach dem Niederlegen, oder früh Morgens im Bett, durch Ruhe und Stillsitzen erhöht und durch Bewegen im Freien oder einen stark angezogenen Verband gelindert.

Bryonia. — Vollsein oder Schwere des Kopfes, Druck und brennenden Schmerzen in der Stirn, beim Bücken ein Gefühl, als ob irgend etwas aus der Stirn fallen möchte, reißende Schmerzen, die sich auf das Gesicht und die Schläfe ausdehnen, Hitze im Kopf und Gesicht, geröthete Wangen, Durst, Uebelkeit, Erbrechen, Alles hat einen bitteren Geschmack, beim Herumgehen oder Bewegen der Augen erhöhte Schmerzen.

Platina. — Der Kopfschmerz wächst und nimmt allmählig ab, Brausen im Kopfe, wie von Wasser herrührend, Kälte in den Augen, Ohren und auf einer Seite des Gesichts, krampfhaftes Zucken mit dem Augenlidern, Summen in den Ohren, Gegenstände erscheinen kleiner als sie in Wirklichkeit sind, betäubender Druck auf die Backenknochen. Ist nach *Belladonna* zweckdienlich.

Mercurius. — Kopfschmerz, als ob der Kopf in Stücke brechen wollte, Vollsein des Gehirns, rasender Schmerz, besonders in der linken Seite, derselbe geht in die Zähne, Stechen in den Ohren. Die Schmerzen werden durch das Drücken des Kopfes mit den Händen erleichtert. Man lasse es nach *Belladonna* folgen, und schlägt beides nicht an, gebe man *Hepar Sulphuris*, besonders bei einem bohrenden Schmerz an der Nasenwurzel, oder einem Gefühle, als ob ein Nagel in den Kopf getrieben würde.

Colocynthis. — Rasender, marternder Schmerz auf einer Seite des Kopfes, Druck in der Stirne, schlimmer beim Bücken, oder auf dem Rücken liegend; der Schmerz stellt sich am Nachmittag oder gegen Abend ein und ein überreicher, sehr widriger Urin und ein dicker Schweiß, der wie Urin riecht, ist vorhanden.

Arsenicum. — Heftiger Schmerz in der Stirn, Neigung zum Erbrechen, Summen in den Ohren, Weinen, Aechzen und große Empfindlichkeit der Kopfhaut. Kalte Umschläge erleichtern den Schmerz eine kurze Zeit. Es ist schlimmer im geschlossenen Raum und vergeht im Freien. Man kann diesem Mittel *Pulsatilla* folgen lassen.

Veratrum viride. — Drückender Schmerz auf dem Scheitel oder auf einer Seite des Kopfes, begleitet von Schmerzen in dem Magen, Diarrhöe, Uebelkeit, Erbrechen, schmerzhafte Empfindlichkeit des Haares. Der Schmerz ist zuweilen so stark, daß er den Kranken der Vernunft beraubt, ist schlimmer, wenn er im Bett liegt und erzeugt kalten Schweiß und Frostschauer. Dieses Mittel ist sehr geeignet, um dem *Arsenicum* folgen zu lassen.

Silicea. — Der Schmerz steigt vom Nacken nach dem Scheitel und wird häufig durch Erhitzung herbeigeführt. Rasender Schmerz tritt am Nachmittage ein, Stechen im Kopfe, besonders in den Schläfen, Kopfhaut schmerzhaft gegen Berührung und das Haar fällt aus.

Sulphur. — Kopfschmerz mit Uebelkeit, ein Gefühl von Vollsein oder Schwere im Kopf, besonders nach dem Scheitel zu, Schmerz als ob ein Reif um den Kopf geschlagen wäre, rasend klopfende Schmerzen, Hitze, jeden Tag nach dem Aufstehen des Morgens Kopfschmerzen, als ob der Kopf in Stücke zerspringen sollte, Brummen im Kopfe, Haar bei Berührung schmerzhaft oder Ausfallen desselben.

China. — Bei Personen von fieberhaftem, unzufriedenem Gemüth. Es wird sehr dienlich gefunden bei Schwere im Kopfe, Druck von Innen nach Außen, vorhandene Schmerzen in den Schläfen, als ob der Kopf zerspringen wollte, ein Gefühl, als ob das Gehirn herumgestoßen und gegen den Schädel geworfen würde, die Kopfhaut gegen Berührung empfindlich, Schmerz durch Bewegung, Bücken, Unterhaltung oder Zugluft erhöht. Wasserumschläge auf den Kopf, sowohl heiße als kalte, wie es am angenehmsten, mögen gemacht werden.

Verordnung der Heilmittel. Gebe 4 oder 6 Kügelchen als eine Dosis, oder löse 12 Kügelchen in ebenso viel Theelöffel voll Wasser auf und gebe alle halbe, ganze oder zwei Stunden, der Nothwendigkeit angemessen, einen Theelöffel voll.

Allöopathisch. Hoffmann's Anodyne in Dosen von einer Drachme kann gegeben werden und zuweilen Aether, Cölnisches Wasser oder Bay Rum vermittelst der Hand auf die Stirne gebracht, mag von vortheilhafter Wirkung sein, ebenso ein Senfpflaster auf den Hinterkopf und die Schläfen.

In einigen Fällen ist auch anwendbar:

Bilsenkraut-Extrakt (*Extract of hyosciamus*)	3	Grane.
Pulverisirter Kampher (*Camphor*)	3	„

Mische es, mache drei Pillen daraus und nehme eine, wenn der Schmerz am stärksten ist.

Oder auch:

Bilsenkraut-Tinktur (*Tincture of hyosciamus*)	½	Drachme.
Aromatischer Ammoniak-Spiritus (*Aromatic spirits of ammonia*)	½	„
Orangenschalen-Syrup	½	„
Pfeffermünzwasser (*Peppermint water*)	10	Drachmen.

Mische es.

Oder auch:

Bilsenkraut-Extrakt (*Extract of hyosciamus*)	½ Drachme.
Baldriansaures Eisen (*Valerianate of iron*)	1 „

Mische es, mache 30 Pillen daraus und gebe eine bis drei des Tages.

Ist der Kranke schwach und erschöpft, sollte ein stärkendes Mittel wie das folgende angewendet werden:

Schildkraut-Extrakt (*Extract of skull-cap*)	2 Drachmen.
Kamillen-Extrakt (*Extract of chamomile*)	2 „
Wasserdost-Extrakt (*Extract of boneset*)	1 Drachme.
Chinin (*Quinine*)	1 „
Pulverisirter Cayenne-Pfeffer (*Pulv. cayenne*)	1 Skrupel.
Baldrianöl (*Oil of valerian*)	½ Drachme.

Mache 90 Pillen daraus.

Dosis: Alle 2 bis 3 Stunden eine Pille.

Zusammengesetzter Enzian-Aufguß (*Compound infusion of gentian*)	8 Unzen.
Salpetersaure Natronsäure (*Nitro muriatic acid*)	30 Tropfen.

Mische es. Dosis: Einen Eßlöffel voll dreimal des Tags.

Eclectische und Kräuterkur. Folgende Pillen mögen genommen werden:

Aconit-Extrakt (*Extract of aconite*)	½ Gran.
Stechapfel-Extrakt (*Extract of stramonium*)	⅛ „

Baldriansaures Chinin (*Valerianate of quinine*)	¼	„

Mische es zu einer Pille. Die Dosis sollte der Strenge des Anfalles angemessen alle eine, zwei oder drei Stunden wiederholt werden. Gleichzeitig kann der Kranke nach Belieben Schildkraut- oder Katzenmünze-Thee trinken.

Folgende Pillen werden sehr empfohlen:

Bilsenkraut- (*Hyosciamus*) Extrakt	30	Grane.
Baldrian- (*Valerian*) Extrakt	30	„
Chinin (*Quinine*)	20	„
Cayenne-Pfeffer (*Cayenne*)	10	„

Mache 30 Pillen daraus.

Ist der Kopfschmerz streng und durch und durch von nervösem Charakter, füge dem obigen noch drei Gran schwefelsaures Morphium (*Sulphate of morphia*) hinzu und gebe alle drei Stunden eine Pille. Nach Linderung des Kopfschmerzes nehme eine Pille dreimal des Tages. Wegen des Morphiums sollten nicht mehr als 5 Pillen innerhalb 24 Stunden hintereinander genommen werden.

Sind stärkende Mittel erforderlich, möge das folgende gegeben werden:

Salzsaure Eisen-Tinktur (*Muriated tincture of iron*)	1	Unze.
Blutwurzel-Tinctur (*Tincture of blood root*)	1	„

Mische es und nehme dreißig Tropfen in ein wenig Wasser dreimal des Tages.

Ausfallen des Haares (*Allopecia*).

Dies zu verhindern und dasselbe wieder hervorzurufen, wenn es bereits verloren ist, sollte reizend auf die Schädelhaut eingewirkt werden, und zwar jeden Morgen vermittelst Waschungen mit kaltem Wasser, Trocknen mit einem groben Handtuche und darauf Bürsten mit einer groben Haarbürste. Es folgen hier einige Mittel, die in ihrer Anwendung vorzüglich gefunden werden:

Pulverisirtes schwefelsaures Kupfer (*Pulv. sulphate of copper*)	10	Grane.
Spanischer Fliegen-Extrakt (*Extract of spanish flies*)	5	„
Fett	1	Unze.

Mische es.

Castoröl	1½	Pfund.
Starker Alcohol	2½	Pints.
Pulverisirte spanische Fliegen (*Pulv. spanish flies*)	½	Unze.
Bergamottenöl (*Oil of bergamot*)	2½	Unzen.
Rosenöl (*Oil of rose*)	20	Tropfen.

Mische und filterire es, nachdem es einige Tage gestanden hat.

Zusammengesetzte Benzoe-Tinktur (*Compound tincture of benzoin*)	2	Drachmen.
Spanischer Fliegen-Extrakt (*Extract of spanish flies*)	2	„
Castoröl	6	Unzen.
Bergamottenöl (*Oil of bergamot*)	1	Drachme.
Mutterzimmt oder Verbenenöl (*Oil of Cassia or Verbena*)	15	Tropfen.
Starker Alcohol	10	Unzen.

Mische es.

Ein ausgezeichnetes Haarstärkungsmittel ist auch das folgende:

Benzoe-Harz (*Gum Benzoin*)	2	Drachmen.

Castoröl	4 Unzen.
Alcohol	1 Quart.

Schüttele dies gehörig und füge dann noch hinzu:

Lavendelöl (*Oil of lavender*)	1 Drachme.
Bergamottenöl (*Oil of bergamot*)	1 „
Nelkenöl (*Oil of cloves*)	30 Tropfen.
Rosmarinöl (*Oil of rosemary*)	30 „
Citronenöl (*Oil of lemon*)	30 „
Orangenblüthenöl (*Oil neroli*)	30 „
Spanische Fliegen-Tinktur (*Tincture of cantharides*)	½ Unze.

Das folgende ist das berühmte "*General Twigg's recipe*," welches grauen Haaren ihre ursprüngliche Farbe wieder geben und auf Kahlköpfen neuen Haarwuchs erzeugen soll:

Schwefelmilch (*Lac sulphur*)	2 Drachmen.
Bleizucker (*Sugar of lead*)	1 Drachme.
Rosenwasser	8 Unzen.

Mische es.

Folgendes ist ein ausgezeichnetes Mittel:

Bay Rum	4 Unzen.
Spanische Fliegen-Tinktur (*Tincture of cantharides*)	1 Unze.
Hirschhorn (*Hartshorn*)	1 „
Olivenöl (*Olive oil*)	2 Unzen.

Schüttele es gehörig vor Gebrauch.

Ein vortreffliches Mittel zur Beförderung des Wachsthums der Haare ist auch:

Ricinusöl (*Palma Christi oil*)	3 Unzen.
Lavendelöl (*Oil of lavender*)	1 Drachme.

So bald das Haar dünn wird und ausfällt, öfters anzuwenden.

Fünftes Kapitel.
Augenkrankheiten.

Das Niederfallen des Augenlids (*Paralysis, Ptosis*).

Dies kann durch das Aussetzen der kalten Luft oder unmittelbar den Sonnenstrahlen, Trunkenheit, heftige geistige Erregung, Schläge auf den Kopf und Geschwulst im Gehirn hervorgerufen werden. Bei diesem Leiden sind gewöhnlich die Muskeln des Auges gelähmt, so daß das Auge nicht bewegt werden kann, vollkommen stille steht oder auch nach den Schläfen zugedreht ist.

Behandlung.

Allöopathisch. Quecksilber wird zuweilen gebraucht, bis der Mund angegriffen ist. Warme Umschläge um die Augen werden in einigen Fällen von wohlthätiger Wirkung sein, ebenso das Reiben der Stirne, der Schläfe und des Augenlids mit aromatischem Ammoniak-Spiritus.

Homöopathisch. Diesem Leiden angemessene Mittel sind: *Spigelia*, *Belladonna*, *Sepia*, *Opium*, *Cocculus*, *Nitric Acid.* Uebrigens sollte dieser Zustand nur von einem geschickten Arzt behandelt werden.

Entzündung des Augenlids und des Rands des Augenlids.

Dieselbe kann von einer Erkältung oder auch von anderen Ursachen herrühren; häufig sind nur die Ecken entzündet, ohne den übrigen Theil anzugreifen.

Behandlung.

Homöopathisch. *Aconitum.* — Bei starker Entzündung und großen Schmerzen, die Augenlider sind geschwollen, hart und roth, Hitze, und gleichzeitig ein brennendes Gefühl, eine überreiche Absonderung von Schleim der Augen und der Nase findet statt.

Belladonna. — Da wo *Aconitum* nicht hinreichend gefunden wird; besonders bei einem Gefühl von Brennen und Jucken in dem Lid, geschwollene Augenlider, welche zusammenkleben und bluten wenn geöffnet, ebenso wenn die Ränder nach Außen gedreht sind und wie gelähmt erscheinen.

Hepar Sulphuris. — Bei einem zerreißenden oder zerquetschenden Gefühle in den Lidern, wenn solche berührt werden; große Empfindlichkeit gegen Licht. Kann abwechselnd mit *Mercurius*, *Aconitum* oder *Belladonna* gegeben werden.

Euphrasia. — In jenen Fällen, wo die Augenlider roth und angeschwollen und die Ränder zerrissen sind, Jucken bei Tage, Zusammenkleben des Morgens, Kopfschmerz, Hitze im Kopf, Scheu vor Licht, starker Ausfluß von Thränen und Schleim. Kann abwechselnd mit *Nux vomica* gegeben werden, wenn der Augapfel sehr roth und Brennen und Jucken vorhanden ist.

Mercurius. — Ist die Geschwulst hart bei schneidenden Schmerzen und Schwierigkeit die Augenlider zu öffnen, Eiter und Schorf in den Ecken am Morgen und in der Bettwärme schlimmer, Unruhe, Schweiß, Brennen und Jucken der Augen, im Freien schlimmer. *Hepar Sulphuris* kann abwechselnd mit diesem gegeben werden.

Arsenicum. — Entzündung des Innern des Augenlids, Schwierigkeit die Augen zu öffnen und heftig brennende Schmerzen.

Spigelia. — Entzündung und Zerreißen des Augenlids, Beißen und Schmerzhaftigkeit, die Lider sind steif und deshalb nur schwer zu öffnen, Bohren in den Augen und Schmerz in dem Kopfe, schlimmer bei Bewegung.

Hyosciamus und *Chamomilla* kann abwechselnd gegeben werden, wenn die Augenlider mit einem Gefühl von Schwere oder Druck krampfartig geschlossen sind.

Verordnung der Heilmittel. — Eine Dosis: 4 Kügelchen von dem gewählten Mittel alle 2, 4 oder 6 Stunden. Wasser, ob kalt oder warm, je nachdem es der Patient vorzieht, kann mit gutem Erfolge angewendet werden.

Allöopathisch. Bei Entzündung der Ränder des Augenlids möge man die folgende Behandlung einschlagen: Als Waschung der Augen des Morgens, wenn die Lider zusammengebacken sind, nehme man einen Theelöffel voll Milch mit ein wenig Butter vermengt, schmiere damit die Lider ein und reibe sie sanft mit den Fingern. Hierauf drücke man ein mit Wasser befeuchtetes Stück Schwamm einige Minuten lang gegen die Augen, die dann der Leidende ohne weitere Beschwerden öffnen kann. Sind die Lider so geöffnet, so entferne man den dort befindlichen Eiter vermittelst der Fingernägel. Warme Umschläge von Mohnköpfen oder Kamillenblüthen sollten ein- oder zweimal des Tages gemacht werden. Erweichende Umschläge von Brod und Wasser mit ein wenig frischer Butter oder Olivenöl in ein kleines Packet gemacht und über das Augenlid gelegt, wurde in einigen Fällen sehr zuträglich gefunden.

Zuweilen kann auch folgendes angewendet werden:

Schwefelsaures Zink (*Sulphate of zinc*)	12 Grane.

Laudanum	2 Drachmen.
Destillirtes Wasser	12 Unzen.

Mische es und bade damit die Augen mehrere Male des Tages. Nachdem die Röthe und Hitze etwas nachgelassen hat und die Eingeweide mit einem gelinden Abführmittel, wie Castoröl, Bittersalz geöffnet sind, möge folgende Waschung angewendet werden:

Rosenwasser	4 Unzen.
Salpetersaures Silber (*Nitrate of silver*)	2 Grane.

Mische und wende es ein- oder zweimal des Tages an. Ein kleines Stück von aufgelöster salpetersaurer Quecksilber-Salbe (*Dilute nitrate of mercury ointment*), Citrin-Salbe kann vermittelst eines Pinsels auf die Ränder des Augenlids des Abends oder einen Abend um den andern, je nach der Strenge der Symptome und der hervorgebrachten Wirkung, getragen werden.

Eclectische und Kräuterkur. Erweichende Umschläge von pulverisirter schlüpfriger Ulmenrinde (*Pulv. slippery elm bark*), mit warmer Milch und Wasser aufgeweicht, wird zuweilen zuträglich gefunden werden. Die verwelkten Blätter des Stechapfels (*Stramonium*) mit Fett gemischt zu einer Salbe zubereitet, sind gut in strengen Fällen.

Entzündung des Augapfels (*Ophthalmia*).

Dieses Leiden wird in der Regel durch Erkältungen hervorgerufen, oder ist auch die Folge von Beschädigungen des Auges.

Symptome. — Die Augen sind sehr roth und die Augenlider geschwollen. Der Kranke beklagt sich über ein rauhes Gefühl, oder als ob Sand, heiße Asche oder zerbrochenes Glas sich unter dem oberen Augenlide befände. Die Augen werden gegen Licht sehr empfindlich und es ist ein Gefühl von Hitze, Vollsein und Steifheit in der Kugel und den Rändern des Auges oder den Rändern des Augenlids vorhanden, begleitet von schießenden Schmerzen durch das Auge. Diese Symptome werden allmählig immer stärker und anhaltender. Die Augenlider sind des Morgens zusammengebacken in Folge des Eiters, der des Nachts aus den Augen fließt, und es ist ein Gefühl von Gewicht und Druck auf dem Augapfel vorhanden.

Ursachen. — Ungemein starke Hitze oder Kälte, Anstrengung der Augen in einem strahlenden oder dämmernden Licht, Verletzungen derselben, plötzlicher Witterungswechsel.

Behandlung.

Allöopathisch. Bei Schmerz und Kopfweh sollte ein Abführmittel, wie folgt, gegeben werden:

Pulverisirter Gummi (*Pulv. gamboge*)	12	Grane.
Pulverisirte Sennesblätter (*Pulv. senna*)	12	„
Springgurke (*Elaterium*)	2	„
Crotonöl (*Croton oil*)	8	Tropfen.
Stechapfel-Extrakt (*Extract of stramonium*)	3	Grane.

Mische es, mache 12 Pillen daraus und gebe alle Stunden eine, bis eine Wirkung erzeugt wird. Mache erweichende Umschläge von schlüpfriger Ulme über das Auge und bade es oft in einer Auflösung von Mohnblättern. Das Gefühl von Sand in dem Auge wird in der Regel erleichtert und die Entzündung nach der Anwendung der Lösung des salpetersauren Silbers (*Nitrate of silver*), 4 Grane derselben auf eine Unze destillirtes Wasser ein großer Tropfen, vermittelst eines Kameelhaar-Pinsels ein- oder zweimal des Tages, aufgetragen werden. Unmittelbar bei der Anwendung dieses wird nichts gefühlt, aber nach einigen Augenblicken stellt sich ein stechender Schmerz im Auge ein, der etwa 10 Minuten anhält und dann wieder verschwindet. Die Augen bessern sich hiernach, und sollten die Symptome wieder zurückkehren, so fahre 5 oder 6 Stunden lang mit der Anwendung des salpetersauren Silbers (*Nitrate of silver*) fort. Schwefelsaures Zink (*Sulphate of zinc*) 4 Grane auf eine Unze Wasser, wird auch zuweilen entsprechen. Wenn der Schmerz und das Kopfweh vorübergegangen sind, sollte eine schwache Auflösung von salpetersaurem Silber (*Nitrate of silver*) wie folgt angewendet werden:

Rosenwasser	4½	Unzen.
Salpetersaures Silber (*Nitrate of silver*)	2	Grane.

Mische es.

Eclectische und Kräuterkur. Umschläge von Hopfen oder Mohnblättern über die Augen können gemacht werden, ebenso können bei großem Schmerz Stechapfel- (Stramonium) Blätter verwendet werden. Folgende Augenwaschung ist empfohlen:

Bleizucker (*Sugar of lead*)	½	Drachme.
Schwefelsaures Zink (*Sulphate of zinc*)	½	„
Gewöhnliches Salz	1	„
Stückzucker (*Loaf sugar*)	1	„
Destillirtes Wasser	½	Pint.

Lasse die Mischung zwei bis drei Tage lang stehen und dann seihe sie durch ein Stück weißen Flanells. Man wasche die Augen zwei- bis dreimal des Tages damit.

Folgendes ist ein ausgezeichnetes Augenwaschmittel:

Grüner Thee	½	Unze.
Gelbwurz (*Yellow root*)	½	„
Kochendes Wasser	1	Pint.

Lasse es zusammen erweichen und füge noch eine Drachme schwefelsaures Zink (*Sulphate of zinc*) hinzu; wenn kalt, seihe es durch ein Stück weißen Flanells.

Haben die Symptome der vorhandenen Entzündung nachgelassen, möge das folgende angewendet werden:

Aconit-Tinctur (*Tincture of aconite*)	1	Drachme.
Eine Abkochung von Gelbwurz (*Decoction of golden seal*)	1	Unze.

Mische es und bade damit die Augen häufig während des Tages.

Ein anderes Heilmittel ist:

Gelbwurz (*Golden seal*), Hexennuß-Blätter (*Witch Hazel*), von jedem ein Pulver, 1 Drachme, und kochendes Wasser 1 Gill. Lasse die Pulver 10 oder 15 Minuten in dem kochenden Wasser und seihe es dann durch.

Homöopathisch. Kaltwasserumschläge sollten vermittelst weicher leinerner Binden häufig über die Augen und deren umgebenden Theile gemacht werden. Eine Auflösung von schwefelsaurem Zink (*Sulphate of zinc*), oder salpetersaurem Silber (*Nitrate of silver*) möge in dem Verhältniß von einem Gran auf eine Unze destillirtes Rosenwasser angewendet werden.

Aconitum. — Augenlider roth und geschwollen, Augapfel sehr roth und entzündet, Pupillen erweitert, Thränen der Augen, Wangen geröthet, Lichtscheu, drückende, stechende und brennende Schmerzen in den Augen, der Augapfel fühlt sich zerquetscht und gedrückt in seinem Ringe; die Augen sind heiß und mit brennenden Thränen gefüllt, oder sehr trocken bei Stechen und Prickeln der Augenlider, Druck, scharf schlagende oder stechende Schmerzen im Kopf und den Schläfen, große geistige Aufregung.

Belladonna. — Röthe, Anschwellen und Vorwärtsstoßen des Augapfels, Anschwellen der Augenlider, Fließen heißer, brennender Thränen, oder Trockenheit der Augen, geröthete Wangen, Klopfen der Hals- und Schlagadern; trockene heiße Haut, Schmerzen in den Augenhöhlen, welche sich bis in das Gehirn erstrecken, Brennen und Prickeln in den Augen, Schwere, Druck und Klopfen des Augapfels und der Augenlider, rasender Schmerz in den Augen von Innen nach Außen, Schwindel und gehinderte Sehkraft, die Schmerzen sind schlimmer beim Bewegen der Augen, Flimmern und schwarze Flecken vor denselben.

Euphrasia. — Wenn sich der Schmerz in und über den Augen, im Kopfe befindet und gleichzeitig von sehr drückender Art ist. Es mag gegen dieselben Symptome als bei *Belladonna* angewendet werden, wenn *Belladonna* keine Linderung gewährt.

Nux vomica. — Wenn die Augen mit Blut unterlaufen sind, bei einem Gefühle als ob Sand in den Augen wäre, Zunge belegt, Röthe der Augenlider bei Steifheit und Jucken, Ausfluß von brennenden Thränen und Kopfweh jede Nacht.

Pulsatilla. — Kann *Aconitum* folgen, wenn die schlimmste Entzündung nachgelassen, aber noch anhaltende, rasende, stechende Schmerzen zurückbleiben, bei großer Empfindlichkeit gegen Licht. Das Leiden ist am Nachmittage und Morgen stärker, der Kranke gereizt und zum Weinen geneigt.

Ignatia. — Der Schmerz ist mehr gleich einem Druck in den Augen, welche nicht sehr entzündet sind, aber fortwährend übermäßig starke Thränen bei gleichzeitigem Fließen der Nase.

Spigelia. — Peinigende, juckende und rasende Schmerzen, welche sich bis in den Kopf erstrecken, und einem Gefühle, als ob der Augapfel zu groß wäre.

Arsenicum. — Augapfel sehr roth, die Lider stark geschwollen, Thränen heiß und brennend, Lider trocken und roth, Gefühl als ob Sand in den Augen wäre, rasende oder brennende Schmerzen des Augapfels, welche durch Licht oder Bewegung erhöht werden, Schwäche, Ermüdung und Zittern der Augenlider, große Lichtscheu.

Mercurius. — Entzündung der Augen, brennende, prickelnde Hitze und Druck, schlimmer im Freien, Gefühl als ob sich Sand unter dem oberen Augenlide befände, Lichtscheu, schießender Schmerz im Augapfel, Röthe und Anschwellen der Augenlider, Schmerz bei Bewegen oder Berühren der Augen erhöht.

Verordnung der Heilmittel. Gebe eine Dosis, 6 Kügelchen, von dem gewählten Heilmittel alle zwei, vier oder sechs Stunden, der Strenge der Symptome angemessen, oder löse 12 Kügelchen in 12 Theelöffel voll Wasser und gebe als Dosis einen Theelöffel voll.

Chronische Augenentzündung.

Dieselbe kann durch die Rückwirkung einer heftigen Entzündung, welche unterdrückt worden ist, hervorgerufen werden, oder kann in Folge einer Schwächung des Organismus eintreten.

Symptome. — Die Augen sehen theilweise roth theilweise weiß aus und sind gegen Licht, Staub oder Rauch empfindlich; die Ränder der Lider sind roth oder purpurn, die Augen kleben des Morgens zusammen und der Kranke ist unfähig, sich derselben eine längere Zeit zu bedienen. Die Lider jucken und stechen am meisten des Morgens beim Aufstehen, und Luft, Licht, Wind, Rauch, Staub und Dünste verursachen ein Fließen der Thränen.

Ursachen. — Acute Entzündung der Augen, entzündliches Verletzen, das Aussetzen der Kälte, übermäßige Anstrengung der Augen in starkem oder Dämmerlicht.

Behandlung.

Eclectische und Kräuterkur. Es wird gut sein, ein- oder zweimal in der Woche ein Abführmittel zu geben und die folgende Salbe aus den Rändern und der inneren Fläche der Augenlider anzuwenden.

Ungesalzene Butter	2 Unzen.
Weißes Wachs	2 Drachmen.

Mische dieses in eine Untertasse, und wenn kalt, rühre eine halbe Drachme rothes Präcipitat und zuletzt eine halbe Drachme pulverisirtes schwefelsaures Zink (*Pulv. sulphate of zinc*) ein. Mische es gehörig und wende es zweimal des Tages an.

Folgendes ist ein ausgezeichnetes Mittel: Löse eine Unze Kamphersyrup (*Gum Camphor*) und 2 Unzen reines türkisches Oel auf, zuvor müssen einige Tropfen Alkohol auf den Kampher gegossen werden, um ihn zu pulverisiren, wenn pulverisirt, füge das Oel hinzu und reibe dies so lange in einem Mörser, bis es aufgelöst ist. Damit salbe dann die Augen 2 bis 3 Mal des Tages.

Homöopathisch. Zur äußerlichen Anwendung: Schwefelsaures Zink (*Sulphate of zinc*) oder salpetersaures Silber (*Nitrate of Silver*) in eine schwache Auflösung von 1 bis 2 Gran mit einer Unze Wasser. Opiumwein kann in einigen Fällen angewendet werden, ein Tropfen in die Augen gebracht, 1 oder 2 Mal des Tages in 24 Stunden. Mittel zur innerlichen Anwendung sind: *Arsenicum*, *Belladonna*, *Sulphur*, *Silicea*, *Nux vomica*, *Graphites* und *Phosphorus.*

Allöopathisch. Die Ränder der Augenlider sollten jeden Abend mit Citrinensalbe eingerieben werden. Dieselbe wird wie folgt zubereitet:

Salbe von salpetersaurem Quecksilber (*Ointment of nitrate of mercury*).	1 Theil.
Salbe von Spermaceut oder Präparirtem Schweinefett	2 Theile.

Mische es.

Auslösung von essigsaurem Blei (*Acetate of Lead*) oder schwefelsaurem Zink (*Sulphate of zinc*), oder auch schwefelsaurem Kupfer kann in dem Verhältnisse von 2 Granen auf eine Unze angewendet werden.

Chronisch skrophulöse Augenentzündung.

Dieses Leiden beschränkt sich vornehmlich auf Kinder unter 8 Jahren, doch können auch zuweilen Erwachsene davon befallen werden. Die hervortretendsten Symptome sind: große Lichtscheu, die Augenlider sind beständig geschlossen, so daß es unmöglich ist, die Augen zu sehen, und der Kopf ist fortwährend vom Licht weggewendet. Der Augapfel ist nicht sehr geröthet, doch zeigen sich auf der Oberfläche desselben kleine Flecken von Eiter und Blutwasser. Wenn die Krankheit nicht eingehalten wird, so werden die Augen allmählig von jenem Eiter zerstört. Der Organismus ist schwach, hinfällig und die Verdauungsorgane sind in Unordnung. Die Behandlung dieses Leidens sollte nur einem geschickten Arzte überlassen bleiben.

Behandlung.

Homöopathisch. Beim Beginn des Anfalls gebe, wie bei Entzündung der Augenlider und des Augapfels, *Aconitum* und *Belladonna.*

Dulcamara. — Wenn die Entzündung durch eine Erkältung verursacht wurde, die Augen durch das Lesen schlimmer werden und Verdunkelung des Blickes eintritt, gleichzeitig ein Gefühl, als ob feurige Kugeln aus den Augen heraus fliegen. Gegen Eiterungen und weiße Flecke auf den Augäpfeln, welche daselbst verbleiben, nachdem die Entzündung nachgelassen hat, gebe man *Euphrasia*, *Hepar Sulphur* und *Silicea.* jedes Heilmittel eine Woche lang. Eine Dosis (6 Kügelchen) von dem gewählten Mittel jeden Abend. Ist *Silicea* gegeben worden, so sollte eine Waschung von 12 Kügelchen von *Silicea* in einem halben Theelöffel voll Wasser angewendet werden. Gegen Flecke vor den Augen gebe man *Euphrasia*, *Hepar Sulphur*, *Silicea*, *Calcarea Carbonica* und *Acidum Nitri* in derselben Weise.

Allöopathisch. Cooper empfiehlt das Legen eines Blasenpflasters im Nacken oder hinter den Ohren, was die Entzündung sehr schnell verschwinden machen wird. Die Augen können mit einer Auflösung von einer Drachme Opium in einem Pint heißen Wassers gebähet oder mit der Flüssigkeit gewaschen werden. Ebenso kann auch eine Abkochung von Mohnköpfen und Kamillenblüthen angewendet werden. Nachdem die Entzündung nachgelassen hat, können die Augen in eine Auflösung von Alaun (*Alum*), 2 Grane auf eine Unze Wasser, gebadet, oder eine Auflösung von salpetersaurem Silber (*Nitrate of silver*), 2 Grane auf eine Unze Wasser, kann in wenigen Tropfen 1 oder 2 Mal des Tages in das Auge gebracht werden. Die Eingeweide müssen mit einem gelinden Abführmittel offen gehalten werden, wie Quecksilber (*Mercury*) mit Kreide (*Chalk*), ein wenig Rhabarber oder Magnesia. Eisenpräparate (*Preparations of iron*), Sassaparilla und Leberthran entsprechen, um den Organismus zu stärken.

Eclectische und Kräuterkur. Folgender Syrup möge angewendet werden, den Organismus zu reinigen:

Gelbe Parillawurzel	2	Pfund.
Kletten (*Burdock*) und Grundwurz (*Yellowdock*) von jedem	1	„
Wurzelrinde von		
Bittersüß (*Bitter sweet*) und Sassafras von jedem	½	„

Maiapfel (*May apple*) und
Blutwurzel (*Bloodroot*) von jedem 2 Unzen.

Brühe es in 5–6 Gallonen Wasser und koche es zu einer Gallone ein, füge, während es heiß ist, 6 Pfund Zucker hinzu, seihe es durch und fülle es in Flaschen. Auf jedes Pint kommt eine halbe Drachme Potaschen-Hydriodat in ein oder zwei Unzen Wasser aufgelöst. Dreimal des Tages ein Weinglas voll.

Gerstenkorn (*Stye*) am Augenlid.

Dies ist eine kleine Geschwulst, die sich am Rande des Augenlid's oder an dem Lide bildet. Der Eiter bildet sich in 2 bis 3 Tagen und die Geschwulst springt auf. Ein erweichender Umschlag, von Brod und Milch oder Leinsamen gemacht, in einem feinen, weichen Leinentuch, sollte über das Auge gelegt werden, bis sich der Eiter bildet. Nachdem derselbe ausgeflossen ist, wende man des Nachts beim zu Bettegehen, zwei oder drei Nächte lang, ein wenig verdünntes salpetersaures Quecksilber (*Diluted nitrate of mercury ointment*) an. Salz und Wasser wird zuweilen die Wiederkehr derselben verhindern. Ein allgemein bekanntes Mittel, welches die Bildung von Gerstenkörnern verhindern soll, ist das Reiben mit einem Goldring oder Messingschlüssel an dem sich eben bildenden Gerstenkorn zur Nachtzeit. Ich überlasse es dem Einzelnen, den Werth desselben zu untersuchen.

Behandlung.

Homöopathisch. *Pulsatilla* — ist das wichtigste Mittel. Eine Dosis 2 Mal des Tages. Verschafft es keine Linderung, so gebe man Merkur abwechselnd mit *Hepar Sulphuris* oder *Staphysagria.* Eine Dosis 2 oder 3 Mal des Tages eine Woche hindurch von diesen Heilmitteln wird zuweilen deren Erscheinen verhindern. *Calcarea Carbonica* kann in derselben Weise gegeben werden.

Nasse oder thränende Augen.

Dieses Leiden wird durch eine Störung im Thränenkanal oder der Drüsen, in welchen sich die Thränen bilden, verursacht. Der Kranke wird zuerst durch eine Schwäche des Auges darauf aufmerksam gemacht, Thränen stehen in dem inneren Winkel des Auges, welche durch die kalte Luft vermehrt werden. Dieses kann Monate ja Jahre lang anhalten und ist eine Quelle großer Unbehaglichkeit. Eiterbeulen bilden sich auf der Seite der Nase und die Knochen der Nase können angegriffen werden.

Behandlung.

Allöopathisch. Bähungen von Kamillenthee oder Mohnblättern lindern zuweilen, und das Baden der betreffenden Theile mit Branntwein und Wasser oder Branntwein allein, ist sehr wohlthätig. Die verdünnte salpetersaure Quecksilbersalbe kann in einigen Fällen angewendet werden, und zwar, indem man ein Stück von der Größe eines Hanfkorns in die innere Seite des Augenlides einsetzt und es längs des Randes einreibt.

Homöopathisch. Entspringt das Thränen der Augen aus einer allgemeinen Schwäche des Organismus, so kann *Euphrasia* und *Spigelia* abwechselnd alle 2 oder 3 Tage eine Dosis von 6 Kügelchen gegeben werden. Andere Mittel sind *Belladonna*, *Pulsatilla*, *Calcarea Carbonica*, *Silicea* und *Sulphur*, welche in der aufgeführten Ordnung gegeben werden können.

Gieb ein jedes Mittel 4 bis 6 Wochen. Die einzige dauernde Linderung aber wird durch eine Operation, welche von einem geschickten Chirurgen vorgenommen werden sollte, hervorgerufen.

Schwarzer Staar (*Cataract*, *Glaucoma*).

Dies ist eine Verdunkelung oder Trübung des Crystallkörpers, welcher den Zugang der Lichtstrahlen verhindert. Es wird allgemein bei älteren Personen gefunden und ist zuweilen ererbt.

Symptome. Die ersten Anzeichen von dem Annähern dieser Krankheit sind in der Regel diese: Die Gegenstände erscheinen verschwommen und ein beständiger Nebel ist vor den Augen. Starkes Licht ist erforderlich, um zu lesen oder zu schreiben, und ein kleiner Fleck erscheint in der Regel zuerst hinter dem Mittelpunkt der Pupille, der sich allmählig immer weiter ausdehnt und zuletzt den Zugang der Lichtstrahlen in das Auge gänzlich versperrt.

Ursachen. Häufiges und lang anhaltendes Lesen von feinem Druck, Schreiben oder Blicken auf kleine Gegenstände bei starkem Lichte, Blutandrang nach den Augen, Bewegung in der Sonnenhitze, in Gießereien und an anderen Plätzen, wo helles, heißes Licht zu finden ist, Aussetzen der Augen reizender Dämpfe und Dünste, Verletzungen des Baues. Dieses Leiden kann nur durch eine Operation gehoben werden. Die Homöopathie aber hat Mittel, welche dasselbe in einigen Fällen heben sollen, und diese sind folgende: *Silicea*, *Graphites*, *Hydriodate of Mercury*, *Calcarea Carbonicum*, *Conium* und *Digitalis* — eine Dosis ein- oder zweimal in 24 Stunden.

Augenschwäche (*Weakness of Sight*, *Amblyopia*)

ist ein mangelhafter Zustand der Sehnerven, welche sie schwächt oder lähmt in mehr oder minderem Grade. Ist der Nerv nur wenig gelähmt, so ist es *Amblyopia*, bei gänzlicher Lähmung Blindheit oder *Amaurosis*. Bei einer einfachen Augenschwäche vermindert sich das Unterscheidungsvermögen vermittelst der Sehkraft, das allmählig abnimmt, bis sich *Amaurosis* vollständig einstellt. In einigen Fällen beschränkt sich der Verlust der Sehkraft auf nur einen kleinen Theil des Auges; Gegenstände erscheinen schief oder verdreht und in Bezug auf Größe verändert, Flammen und Flecken flimmern vor den Augen. Nähert sich das Leiden mehr und mehr der *Amaurosis*, wird der Blick von Nebel verdunkelt und zuweilen ist auch etwas Schmerz damit verbunden. In einigen Fällen tritt ein Verlangen nach stärkerem Lichte ein und in anderen wieder ist eine Trockenheit der Augen und Nasenhöhlen vorhanden.

Amaurosis wird dadurch vom Staar (*Glaucoma*) unterschieden, daß die Verdunkelung oder der Verlust der Sehkraft plötzlich eintritt und die mit den Augen wahrgenommenen Gegenstände mit Flecken bedeckt zeigt. Beim Staar hingegen nimmt die Sehkraft nur langsam ab und ist eher mit einem Nebel vor den Augen zu vergleichen, und es wird alles wie durch einen weißen Flor gesehen, was bei *Amaurosis* nicht der Fall ist.

Kennzeichen der Annäherung von *Amaurosis* sind Schmerzen in der Stirn und den Schläfen, welches mit der Zunahme der Blindheit (*Amaurosis*) abnimmt, Umwölkung des Blickes, Flecken schwimmen vor den Augen, welches dem Kranken lästig wird. Beim Lesen oder Schreiben ist ein stärkeres Licht als gewöhnlich erforderlich.

Ursachen. — Hierzu können, obgleich es übertragen worden sein oder durch Unverdaulichkeit hervorgerufen worden ist, Mißbrauch von Reizmitteln, unterdrückter Stuhl, Gicht, Rheumatismus oder Skropheln, Nervenfieber, der Gebrauch des Schnupftabaks, zu langes Stillen von Kindern, außerordentlicher Kummer, Ueberanstrengung der Sehkraft, Arbeiten bei einem sehr hellen, strahlenden Lichte und Verletzungen des Baues des Sehorgans, Schlaganfall, Anreizung der Eingeweide, sei es von Würmern oder aus anderen Ursachen herrührend; Schrecken, Druck auf die Blutgefäße des Nackens, wodurch die Rückkehr des Blutes vom Gehirn verhindert wird, Wirkung giftiger Bestandtheile wie Belladonna, Stechapfel (*Stramonium*), Opium, Blei und Chinin.

Behandlung.

Allgemeine. Aufmerksamkeit sollte dem allgemeinen Gesundheitszustand gewidmet werden. Wird Blindheit durch eine Störung der Verdauungsorgane hervorgerufen, so sollte sie gehoben werden. Der Kranke vermeide jede Anstrengung der Augen in starkem Lichte und halte sie zu jeder Zeit so viel als möglich beschattet. Alles Lesen, Schreiben und feine Nadelarbeit muß eingestellt werden. Eine tägliche mäßige Bewegung im Freien, das allabendliche Baden der Füße in warmem Wasser und das Eintauchen des

Kopfes in warmes oder kaltes Wasser am Morgen sollte man nie vernachlässigen. Die Kost muß nahrhaft und leicht verdaulich sein.

Eclectische und Kräuterkur. Dr. King empfiehlt folgende Pillen zum Einnehmen:

Jod (*Iodine*)	10	Grane.
Schwefelsaures Morphium (*Sulphate of morphia*)	2½	„
Strychnin (*Strychnia*)	1	„

Alcohol-Extrakt von Schlangenwurzel (*Cohosh*) hinreichend um aus Obigem Pillen zu machen.

Mische und theile es in 20 Pillen. Dosis: Eine Pille zwei- oder dreimal des Tages. Sollte das Strychnin den Kranken angreifen, so vermindere man die Menge von demselben. Ebenso empfiehlt derselbe das zusammengesetzte Theerpflaster (*Compound Tar Plaster*) im Nacken aufgelegt, und zwar das Rückgrat an beiden Seiten bis zur Hälfte hinab bedeckend, der so lange als es nur der Kranke ertragen kann, dort bleiben soll.

Homöopathisch. Gegen einfache Schwäche der Augen eines von den folgenden Mitteln: *Pulsatilla*, *Sulphur*, *Belladonna*, *Calcarea*, *Phosphorus*. Jedes dieser Heilmittel sollte vier oder sechs Wochen verordnet werden. Alle drei Tage des Abends eine Dosis bis Besserung eintritt, oder bis das nächste Heilmittel gegeben wird.

Gegen gänzliche Erblindung.

Belladonna. — Pupille erweitert und unbeweglich, Schielen, theilweiser oder gänzlicher Verlust der Sehkraft, Gefühl von Schwere und Druck im Augapfel, klopfender und betäubender Kopfschmerz, Gegenstände erscheinen doppelt oder verkehrt, gefleckt oder von einem Nebel und Dunstkreis umgeben, grelle Blitze vor den Augen. Sollte ferner, wenn das Leiden Entzündung oder Blutandrang nach den Sehnerven oder dem Gehirn zur Ursache hat, angewandt werden. Man gebe es abwechselnd mit *Hyosciamus*.

Nux vomica. — Pupille zusammengezogen, krampfhafte Bewegung des Augapfels, betäubender Kopfschmerz, schlimmer beim Tageslicht, Schwindel. Tritt plötzlich, ohne eine scheinbare Ursache, Blindheit ein, so gebe man zuerst *Aconitum*, dann *Mercurius* alle zwei oder drei Stunden eine Dosis. Kann abwechselnd gegeben werden.

China. — Pupille erweitert und empfindlich, lichtscheu, weiße Wolke im Auge, Flecken schwimmen vor dem Auge, allgemeine Hinfälligkeit.

Phosphorus. — Plötzliche Anfälle von Blindheit während des Tages, schwarze Flecken vor den Augen, Verdunkelung des Blickes, die Flamme des Lichtes scheint mit einem grünen Dunst umgeben zu sein und entferntere Gegenstände sind scheinbar in Rauch und Nebel eingehüllt.

Stramonium. — Augen sternartig funkelnd, Gefühl von Schwere in den Augen, Gegenstände erscheinen klein oder werden doppelt gesehen. Funken und Flecken schimmern vor den Augen, Schwindel und Kopfschmerz, besonders wenn die Blindheit durch Hysterie, Epilepsie, Katalepsie (Starrsucht) verursacht ist.

Verordnung der Heilmittel. Man gebe eine Dosis des gewählten Mittels Morgens und Abends, wenn nicht andere Anweisung bei den Heilmitteln angegeben sind.

Allöopathisch. Wenn Symptome anzeigen, daß ein Uebermaß von Blut im Kopfe vorhanden ist und die Schwäche der Augen beim Bücken zunimmt &c., 10 Unzen Blut sollten am Arm entzogen und 6 Blutegel an die Schläfe gesetzt werden. Diese Mischung ist jeden zweiten oder dritten Tag zu geben.

Zusammengesetzte Sennesblätter-Mischung	1½ Unze.
Safran- (*Colchicum*) Tinktur	20 Minims.

Diesem sollte man 5 bis 6 Grane Calomel folgen lassen. Wiederhole die Sennesblätter-Mischung (*Senna mixture*) so oft als nöthig, um eine vollständige Wirkung auf die Eingeweide hervorzurufen. Diese Mischung sollte jeden zweiten oder dritten Tag gegeben werden, damit die Eingeweide offen bleiben.

Wird die Augenschwäche durch Blutungen oder durch lang anhaltende Entleerungen irgend einer Art fortgesetzt, so sollten stärkende Mittel gebraucht und die Eingeweide mit folgendem in Ordnung gehalten werden:

Aufguß von Enzian (*Gentian*)	5½ Unzen.
Anderthalbkohlensaures Ammoniak (*Sesquicarbonate of ammonia*)	½ Gran.
Zusammengesetzte Kardamon-Tinktur (*Cardamon*)	½ Unze.

Mische es. Dosis: zwei- oder dreimal des Tages einen Eßlöffel voll.

Oder:

Rinden-Abkochung (*Decoction of bark*)	7	Unzen.
Zusammengesetzte Rinden-Tinktur (*Compound tincture of bark*)	6	Drachmen.
Orangenschalen-Syrup	2	„
Verdünnte Schwefelsäure (*Deluted sulphuric acid*)	1	„

Mische es. Ein Eßlöffel voll dreimal des Tages. Gagel-Wurzel (*Bay berry root*) getrocknet, pulverisirt und als Schnupftabak verwendet, ist hin und wieder dienlich. Cayenne-Pfeffer (*Cayenne*) ein Gran auf eine Unze Wasser ist gleichfalls zu empfehlen und sollte davon jeden Tag ein wenig in die Augen getropft werden. Electro-Galvanismus ist bei dieser Krankheit ein sehr wichtiges Mittel.

Folgendes ist in einigen Fällen ein gutes stärkendes Mittel:

Eisen- und Strychnin-Citrat (*Citrate of iron and strychnine*)	1	Drachme.
Orangenschalen-Syrup (*Syrup of orange peel*)	2	Unzen.
Weiches Wasser	½	Pint.

Mische es. Dosis: Einen Theelöffel voll dreimal des Tages.

Kurzsichtigkeit (*Myopia*).

Hängt von einer zu starken Wölbung (Convexität) der Hornhaut und Linse, sowie von der übermäßigen Glasfeuchtigkeit ab, und veranlaßt, daß die in Augenschein zu nehmenden Gegenstände der Sehkraft etwas näher gebracht werden müssen. Dieses Leiden kann ererbt, oder durch angestrengtes Studium, sowie auch durch den anhaltenden Gebrauch der Augen auf kleine Gegenstände herbeigeführt werden.

Behandlung.

Allgemeine. Wenn die Krankheit dadurch veranlaßt wurde, daß die Augen zu viel auf kleine Gegenstände gerichtet waren, sowie auch durch Lesen,

Schreiben, Nähen, Malen und dergleichen mehr, so wird die Heilung desselben um Vieles vereinfacht werden, wenn man sich solcher Beschäftigungen ganz enthält und die Augen nur auf große Gegenstände in der Entfernung richtet. Häufige Bewegung im Freien, Gehen und Reiten, Reisen durch neue und Interesse bietende Landschaften werden sehr wohlthuend einwirken.

Kann indessen dieses Leiden nicht geheilt werden, so sollte man hohlgeschliffene Brillen tragen.

Weitsichtigkeit (*Presbyopia*).

beruht auf einer Verminderung der Augenfeuchtigkeit und Abplattung der Hornhaut. Dieses Leiden wird häufiger bei Personen vorgeschritteneren Alters gefunden und ist ein frühes Zeichen vom Altwerden. Dem Mangel kann annähernd durch convex geschliffene Gläser abgeholfen werden.

Schielauge (*Squinting*, *Strabismus*).

Ein Leiden, das sowohl acut als auch chronisch sein kann. Hierbei kommt es vor, daß der damit Behaftete beabsichtigen mag, beide Augen auf einen Gegenstand zu richten, eines derselben sich unfreiwillig von der natürlichen Richtung wegwendet. Das Auge ist häufiger nach Innen als nach Außen gerichtet.

Ursachen. Schwachsichtigkeit, unvollkommenes Sehvermögen, durch Kurzsichtigkeit u. s. w. Kann bei kleinen Kindern durch die Lage in der Wiege, und zwar dadurch, daß sie das Licht immer von einer Seite haben, verursacht werden. Dies kann durch die Stellung der Wiege, so daß das Licht mehr voll ins Gesicht fällt, verändert werden.

Behandlung.

Homöopathisch. *Belladonna.* — Bei Schielen auf- oder auswärts, das linke Auge aufwärts und das rechte auf- und auswärts, Weitsichtigkeit, zusammengezogene, dann erweiterte Pupille, welche schließlich unempfindlich gegen Licht wird.

Alumina. — Schielen beider Augen, krampfhaftes Zucken der Augenlider, häufig Gerstenkörner, Gegenstände erscheinen gelb, Schielen in- und aufwärts, Augen funkelnd und hell oder stumpf und dunkel.

Digitalis. — Beide Augen mit einer Neigung nach Innen, drehen sich nach der linken Seite, mit schmerzlichem Gefühl, wenn nach der rechten Seite gerichtet, die Gegenstände erscheinen doppelt.

Camphor. — Muskelkrampf, Augapfel nach Oben gedreht.

Andere Mittel sind: *Secale*, *Spigelia*, *Phosphorus* und *Sulphur*.

Allöopathisch. Die Eingeweide sollten in gutem Zustande gehalten werden, dadurch, daß gelegentlich eine Dosis Castoröl oder Salz, auch Salz und Sennesblätter (*Senna*) gegeben und die Kost sorgfältig geordnet wird. Der Zustand kann dadurch überwältigt werden, daß sich der damit Behaftete vor einen Spiegel stellt, das gesunde Auge zudrückt und mit dem schielenden beständig einen Gegenstand im Auge zu behalten sucht. Dies sollte so lange geschehen, bis sich das Auge ermüdet fühlt. Dies sollte mehrere Male des Tages geschehen, da dadurch das schielende Auge gelehrt wird, in der gehörigen Lage zu verbleiben.

Folgende stärkende Mittel sind zu empfehlen:

Strychnin (*Strychnia*)	2	Grane.
Verdünnte Phosphorsäure (*Diluted phosphoric acid*)	1	Unze.
Pfeffermünzwasser (*Peppermint water*)	3	Pints.

Löse das Strychnin in der Säure und füge dann Pfeffermünzwasser hinzu. Dosis: einen Eßlöffel voll dreimal des Tages.

Oder:

Eisen- und Strychnin-Citrat (*Citrate of Iron and Strychnine*)	1	Drachme.
Orangenschalensyrup (*Syrup of Orange peel*)	2	Unzen.
Weiches Wasser	½	Pint.

Mische es. Dosis: dreimal des Tages einen Theelöffel voll.

Im Fall die Medizin ohne Erfolg ist, muß zur Operation geschritten werden, bei welcher die Muskeln des Auges zu theilen sind.

Fremde Körper im Auge.

Gegen Staub, der sich in das Auge setzt, wird in der Regel eine Waschung mit kaltem Wasser, Sahne oder Milch, besonders wenn sich Asche, Kalk oder Tabak in das Auge setzt, hinreichen. Um dergleichen Staub- oder Sandkörner aus dem Auge zu entfernen, ziehe man das obere Augenlid über das untere und lasse es dann wieder zurückgleiten, wornach alles Ungehörige von dem unteren Augenlid weggenommen werden kann. Bei Entzündungen, die von Beschädigungen des Auges herrühren, möge man eine Auflösung von salpetersaurem Silber (*Solution of nitrate of silver*) oder schwefelsaurem Zink (*Sulphate of zinc*), und zwar im Verhältniß von 1 bis 2 Granen auf eine Unze Wasser, anwenden.

Fremde Körper aus dem Auge zu entfernen, kann auch dadurch geschehen, daß man eine Stricknadel über das obere Augenlid drückt und dann das Lid nach aufwärts dreht, so wird die innere Fläche blosgestellt und der gewünschte Endzweck mit Leichtigkeit erreicht.

Sechstes Kapitel.
Ohrenkrankheiten.

Das äußere Ohr und die dasselbe umgebenden Theile.

Unter dem äußeren Ohr versteht man die s. g. Ohrmuschel, die man gewöhnlich Ohr nennt, sowie den Gehörgang (*Meatus*). In der Ohrmuschel wird der Schall gleichsam gesammelt, der Gehörgang aber führt denselben weiter zur Ohrtrommel (*Tympanum*). Der die Ohrmuschel einfassende Rand wird *Hilex*, der Rand innerhalb des *Hilex* — *Anti-hilex* genannt. Die Aushöhlung, die vom *Anti-hilex* umgeben ist, nennt man *Concha*, weil sie einer „Muschel" ähnlich sieht. Das Ohrläppchen, der Theil, an dem die Ohrringe getragen werden, ist der unterste Theil des Ohres.

Ohrenentzündung (*Inflammation of the Ear, Otitis*).

Die Ohrenentzündung kommt sehr häufig bei Kindern vor, findet sich jedoch auch bei Erwachsenen. Es ist eine Entzündung der Ohrtrommel und eine sehr schmerzhafte Krankheit, welche andere Theile des Ohres afficirt und namentlich verursacht, daß der Gehörgang oft bedeutend anschwillt, so daß derselbe manchmal geschlossen wird.

Symptome. Bedeutende Hitze, stechende Schmerzen tief im Ohre und auffallende Röthe. Manchmal ergreift die Entzündung das Gehirn und es mögen in diesem Falle Krämpfe oder Delirium eintreten. Oft folgt diese Krankheit dem Scharlachfieber und anderen Krankheiten.

Ursachen. Dieselben sind: das sich Aussetzen der kalten Luft, oder wenn der Kopf kaltem Luftzug ausgesetzt wird. Manchmal entsteht das Uebel auch durch das Eindringen fremder Körper in's Ohr, z. B. Watte, Papier, Bohnen, Insekten &c.

Behandlung.

Allöopathisch. Ein oder zwei Blutegel (*Leech*), die an die Schläfe oder hinter die Ohren gesetzt, oder ein Pflaster, das hinter dem Ohr aufgelegt wird, werden gute Dienste thun. Auch mögen Umschläge von Flachssamen, Hopfen oder Brod und Milch angewendet werden; sowie das folgende:

Zubereitete Kreide (*Prepared chalk*)	36	Grane.
Kamille (*Chamomile*)	12	„
Ipecacuanha (*Ipecac* — Brechwurz)	4	„

Bilsenkrautextrakt (*Extract of Hyosciamus*)	6 „

Hieraus mache man 12 Pulver und nehme eines derselben vor dem Schlafengehen. Während des Tages gebe kleine Dosen Magnesia oder Bittersalz und Sennesblätter (*Salts and Senna*).

Eclectische und Kräuterkur. Wenn die Entzündung durch Erkältung erzeugt wurde, so verordne man ein Fußbad und lege warme Hopfenumschläge auf das Ohr. Manchmal wird der Schmerz gelindert, wenn man einige Tropfen süßes Mandelöl (*Sweet oil of Almonds*) und einen Tropfen Laudanum ins Ohr träufeln läßt. Dies mag zwei- oder dreimal des Tages gebraucht werden. Auch kann man hierzu manchmal Zwiebelsaft und Laudanum — gleiche Theile von jedem — verwenden. Oder:

Sassafrasöl (*Oil of sassafras*)	½ Drachme.
Olivenöl (*Olive oil*)	1 „
Pulverisirter Kampher (*Powdered Camphor*)	15 Grane.

Mische und löse den Kampher in den Oelen auf. Einige Tropfen dieser Mischung mögen warm ins Ohr geträufelt werden. Ist der Schmerz sehr heftig, so lege man ein Senfpflaster hinter das Ohr und gebe Castoröl, oder Bittersalz oder ein anderes mildes Abführungsmittel.

Homöopathisch. Das Waschen des Ohrs mit aus spanischer (*Castile*) Seife zubereitetem Seifenwasser mag sehr wohlthätig wirken. Auch kann man Watte (Baumwolle), die mit warmgemachtem, süßem Mandelöl begossen wird, auf das Ohr legen. *Pulsatilla* ist gegen diese Krankheit ein sehr wichtiges Heilmittel. Man gibt dasselbe namentlich dann, wenn der Kranke brennende stechende Schmerzen empfindet, die so heftig werden, daß beinahe Delirium eintritt.

Belladonna. Wenn der Schmerz sich dem Gehirn mittheilt, Unruhe der Hände, Zerren der Muskeln und Mundecken und große Empfindsamkeit und Erregtheit. *Aconitum* mag mit *Belladonna* abwechselnd gegeben werden, wenn das Fieber sehr stark ist. Auch kann *Coffea* abwechselnd mit *Belladonna* in Anwendung kommen, namentlich wenn der Patient große Unruhe zeigt. Setzt sich ein Geschwür an, was sich durch heftigen, stechenden Schmerz und ein eigenthümliches Klopfen anzeigt, so gebe man *Mercurius*, *Lachesis* oder *Hepar Sulphur*. Letzteres Mittel ist das beste.

Verordnung der Heilmittel. Man löse 12 Kügelchen des betreffenden Heilmittels in 12 Theelöffel voll Wasser auf und gebe jede halbe Stunde einen Theelöffel voll, oder jede Stunde, alle zwei oder drei Stunden, je nach den Symptomen.

Ohrenschmerz (*Earache, Otalgia*).

Dieses Uebel sollte nicht mit der Ohrenentzündung verwechselt werden, da es ganz und gar verschiedener Natur ist, weil dabei kein Fieber vorherrscht und der Schmerz eher rheumatischer Art ist. Die Anfälle treten plötzlich ein und sind von kurzer Dauer. Oft ist der ganze Kopf eingenommen und die Ursache hat man gewöhnlich in einer Erkältung zu suchen.

Behandlung.

Eclectische und Kräuterkur. Das folgende ist ein gutes Mittel: Man röste drei oder vier Knoblauchzwiebel (*Garlic*) und zerdrücke sie während dieselben warm sind; gieße einen Eßlöffel voll Salatöl, einen Eßlöffel voll Honig und einen Eßlöffel voll Laudanum hinzu. Drücke den Saft aus und träufle denselben warm dann und wann ins Ohr. Der Dampf von bitterem Kräuterthee, über welchen man das Ohr hält, sowie ein Hopfenumschlag werden sich als ausgezeichnete Mittel erweisen.

Homöopathisch. *Pulsatilla.* — Dies ist das Hauptmittel gegen dieses Uebel; namentlich wenn der Schmerz reißend und zuckend ist, als ob sich etwas aus dem Ohre drücken wolle. Wenn das Ohr heiß, roth und geschwollen ist, oder wenn der Patient stechende, reißende Schmerzen in der ganzen Seite des Gesichts fühlt. Dieses Mittel ist hauptsächlich bei Frauenzimmern und Personen anwendbar, die leicht frösteln.

Chamomilla. — Namentlich bei acuten und stechenden Schmerzen, wie die von einer Messerwunde, hauptsächlich auf eine Erkältung, wo dem Schweiß plötzlich Einhalt gethan wurde, wenn die Schmerzen stechend, reißend sind und der Patient sehr erregt und übler Laune ist.

Belladonna. — Wenn Blutandrang nach dem Kopfe stattfindet und reißende, stechende Schmerzen sich nach dem Halse zu ziehen.

Hepar Sulphur — mag gegeben werden, wenn sich die bei *Belladonna* angegebenen Symptome zeigen, namentlich wenn dieses Heilmittel nicht lindert; ebenso wenn der Schmerz klopft, zuckt und zaust.

Mercurius. — Im Falle *Pulsatilla* und *Chamomilla* nicht mildern; auch wenn der Schmerz zerrend ist und sich nach den Wangen zieht, wenn die Schmerzen im warmen Zimmer sich vermehren und eine fröstelnde Empfindung im Ohr verspürt wird; oder der Patient viel schwitzt, ohne daß ihm hierdurch Linderung würde.

Nux vomica. — Wenn die Schmerzen heftig, stechend und zerrend sind und sich bis zu den Schläfen und der Stirne erstrecken, sowie hinab zu den Kinnbacken.

Spigelia. — Wenn der Schmerz empfunden wird, als ob ein Nagel im Ohr stecke und der Patient in den Kinnbacken Reißen und Zerren empfindet.

Rhus. — Brauchbar wenn das Ohrenweh durch Erkältung verursacht wird.

Arnica. — Wenn der Schmerz bei der geringsten Veranlassung wiederkehrt, bei großer Empfindlichkeit und man ein Sausen um das Ohr herum verspürt. Hauptsächlich bei nervösen, empfindsamen Personen anzuwenden.

China. — Ist namentlich anzuwenden nach *Arnica* oder *Pulsatilla*, hauptsächlich wenn die Schmerzen reißend sind und mehr am äußeren Theil des Ohres gefühlt und bei Berührung vermehrt werden und Sausen im Ohr verspürt wird.

Verordnung der Heilmittel. Löse 12 Kügelchen in 12 Theelöffel voll Wasser auf und gebe einen Theelöffel voll jede 15 Minuten, halbe Stunde oder zwei Stunden, je nachdem es die Symptome erfordern. Manchmal fühlt der Kranke, nachdem die heftigsten Schmerzen gehoben sind, eine gewisse Wundheit und dumpfen Schmerz; dagegen gebrauche *Sulphur* oder *Calcarea. Carbonica* — eine Dosis Morgens und Abends.

Allöopathisch. Das Ohrenweh mag gelindert werden, indem man drei oder vier Tropfen Oliven- oder Mandelöl mit einem Tropfen Laudanum ins Ohr träufeln läßt. Amerikanische Blutegel (*American leeches*) hinters Ohr gesetzt sind manchmal von guter Wirkung. Glycerin und warmes Wasser, von jedem einen halben Eßlöffel voll. Mische und träufle die Mischung vermittelst eines Theelöffels ins Ohr. Dieses Mittel schafft oft baldige Linderung. Oder nehme einen halben Theelöffel voll warmes Olivenöl mit zehn Tropfen Laudanum und träufle dies ins Ohr. Das folgende wird manchmal ausgezeichnet wirken, wenn ein Stärkungsmittel (*tonic*) nöthig ist.

Citronensaures Eisen (*Citrate of iron*)	1	Drachme.
Strychnin	1	Gran.
Pomeranzschalen-Syrup (*Syrup of orange peel*)	2	Unzen.
Weiches Wasser	½	Pint.

Mische. Dosis: Einen Theelöffel voll dreimal des Tages.

Ohrensausen, Ohrenklingen (*Humming and Buzzing in the Ears*).

Diese Symptome nimmt man gewöhnlich beim Ohrenweh, Ohrenlaufen oder Entzündung des Ohres wahr und sollten dieselben wie diese Uebel behandelt werden. Manchmal wird das Ohrenlaufen &c. auch durch Blutandrang im Kopfe und durch Erkältung verursacht.

Schwerhörigkeit (*Hardness of Hearing, Surditas*).

Taubheit mag von unrichtiger Ohrbildung herrühren oder durch Schläge, einen Fall, Entzündung oder Paralisirung des Ohrnervs verursacht werden. Dieses Uebel folgt oft dem Scharlachfieber, den Masern, bösem Hals &c. Auch ist oft Ansammlung und Verhärtung des Ohrschmalzes, ein harter Körper, der in das Ohr eindrang, zu große Trockenheit und zu große Feuchtigkeit der betreffenden Theile Schuld.

Behandlung.

Homöopathisch. Ist Schwerhörigkeit durch Ansammlung des Ohrschmalzes verursacht, so muß dasselbe vorerst dadurch entfernt werden, daß man ein wenig warme Milch oder Salatöl ins Ohr träufeln läßt. Gegen die nach der Operation eintretende Wundheit gebe *Arnica*. Ist zu große Trockenheit des Ohrs vorhanden, oder nach Fieber- und Fieberfrösten gebe *Carbo vegetabilis* alle Abend eine Dosis. Nachdem hiermit eine Woche oder länger fortgefahren und keine Besserung eingetreten, gebe *Graphitis*, namentlich wenn Ohrensausen und Ohrenklingen des Nachts oder auch bei Tage hinzukömmt. Tritt nach Gebrauch dieses Mittels immer noch keine Besserung ein, so gebe *Lachesis*, *Nitric acid*, *Petroleum*, eines nach dem andern in derselben Weise. Ist die Taubheit durch Blutandrang nach dem Kopfe hervorgerufen, so gebe *Belladonna*, *Coffea*, *Nux vomica*, *Sulphur* oder *Silicea* — eine Dosis jeden Morgen und Abend, beginnend mit dem erstgenannten Heilmittel und damit drei Tage lang fortzusetzen, ehe zu einem anderen gegriffen wird. Folgt das Uebel den Masern, so gebe *Pulsatilla* und *Carbo Vegetabilis*; wenn dem Scharlachfieber, *Belladonna* und *Hepar Sulphur*; wenn nach den Blattern, *Mercurius* und *Sulphur*, eine Dosis jeden andern Abend abwechselnd. Wenn die Krankheit durch Erkältung im Kopfe entstanden, greife man zu *Chamomilla*, *Arsenic*, *Lachesis*, *Mercurius*, *Sulphur* oder *Pulsatilla*. Folgt das Uebel dem Wechselfieber das durch Chinin kurirt wurde, so gebe *Carbo Vegetabilis*, *Pulsatilla*, *Sulphur* und *Calcarea Carbonica*; jedes Mittel eine Woche, eine Dose jeden Abend, bis Besserung eintritt. Wenn das Uebel durch Unterdrückung des Abgangs aus Ohr und Nase entstanden, *Pulsatilla*, *Mercurius*, *Belladonna* oder *Hepar Sulphur* zwei oder drei Tage lang, ein Heilmittel einmal des Tages.

Allöopathisch. Ist die Schwerhörigkeit durch Ansammlung des Ohrschmalzes entstanden, so sollte eine geringe Quantität Salatöl jeden Abend ins Ohr geträufelt werden, um dasselbe zu erweichen; ebenfalls muß jeden Tag warmes Wasser ins Ohr gespritzt werden, bis das Schmalz entfernt ist. Darnach wende man folgendes an und setze einige Wochen damit fort:

Kamphorirtes Oel (*Camphorated oil*)	½ Unze.
Seifen-Liniment	½ Drachme.

Mische und wende es mittelst ein wenig Wolle oder Baumwolle an. Ist das Uebel durch Erkältung entstanden, so sollten die Mittel, die gegen Catarrh angegeben sind, in Anwendung kommen. Ist es durch bösen Hals erzeugt worden, so wird das Einathmen des Dampfes von heißem Wasser, das mit Essig vermischt wurde, von guter Wirkung sein; auch sollten kleine Pflaster hinter dem Ohr angebracht werden. Ist es durch Rheumatismus verursacht, so mag das folgende Liniment gebraucht werden:

Essigsäuerlicher Colchicum-(Zeitlose) Extrakt (*Acetous extract of colchicum*)	1 Skrupel.
Präparirtes Schweinefett	1 Unze.

Mische. Jeden Abend sollte das Ohr und die Theile um dasselbe mit einem Stückchen dieser Mischung — so groß wie eine Erbse — eingerieben werden. Ist das Ohr sehr trocken, so mag der Ohrengang zwei- oder dreimal die Woche mit Glycerin eingerieben werden, während man ein kleines Stück geräucherten Speck Abends in die Höhlen bringt und Morgens entfernt. Findet sich jedoch zu viel Feuchtigkeit im Ohr, so spritze dasselbe mit einer Auflösung von schwefelsaurem Zink (*Sulphate of zinc*) aus, indem man einen Gran Zink zu einer Unze Rosenwasser nimmt; auch lege man kleine Pflaster hinter die Ohren. Ist die Ursache eine Entzündung, oder sind es kleine Geschwüre am Ohreingang, so sollte ein warmer Umschlag auf das Ohr gelegt und die Ohren mit gleichen Theilen Goulard- und Rosenwasser ausgespritzt werden.

Eclectische und Kräuterkur. Ist die Schwerhörigkeit oder Taubsucht durch Ansammlung des Ohrenschmalzes entstanden, so müssen die bei der Allöopathischen Behandlung angegebenen Mittel zur Entfernung desselben angewandt werden. Auch kann man das folgende in einigen Fällen gebrauchen:

Gebrannten Alaun (*Burnt Alum*)	10	Grane.
Süßes Mandelöl (*Sweet oil of almonds*)	1	Unze.

Mische dies und laß jeden Tag einige Tropfen der Mischung in das Ohr träufeln. Zu gleicher Zeit spritze das Ohr mit einer Auflösung aus gleichen Theilen Weißeichenrinde (*White oak bark*), Kurzblätterigem Dreiblatt (*Bethroot*) und Rosenblätter aus.

Ist eine Ohrenschmalz-Ansammlung vorhanden, so mögen von folgender Mischung ein- oder zweimal des Tages einige Tropfen ins Ohr geträufelt werden:

Sassafrasöl	15	Tropfen.
Glycerin	1½	Drachmen.
Olivenöl	½	Unze.

Ist das Ohr sehr trocken, so gebrauche man folgendes:

Glycerin	1	Drachme.
Terpentinöl	½	„
Leinsamenöl	½	Unze.

Ohrfluß, Ohrlaufen (*Running of the Ears, Otorrhœa*).

Dies ist ein sehr widerwärtiges Uebel, das aus verschiedenartigen Ursachen entstehen mag. Oft folgt es der Ohrentzündung und manchmal dem Scharlachfieber und den Masern.

Symptome. — Fieber, Kopfschmerzen, Schmerzen im Ohr und Anschwellen der Halsdrüsen. Bald sondert sich eine röthliche, wässerige Masse aus, die nach und nach sich verdickt. Das Fieber tritt mit der Aussonderung dieser Materie ein.

Behandlung.

Allöopathisch. Ist die Entzündung eine acute, so sollte die bei Ohrenentzündung vorgeschriebene Behandlung eingeschlagen und das Ohr mit warmem Wasser oder einer Mohnsamen- (*poppies*) Auflösung ausgespritzt werden. Es ist aber besser, wenn man die Flüssigkeit mittelst eines Theelöffels dem Ohre zuführt, weil durch das Einspritzen mit der Spritze leicht Kopfweh entsteht. Sobald die Aussonderung eintritt, sollte das Ohr mit spanischer (*castile*) Seife gut ausgewaschen werden und gleich darauf mit einer Auflösung von Alaun (*Alum*), Zinkvitriol (*Sulphate of zinc*) — ein Gran zu einer Drachme Wasser. Essigsaures Blei (*Acetate of lead*), ein oder zwei Grane auf eine Unze Wasser, wird sich öfters sehr wirksam erweisen. Auch wird ein Theil Glycerin und fünf Theile Rosenwasser empfohlen. Ist die Absonderung sehr übelriechend, so hat man das Ohr mit einer Mischung auszuspritzen, die aus zwei Drachmen Chlorkalk (*Chloride of lime*) und einer halben Pint Wasser besteht, während man zu gleicher Zeit eine Auflösung von salpetersaurem Silber (*Nitrate of silver*) — fünf Grane zu einer Unze Wasser — gebraucht. Jedoch muß man bei Anwendung dieser Mittel acht darauf haben, daß dem Ausfluß nicht allzu plötzlich Einhalt gethan wird.

Eclectische und Kräuterkur. Die Ohren mögen mit warmem Seifenwasser ausgespritzt werden, wornach eine Einflößung von Gelbwurzel (*Golden seal*) und brenzlicher Holzsäure (*Pyroligneous acid*) stattfinden sollte. Die Säure darf nur gebraucht werden, wenn der Ausfluß sehr übel riecht. Eine Abkochung von Gelbwurzel, wilder Indigowurzel kann in manchen Fällen gebraucht werden, oder auch eine Auflösung von anderthalbkohlensaurem Kali (*Sesquicarbonate of potassa*).

Homöopathisch. Nie sollte man versuchen, den Ausfluß dadurch hinwegzuräumen, daß man das Ohr verstopft, denn dies mag sehr gefährlich werden. Wurde der Ohrfluß durch Masern herbeigeführt, so gebe man *Pulsatilla* und *Sulphur* vier Tage lang, jedes dieser Heilmittel an zwei aufeinanderfolgenden Abenden, — sechs Kügelchen eine Dosis. Folgt das Ohrenlaufen dem Scharlachfieber, so gebe *Belladonna*, *Mercurius*, *Hepar Sulphur* und *Lycopodium* — in derselben Weise. Wenn es nach den Blattern eintritt, *Mercurius*, *Lachesis*, *Sulphur* und *Calcarea Carbonica*. Diese Mittel sollten eine Woche lang oder länger eingegeben werden, ehe man zu andern Arzneien greift. Wenn der Geruch der sich ausscheidenden Flüssigkeit außerordentlich unangenehm ist, so gebe man *Mercurius*, *Hepar Sulphur*, *Lycopodium*, *Pulsatilla* oder *Sulphur*. Ist der Ausfluß mit Blut vermischt, *Pulsatilla*, *Mercurius* und *Lachesis*. Hat der Kranke heftiges Kopfweh und Fieber, *Belladonna* und *Bryonia* abwechselnd. Wurde der Ausfluß plötzlich unterdrückt und die Mandeln beginnen anzuschwellen, so gebe *Pulsatilla*, *Mercurius* und *Belladonna*. Wenn die Unterdrückung des Ausflusses durch Erkältung veranlaßt wurde, so gebe *Rhus* oder *Dulcamara*. Wenn nach der Unterdrückung die Hoden anschwellen, *Pulsatilla*, *Nux vomica* oder *Mercurius*.

Verordnung der Heilmittel. Löse 12 Kügelchen der erwählten Arznei in 12 Theelöffel voll Wasser auf und gebe einen Theelöffel voll der Auflösung jede 4 Stunden, eine Woche lang, es sei denn, andere Anweisungen seien bei den Heilmitteln angegeben. Wenn es bequemer ist, so gebe man sechs Kügelchen zu einer Dosis.

Durchstechen des Ohrläppchens.

Dr. H. R. Stout in Chicago befolgt beim Durchstechen des Ohrs zum Zwecke des Anbringens der Ohrringe eine sehr einfache Methode. Dieselbe besteht darin, daß das Ohrläppchen so lange gegen ein Stück Kork gedrückt wird, bis man kein Gefühl mehr in demselben hat; sodann sticht man, ohne den Kork zu entfernen, mit einer Nadel, in welcher ein Faden ist, schnell durch das Ohrläppchen, macht eine kleine Masche und läßt den Faden in der Oeffnung, bis die unbedeutende Wunde geheilt ist. Jeden Tag sollte man den Faden ein wenig hin- und herziehen, damit die Höhlung nicht zuheilt. Manchmal entsteht durch diese Operation die „Rose,“ deren Behandlung in einem anderen Theile dieses Buchs angegeben ist.

Fremde Körper im Ohr.

Manchmal kommen Insekten ins Ohr, in welchem Falle man Salatöl einträufelt, welches das Insekt tödtet, wornach es leicht entfernt werden kann. Ist eine Bohne oder derartige Substanz im Ohr, so sollte sie mittelst einer Haarnadel sorgsam entfernt werden; man biegt zu diesem Zwecke die Nadel hakenförmig. Jedoch muß man sich äußerst in acht nehmen, den Gegenstand nicht noch weiter hineinzuschieben. Es ist immer besser, wenn derartige Operationen von einem gebildeten Arzt vollbracht werden.

Siebentes Kapitel.
Krankheiten der Nase.

Entzündung und Anschwellen der Nase.

Dieses kann durch Verletzungen, z. B. Schläge, Fallen, Schneiden, hervorgerufen werden. Arnica ist hierbei das vorzüglichste Mittel, eine schwache Auflösung sollte zur Waschung der Nase dienen; es wird gleichzeitig das Bluten, das durch einen harten Schlag verursacht wurde, stillen.

Nasenbluten (*Epistaxis*).

Nasenbluten kommt sehr häufig, besonders unter jungen Leuten vor und erfordert selten irgend welche Behandlung. Ein leichter Schlag oder Niesen, sowie auch ungewöhnliche Hitze kann bei manchen Leuten schon die Veranlassung dazu werden. Es ist der Ueberfüllung der Blutgefäße des Kopfes zuzuschreiben und gewährt eher Linderung als das Gegentheil.

Behandlung.

Eclectische und Kräuterkur. Kalte Umschläge auf die Stirne, die Nase und den Nacken sollten angewendet werden, ein Druck aus den unteren Theil der Nase ist zuweilen hinreichend, dasselbe zu unterdrücken, Verstopfen der Nasenhöhlen mit geröstetem trocknen Rindfleisch oder mit Linnen oder Watte, die zuvor mit einem Geraniumaufguß oder einer Auflösung von schwefelsaurem Zink (*Sulphate of zinc*) getränkt sind, wird zuweilen zuträglich gesunden werden.

Homöopathisch. Ist die Blutung sehr heftig und kann derselben auf keine andere Weise Einhalt gethan werden, so sollte ein wenig feine Leinwand oder auch Charpie (*Lint*) mittelst eines starken Fadens durch die Nasenlöcher und den Mund und so lange aufwärts gezogen werden, bis dasselbe gegen die blutenden Gefäße andrückt. Ein bekanntes Mittel ist auch das Gleiten längs des Rückens mit einem Stück Eis oder einem kalten Schlüssel; Halten der Hände über dem Kopfe, welches hin und wieder das Nasenbluten stillt. Wird es durch einen Fall verursacht, so gebe man *Arnica*, rührt es von Blutandrang nach dem Kopfe her, so gebe man *Aconitum*, *Belladonna* oder *Bryonia.* Ist Ueberanstrengung die Ursache, *Rhus.* Durch übermäßige Hitze, so liege man ruhig, mit dem Kopfe erhöht, und nehme alle halbe Stunden *Bryonia* und *Aconitum* abwechselnd; tritt es zur Nachtzeit ein, gebe man *Rhus*, *Bryonia* oder *Belladonna* abwechselnd alle Abend eine Dosis, wenn des Morgens, *Nux vomica* oder *Bryonia*, während eines Schnupfens alle Morgen und Abend *Pulsatilla* und *Arsenicum* abwechselnd eine Dosis von jedem, bei Kindern, welche an Würmern leiden, *Cina* und *Mercurius*, bei Schwäche auch da, wo diese von Nasenbluten herrührt, gebe man alle halbe oder ganze Stunden eine Dosis *Chinin*, oder wenn dies ohne Wirkung, *Ferrum*. Blutklumpen, die sich in der Nase bilden, sollten nicht eher entfernt werden, bis das Bluten vollkommen gestillt ist. Charpie so unter die Oberlippe gepreßt, daß dadurch ein Druck auf die Pulsader ausgeübt wird, wird öfters das heftigste Nasenbluten stillen.

Allöopathisch. Charpie oder ein kleines Stück Filz, in eine starke Lösung von Alaun oder Tannin getaucht, wird zuweilen mit Erfolg angewendet. Es sollte dies so weit als möglich in die Nase gezogen werden. Auch wird in manchen Fällen *Mousel's persalt of iron*, 1 Theil auf 10 Theile Wasser, mit Erfolg angewendet.

Schnupfen, Erkältung im Kopfe (*Coryza — Catarrh*).

Dies ist ein Leiden der Schleimhaut der Nase und des Halses, das sich zuweilen bis in die Luftröhren und Lungen erstreckt.

Symptome: Der Schnupfen beginnt in der Regel mit einem dumpfen Schmerz und einem Gefühle von Schwere in der Stirn, Beklemmung der Brust, erschwertes Athmen, häufiges Niesen, Schwere des Kopfes, trockene, verstopfte Nase, böser Hals, Heiserkeit, Augen mehr oder weniger roth und wässerig, kurz darauf sondert sich eine dünne Flüssigkeit in der Nase ab, der Husten wird leichter und der Auswurf gelb und dick, der Kranke klagt über Heiserkeit und bösen Hals, hat keinen Geruch, hört schwer, stechender Husten; des Nachts gewöhnlich schlimmer, etwas Fieber und starke Schmerzen in verschiedenen Körpertheilen, Durst, fliegende Hitze, abwechselnd mit Frost. Beschränkt sich die Entzündung lediglich auf die Schleimhaut der Nasenhöhlen, so ist Niesen, ein Gefühl von Vollsein und Hitze, mit einem dünnen wässerigen Ausfluß vorhanden.

Behandlung.

Homöopathisch. *Aconitum* — bewährt sich immer bei Beginn der Erkältung, sogar wenn nur ein leichtes Fieber vorhanden ist, ebenso, wenn die Absonderung aus der Nase unterdrückt wird und Kopfweh folgt. Auch ist *Camphor* bei denselben Symptomen gut. Wenn nichts anderes als gewöhnlicher Kampherspiritus zu haben ist, gebe man 1 oder 2 Tropfen auf ein Stück Zucker, löse dasselbe in einem Glas halb voll Wasser und gebe es nach Vorschrift.

Arsenicum. — Nicht viel Fieber, Hitze oder Durst, der Patient ist unruhig, besonders des Nachts, trinkt oft und nur wenig auf einmal, Absonderung scharf und verdorben, brennende Hitze der Nase, die Absonderung verursacht Anschwellen der nächsten Theile, Röthe und Thränen der Augen. Gewährt *Arsenicum* keine Linderung, so gebe man *Ipecacuanha.*

Nux vomica — sollte bei Verstopfung oder bei nur geringem Laufen der Nase gegeben werden, auch wenn dasselbe am Morgen stattfindet, bei Trockensein des Nachts, Mund trocken und dürr, ohne viel Durst, Verstopfung, am Abend Fieber und Frost abwechselnd.

Chamomilla — wenn der zurückgeschlagene Schweiß Beschwerde verursacht, Frösteln, Hitze und Durst, Schwere des Kopfes, Anschwellen des Gesichts, geröthete Wangen, Röthe und Entzündung der Augen.

Mercurius. — Beständiges Niesen, böser Hals, beständiges Laufen einer wässerigen Flüssigkeit, welches den Theil, welchen es berührt, wund macht, Anschwellen und Röthe der Nase, rasendes Kopfweh, Schmerzen in dem Nasenknochen, Katarrh am Morgen schlimmer, widerwärtiger Geruch.

Belladonna. — Anschwellen, Röthe und Brennen der Nase, Schmerz in der Nase, durch Berührung erhöht, klopfende Schmerzen im Kopfe, schlimmer bei Bewegung.

Hepar Sulphuris. — Besonders wenn nur eine Nasenhöhle angegriffen ist, brennendes Kopfweh, besonders in der Gegend der Nasenwurzel, bei der geringsten Bewegung verschlimmert, Katarrh durch jedes Einathmen der Luft verschlimmert. Sollte aufgegeben werden, wenn *Mercurius* nur wenig Erfolg bietet.

Pulsatilla. — Dicke, grüne oder gelbliche Absonderung aus der Nase, die sehr widerwärtig ist, Schwere im Kopfe und Schwindel, häufig gegen Abend und in der Zimmerwärme nimmt die Verstopfung der Nase überhand, Schmerz in einer Hälfte des Kopfes, öfters Niesen, schmerzhafter Druck an der Nasenwurzel, ziehende Schmerzen, Summen in den Ohren.

Euphrasia. — Besonders wenn die Augen entzündet und wässerig sind.

Lycopodium. — Verstopfung der Nase, besonders des Nachts, Geruch sehr scharf, rasende Schmerzen in der Stirne, Trockenheit des Mundes, ohne Durst.

Silicea. — Chronischer Katarrh bei starken Schmerzen in den Knochen der Nase. *Tartarus emeticus* kann in einigen Fällen gegeben werden, besonders bei Niesen, Frost, Geschmack- und Geruchlosigkeit; zuweilen, wenn die Absonderung der Schleimhaut unterdrückt wird, oder bevor dieselbe beginnt und die Nase ist heiß und trocken, wird auch ein wenig Almondöl, kalte Sahne vermittelst einer Feder oder eines Kameelhaarpinsels in das Innere der Nase gebracht, sowie auch Bähungen von heißem Wasser werden mit gutem Erfolg angewendet.

Verordnung der Heilmittel. Wo keine Verordnungen mit den Mitteln angegeben sind, löse man 12 Kügelchen in 12 Theelöffel voll Wasser auf, gib jede oder alle 2 oder 3 Stunden, der Strenge der Symptome angemessen, einen Theelöffel voll. Die Anwendung des Wassers ist bei dieser Krankheit von gutem Erfolg und kann gleichzeitig mit der Gabe der Mittel verbunden werden. Der Kranke muß sich in einem nicht zu warmen Zimmer aufhalten; nasse Umschläge über die Brust und den Unterleib sollten gemacht werden, der Kranke hütet das Bett, gehörig zugedeckt, und trinkt soviel als möglich kaltes Wasser, wodurch Schweiß hervorgerufen wird. Nachdem derselbe einige Zeit geschwitzt hat, lasse man ein milchwarmes Bad folgen.

Allöopathisch. Man gehe frühzeitig zu Bett, nehme ein halbes Pint von einem warmen Getränk, einen Theelöffel voll *Paregoric Elixir* oder einen Eßlöffel voll Mohnsyrup (*Syrup of poppies*), oder eine halbe Unze Bittersalz (*Epsom salts*), oder auch ein Seidlitzpulver am Morgen. In einigen Fällen wird auch folgendes angewendet:

Schwefelsaure Magnesia (*Sulphate of magnesia*)	1	Unze.
Salpetersaure Potasche (*Nitrate of potash*)	10	Grane.
Lakritzenextrakt (*Extract of liquorice*)	1	Skrupel.
Zusammengesetzter Aufguß von Sennesblättern (*Compound infusion of senna*)	5½	Unzen.
Sennesblätter oder Jalappenwurzel (*Tincture of senna or jalap*)	3	Drachmen.
Spiritus von flüchtigem Salz (*Spirits of sal volatile*)	1	Drachme.

Mische es. Dosis: 2 oder 3 Eßlöffel voll. Diesem sollte man folgen lassen:

Essigsaures Ammoniak (*Acetate of Ammonia*)	1½	Unzen.
Süßer Salpeterspiritus (*Sweet spirits of nitre*)	2	Drachmen.
Syrup	2	„
Kampher-Mischung (*Camphor mixture*)	4	Unzen.

Mische es. Ist kein Fieber vorhanden, so wird zuweilen schon eine Dosis von schwefelsaurem Magnesia (*Sulphate of magnesia*), wobei zu vermeiden ist, sich dem kalten oder nassen Wetter auszusetzen, gänzliche Enthaltsamkeit einer thierischen (Fleisch-) Kost, hinreichen; treten die Symptome heftig auf, sollten heiße Fußbäder, denen ein wenig Salz oder Senf beigefügt ist, gegeben werden. In einigen Fällen wird das Einathmen des Gases der Mischung von Laudanum und Hoffmann's Anodyne — zu gleichen Theilen — von gutem Erfolg sein; in einzelnen Fällen verschafft schon ein Stück Kampher unter die Nasenlöcher gehalten, Linderung. Eine Auflösung von Opiumextrakt, im Verhältniß von einem Gran auf eine Unze Wasser, durch Einathmung in die Nasenhöhle gezogen, wirkt sofort erfolgreich. Dr. John A. Lockwood hat gefunden daß eine Auflösung von salpetersaurem Silber (*Nitrate of silver*) im Verhältniß von 8 oder 10 Granen auf eine Unze vermittelst eines Kameelhaarpinsels auf die Schleimhaut der Nase gebracht, ein ausgezeichnetes Mittel ist. Dr. C. J. A. Williams empfiehlt eine trockene Kur, die zuweilen von gutem Erfolge ist. Er gestattet keine Getränke mit Ausnahme einen Theelöffel voll Milch oder Thee, des Morgens oder Abends bei der Mahlzeit, und ein Weinglas voll Wasser beim zu Bett Gehen; die Symptome verschwinden in der Regel nach Verlauf von 36 bis 48 Stunden. Der Vortheil der Kur liegt darin, daß der Kranke hierbei seiner gewöhnlichen Beschäftigung ohne Störung nachgehen kann. Dr. Chapman, von der Pennsylvanischen Universität, empfiehlt 1 bis 2 Grane Opium oder 2 bis 20 Grane Doverisches Pulver, das beim zu Bette Gehen genommen werden sollte, wornach der Kranke häufig am Morgen gesund aufwacht. Um die Verstopfung in Folge des Opiums zu beseitigen, kann es nothwendig werden, eine Dosis von schwefelsaurer Magnesia (*Sulphate of magnesia*) oder Salz zu geben.

Eclectische und Kräuterkur. Ist der Anfall gelind, so ist nur wenig Medizin erforderlich. Beim zu Bette Gehen nehme der Kranke ein Fußbad in warmem Laugenwasser und trinke nach Belieben Kräuterthee, wie Pfeffermünz (*Peppermint*), Isop (*Penny royal*), Salbei (*Sage*), oder *Composition powder* und eine Dosis von Doverischem Pulver. In einigen Fällen mag die zusammengesetzte Tinktur von virginischer Schlangenwurzel (*Virginia snake root*) alle Stunden einen Theelöffel voll gegeben werden, um Schweiß hervorzurufen. Gegen den Husten, der den Schnupfen gewöhnlich begleitet, ist das bekannte Hausmittel von Honig oder Molasses mit Weinessig zusammen warm gemacht und mit frischer Butter gemischt, zu empfehlen; man gebe davon einen oder zwei Theelöffel voll und wiederhole es so oft als möglich. Die zusammengesetzte Gelbwurz- (*Golden seal*) Tinktur, verdünnt oder auch nicht, vermittelst eines Kameelhaarpinsels auf die Hautränder der Nase aufgetragen, wird zuweilen sehr schnelle Linderung verschaffen.

Dr. King empfiehlt zur Entfernung des Gefühls von Vollsein und Verstopfung der Nasenhöhlen folgendes:

Pulverisirte Cubeben (*Cubebs*)	2 Drachmen.
Balsam Tolu	6 Grane.

Mische es gehörig und füge ferner hinzu:

Pulverisirten Lakritzen- (*Liquorice*) Extrakt	1 Unze.
Peruanischen Balsam- (*Balsam Peru*) Syrup	1 Drachme.

Pulverisirtes Gummi Arabicum in hinreichender Menge.

Mische es gehörig und theile es in Kügelchen von 10 Gran, als Dosis ist eine zu nehmen und so oft als erforderlich zu wiederholen. In einigen Fällen wird ein Aufguß von Wasserdost (*Boneset*) beim zu Bette Gehen nach einem warmem Fußbad genommen Linderung verschaffen. Der Kranke sollte sorgfältig vermeiden, nachdem er am Abende eins von diesen Mitteln angewendet hat, sich am nächsten Tage einer neuen Erkältung auszusetzen.

Tägliche Waschungen des Kopfes und Nackens mit sehr kaltem Wasser oder, wenn von nassen Füßen herrührend, deren Eintauchen in eiskaltes Wasser des Morgens werden dieses lästige Leiden verhindern. Man sollte damit in der wärmeren Jahreszeit beginnen und es den ganzen Winter hindurch fortsetzen.

Chronischer Katarrh (*Ozœna narium*), Eiterung in der Nase

kann die Folge eines vernachlässigten Katarrhs sein und von dessen häufiger Wiederkehr herrühren. Dieses Leiden kann Jahre lang dauern und sehr lästig werden. Es verursacht heftige Kopf- und Augenschmerzen, Thränen der Augen, starke Schleim-Absonderung in der Nase, Appetitlosigkeit, Abmagerung und dergleichen mehr, zuweilen ist er auch die Folge von anderen Krankheiten wie Scharlachfieber und Masern.

Behandlung.

Allöopathisch. Dr. Wood empfiehlt zur Anwendung eine Einspritzung von essigsaurem Blei (*Acetate of lead*), schwefelsaurem Zink (*Sulphate of zinc*), schwefelsaurem Kupfer (*Sulphate of copper*) oder salpetersaurem Silber (*Nitrate of silver*). Er zieht schwefelsaures Zink (*Sulphate of zinc*) vor und zwar so, daß mit zwei Granen auf eine Unze Wasser angefangen und je nachdem es die

Nase verträgt, auf 10, 15 sogar 20 Grane auf die Unze erhöht wird. Diese Einspritzung sollte jeden Tag ein- oder zweimal des Tages wiederholt und wenn nothwendig einige Monate lang fortgesetzt werden. Wenn der angegriffene Theil mit einem Pinsel von Kameelhaar erreicht werden kann, so ist dies die beste Art der Anwendung. Ist die Absonderung widerwärtig, so wird eine Auflösung von Chlorsoda (*Chloride of soda*), Potasche oder Kalk zuträglich gefunden werden. Zuweilen ist die Einathmung vom Gas des Kreosot, Theer und Essig dienlich.

Eclectische und Kräuterkur. Dr. Gunn empfiehlt einen Schnupftabak aus gleichen Theilen von Lorbeer (*Bay berry*), Blutwurzel (*Blood root*), Chinarinde (*Peruvian bark*) mehrere Male des Tages zu schnupfen. Gleichzeitig brühe man eine Handvoll Hopfen, Hundsbeere (*Hoarhound*) und Kamillen (*Chamomile*) in Essig und ziehe den warmen Dampf mehrere Male des Tages durch die Nase.

Die nachstehenden Mittel sind ebenfalls zu empfehlen:

Fein pulverisirte Blutwurzel (*Blood root*) und Lorbeerrinde (*Bay berry bark*) von jedem	1	Unze.
Pulverisirte Myrrhen (*Myrrh*)	½	„

Mische es und schnupfe mehrere Male des Tages davon.

Oder auch:

Pulverisirten Kampher (*Powd. Camphor*)	1	Drachme.
Benzoe-Säure (*Benzoic acid*)	20	Grane.
Pulverisirtes Opium	6	„
Rothe Chinarinde (*Peruvian bark*)	4	Drachmen.

Mische es gehörig und mache es mit Bergamottenöl wohlriechend. Dasselbe wird wie Schnupftabak gebraucht. Die Eingeweide sollten vermittelst eines gelegentlichen Abführmittels offen gehalten und die Haut täglich mit warmem Saleratuswasser gewaschen werden. Es wird gut sein, wenn der Kranke beim zu Bett Gehen Compositionsthee nach Belieben trinkt.

Bei sehr hartnäckigen Fällen bringe folgendes vermittelst eines Kameelhaarpinsels in die Nasenhöhlen:

Cubeben (*Cubebs*)	1½ Unze.
Gelbwurz (*Golden seal*)	1½ „
Lobelia	1½ „
Blutwurz (*Blood root*)	1½ „
Spanischer Pfeffer (*Capsicum*)	3 Drachmen.
Verdünnter Alcohol	2 Quart.

Mische es, laß die Mischung mehrere Tage lang stehen und schüttele es während dieser Zeit häufig um. Bei starkem Husten sollte die Tinktur von Lobelia, Blutwurz (*Blood root*), Brechwurzwein (*Wine of Ipecac*) und Peruanischer Balsam-Syrup in Dosen von einem Theelöffel voll mehrere Male des Tages gegeben werden.

Homöopathisch. Die Behandlung kann mit *Belladonna* begonnen werden, jeden zweiten Abend eine Dosis; setze diese Behandlung eine Woche lang fort, dann gebe *Aurum* in derselben Weise, lasse diesem *Mercurius* folgen und nimm endlich *Sulphur* in derselben Weise. Bei Fieberhitze und ohne Fließen der Absonderung gebe man *Aconitum* und *Belladonna* abwechselnd, aufgelöst, alle 2 Stunden einen Theelöffel voll. *Arsenicum* ist bei starken Schmerzen, Brennen und Klopfen eines der besten Mittel gegen dieses Leiden.

Lycopodium. — Absonderung dick und gelblich, wenn der Katarrh mit Skropheln verbunden ist oder skrophulöse Personen befällt. *Phosphorus*, *Silicea*, *Acidum Nitric* und *Conium* sind mit Erfolg angewendet worden. Ist Syphilis die Ursache, so sind auch *Hepar Sulphuris*, *Aurum*, *Acidum Nitri*, *Lachesis*, *Lycopodium*, *Sulphur*, *Mercurius* und *Sulphuratus* angezeigt.

Nasenpolyp (*Polypus of the Nose*)

tritt in der Regel mit solchen an anderen Orten wie im Ohr, Magen, in den Eingeweiden gleichzeitig auf. Der Nasenpolyp ist gewöhnlich weich, von einer gelblich-weißen Farbe und in einigen Fällen durchsichtig. Er nimmt allmählig an Größe zu, ist die Ursache zum Nießen, Eingenommenheit und dumpfen Schmerzen im Kopfe, verstopft die Nasenhöhle und erschwert das Athmen, besonders während des Schlafs. Gewöhnlich wird dadurch nur Störung in dem Einathmen verursacht, zuweilen aber sind damit auch starke Schmerzen und Kopfweh verbunden, die Knochen der Nase werden angegriffen und sondern eine widrige Flüssigkeit ab.

In der Regel müssen diese Polypen durch den Chirurgen entfernt werden, in einigen Fällen reicht aber auch eine Behandlung durch innerliche Mittel hin.

Behandlung.

Eclectische und Kräuterkur. Folgendes kann geschnupft werden: Man nehme fein pulverisirte Lorbeerrinde (*Bay berry bark*), Entenfuß- (*May apple*) Wurzel je 1 Unze, und 4 Unzen Blutwurzel; mische es und schnupfe davon mehrere Male des Tages. Man kann ferner, wenn der Polyp erreicht werden kann, ein Läppchen, das zuvor angefeuchtet, zusammen drehen, in das Pulver stecken und dann durch Schnupfen einziehen, was den Auswuchs allmählig tödtet und ihn schließlich abfallen macht. Pulverisirte Scharlachbeere (*Poke root*) ist auch wirksam. Dr. King empfiehlt schwefelsaures Zink (*Sulphate of zinc*) 2 Skrupel, Wasser 1 Unze, das vermittelst gehörig angefeuchteter Charpie eingeführt werden kann und vier- oder fünfmal des Tages zu wiederholen ist. Es wird zuweilen gut sein, nach dem zuerst erwählten Mittel folgendes zu gebrauchen:

Blutwurzel-Tinktur (*Tincture of blood root*)	2 Unzen.
Schwefelsaures Zink (*Sulphate of zinc*)	2 Drachmen.

Mische und bringe es mehrere Male des Tages auf die Geschwulst.

Homöopathisch. *Staphysagria*, *Calcarea*, *Sepia*, *Silicea* und *Thuja* sind Mittel gegen dieses Leiden. Man nehme jedes drei Wochen lang eine Dosis jeden Tag. Am Ende der dritten Woche wechsle man es mit einem anderen Mittel und fahre so fort, bis Heilung eintritt. *Teucrium*, wovon jeden Abend durch mehrere Monate hindurch eine Dosis genommen werden sollte, wird sehr empfohlen.

Allöopathisch. Einspritzungen von Alaunauflösung oder das tägliche Betupfen der Geschwulst mit salzsaurer Eisentinktur (*Muriated tincture of iron*) wird in einigen Fällen dieselbe entfernen.

Nasenkrebs (*Cancer of the nose*).

Dieses ist eines der fürchterlichsten Leiden, denen das menschliche Geschlecht unterworfen ist. Der Krebs beginnt in der Regel mit einer harten Geschwulst, die allmählig in Eiterung übergeht, ungemein schmerzhaft ist und sich leicht auf Lippen oder andere Theile des Gesichts ausdehnt.

Behandlung.

Homöopathisch. *Arsenicum* — ist das wichtigste Mittel, wenn die folgenden Symptome vorhanden sind: Brennen, Anschwellen der Nase, Schmerz bei Berührung, Eiterung der Nasenhöhlen hochoben, mit Absonderung eines widerwärtigen Eiters, eiterartiger Ausschlag um die Lippen, Schmerz stechend und prickelnd während der Tageszeit, Zunge schwärzlich und aufgesprungen. Auch *Sulphur* wird zuträglich gefunden werden. Die Behandlung sollte aber immer einem geschickten Arzte überlassen werden.

Allöopathisch. Dr. J. W. Fell verordnet Folgendes:

Zink-Chlorid (*Chloride of zinc*)	6	Unzen.
Pulverisirte Blutwurzel	2	„
Myrtenwachs (*Myrtle wax*)	1	Unze.
Wasser von Opiumextrakt	6	Drachmen.
Conicumextrakt	6	„

Mische es und mache eine Salbe daraus. Diese Salbe wird so lange auf die Geschwulst gebracht, bis die Haut zerstört ist, was einen Schorf bildet, in dem Einschnitte, einen halben Zoll von einander entfernt, gemacht werden sollten. Gleichzeitig sollte Folgendes angewendet werden:

Blei-Iodide (*Iodide of lead*)	1	Skrupel.
Glycerin	1	Drachme.
Spermazeutsalbe	2	Unzen.

Man mache eine Salbe daraus, und nachdem man die erstere durch 12 Stunden hindurch verwendet hat, fahre man mit der letzteren in derselben Weise 12 Stunden lang fort; gewöhnlich schneidet dieses die Krankheit kurz ab.

Gleichzeitig verordnet er folgendes:

Pulverisirte Blutwurzel (*Blood root*)	1	Skrupel.
Arsenik-Iodide (*Iodide of arsenic*)	2	Grane.
Cicuta- (Schierling) Extrakt	2	Skrupel.

Mische und theile es in 40 Pillen. Dosis: Dreimal des Tages eine Pille.

Eclectische und Kräuterkur. Folgendes wird empfohlen:

Schwefelsaures Zink (*Sulphate of zinc*)	1	Unze.

Schwefelsaures Kupfer (*Sulphate of copper*)	1 „
Schwefelsaures Morphium (*Sulphate of morphine*)	1 Drachme.

Mische es und mache davon einen Umschlag.

Oder auch:

Schweinefett	3 Pfund.
Verdigris	2 Unzen.
Bienenwachs	2 „
Schottischer Schnupftabak	1 Pfund.

Mische das Fett und das Wachs und rühre es mit den übrigen Sachen zusammen.

Folgendes soll in mehreren Fällen den Krebs geheilt haben:

Schwefelsaures Zink (*Sulphate of zinc*)	1 Drachme.
Sanguinaria	2 Drachmen.

Rother Kleeextrakt (*Extract of Red Clover*) hinlänglich genug, um ein Pflaster davon zu bereiten.

Ein Umschlag von rohen Preiselbeeren (*Cranberries*) soll selbst diese eingewurzelte Krankheit heilen. Die Beeren werden zerquetscht und zu einem Umschlag verwendet. Die Wirkung eines solchen Umschlages zeigt sich in der Bildung kleiner Blattern, gleich denen der Pocken, wodurch der krebsartige Eiter ausgezogen und die Größe des Krebses selbst bei jedem Umschlag vermindert wird.

Nachstehendes ist als ein unfehlbares Mittel empfohlen worden. Man breche ein Ei auf, gieße das Weiße aus und behalte den Dotter in der Schale, dann lege es in Salz und mische es so lange, bis sich eine Salbe bildet, mit welcher ein Stück Heftpflaster bestrichen wird, und erneure dasselbe zweimal des Tages über den Krebs.

Folgendes Mittel soll bei einigen veralteten Fällen geholfen haben:

Rotheichenrinde (*Red oak bark*)	2 Unzen.

Weißeichenrinde	2 „
Scharlachbeerwurzel	2 „
Persimon- (Dattelpflaumen) Rinde	2 „
Schwarze Mehlbeerenrinde (*Black haw bark*)	2 „
Brombeerwurzel (*Blackberry*)	4 „
Schafampfer (*Sheep sorrel*)	2 „
Rothe Kleeblüthe (*Red clover blossom*)	2 „
Zimmetrinde (*Cinnamon*)	1 „

Koche dies mit 4 oder 5 Gallonen Wasser bis auf eine Gallone ein. Seihe es durch und füge auf jedes Quart eine Unze Borax und eine Unze Alaun hinzu. Hiermit wird der Krebs drei- bis viermal des Tages gewaschen.

Fremde Körper in der Nase.

Dieselben können dadurch aus der Nase entfernt werden, daß der Mund und das entgegengesetzte Nasenloch geschlossen werden und darauf durch das Nasenloch, in dem sich etwas Ungehöriges befindet, kräftig geblasen wird; Kitzeln mit einer Feder, so daß dadurch Niesen verursacht wird, reicht zuweilen schon hin. Wenn diese Mittel ohne Erfolg bleiben, so presse man den Daumen oder Finger auf die Nase oberhalb des fremden Körpers, fahre dann mit einer Strick- oder Haarnadel, die am obern Ende hakenförmig gebogen ist, in das Nasenloch und ziehe damit den betreffenden Gegenstand herunter. Zuweilen kann auch der betreffende Gegenstand zurückgedrückt werden, so daß er in den Mund fällt, aber es ist das Beste, nicht zu diesem Mittel zu greifen, das Unannehmlichkeit zur Folge haben kann.

Achtes Kapitel.

Krankheiten des Gesichts, der Lippen und der Kinnbaken.

Gesichtsrose (*Erysipelas*).

Die Gesichtsrose unterscheidet sich nicht von *Erysipelas* an irgend einem andern Theil des Körpers. Diese Krankheit erzeugt stets mehr oder weniger Hitze, Anschwellen und Röthe im Gesicht, manchmal folgt auch Delirium und Gehirnentzündung. Die Behandlung der „Gesichtsrose“ unterscheidet sich von der Behandlung der „Rose“ an andern Körpertheilen durchaus nicht.

Behandlung.

Allöopathisch. Man wird gut thun, die Behandlung mit einer kleinen Dosis Bittersalz (*Epsom salts*) oder Rochellesalz zu beginnen. Ist der Magen in guter Ordnung, so lasse man darauf ein halb Gran Blaupillen (*Blue pill*) und ein Drittel Gran Ipecacuanha (*Ipecac*) — alle drei Stunden folgen. Auch wird die folgende Mischung (*Neutral mixture*), die man zu gleicher Zeit gebraucht, gute Dienste leisten:

Kali-Syrup (*Syrup of potassa*)	2	Drachmen.
Citronensyrup	½	Unze.
Wasser	3½	Unzen.

Mische dieses. Dosis: Einen Theelöffel voll dieser Mischung mit einem Theelöffel voll Wasser alle zwei oder drei Stunden. Der Citronensyrup kann, wenn gewünscht, weggelassen werden. Um die Hitze und das Brennen im Gesicht zu lindern, reibe man dasselbe mit Schweinefett, Talg oder kaltem Rahm, oder einem aus Ulmenrinde (*Slippery elm*) oder Flachssamen bereiteten Schleim ein. Manchmal mag man verhüten, daß sich die Anschwellung über den Kopf verbreitet, indem man da, wo die Entzündung aufhört, einen Zoll breiten Streifen mit Jodtinktur (*Tincture of iodine*) oder salpetersaurem Silber (*Nitrate of silver*) mittelst eines Läppchens oder Pinsels zieht.

Eclectische und Kräuterkur. Es wird von guter Wirkung sein, das Gesicht über einen Absud von durchwachsenem Wasserdust (*Boneset*) oder Rainfarn (*Tansy*) oder Hopfen zu halten. Ein ausgezeichnetes Mittel gegen dieses Uebel ist ein Umschlag von gekochten Preiselbeeren (*Cranberries*) mit pulverisirter Ulmenrinde (*Elm bark*) oder Weizenmehl.

Homöopathisch. *Aconitum.* — Wenn starkes Fieber, trockene Haut und dumpfer Puls, so folge in einigen Stunden mit *Belladonna*, namentlich wenn der Kopf mehr oder weniger affizirt ist. Auch kann man, wenn nöthig, *Belladonna* und *Aconitum* abwechselnd geben.

Lachesis. — Namentlich wenn der Patient über Trockenheit im Halse und Schmerzen beim Schlucken klagt, oder wenn er hustet, ohne Auswurf zu haben. Diese Mittel können alle zwei oder drei Stunden allein oder abwechselnd gegeben werden.

Für fernere Behandlungsweise siehe *Erysipelas* — erstes Kapitel — allgemeine Krankheiten.

Gesichtsausschlag (*Eruption of the Face*).

Gesichtsausschlag kann auf verschiedene Art zu Tage treten. Gewöhnlich ist es ein chronisches Uebel und währt geraume Zeit. Junge Personen oder solche, die unmäßig essen und trinken, sind häufiger mit demselben heimgesucht als andere. Die Arten des Gesichtsausschlags sind: Die einfache Finne (auch Kupferausschlag *Acne Simplex*), die rosige Finne (*Acne Rosacea*) und die eiterige auch blatterige Finne (*Acne Pustulosa*). Bei der erstgenannten Art zeigt sich eine kleine, entzündete Fistel, welche nach und nach größer wird und von blaßrother Farbe ist. Dieselbe geht auf und entleert eine kleine Quantität Flüssigkeit, worauf ein Schorf (*scab*) entsteht, welcher nach einigen Tagen abfällt und einen runden, harten, rothen Fleck zurückläßt.

Die rosige Finne affizirt das Gesicht und wird gewöhnlich bei Erwachsenen gefunden, namentlich aber bei Schwelgern. Die Finnen sind hart, roth und klein, nach und nach aber werden sie größer, entleeren blutige Materie und bilden einen kleinen Schorf. Diese Krankheit ist sehr schwierig zu heilen und außerordentlich entstellend.

Die eiterige oder blatterige Finne ist ein sehr schmerzhaftes Uebel, namentlich wenn die Kopfhaut davon befallen wird. Alle diese Ausschläge werden um die Poren herum gefunden und durch Verhinderung des Schweißes erzeugt.

Behandlung.

Eclectische und Kräuterkur. Der Kranke muß sehr mäßig leben und keinerlei Stimulanten, z. B. Thee, Kaffee und Branntwein genießen und darf nur wenig Fleischspeisen essen. Alle Tage sollte der Körper mit schwachem Laugenwasser gewaschen werden. Ist das Uebel durch Unordnung in den Verdauungs- oder anderen Organen entstanden, so muß man die betreffende Behandlung einschlagen. Als Lokalmittel kann folgendes gebraucht werden:

Salmiak (*Muriate of ammonia*)	3	Drachmen.
Conium-Tinktur (Schierling-Tinktur)	1½	Unze.
Destillirtes Wasser	1	„

Mische und betupfe die Theile mehrere Male des Tages.

Das folgende hat sich als gutes Waschmittel erprobt:

Ammoniakwasser (*Aqua ammonia*)	1	Unze.
Lobelia-Tinktur (*Tincture of lobelia*)	1	„
Myrrhen-Tinktur	1	„

Mische und gebrauche die Mischung zwei- oder dreimal des Tages.

Nachdem die Pusteln „voll" sind, sollten sie geöffnet werden, damit die Flüssigkeit entfernt wird, worauf das eben angegebene oder das folgende Waschmittel in Anwendung kommt:

Schwefelmilch (*Milk of sulphur*)	2	Drachmen.
Kamphergummi (*Gum camphor*)	1	Drachme.
Alcohol	2	Unzen.
Wasser	2	„

Löse den Kampher im Alcohol auf, mische und wasche die betreffenden Theile mit ein wenig dieser Mischung jeden Tag vor dem Schlafengehen.

Ist die Krankheit erst eine neuerdings eingetretene und noch nicht chronisch geworden, so werden gleiche Theile von Cölnischem Wasser (*Cologne*) und eine gesättigte Auflösung von Kleesäure (*Oxalic acid*) gute Dienste leisten.

Homöopathisch. *Causticum*, *Rhus*, *Sepia* und *Carbo Animalis* gegen die rosige Finne.

Belladonna, *Hepar Sulphur*, *Natrum*, *Nitric Acid*, *Sulphur* und *Sepia* gegen die einfache Finne.

Wasserstoffsaures Kali (*Hydriodate of potassa*) wird gegen diese Gesichtsausschläge empfohlen. Zwei Grane dreimal des Tages zu nehmen.

Mercurius Cor. — Wenn der Organismus syphilitisches Gift enthält.

Verordnung der Heilmittel. Man gebe von dem erwählten Heilmittel eine Dosis dreimal des Tages drei oder vier Wochen lang, ehe man zu einem anderen greift.

Allöopathisch. Als gutes Waschmittel hat sich eine Auflösung von kohlensaurer oder doppeltkohlsaurer Soda (*Carbonate or Bicarbonate of Soda*) ein Skrupel auf ein Pint Wasser — bewährt. Auch wird die folgende Salbe empfohlen:

Ammoniated Mercury	1	Skrupel.
Glycerin	1	Drachme.
Bitteres Mandelöl (*Oil of bitter almonds*)	3	Tropfen.
Schweinefett	1	Unze.

Mische und gebrauche dies jeden Tag. Gegen die schwarzen Flecken, die man Fleischwurm nennt, und die sich um die Nase, oder an der Stirne, oder am Kinn zeigen, wird sich das folgende als sehr wirksam beweisen:

Kaliauflösung (*Liquor of potassa*)	1	Unze.
Cölnisches Wasser (*Cologne*)	2	Unzen.
Weißer Branntwein (*White brandy*)	4	„

Mische dieses und gebrauche es. Gegen manche dieser Ausschläge wird das folgende Mittel sehr empfohlen:

Schwefelwasser (*Sulphur water*)	1	Unze.
Säuerliche Ammoniak-Auflösung (*Acetated Liquor of ammonia*)	½	„
Kaliauflösung (*Solution of potassa*)	½	„
Weißer Weinessig	2	Unzen.
Destillirtes Wasser	2	„

Bei sehr hartnäckigen Fällen gebrauche das folgende:

Aetzendes Sublimat (*Corrosive sublimate*)	2 zu 5	Grane.
Wasser	1	Unze.

Wende dies mittelst Baumwolle an einer Stricknadel befestigt an, indem man die Mischung nur einige Augenblicke auf den betreffenden Theilen läßt.

Das folgende wird sehr empfohlen:

Jod-Schwefel-Salbe (*Iodide of Sulphur*)	15 zu 20	Grane.
Schweinefett	1	Unze.

Nervöser Gesichtsschmerz oder Neuralgia im Gesicht (*Tic Douloureux*).

Neuralgie ist eine der schmerzhaftesten Krankheiten. Es ist ein Nervenschmerz, der sich gewöhnlich einem oder dem andern Nerv seiner ganzen Länge nach nachzieht, obgleich auch in anderen Fällen der Schmerz blos auf einem Fleck gefühlt wird und das Uebel durch Störungen im Gehirn, Magen oder den Gedärmen erzeugt werden mag. In den meisten Fällen ist der Schmerz blos ein Symptom und es zeigen sich weder Anschwellungen noch Entzündung. Neuralgie mag verschiedene Körpertheile affiziren, beschränkt sich jedoch gewöhnlich nur auf den Kopf. Gesichtsneuralgie wird meistens durch Störungen im fünften Nervenpaar, das im Gesicht sich verzweigt, hervorgerufen. Hauptsächlich wird der Nervenzweig über den Augenbrauen affizirt, manchmal aber auch alle Zweige, so daß der Schmerz äußerst heftig wird. Der Anfall tritt gewöhnlich plötzlich ein, setzt öfters wieder aus, um wiederum zurückzukehren. Die Schmerzen sind den Nerven entlang sehr heftig, stechend, reißend, als ob glühende Drähte in die betreffenden Theile gestochen würden. Nachdem der Schmerz aufgehört, folgt häufig eine Art Erstarrung. Manchmal treten die Schmerzen jedoch nach und nach ein und werden allmählig heftiger. Während des Anfalls werden die Gesichtszüge durch die krampfhafte Bewegung der Muskeln nicht selten verzerrt.

Ursachen. Luftzug, ein plötzlicher Schlag, Fall &c., feuchte Luft, Schwäche, Störungen in den Verdauungsorganen &c.

Behandlung.

Homöopathisch. *Aconitum.* — Schneidende, schießende, brennende Schmerzen, die in plötzlichen Anfällen eintreten und auf welche leichterer

Schmerz folgt. Der Zustand des Kranken verschlimmert sich bei Nacht; die Kinnbacken oder Wangen schwellen; der Patient hat viel Durst, ist erregt, unruhig; die Schmerzen beschränken sich auf eine Seite des Gesichts, heftiges Pulsiren der Hals- und Kopfadern, die Augen funkeln, summender Schmerz in den Ohren, Schläfen und Seiten des Halses; Fieber.

Belladonna. — Wenn die Anfälle allmählig eintreten mit Jucken und Krappeln in den affizirten Theilen; rothe, geschwollene Wangen, stechende, schießende Schmerzen im Kinnbacken und der Nase, Verzerren der Augenlider und der Gesichtsmuskeln, dumpfer Schmerz im Vorderkopf, Ohrenklingen, Hitze und Röthe im Gesicht, große Empfindlichkeit gegen Kälte und Licht, heftige Schmerzen, namentlich auf einer Seite, gewöhnlich der rechten, die Schmerzen vermehren sich bei dem geringsten Geräusch oder bei Bewegung und ebenso durch die Bettwärme. Wenn *Belladonna* nicht lindert, die Symptome jedoch dieses Mittel andeuten, so gebe man *Atropine.*

Bryonia. — Namentlich für mit Rheumatismus behaftete Personen. Rothes, heißes Gesicht, Schwellung an einer Seite unter den Augen und an der Nasenwurzel, brennende Schmerzen, die sich beim Druck vermehren, Schmerzen in den Gliedern, Frösteln, worauf Fieber folgt.

Chamomilla. — Namentlich für sehr empfindsame Frauenzimmer; Schmerz reißend und klopfend mit einem gewissen Erstarrungsgefühl in dem affizirten Theil, aufgedunsenes, geschwollenes Gesicht, eine Wange roth, die andere blaß, Frostschütteln mit innerlicher Hitze.

Colocynth. — Heftige, schießende Schmerzen, die sich bis zu den Ohren, den Schläfen, den Zähnen und allen Theilen des Kopfes erstrecken, namentlich auf der linken Seite; der Schmerz vermehrt sich bei der leisesten Berührung.

Arsenicum. — Wenn die Schmerzen nach bestimmten Zeiträumen wiederkehren, brennend, bei Nacht stärker sind und durch Hitze gelindert werden; große Aengstlichkeit, viel Schweiß, heftiger Schmerz in und um die Augen und um die Schläfe herum.

China. — Namentlich wenn die Anfälle periodisch sind, große Schmerzen, Empfindlichkeit der Haut, die bei der leisesten Berührung vermehrt wird; heftige Schmerzen in den Kinnbacken.

Nux vomica. — Zuckende, reißende Schmerzen, geschwollene Wangen, der Schmerz stellt sich Morgens nach dem Aufstehen ein und nimmt allmählig bis gegen Abend ab; Uebelkeit, Erbrechen, Hartleibigkeit, der Schmerz durch kühle Luft und kühle Getränke vermehrt und vermindert durch Ruhe und Wärme.

Platinum. — Betäubender Druck auf die Kinnbacken, mit Frösteln. Wenn die Schmerzen bei Nacht heftiger sind und der Kranke sehr nervös und melancholisch ist.

Spigelia. — Zucken, Reißen, Brennen und Druck im Kinnbacken, vermehrt durch Berührung oder Bewegung, Schmerzen treten zu einer bestimmten Tageszeit ein, sind am heftigsten, wenn sie bald aufhören.

Coffea. — Große Erregtheit des Geistes und Körpers, ebenso große Empfindlichkeit und außerordentliche Schmerzen in den afficirten Theilen.

Pulsatilla. — Für Frauenzimmer namentlich, wenn sich die Krankheit mit Urinstörungen zeigt; schmerzvolle Empfindlichkeit auf einer Seite des Gesichts mit Frösteln.

Mercurius. — Reißende, schießende Schmerzen an einer Seite von der Schläfe bis zu den Zähnen, heftiger bei Nacht und in der Bettwärme, Nachtschweiße, zu viel Mundspeichel, Schlaflosigkeit.

Phosphorus. — Reißende Schmerzen in der linken Seite und Verschlimmerung durch die beim Essen bewerkstelligte Muskelbewegung.

Als äußeres Mittel wird kaltes oder warmes Wasser, je nachdem es dem Patienten zusagt, sehr wirksam sein. Auch mag man das Leiden öfters bedeutend lindern, indem man die betreffenden Theile mit einer Mischung von 6 Tropfen Aconitumtinktur und 6 Theelöffel voll Wasser wäscht.

Verordnung der Heilmittel. Löse von dem gewählten Mittel 12 Kügelchen in 12 Theelöffel voll Wasser auf und gebe von dieser Auflösung einen Theelöffel voll alle 15 Minuten, halbe Stunde oder zwei Stunden, je nach den Symptomen. Sobald der Patient besser wird, so gebe die Arznei alle 4, 6, 8 oder 10 Stunden.

Diät. Wer an Neuralgie leidet, sollte weder Kaffee noch grünen Thee trinken, und muß überhaupt auf die Speisen Acht haben, die er nicht ertragen und nicht verdauen kann.

Allöopathisch. Ein wirksames Lokalmittel ist Laudanum oder Paregoric, welche man auf ein Stück Zeug anbringt und geölte Seide (*Oil silk*) darüber breitet, um die Verdünstung zu verhüten, und das ganze alsdann auf die betreffenden Theile legt. Bei heftigen Anfällen mag das Laugensalz der Nießwurz (*Veratrea*) — zwanzig Grane zu einer Unze Schweinefett — gebraucht werden.

Auch wird das Folgende empfohlen:

Destillirtes Wasser	2 Unzen.

Baldriansäure (*Valerianic acid*) 1 Unze.

Kohlensaures Natron (*Subcarbonate of ammonia*) genug, um die Säure zu neutralisiren.

Alkoholischer Baldrianextrakt (*Alcoholic extract of valerian*) 2 Skrupel.

Man gebe dreimal des Tages einen Theelöffel voll.

Oder das Folgende:

Schwefelsaures Morphium (*Sulphate of morphine*) 2 Grane.

Blausaures Kalium (*Cyanide of potassium*) 4 „

Baldrianextrakt (*Extract of valerian*) 4 „

Man bereite hiervon 24 Pillen. Dosis — eine Pille dreimal des Tages.

Oder:

Bilsenkrautextrakt (*Extract of hyosciamus*) ½ Drachme.

Schwefelsaures Morphium (*Sulphate of morphine*) 3 Grane.

Strychnin 2 „

Pulverisirter Cayennepfeffer ½ Drachme.

Schwefelsaures Zink (*Sulphate of zinc*) 15 Grane.

Verfertige 30 Pillen. Dosis — eine Pille viermal des Tages.

Manchmal greift man auch zur Aether- oder Chloroform-Einathmung gegen außerordentlich heftige Schmerzen. Ist die Neuralgie durch Störung in den Verdauungswerkzeugen (namentlich in dem Darmkanal) entstanden, was an der belegten Zunge, Appetitlosigkeit und Hartleibigkeit erkannt werden kann, so gebe das Folgende:

Koloquintenextrakt (*Extract of Colocynth*) ½ Drachme.

Zusammengesetzte Mutterharzpille (*Compound galbanum pill*)	1 „
Crotonöl	1 Tropfen.

Verfertige hieraus Pillen, jede von 5 Granen, und nehme eine derselben vor dem Schlafengehen.

Die folgende Salbe wird sehr gut empfohlen:

Hirschhorngeist (*Spirits of hartshorn*)	1½ Unzen.
Schwefeläther (*Sulphuric ether*)	1½ „
Terpentingeist (*Spirits of turpentine*)	½ Unze.
Salatöl	¾ „
Nelkenöl (*Oil of cloves*)	½ „
Chloroform	1 „

Mische dies gut in einem acht Unzen haltenden Arzneikolben, welcher gut zu verschließen, an einen dunklen Ort zu stellen und zur Vorsicht noch in ein dickes Papier oder Stück Zeug zu wickeln ist, da das Licht die Wirkung der Medizin zerstört. Dieses Recept wird sehr gut gegen Kopfweh, Verrenkungen u. s. w. empfohlen.

Das folgende Liniment wird sich in manchen Fällen wirksam erweisen:

Aconitumextrakt (*Extract of Aconite*)	1 Skrupel.
Seifenliniment	1 Unze.
Zusammengesetztes Kampherliniment (*Compound liniment of camphor*)	1 Unze.

Mische dieses.

Eclectische und Kräuterkur. Das Folgende ist empfehlungswerth:

Schwefelsaures Chinin (*Sulphate of quinine*)	20 Grane.
Vitriol-Elixir (*Elixir of vitriol*)	1 Drachme.

Löse das Chinin in dem Elixir auf und füge bei:

Schlangenwurzeltinktur (*Tincture of black cohosh*)	14	Drachmen.

Mische und gebe alle 2 Stunden 20 Tropfen in einem Eßlöffel voll Wasser.

Heiße Hopfenbähung auf die betreffenden Theile gelegt verursacht gewöhnlich Linderung. Auch wird dem Patienten durch *Hot drops* (heiße Tropfen?), die in jeder Apotheke zu haben sind, manchmal Erleichterung verschafft. Pulverisirter Baldrian (*Valerian*) ist ebenfalls ein ausgezeichnetes Arzneimittel — einen Theelöffel voll alle zwei Stunden. Manchmal mögen die Schmerzen gelindert werden, indem man ein *Compound tar plaster* hinter die Ohren legt und zugleich das Folgende einnimmt:

Feinpulverisirtes Ammoniaksalz (*Sal ammoniac*)	2	Drachmen.
Blausaures Eisen (*Prussiate of iron*)	8	Grane.
Schwefelsaures Chinin (*Sulphate of quinine*)	4	„
Kampher	2	„

Mische dieses sehr gut und theile die Mischung in 4 Pulver. Dosis — ein Pulver alle zwei oder drei Stunden, je nach der Heftigkeit der Anfälle.

Das folgende wird von guter Wirkung sein:

Chloroform	1	Unze.
Aconitumtinktur	1	„
Kamphertinktur	1	„
Laudanum	1	„

Mische und reibe etwas von der Mischung über die afficirten Theile zwei- oder dreimal des Tages.

Gesichtsflecken (*Freckles*).

Gesichtsflecken sind eine durch Aussetzung an die Sonne hervorgerufene Entfärbung der Haut und haben ihren Sitz in der äußeren und mittleren Hautlage. Ehe man irgend ein Mittel anwendet, wird man wohl thun, die betreffende Oberfläche mittelst eines linden Balsams oder Schleims zu erweichen, wofür folgendes empfohlen wird:

Honig	2	Unzen.
Gereinigtes Wachs (*Purified wax*)	1	Unze.
Bleiglätte (*Litharge*)	½	„
Myrrhen	½	„

Mische dieses gut, während es über einem langsam brennenden Feuer steht, und parfümerire die Mischung mit kölnischem Wasser, Rosenöl oder irgend einer anderen Parfümerie.

Nachdem die Hautoberfläche erweicht ist, kann folgendes gebraucht werden:

Bittere Mandeln (*Bitter almonds*)	1	Unze.
Gerstenmehl	1	„

Mische mit so viel Honig, daß ein Brei entsteht, mit welchem man das Gesicht vor dem Bettgehen einreibt.

Auch kann das folgende in Anwendung kommen:

Citronensaft	2	Unzen.
Pulverisirter Borax	½	Drachme.
Zucker	1	„

Mische und lasse die Mischung in einem gläsernen Gefäß einige Tage stehen, bis sie zum Gebrauch tauglich ist, und reibe das Gesicht zwei- oder dreimal des Tages damit ein.

Manchmal wird eine Mischung von kölnischem Wasser und Kleesäure (*Oxalic acid*) gebraucht.

Das folgende wurde von der bekannten Madame de Maintenon angewendet:

Venetianische Seife	1	Unze.
Citronensaft	½	„
Bitteres Mandelöl (*Oil of bitter almonds*)	¼	„

Flüssiges Weinsteinöl (*De-liquidated oil of tartar*)	1/4 "
Rhodiumöl	3 Tropfen.

Gesichts- und Kinnbackenlähmung (*Paralysis of the Face and Jaw*).

Diese Krankheit tritt gewöhnlich mit der Lähmung anderer Körpertheile auf, ob dieselbe nun eine theilweise oder gänzliche ist, und muß deshalb, wie Lähmung im Allgemeinen, behandelt werden. Siehe für Behandlung Abtheilung IV. — verschiedene Krankheiten.

Starrkrampf, Kinnbackenkrampf, Mundklemme (*Lock Jaw*).

Dies ist eine gefährliche Krankheit und besteht in der Zusammenziehung aller Körpermuskeln. Wird der Körper bei den Anfällen vorwärts gebeugt, so nennt man es *Emprosthotonos* (Starrkrampf der Beugungsmuskeln nach vornen); wird der Körper rückwärts gebeugt, so heißt es *Opisthotonos* (Rückenkrampf, Starrkrampf mit Beugung nach hinten). Ist der Krampf aber blos auf die Kinnbacken beschränkt, so wird die Krankheit Kinnbackenkrampf, auch Mundklemme oder Mundsperre — engl. *Lock Jaw*, lat. *Trismus* — genannt.

Symptome. — Der Starrkrampf tritt oftmals plötzlich und manchmal allmählig ein. Die ersten Symptome sind ein leichtes Gefühl der Steifheit im Nacken und Hals, welche Steifheit immer bedeutender wird, so daß der Patient nur mit größter Schwierigkeit und unter Schmerzen seinen Kopf bewegen kann. Auch ist er nicht vermögend, den Mund leicht zu öffnen; die Kinnbacken kneifen allmählig zusammen und stehen fest, Engigkeit in der Brust, große Schmerzen im Brustbein, unbequeme Erregtheit an der Zungenwurzel, Krämpfe in der Magengrube und den Muskeln des Mastdarms. Die Leiden sind manchmal schrecklich anzusehen; blasse Gesichtsfarbe, Augbrauen zusammengezogen, Runzeln an der Stirne, starre Augen, Nasenhöhlen weit ausgedehnt, Mundecken eingezogen und Zähne blosgestellt, die Züge zu schrecklicher Grimmasse verzerrt, Athmen schwer und schwierig, Puls schwach und schnell, der Verstand ist jedoch ungetrübt. Der tödtliche Ausgang dieser Krankheit wird theilweise durch Erstickung, theilweise durch Erschöpfung verursacht.

Ursachen. — Geisteskrankheiten, Kälte und Feuchtigkeit, lokale Beschädigungen, z. B. Schnitte und andere Wunden, namentlich an den Fußsohlen und an der inneren Hand. Wenn fremde Körper in der Wunde verbleiben; Wunden, die durch Splitter, Glas- oder Nagelstücke entstanden, erzeugen sehr häufig Starrkrampf, da die fremden Körper die Nervenäste sehr stark drücken.

Behandlung.

Allöopathisch. Für einen Erwachsenen einen Theelöffel voll Brandy alle zwei oder drei Stunden mit Milch und Fleischthee (*beef-tea*), wobei man einen Gran Opium alle drei oder vier Stunden gibt. Chloroform oder Aether, entweder eingenommen oder eingeathmet, sind werthvolle Mittel. Gegen Hartleibigkeit verordne man einen oder zwei Tropfen Crotonöl in einem Theelöffel voll Schleim (*Gruel*). Man bringe den Kranken in ein heißes Bad und tauche ihn unter und gebe eine Einspritzung (*Injection*) von einer Unze Castoröl oder derselben Quantität Terpentin. Gleich nach dem Bade sollte etwa eine Drachme Laudanum gegeben werden. Indianischer Hanfextrakt (*Indian hemp*) erweist sich in manchen Fällen sehr wirksam. Dosis: Drei Grane alle zwei oder drei Stunden.

Eclectische und Kräuterkur. Dr. King empfiehlt einen halben Theelöffel voll zusammengesetzte Lobelia-Tinktur (*Compound tincture of lobelia*) und spanischen Pfeffer (*Capsicum*), welches Mittel man langsam in die Mundecken träufeln läßt. Die Dosis alle fünf Minuten zu wiederholen, bis der Patient wieder schlucken kann. Zur selben Zeit nehme man eine Einspritzung von einer Unze Wasser und einer Unze der obigen Tinktur vor, und wiederhole dies alle 10 oder 20 Minuten.

Kann der Kranke wieder schlucken, so sollte eine große Dosis zusammengesetztes Jalappenpulver (*Compound powder of Jalap*) gegeben werden.

Ist der Starrkrampf durch eine Wunde an den Fußsohlen oder am Innern der Hand erzeugt worden, und wurde diese Wunde geheilt, so muß sie wieder mittelst eines scharfen Messers geöffnet werden. Man sollte nie zugeben, daß Wunden an diesen Körpertheilen von Außen nach Innen heilen, sondern immer besorgt sein, daß die Heilung Innen beginnt und nach Außen hin fortschreitet, was dadurch bewirkt werden kann, daß man die Stelle mit Silbersalpeter (*Nitrate of silver*) so lange „brennt," bis eine laufende Wunde entsteht.

Man mag eine starke Lobelia- oder Cayennepfeffer-Tinktur, zwei Theile Lobelia und ein Theil Cayennepfeffer in Theelöffel voll Dosen geben. Dieselben Mittel mögen zu Einspritzungen (*Injections*) gebraucht werden. Sobald der Krampf beseitigt ist, sollte man dem Patienten erlauben, viel von dem Abguß der *Nervine* Wurzel zu trinken.

Homöopathisch. Wurde der Starrkrampf durch eine Wunde verursacht, so sollte dieselbe vergrößert und ein Brod- und Milch- oder Flachssamenumschlag darauf gelegt werden.

Arnica. — Anfänglich äußerlich als Waschmittel und innerlich eine aus vier Kügelchen bestehende Dosis oder ein Tropfen alle 2 Stunden.

Belladonna oder *Lachesis.* — Nehmen die Krämpfe zu, so gebe diese Heilmittel abwechselnd in den bei *Arnica* vorgeschriebenen Dosen.

Hyosciamus und *Opium.* — Wenn nach zwölf Stunden keine Besserung eingetreten ist.

Nux vomica. — Namentlich wenn die Krämpfe häufig sich wiederholen aber nur von kurzer Dauer sind und der Patient beim völligen Bewußtsein ist, krampfartige Schmerzen in der Magengegend.

Stramonium. — Wenn die Daumen und Finger krampfhaft zusammengezogen sind, wilder, starrer Blick, schmerzhaftes, schwieriges Athmen und Schlucken. Gebe dieses Heilmittel abwechselnd mit *Hyosciamus* und *Cicuta.*

Secale. — Wenn der Zustand des Kranken sich in der Wärme verschlimmert.

Rhus und *Ignatia.* — Abwechselnd, wenn der Körper bogenartig rückwärts gekrümmt ist. Gebe dies so wie die anderen Heilmittel.

Wasserkur. Das Wasser leistet bei dieser Krankheit sehr gute Dienste. Der Patient sollte in einen Badzuber voll kaltes Wasser gebracht und lange tüchtig gerieben und sodann ins Bett gebracht und mit trockenen wollenen Zeugstücken wiederum gut gerieben werden. Tritt in einer oder zwei Stunden keine Veränderung ein, so sollte diese Behandlung wiederholt werden.

Dr. Colby von Massachusetts empfiehlt folgende Behandlung: Das Wasser sollte beinahe zum Gefrieren kalt sein und mittelst eines Kruges über den Patienten gegossen werden; etwa ein Eimer (*bucket*) voll alle fünf Minuten, womit man eine halbe Stunde anhält. Sodann trockne man den Kranken mit trockenen Handtüchern gut ab und wickele ihn in Flanell, bringe ihn ins Bett, wo er zwei oder drei Stunden zubringen sollte, bis ein tüchtiger Schweiß erzeugt ist, woraus der ganze Körper mit kaltem Wasser mittelst eines Schwammes gewaschen wird.

Bemerkung. — Die Behandlung dieser Krankheit sollte immer nur von einem fähigen Arzte unternommen werden, falls ein solcher zu haben ist.

Neuntes Kapitel.
Krankheiten der Zähne, des Zahnfleisches und des Mundes.

Zahnweh (*Odontalgia*).

Dieses so schmerzhafte Leiden ist nur zu gut bekannt und bedarf keiner weiteren Beschreibung. Einige besitzen dazu erbliche Anlagen, andere ziehen es sich dadurch zu, daß sie sich den Witterungseinflüssen zu sehr aussetzen, oder es kann rheumatischen Ursprungs sein, auch die Zerstörung der Zähne und der unmäßige Genuß von Kaffee und Calomel können es verursachen. Gewöhnlich aber rührt es von schadhaften Zähnen her. Der Nerv des Zahnes wird durch die Beschädigung der Zahnmasse blosgestellt und kommt so mit der Luft und fremden Körpern in Berührung, wodurch jener so äußerst empfindliche Schmerz hervorgerufen wird. Ebenso kann es auch durch die Entzündung der Schleimhaut, welche die Zähne einfaßt (*Periosteum*), durch Druck beim Kauen, durch Knirschen der Zähne oder auch durch solche Zähne, die höher als die übrigen stehen und deshalb stärker auf die entgegengesetzten pressen, verursacht werden.

Behandlung.

Allöopathisch. Zahnschmerz kann dadurch gestillt werden, daß in die Höhle des Zahnes ein Stück Watte mit einem Tropfen Nelken- oder Cajeputöl, oder auch Kreosot befeuchtet, gesteckt wird. Man sollte womöglich verhindern, daß der Kreosot in den Mund läuft.

Folgendes wird sehr empfohlen:

Kohlensäure (*Carbolic acid*)	2 Drachmen.
Collodion	1 Drachme.

Eine gallertartige Masse wird ausgezogen und ein kleines Theilchen, das in die Höhle des kranken Zahnes gebracht wird, wird sofortige Linderung verschaffen.

Rührt der Zahnschmerz von schadhaften Zähnen her, so wird er vielleicht dadurch, daß man Branntwein, Whiskey, Rum oder verdünnte Cayenne-Tinktur (*Tincture of cayenne*) in den Mund nimmt, oder auch durch äußere Anwendung von Laudanum, Senfpflaster, Blasenpflaster hinter den Ohren, sowie auch durch Hopfen in Alcohol eingetaucht, entfernt. Alaun und Salz zu gleichen Theilen fest in die Höhlung des Zahnes gedrückt, verschafft zuweilen Linderung, so auch ein kleines Stück Watte mit Morphium getränkt, aber es sollte Sorge getragen werden, daß nichts von dem Morphium verschluckt wird.

Die im achten Kapitel unter „Neuralgie“ empfohlene Salbe gegen Kopfschmerz, Verstopfung u. s. w. wird bei äußerlichem Gebrauche auch hier für gut befunden werden.

Eclectische und Kräuterkur. Folgendes ist zu empfehlen:

Alaun, fein gepulvert	4 Drachmen.
Salpeter-Aether (*Nitric ether*)	14 „

Oder auch:

Nelkenöl (*Oil of cloves*)	1 Drachme.
Cajupetöl (*Oil of cajupet*)	1 „
Amberöl (*Oil of amber*)	1 „
Pulverisirter Kampher (*Pulv. Camphor*)	1 „

Mische und gebrauche es.

Oder:

Kampher (*Camphor*)	4 Drachmen.
Chloroform	2 „
Ammoniakwasser (*Water of ammonia*)	1 Drachme.

Mische und gebrauche es wie das vorhergehende. Eine Pille aus Kampher-Gummi (*Gum Camphor and Opium*) in den wehen Zahn gebracht, wird selten verfehlen, den Schmerz zu lindern.

Homöopathisch. *Aconitum.* — Bei Fieberhaftigkeit, großer Angst und Unruhe, heftig klopfenden und schlagenden Schmerzen, wenn Erkältung die Ursache, begleitet von Gesichtshitze, Röthe der Wangen, Anschwellen des Gesichts. Verschafft dieses Mittel nur für eine kurze Zeit Linderung, so lasse man *Belladonna* oder *China* folgen.

Arnica. — Wenn der Schmerz durch Verletzungen, wie Ausziehen oder Verstopfen verursacht. Man löse es auf und zwar ein Theil Tinktur auf fünf bis sechs Theile Wasser, und bringe es auf den verletzten Theil.

Belladonna. — Bei einem Gefühl von Eiterung in den Zähnen, rasende, schießende, schneidende Schmerzen in den Zähnen, im Gesicht und den Ohren, schlimmer des Abends beim Niederlegen, Zahnfleisch heiß und geschwollen, Schmerz im Freien oder beim Berühren der Zähne mit kalten oder warmen Speisen erhöht; Hitze und Röthe des Gesichts, des Nachts Verschlimmerung.

Bryonia. — Ziehender, stechender Zahnschmerz, bei einem Gefühle, als ob die Zähne locker und zu lang wären, oder bei Zahnschmerz durch nasses Wetter hervorgerufen, auch wenn der Schmerz durch das Nehmen von Wasser in den Mund erhöht wird. Es wird gut sein, es nach *Chamomilla* und *Mercurius* oder abwechselnd mit *Rhus* zu geben, wenn nasses Wetter oder rheumatische Anfälle Anlaß zu Zahnschmerzen sind.

Chamomilla. — Heftig stechende, ziehende, schießende Schmerzen, schlimmer des Nachts wenn der Leidende im Bett ist, Anschwellen und Röthe der Wangen, oder eine Wange roth und die andere blaß, Anschwellen des Zahnfleisches, Vergrößerung der Drüsen unter dem unteren Gaumen, Schmerzen nach heißen Getränken, besonders nach Kaffee heftiger.

Coffea. — Heftige Schmerzen während welchen der Kranke ganz außer sich ist, Zittern, Weinen, Unruhe und Aufgeregtsein. Dies kann abwechselnd mit *Aconitum* gegeben werden.

Mercurius. — Schmerzen in der Zahnhöhle, an der Wurzel der Zähne, schießende Schmerzen durch die Seiten des Gesichts nach den Ohren zu, durch warme oder kalte Getränke erhöht, Anschwellen und Entzündung des Zahnfleisches.

Calcarea. — Bei Zahnweh von schwangeren Frauenzimmern, Schmerzen in hohlen Zähnen oder lockeren Stumpfen; klopfende, ziehende und brechende Schmerzen, Zahnfleisch geschwollen, weh und leicht blutend, Schmerzen durch Erkältung verursacht und durch Geräusch erhöht.

Carbo Vegetabilis. — Ziehende, rasende oder klopfende Schmerzen in den Zähnen, Zahnfleisch leicht blutend, Gefühl von Lockersein und Eiterung der Zähne, bei feuchter Witterung und wenn heiße, kalte oder salzige Gegenstände in den Mund kommen, schlimmer.

Pulsatilla — entspricht mehr bei jungen Mädchen oder Leuten sanfter Gemüthsart, schießende Schmerzen, die sich von der leidenden Seite bis zum Ohr ziehen; stechender Schmerz, als ob der Nerv zusammen gezogen und dann wieder plötzlich ausgedehnt würde, besonders auf der linken Seite Schmerz, durch Wärme oder Ruhe erhöht, besser während des Gehens, besonders im Freien, Zahnweh begleitet von Ohren- und Kopfschmerz.

Nux vomica — für Leute, die ein ruhiges Leben führen, oder welchen Kaffee und starke Spirituosen zusagen; Zahnfleisch schmerzhaft und geschwollen, Schlagen wie bei einem Geschwür, klopfende, brennende oder kneipende Schmerzen in den Zähnen, durch Essen und Aussetzen der freien Luft erhöht. Auch abwechselnd mit *Mercurius.*

Hyosciamus. — Heftige, rasende Schmerzen, die sich von den Wangen nach der Stirn erstrecken, nach Erkältungen im Freien zugezogen, Gesicht roth und heiß, große nervöse Aufregung, Augen roth, strahlend und wild blickend.

Ignatia. — Für eine Person von empfindlicher Natur, Gefühl als ob die Zähne gebrochen würden, auch wenn der Schmerz von Erkältung oder geistigen Leiden herrührt, wenn schlimmer nach Kaffee trinken, Tabak rauchen, nach dem Niederlegen oder am Morgen beim Erwachen.

Hepar Sulphuris. — Passend bei Leuten, die zu viel *Mercurius* genommen haben, wenn sich nach dem Zahnschmerz Zahnfleischgewächse bilden.

Rhus. — Besonders bei rheumatischem Zahnschmerz während feuchter Witterung, begleitet von Schmerzen in den Gliedern und im Kopf, Frösteln und Unruhe, rasende, schießende, stechende Schmerzen, schlimmer im Freien, oder des Nachts, wenn der Leidende sehr unruhig ist und die Schmerzen durch äußerlich angewendete Hitze gelindert werden. Kann auch abwechselnd mit *Bryonia* gegeben werden.

Creosotum. — Gegen Schmerz in schadhaften Zähnen mit Anschwellen des Zahnfleisches und Blutandrang nach demselben verbunden.

Sulphur. — Rasende, schlagende Schmerzen, begleitet von Anschwellen der Wangen, schießende Schmerzen in den Ohren, Zahnschmerz am Abend oder des Nachts durch die Bettwärme sowie auch im Freien oder durch Zugluft verschlimmert.

Staphysagria. — Bei hohlen Zähnen und Stumpfen, der Schmerz dehnt sich bis auf die Ohren und den Kopf aus, die Wangen schwellen an, sind nicht heiß und der Schmerz wird durch das Einathmen der kalten Luft oder durch kalte Getränke gesteigert, schlimmer während oder nach Tische, auch bei Berühren oder nur nach Mitternacht.

Verordnung der Heilmittel. Löse von dem gewählten Mittel 12 Kügelchen in 12 Theelöffel voll Wasser auf. Alle 15 Minuten, halbe oder zwei Stunden, der Strenge der Symptome angemessen, einen Theelöffel voll.

In einigen Fällen, wo der Schmerz von hohlen Zähnen herrührt, wird es von gutem Erfolge sein, einen kleinen Theil *Arsenicum* in die Höhlung zu bringen, und dies kann doch auch geschehen, daß man ein kleines Stückchen Watte zu diesem Behufe mit einem Häkchen versehen, anfeuchtet, und darauf ein ganz klein wenig weißes Arsenikoxyd (*White Oxide of Arsenic*) bringt, was den Schmerz fast augenblicklich stillt.

Verfall der Zähne (*Caries*)

beschränkt sich weder auf Alter, noch Geschlecht und Stand, sondern wird unter allen Klassen gefunden.

Ursachen. — Heiße Getränke oder Speisen, welche mit den Zähnen in Berührung kommen und den Zahnschmelz verletzen, üppiges Leben, wodurch der allgemeine Gesundheitszustand heruntergebracht und wodurch eine ungesunde Speichelabsonderung verursacht wird, ebenso das Hängenbleiben von Speiseresten, die unter allen Umständen durch sorgfältiges Reinigen der Zähne nach jeder Mahlzeit entfernt werden sollten; Quecksilber in größerer Menge genommen, wird Verfall nach sich ziehen, auch Tabak ist für die Zähne schädlich. Das Ansammeln von Weinstein (der sich aus dem Speichel, welcher sich anfänglich weich an die Zähne ansetzt, sich bald aber verhärtet und braun oder schwarz wird) ist nicht selten die Ursache.

Behandlung.

Folgendes sind Mittel, die zum Reinigen der Zähne angewendet werden mögen:

Präparirte Kreide (*Prepared chalk*)	2	Unzen.
Pulverisirtes Myrrhenharz (*Pulv. Gum Myrrh*)	6	Skrupel.
Kampher (*Camphor*)	10	Grane.

Wasser in hinreichender Menge.

Ein anderes ist:

Präparirte Kreide (*Prepared chalk*)	2	Unzen.
Pulverisirte Veilchenwurzel (*Pulv. orris root*)	2	„
Pulverisirter Bimsstein (*Pulv. pumice stone*)	1	Unze.

Von irgend einem besseren Oele einige Tropfen.

Folgendes wurde von Dr. C. H. Cleveland als ein ausgezeichnetes Waschmittel für die Zähne empfohlen:

Myrrhen-Tinktur (*Tincture of myrrh*)	1	Unze.
Chinarinden-Tinktur (*Tincture of peruvian bark*)	1	„
Enzianwurzel-Tinktur (*Tincture of Gentian root*)	1	„
Ammoniakwasser (*Aqua ammonia*)	1	Drachme.
Reines Wasser	½	Pint.

Mische es und bürste damit die Zähne nach jeder Mahlzeit.

Ein gutes Zahnpulver besteht aus gleichen Theilen von pulverisirter *Chinchona*, Gelbwurz (*Golden seal*), Veilchenwurz (*Orris root*) und Holzkohle mit ein wenig Honig angemacht.

Gewöhnliche spanische Seife ist ein ausgezeichnetes Mittel, ebenso gewöhnliches Tischsalz jeden Morgen und Abend angewendet. Letztes besonders macht den Geschmack mild und angenehm.

Widerwärtiger Geruch des Athems

entsteht aus verschiedenen Ursachen, zu denen zu zählen sind: Schadhafte Zähne, verdorbene Absonderung der Munddrüsen, Vernachlässigung des Reinigens der Zähne, Weinstein oder Hängenbleiben der Speisereste. Die hartnäckigsten Fälle rühren von einer unvollkommenen Verdauung durch Störung der Leber oder anderer Organe her.

Behandlung.

Wenn schadhafte Zähne die Ursachen sind, so sollten sie entfernt, oder wenn dieselben noch nicht zu sehr angegriffen sind, ausgefüllt werden. Der Mund ist öfters mit spanischer Seife und Wasser zu reinigen, und wenn es von den Schleimabsonderungen des Mundes herrührt, sollte derselbe mehrere Male des Tages mit 8 bis 10 Tropfen Soda-Chlorid (*Chlorid of soda*) in einem Glas voll Wasser gewaschen werden. Ist die Haut trocken und aufgesprungen, muß sie ein- bis zweimal des Tages mit weichem Wasser, dem ein klein wenig Whiskey hinzugefügt ist, gewaschen werden.

Mit folgendem geben wir einige Mittel, um dem Athem einen besseren Geruch zu geben:

Pulverisirte Myrrhen (*Powdered myrrh*)	2 Unzen.
Chinarinde (*Peruvian bark*)	8 „
Zimmetöl (*Oil of cinnamon*)	32 Tropfen.
Nelkenöl (*Oil of cloves*)	32 „
Präparirte Kreide	4 Unzen.
Veilchenwurz (*Orris root*)	8 „
Rosennelke (*Rose-pink*)	3 „

Mische es gut. — Oder:

Katechuharz (*Gum catchu*)	2 Unzen.
Weißer Zucker	4 „
Veilchenwurzpulver (*Orris powder*)	1 Unze.

Mache es zu einem Teig und füge 2 Tropfen *Verdi* hinzu.

Homöopathisch. *Mercurius.* — Wenn durch Entzündung des Zahnfleisches und der Nackendrüsen veranlaßt.

Arnica, *Nux vomica*, *Belladonna*, *Silicea* oder *Sulphur.* — Wenn dafür kein besonderer Grund vorhanden, oder wenn es nur am Morgen gefunden wird.

Chamomilla, *Nux vomica* oder *Sulphur.* — Wenn er nach den Mahlzeiten wahrgenommen wird.

Pulsatilla oder *Sulphur.* — Wenn er des Abends oder Nachts eintritt.

Verordnung der Heilmittel. Eine Dosis 6 Kügelchen jeden Abend ein oder zwei Wochen hindurch, ehe zu einem andern Heilmittel gegriffen wird. Rührt der Geruch vom Essen von Zwiebeln oder Knoblauch her, so kann er durch das Trinken von ein wenig Wein, das Essen einer Birne oder gekochten rothen Rübe beseitigt werden.

Schlechter Geschmack im Munde

mag die Folge verschiedener Krankheiten sein, wird aber am häufigsten bei Fiebern und verdorbenem Magen gefunden. Wegen der Behandlung desselben sehe man die Ursachen, aus denen er entspringt. Zuweilen tritt er indessen auch allein stehend auf.

Behandlung.

Homöopathisch. *Cuprum*, *Rhus* und *Cocculus.* — Wenn der Geschmack kupferig ist.

Lachesis, *Mercury* und *Nux vomica.* — Wenn der Geschmack metallisch ist.

Arnica, *Bryonia*, *Sulphur*, *Rhus*, *Mercurius* und *Pulsatilla.* — Wenn der Geschmack faulig ist.

China, *Pulsatilla* oder *Mercurius.* — Wenn der Geschmack erdartig (*earthy*) ist.

Bryonia, *Pulsatilla*, *Arnica* und *Chamomilla.* — Wenn der Geschmack bitter ist.

Mercurius, *Nux vomica*, *Arsenicum*, *Tartarus emeticus* und *Carbo vegetabilis.* — Wenn der Geschmack salzig ist.

Verordnung der Heilmittel. Nehme eine Dosis (4 Kügelchen) des gewählten Heilmittels zweimal des Tages.

Zahnfleischschwären (*Gumboils*)

sind Geschwüre in Folge von Entzündungen, die sich auf dem Zahnfleisch bilden. Sie werden von schadhaften Zähnen, Durchbrechen der Zähne und andern Ursachen hervorgerufen.

Behandlung.

Allöopathisch. Der Mund mag mit Salz und Wasser, und zwar im Verhältniß von einem Theelöffel voll Salz auf ein halbes Pint Wasser, gewaschen werden.

Die Eingeweide sollten dabei mit folgendem in Ordnung gehalten werden:

Pulverisirter Rhabarber (*Powdered rhubarb*)	15	Grane.
Magnesia	15	„
Pfeffermünzwasser (*Peppermint*)	10	Drachmen.
Mohnsaft (*Laudanum*)	15	Minims.
Flüchtiges Salz (*Sal volatile*)	20	„
Ingwersyrup (*Syrup of ginger*)	1	Drachme.

Rhabarbertinktur (*Tincture of Rhubarb*) 1 „

Mische und nimm es als eine Dosis.

Wenn die Zahnfleischschwären durch einen schadhaften Zahn hervorgerufen werden, so sollte man denselben ausziehen lassen.

Homöopathisch. *Aconitum* und *Belladonna* — abwechselnd, wenn beträchtliche Entzündung und Anschwellung bei Hitze und Schmerz, alle 2 Stunden eine Dosis, bis Linderung eintritt.

Mercurius. — Bei klopfendem und schlagendem Schmerz. Kann abwechselnd mit *Hepar Sulphur* gegeben werden.

Silicea. — Wenn die vorhergehenden Mittel ohne Erfolg gegen das Wachsen des Geschwüres angewendet werden und sich Eiter gebildet hat.

Aconitum und *Chamomilla* — abwechselnd zu geben, wenn die Zahnfleischschwären in Folge von Entzündung beim Durchbruch des Weisheitszahnes entstehen.

Verordnung der Heilmittel. Während der Entzündung mögen die Mittel alle Stunden einmal und nachher alle zwei Stunden gegeben werden. Von *Silicea* oder *Calcarea* gebe jeden Abend und jeden Morgen eine Dosis.

Entzündung und Anschwellen der Zunge

kennzeichnet sich durch Schmerz, Hitze und Anschwellen mit Trockenheit des Mundes und überreichen Speichelfluß. Sie kann so anschwellen, daß der Mund ganz gefüllt ist, wodurch das Schlucken und Sprechen sehr erschwert wird, und Erstickung droht.

Symptome. Zuerst innerliche Schmerzen und Anschwellen der Zunge. Der Patient fröstelt, ist appetitlos, leidet an verdorbenem Magen, dumpfe Schmerzen im Kopfe und Rücken, Hitze der Haut, sehr schnellen Puls, klopfender und stechender Schmerz in der Zunge.

Ursachen. Unmittelbare Beschädigungen, wie von verbrennenden Getränken, Wunden oder Verbrühungen, Bisse oder Stiche von giftigen Insekten, Speichelfluß nach Quecksilber, Pocken.

Behandlung.

Homöopathisch. *Aconitum* — Beim Beginn der Krankheit, wenn das Fieber und die Entzündung stark und von heftigen, schneidenden Schmerzen begleitet sind.

Aconitum und *Arnica* — abwechselnd, wo die Entzündung von örtlichen Verletzungen herrührt. Abwechselnd jede Stunde oder alle 2 Stunden.

Mercurius. — Dies ist das wichtigste Mittel bei heftigem Schmerz, Anschwellen und Verhärtung, die Zunge roth, trocken oder feucht, Puls rasend schnell und ungehindert, Athem beschwerlich, klopfende oder stechende Schmerzen in der Zunge und der Mund und Hals von der Geschwulst angefüllt, schlimmer des Nachts, schnelles Sinken der Lebenskraft.

Belladonna. — Gesicht roth, Augen mit Blut unterlaufen, Zunge entzündet, roth trocken und geschwollen, heftiges Schlagen der Adern des Nackens und der Schläfe, klopfender Schmerz im Kopfe, Haut heiß und trocken, Augen gegen Licht empfindlich, klopfende, schießende, ziehende Schmerzen in der Zunge, Gefühl von Erstickung.

Mercurius und *Belladonna* — kann abwechselnd gegeben werden, wenn eins oder das andere, allein gegeben, keine Linderung verschafft.

Aurum Muriaticum, Potaschen-Hydriodat (*Hydriodate of potassa*), *Acidum Nitri* oder *Hepar Sulphuris.* — Wenn das Anschwellen von der Anwendung des *Mercurius* herrührt.

Verordnung der Heilmittel. Löse 12 Kügelchen des gewählten Mittels in 12 Theelöffel voll Wasser auf und gebe jede Stunde oder auch alle zwei bis drei Stunden, der Strenge der Symptome angemessen, einen Theelöffel voll.

In Fällen, daß die Anschwellung so bedeutend wird, daß Erstickung zu befürchten steht, so zögere man nicht, nehme ein Messer und mache einen Einschnitt längs der Zunge, indem dadurch der Andrang des Blutes gelindert wird.

Mundkrebs (*Stomacace*).

Diese Form eines bösen Mundes wird in der Regel bei Kindern von 5 bis 10 Jahren gefunden und von Einigen für ansteckend gehalten. Es ist eine Entzündung der Schleimhaut des Mundes, über welche sich eine gelbliche Flüssigkeit ergießt, die, wenn sie nicht eingehalten wird, eine sehr zerstörende Form annimmt und tiefe schwarze Geschwüre verursacht.

Symptome. Zuerst Schmerz und ein unbehagliches Gefühl im Zahnfleisch, das bald heiß, trocken und sehr empfindlich wird, begleitet von Ermattung, Unlust zum Spiel oder zur Bewegung, Appetitlosigkeit, Durst, das Zahnfleisch schwillt an, wird schwammig und blutet bei Berührung. Die innere Fläche der Wangen und des Zahnfleisches ist mit Flecken falscher Haut, unter denen Eiter erscheint, bedeckt. Bei einigen Fällen fehlt die falsche Haut, der Eiter hat ein gräuliches oder schwarzgelbes Ansehen. Ist die Krankheit heftig, so schwellen die Drüsen unter dem Gaumen an, werden hart und schmerzhaft, der Athem wird sehr widerwärtig und die Absonderung des Speichels erhöht sich beträchtlich. Zuweilen werden auch die Zähne locker und fallen aus. Auch kann ein überreicher Auswurf eines widerwärtigen, blutigen Eiters aus dem Munde stattfinden, der Athem stinkend, fast knochenfraßartig werden. Die Bewegungen des Gaumens werden steif und können durch Anschwellung ganz verhindert werden, gleichzeitig von bösem Nacken und Hals begleitet. Die Kräfte des Kranken sinken rasend schnell und er wird außerordentlich hinfällig.

Behandlung.

Allöopathisch. Sind die Eingeweide verstopft oder nicht gehörig in Ordnung, so gebe man ein wenig Calomel, dem man einige Stunden darauf eine Dosis Castoröl folgen lassen kann. Potaschen-Chlorid (*Chloride of potassa*) ist bei dieser Krankheit ein wichtiges Mittel. Man bediene sich einer Waschung zusammengesetzt aus 3 Granen Potaschen-Chlorid, welches in einer hinreichenden Menge versüßten Wassers aufgelöst wird. Kann einem drei Jahre alten Kinde und 5 Grane einem Kinde von acht bis neun Jahren gegeben werden.

Wenn die Eiterbeulen langsam heilen, mögen sie mit einer Lösung von Borax und Wasser 15 Grane auf eine Unze, oder Chlorkalk (*Chloride of lime*), oder auch mit einer schwachen Lösung von salpetersaurem Silber (*Nitrate of silver*) — ein Gran auf eine Unze, gewaschen werden.

Folgendes wird von Dr. Dewees als eine Waschung der Eiterbeulen empfohlen:

Schwefelsaures Kupfer (*Sulphate of copper*)	10 Grane.
Pulverisirtes Chinchona	2 Drachmen.
Pulverisirtes Mutterzimmtharz (*Pulv. Gum Cassia*)	1 Drachme.
Honig	2 Drachmen.
Wasser	3 Unzen.

Die Eiterbeulen sollten hiermit zweimal des Tages vermittelst eines Kameelhaarpinsels bestrichen werden.

Folgendes ist ein ausgezeichnetes Waschmittel:

Schwefelsaures Kupfer (*Sulphate of copper*)	½	Drachme.
Wasser	1	Unze.

Zweimal des Tages auf die Beulen zu bringen.

Oder auch:

Weißes Vitriol (*White vitriol*)	1	Unze.
Weiches Wasser	2	Drachmen.

Mische es und füge hinzu:

Honig	2	Drachmen.
Myrrhen-Tinktur (*Tincture of myrrh*)	2	„

Zweimal des Tages anzuwenden.

Nachdem die Entzündung nachgelassen hat, möge folgendes angewendet werden:

Weißeichenrinde (*White oak bark*)	1	Unze.
Wasser	1	Pint.

Koche und seihe es durch, füge ferner hinzu:

Alaun (*Alum*)	1	Skrupel.

Mit einem weichen Schwamme wasche man hiermit die Eiterbeulen mehrere Male des Tages.

Eclectische und Kräuterkur. Der Mund sollte öfters mit einem warmen zusammenziehenden Aufguß ausgespült werden, wozu folgendes dienen mag:

Gelbwurz (*Golden seal*)	} Gleiche Theile.
Geranium (Storchschnabel)	

Alaun (*Alum*)

Oder:

Ein Aufguß von Rothwurzel (*Red root*), Rüsterrinde (*Witch hazel bark*) und Geranium.

Eisenchlor-Tinktur (*Tincture of chloride of iron*) ist ein schätzenwerthes Mittel zur äußerlichen Anwendung. Wird das Kind schwach, so kann schwefelsaures Chinin (*Sulphate of quinine*) oder Wein gegeben werden.

Homöopathisch. *Mercurius.* — Dieses Heilmittel ist fast in jedem Falle mit Erfolg anwendbar und kann bei Beginn der Krankheit gegeben werden, ausgenommen wenn sie durch *Mercurius* veranlaßt sein sollte, in welchem Falle dann *Carbo Vegetabilis*, *Hepar Sulphuris* oder *Acidum Nitri* zu geben ist.

Nux Vomica. — Eiterbeulen faulig und schmerzhaft, Anschwellen des Zahnfleisches, stinkender Eiter ist über die ganze Mundfläche verbreitet. Verstopfung ist vorhanden.

Arsenicum. — Eiterung der Zungenränder, heftige brennende Schmerzen, geschwollenes Zahnfleisch, leicht blutend, große Unruhe und einem öfteren Verlangen zu trinken.

Capsicum. — Besonders bei starken Personen, die ein ruhiges Leben führen und wo Blasen oder Bläschen auf der Zunge vorhanden sind mit Anschwellen des Zahnfleisches verbunden.

Acidum Nitri. — Wenn *Mercurius* keine Linderung verschafft oder wenn das Zahnfleisch anschwillt, weißlich licht und leicht blutend, begleitet von einem Lockerwerden der Zähne, Speichelfluß von fauligem Geruch aus dem Munde.

Carbo Vegetabilis. — Eiterung des Zahnfleisches und der Zunge bei starker Blutung, begleitet von einem brennenden Gefühle und außerordentlich üblem Geruch des Eiters.

Sulphur — wird am Ende der Kur gegeben, wenn Anschwellen des Zahnfleisches verbunden mit schlagendem Schmerz, Blasen, welche beim Essen brennen, widerwärtiger oder saurer Geruch aus dem Munde, Verstopfung oder grüne schleimige Diarrhöe.

Behufs Waschung bediene man sich kalten Wassers, zuweilen Citronensafts, Salbei- (*Sage*) Thee; auch eine schwache Mischung von Branntwein mit Wasser wird sich bewähren.

Verordnung der Heilmittel. Löse von dem gewählten Mittel 12 Kügelchen in 12 Theelöffel voll Wasser auf und gebe, der Heftigkeit der Symptome angemessen, alle zwei, drei oder vier Stunden einen Eßlöffel voll.

Scharbock, Scorbut (*Scurvy, Scorbutus*)

ist eine Krankheit, die auf einem verdorbenen Zustande der Säfte beruht und die sich bis zur Eiterung und Auflösung der festen Theile ausstreckt. Er wird am häufigsten im Felde, in belagerten Städten, auf Schiffen, die lange Reisen machen, gefunden, überhaupt überall da, wo den Menschen frische Lebensmittel versagt und sie der Feuchtigkeit und Kälte ausgesetzt sind. Auch beständige Kost salziger Nahrungsmittel und geräucherten Fleisches, sowie auch Unterdrückung von regelmäßigen Ausflüssen, wie die monatlichen Regeln, sind zuweilen Ursache.

Symptome. — In der Regel bestehen die ersten Symptome in Erweichung, Eiterung, Blutung und Anschwellen des Zahnfleisches, das schwammig und die Ursache eines verdorbenen Athems wird. Die Glieder schwellen an und eine große geistige und körperliche Schwäche, Ermüdung nach der geringsten Bewegung tritt ein. Dunkle, purpurne Flecken erscheinen an verschiedenen Theilen des Körpers, Blutungen aus der Nase, dem Hals, dem Magen und den Eingeweiden finden statt und das Gesicht nimmt eine Bleifarbe an und ist mit Blut unterlaufen. Die Eingeweide sind verstopft und an verschiedenen Stellen des Körpers erscheinen Eiterbeulen, die Gelenke schwellen an und werden straff. Die Haut ist trocken und der Puls klein und schwach; zuweilen brechen alte längst vernarbte Wunden wieder auf und ganz hinfällig in Folge von Blutflüssen, Diarrhöe u.s.w. stirbt der Kranke.

Ursachen. — Die Entbehrung von Pflanzenstoffen, welche zur Erhaltung der Gesundheit nothwendig sind, solche Ursachen, welche das Nervensystem herabstimmen, Einfluß von Kälte und Feuchtigkeit, Mangel an Bewegung und übermäßige Ermüdung.

Behandlung.

Allgemeine. Die Ursachen der Krankheit müssen gehoben werden, sind diese z. B. eingesalzene Nahrungsmittel, so müssen frische an deren Stelle gesetzt werden. Man lasse den Kranken Ueberfluß an frischen Früchten, Gemüsen, Orangen, Citronen, Aepfelwein (*Cider*), Sprossenbier, Sauerkraut, Erdbeeren, Aepfel &c. genießen. Kartoffel sind während dieser Krankheit ein wichtiger Bestandtheil der Kost, mögen sie nun einfach gekocht, oder geröstet mit Essig gegessen werden. Eine Auflösung von Citronensäure, versüßt, dem ein wenig Essig oder Porter beigefügt wird, wird zuträglich sein, ebenso hat sich 2 bis 4 Unzen Salpeter (*Nitre*), aufgelöst, und ein Quart Essig als ein vorzügliches Heilmittel bewährt. Kalksaft (*Lime juice*) ist ein wichtiger Bestandtheil der Kost und sollte, mit der dazu erforderlichen Menge Zucker gemischt, täglich gegeben werden. Milch und Rindfleischbrühe mögen zur Nahrung dienen, wenn der Kranke wegen des wehen Zahnfleisches keine festeren Speisen genießen kann. Der Kranke sollte sich vollständig ruhig verhalten, da zuweilen die geringste Bewegung eine schlimme Wendung verursachen kann.

Eclectische und Kräuterkur. Sollte das Zahnfleisch in Eiterung übergehen, gebrauche man folgendes:

Myrrhen (*Myrrh*)	1 Unze.
Aloe	1 „
Lakritzen-Extrakt	1 „

Pulverisire es und füge acht Unzen oder zwei Theetassenkopf voll heißes Wasser hinzu. Mische es und wenn erkaltet, gieße das ganze in eine Flasche und gebe ein wenig guten Branntwein hinzu. Lasse die Mischung vier oder fünf Tage lang stehen, seihe es dann durch ein Stück Flanell und gebrauche es viermal des Tages als Waschung. Bei Diarrhöe kann ein Aufguß von Brombeeren-Wurzel (*Black berry root*) oder Geranium (Storchschnabel) gegeben werden. Gegen Säure im Magen kann zusammengesetztes Rhabarber- (*Rhubarb*) und Potaschen- (*Potassa*) Pulver gegeben werden. Ein Preiselbeer- (*Cranberry*) Umschlag über die Eiterbeulen wird sehr zuträglich gefunden werden. Bei Schmerzen und Zusammenziehungen der Glieder, Anschwellen der Gelenke bediene man sich Bähungen von bitteren Kräutern (*bitter herbs*) und reizender Salben.

Sobald der Kranke wieder zu genesen anfängt, können stärkende Mittel erforderlich werden, wie:

Salzsaure Eisen-Tinktur (*Tincture of muriate of iron*) in Dosen von 20 bis 30 Tropfen zwei- oder dreimal des Tages in einem Aufguß von Gelbwurz (*Golden seal*), Enzian (*Gentian*) oder Bitterwurzel (*Quassia*).

Homöopathisch. *Mercurius.* — Wenn nicht zuvor gebraucht, bei folgenden Symptomen: Rothes, schwammiges, eiterndes und leicht blutendes Zahnfleisch, begleitet von brennenden Schmerzen des Nachts, Lockerwerden der Zähne bei üblem Geruch aus dem Munde, übermäßige Absonderung eines widerwärtigen und blutigen Speichels, dunkelrother Urin, große Erschöpfung und Schwäche.

Carbo Vegetabilis. — Besonders bei Personen, welche zu viel Merkur genommen haben, oder bei brennenden Eiterbeulen im Munde, welche häufig bluten und einen ätzenden, übelriechenden Eiter absondern.

Arsenicum. — Eiterungen an den Rändern der Zunge bei heftig brennenden Schmerzen, geschwollenem und leicht blutendem Zahnfleisch, große Hinfälligkeit und Unruhe, Eiterbeulen schwarz und schwarzgelb, Haut bläulich, kalt und sehr trocken. Andere Heilmittel sind: *China*, *Hamamelis*, *Acidum Sulphuris*, *Secale* und *Phosphorus*.

Verordnung der Heilmittel. Löse 12 Kügelchen in einen Theetassenkopf voll Wasser aus und gebe alle 2, 4 oder 6 Stunden einen Theelöffel voll.

Allöopathisch. Zuweilen wird eine Waschung mit einer Auflösung von Tannicsäure (*Tannic acid*) oder Myrrhen- (*Myrrh*) Tinktur und verdünnter Glycerin oder Alaun (*Alum*), Branntwein und Wasser gegen das Zahnfleisch gebraucht.

Folgende Pillen mögen gegeben werden:

Blaue Pillen (*Blue pill*)	1 Skrupel.
Zusammengesetzte Rhabarberpillen (*Rhubarb*)	2 „

Mische es und theile es in 12 Pillen. Dosis: gelegentlich eine oder zwei.

Weinsteinsaures oder chlorsaures Potaschensalz (*Tartrate or chlorate of potassa*), in dem Verhältniß von einer Drachme auf ein Pint Wasser aufgelöst, kann täglich genommen werden.

Als ein stärkendes Mittel ist folgendes empfohlen:

Rindenabkochung (*Decoction of bark*)	7 Unzen.
Zusammengesetzte Rindentinktur (*Compound tincture of bark*)	6 Drachmen.
Orangenschalensyrup	2 „
Verdünnte Schwefelsäure (*Dilute sulphuric acid*)	1 Drachme.

Mische es. Dosis: dreimal des Tages einen Eßlöffel voll.

Sind die Eingeweide verstopft, so trinke man nach Belieben Cremor Tartari (*Cream of tartar*) in Wasser aufgelöst. Bei Schlaffheit der Eingeweide wende man Morphium, Laudanum, Campescheholz- (*Logwood*) Thee oder Geranium an.

Chinin (*Quinine*) ist ein vorzügliches Mittel gegen diese Krankheit und kann in Dosen von je 2 oder 3 Granen zwei- bis dreimal des Tages gegeben werden.

Speichelfluß (*Salivation — Ptyalism*)

wird durch Mißbrauch des Quecksilbers (*Mercury*) und durch Erkältung hervorgerufen, oder begleitet zuweilen Fieberanfälle, wie Scharlachfieber, rührt auch zuweilen von angegriffenen Zähnen her.

Symptome. Uebermäßige Speichelabsonderung, die Drüsen des Mundes und Halses geschwollen und entzündet, in schlimmen Fällen von Lockerwerden oder Ausfallen der Zähne, Eiterung des Halses, des Zahnfleisches und der Zähne, sowie Anschwellen der Zunge begleitet.

Behandlung.

Homöopathisch. *Hepar Sulphuris*, *Lachesis*, *Acidum Nitri*, *Belladonna*, *Opium* oder *Sulphur*. — Wenn der Speichelfluß von *Calomel* oder irgend einem Quecksilber- (*Mercurius*) Präparat herrührt.

Mercurius. — Ist der Speichelfluß durch Erkältung hervorgerufen, sowie auch bei schmerzhaftem Anschwellen der Drüsen des Mundes, Uebelriechender Absonderung aus dem Munde, Eiterbeulen auf der inneren Seite der Wangen.

Verordnung der Heilmittel. — Man löse 12 Kügelchen in 12 Theelöffel voll Wasser und gebe alle 2, 3 oder 4 Stunden einen Theelöffel voll.

Zum Waschen bediene man sich nichts anderem als Wasser und Milch.

Eclectische und Kräuterkur. Wenn Quecksilber die Ursache des Speichelflusses ist, sollte Schwefel (*Sulphur*) und Cremor Tartari (*Cream of tartar*), 2 Theile von dem ersteren und ein Theil von dem letzteren genommen werden. Mische es mit ein wenig Molasses oder Honig. Dosis: einen Theelöffel voll zwei- oder dreimal des Tages.

Man nehme ferner Schwefel in den Mund und zwar so, daß er mit den angegriffenen Theilen in Berührung kommt. Das Besprengen der Eiterbeulen mit pulverisirter rother Kreide (*Red chalk*) hat sich zuweilen bewährt.

Zum Gurgeln bediene man sich:

Salbei (*Sage*)	2	Unzen.
Hartriegelblätter (*Privet leaves*)	2	„
Gelbwurz (*Golden seal*)	2	„

In zwei Pint Wasser eingekocht, durchgeseiht und einen Theelöffel voll gebrannten *Alaun*, sowie dieselbe Menge Borax.

Schwierigkeit beim Sprechen — Stammeln.

Das Stammeln besteht in einer gestörten deutlichen, fließenden Aussprache, und wird in der Regel von einem Ausdruck der Anstrengung und Verzerrung der Mienen, auf dem Gesicht erkennbar, begleitet. Zuweilen ist Mißbildung der Zunge oder anderer Sprechorgane die Ursache.

Die Kur liegt gewöhnlich im Bereich der Möglichkeit und ist zuweilen sehr leicht, denn das Hinderniß erwächst nicht selten aus der Anstrengung, während des Athemschöpfens zu sprechen. Der Patient sollte daher, bevor er zu sprechen beginnt, die Brust gehörig mit Luft füllen, und sodann ein Wort nach dem andern langsam und deutlich auszusprechen suchen. Der Stammelnde muß, gerade wie beim Singen, nach jedem Worte, sowohl beim Lesen als Sprechen, eine Pause machen. Reicht dies nicht hin, so verfahre er ebenso bei den Silben, und nach einiger Zeit versuche er es mit Worten und dann mit Sätzen. Befolgt er diese Methode immer eine Stunde lang zu gewissen Zeiten, so wird er bald über die Gewohnheit in vielen, wenn nicht in allen Fällen, hinwegkommen.

Solchen Leidenden sollte sowohl von Seiten der Eltern als auch der Lehrer, besonders wenn ihnen Lectionen überhört werden, oder wenn dieselben Auskunft über etwas zu geben haben, gütige Behandlung zu Theil werden.

Behandlung.

Homöopathisch. *Belladonna*, *Mercurius*, *Lachesis*, *Strammonium*, *Natrum Muriaticum*, *Ignatia*, *Pulsatilla* sind Heilmittel, die eine allgemeine Empfindlichkeit des Nervensystems vermindern.

Verordnung der Heilmittel. Eine Dosis des gewählten Mittels sollte 6 Wochen jeden Morgen und Abend gegeben werden, bevor zu einem anderen Mittel gegriffen wird.

Zehntes Kapitel.
Halskrankheiten.

Weher Hals oder gewöhnliche Halsentzündung (*Sore Throat — Quinsy, Angina Faucium*).

Diese Krankheit ist durch die Entzündung und das Anschwellen des untern Halstheils, des Gaumens und der Mandeln gekennzeichnet, wodurch mehr oder weniger Schwierigkeit im Athmen, sowie öfters auch Fieber verursacht wird. Die Störung mag eine nur geringe sein, oder es mögen sich im Halse und an den Mandeln Geschwüre ansetzen, wodurch das Uebel ein sehr schmerzliches wird.

Symptome. Diese Krankheit beginnt gewöhnlich mit Ruhelosigkeit, Fieber, leichtem Husten und mehr oder weniger Wundheit im Halse, die sich namentlich beim Schlucken äußert. Die Mandeln und der Hals sind glatt und roth, im Angesicht zeigen sich Fiebersymptome, der Athem ist kurz und schnell, die Stimme tief und das Sprechen verursacht oft Schmerzen und Schwierigkeit; die Wangen sind geschwollen, die Entzündung bedeutend und oft in Geschwüren an den Mandeln und umliegenden Theilen endigend, so daß das Athmen immer schwieriger wird; endlich brechen die Geschwüre auf. Zur genauen Untersuchung des Halses sollte der Patient den Kopf weit zurücklegen, worauf man die Zunge mit einem Löffelstiel herabdrückt.

Oefters werden die Mandeln durch wiederholte Anfälle chronisch erweitert, in welchem Falle, wenn nämlich andere Mittel fehlschlagen, dieselben von einem Wundarzte ausgeschnitten werden müssen.

Behandlung.

Allöopathisch. Ist der Puls stark und voll, und wenn der Patient Schmerzen im Kopfe hat, so mag man Ader lassen und ein Abführmittel — Sennablätterthee mit schwefelsaurer Magnesia (*Sulphate of magnesia*) geben; oder Calomel, oder Jalappe (*Jalap*). Gewöhnlich aber ist außer Bittersalz (*Epsom salts*) kein anderes Reinigungsmittel nöthig.

Nach diesem Mittel gebe man Brechwurzwein (*Wine of Ipecac*), zwanzig Tropfen alle drei Stunden, mit einem zeitweiligen Schluck Flachssamenthee oder Flachssamen-Limonade. Ist die Anschwellung, die Hitze und der Schmerz sehr bedeutend, so sollten sechs bis zehn Blutegel angesetzt werden. Bei milderen Fällen, oder wenn der Patient schwach ist, lege man einen Flachssamenmehl-Umschlag, wozu Schweinefett und Laudanum gefügt wurde, auf. Wird mit dem Umschlag gewechselt, so wasche man den Hals mit Ammonium- oder Seifenliniment, wozu man Ammoniumwasser (*Aqua ammonia*) fügt.

Das folgende Mittel zum Gurgeln wird gute Dienste leisten:

Honig	1	Eßlöffel voll.
Essig	2	„

Genug Salbeithee oder Wasser, um ein halbes Pint zu bereiten.

Auch mag ein Aufguß von rothen Rosen (*Red roses*) oder Salbei mit Rosenhonig (*Honey of roses*) als Gurgelmittel gebraucht werden, sowie eine schwache Alaun- (*Alum*) Auflösung, wenn sich in den Mandeln Eiter sammelt und die Geschwüre aufbrechen. Die Kost sollte nahrhaft sein und man sollte dem Kranken Wein oder das folgende stärkende Mittel geben:

Colomba- oder Cascarilla-Aufguß	5½	Unzen.
Zusammengesetzte Cardamon-Tinktur	½	Unze.
Verdünnte Salpetersäure	1½	Drachme.

Mische dies. Dosis: Zwei Eßlöffel voll dreimal des Tages.

Sind die Mandeln nach Heilung der Krankheit immer noch vergrößert, so mag das folgende Liniment gebraucht werden:

Kampher-Liniment	6	Drachmen.
Seifen-Liniment	6	„
Spanische Fliegen- (*Cantharides*) Tinktur	½	Unze.

Mische und reibe die Außentheile des Halses zweimal des Tages mit der Mischung.

Manchmal werden die Mandeln auf ihre natürliche Größe reduzirt, indem man sie mit einer starken Tannin- (Gerbestoff) Auflösung oder mit Schwefelsilber tupft; auch wird hierzu eine starke Alaunauflösung oder Jod-Tinktur (*Tincture of Iodine*) öfters angewandt.

Eclectische und Kräuterkur. Im Anfangsstadium gebe man ein Brechmittel — Lobelia und Brechwurz (*Ipecac*) und lasse den Patienten zu gleicher Zeit warmen Salbeithee trinken; auch wird es gut sein, wenn er den

Dampf einer Abkochung von Hopfen, Salbei (*Sage*), Wermuth (*Wormwood*), Wasserdost (*Boneset*), Andorn (*Hoarhound*), Katzenmünze (*Catnip*), von jedem eine Handvoll — einathmet und die Dämpfe den Hals umziehen läßt. Kann man nicht alle diese Kräuter erhalten, so gebrauche man drei oder vier derselben.

Das folgende Liniment mag als ein äußerlich anzuwendendes Mittel gebraucht werden:

Sassafrasöl	2 Unzen.
Salatöl	2 „
Kampher-Spiritus	2 „
Hirschhorn-Spiritus (*Spirits of hartshorn*)	2 „
Amerik. Isop- (*Penny royal*) Oel	2 „
Chinin- (*Quinine*) Tinktur	2 „
Terpentingeist	2 „

Hiermit wasche man den Hals sehr oft ab und wickle ein Stück Flanell um denselben.

Als ein Gurgelmittel kann das folgende in Anwendung kommen: Eine kleine Handvoll Salbei und ebenso viel Sumachbeeren und Rinde wird in drei Pinten Wasser so lange gekocht, bis noch ein Pint übrig ist, sodann füge man von jeder der folgenden Substanzen einen Theelöffel voll bei: Pulverisirter Alaun (*Alum*), Borax und Salpeter; dieses seihe durch, versüße die Mischung mit Honig und gurgle den Hals damit.

Auch mag Citronensaft und Honig — mit einander vermischt — oft anstatt eines Gurgelmittels eingegeben werden; diese Mischung ist sehr erfrischend.

Man sollte öfters ein Fußbad in schwachem Laugenwasser nehmen, und der Körper sollte ebenfalls zwei- oder dreimal des Tages gewaschen werden, namentlich falls der Patient viel Fieber hat.

Auch leistet ein Umschlag von frischer Kermesbeerenwurzel (*Poke root*), die man röstet, abwäscht und mehrere Male des Tages warm auflegt, gute Dienste.

Befürchtet man, daß die Krankheit chronisch werde, so gebrauche man folgendes:

Gesättigte Salzammoniak-Auflösung (*Saturated solution of sal. ammoniac*)	4 Unzen.
Cayenne-Tinktur	1 Unze.

Mische und gurgle mehrere Male des Tages.

Schwellen die Mandeln und bleiben in diesem Zustande, so mag das folgende gebraucht werden:

Jod (*Iodine*)	1 Skrupel.
Rosenointment	1 Unze.

Salbe hiermit mittelst eines Pinsels die Mandeln Morgens und Abends mehrere Monate lang ein.

Oder wende folgendes an:

Gerberstoffsäure (*Tannic acid*)	20	Grane.
Kochsalz	40	„
Blutwurzel-Extrakt (*Extract of blood root*)	10	„
Rosenointment	1	Drachme.

Mische und wende es an wie das vorige Mittel.

Homöopathisch. *Aconitum* und *Belladonna.* — Dies sind die zum Beginne der Behandlung geeignetsten Mittel, namentlich wenn sich folgende Symptome zeigen: Heftiges Fieber, voller Puls, große Hitze, Durst, Ruhelosigkeit, beständiger Kitzel zum Schlucken, Schlucken verursacht Krämpfe im Hals, wodurch Flüssigkeit aus der Nase gedrängt wird, Trockenheit des Halses, Schmerzen in Mandeln und Ohren, Anschwellung des äußeren Halses, viel Speichel, rothes geschwollenes Gesicht, heiße trockene Haut, widerlicher, bitterer Geschmack im Munde.

Mercurius. — Uebelriechender Athem, Mund trocken, Speichel zäh, das Zäpfchen erscheint verlängert und roth, Mandeln dunkelroth, entzündet und vergrößert, heftiger Pulsschlag am Hals und den Ohren, viel Speichelabsonderung, Fieberfrösteln des Abends, welchem Hitze und Schweiß folgt, Schmerzen in den Mandeln bei Bewegung der Kinnbacken, oder beim Schlucken, Appetitlosigkeit und Widerwillen gegen Speise.

Bryonia. — Trockenheit im Halse, Schwierigkeit beim Sprechen, Heiserkeit, schwieriges Athemholen, schmerzliches Gefühl im Halse, Schmerz beim Schlucken, etwas Fieber mit oder ohne Durst, Frösteln, Schmerzen in den Gliedern und dem Hinterkopf. Dies mag abwechselnd mit *Rhus* gegeben werden.

Chamomilla. — Namentlich wenn die Krankheit durch Kälte oder Aussetzung in der kalten Luft verursacht wurde, Anschwellen der Mandeln, kurzer Husten, rothe Wangen, oder eine blasse und eine rothe Wange, Abends Fieber mit Hitze, die Drüsen unter dem Kinn und Mandeln sind stark geschwollen.

Lachesis. — Dies hat sich als ein sehr gutes Heilmittel erwiesen, wenn *Mercurius* und *Belladonna* ohne Wirkung hervorzubringen gebraucht wurden, und namentlich bei folgenden Symptomen: Schwellen und Röthe mit einem Wundheitgefühl in Mandeln und Gaumen, Trockenheit im Halse, beständige Neigung zum Schlucken, Gefühl als ob eine Beule &c. im Hals sei, schlimmer des Nachmittags und Morgens, sowie nach dem Schlafen oder bei auch nur sehr leichtem Druck gegen den Hals; kleine Eiterbeulen am Hals und an den Mandeln zur Linken.

Hepar Sulphuris. — Wenn die Geschwüre an den Mandeln am Aufbrechen sind, wird dieses Mittel solches befördern; mag auch zu Anfang der Krankheit gegeben werden, wenn der Kranke stechende Schmerzen im Hals spürt — abwechselnd mit *Mercurius.*

Nux vomica. — Mag gegeben werden, wenn *Chamomilla* nicht wirkt, auch wenn Wundheit vorhanden ist, als ob der Hals geschabt worden wäre.

Pulsatilla. — Gewöhnlich für Frauenzimmer oder Personen mit sanftem Charakter geeignet — wenn der Hals innen geschwollen ist, Mandeln und Gaumen dunkelroth, stechende Schmerzen in den Mandeln und gegen das Ohr hin, wenn der Patient schluckt, Frösteln gegen Abend, worauf Hitze folgt.

Nitric Acid. — Geeignet, wenn *Mercurius* gegeben wurde oder in Abwechslung damit, wenn der Hals mit kleinen Geschwüren von weißlichem Aussehen angefüllt ist.

Capsicum. — Wenn die Symptome auf *Nux vomica* hindeuten, dieses Mittel aber nicht gewirkt hat, Brennen und Rauhheit im Halse mit Steifheit und Zusammenziehung, und Nasen- und Augenlaufen.

Der Gebrauch des kalten Wassers wird sich als sehr heilsam erweisen, wenn es in folgender Weise angewandt wird. Beim Bettgehen umbinde man den Hals mit einer nassen Binde, welche mit einem trockenen Zeugstück befestigt wird; diese Binde lasse man während des Tages am Halse und wechsele öfters.

Solche Personen, die diesem Uebel besonders ausgesetzt sind, sollten als Vorbeugungsmittel jeden Morgen Hals und Brust gut waschen und mit kaltem Wasser spritzen und begießen.

Verordnung der Heilmittel. Löse von der gewählten Medizin 12 Kügelchen in 12 Theelöffel voll Wasser auf, gieb einen Theelöffel voll dieser Auflösung alle Stunde, zwei oder drei Stunden. Fällt dem Patient das Schlucken sehr schwer, so kann man ihm 3 Kügelchen — eine Dosis — geben, damit er dieselben sich auf der Zunge auflösen lasse.

Eiternde und putride oder bösartige Halsentzündung (*Malignant Quinsy*, *Angina Gangrenosa*).

Diese Krankheit wird häufig epidemisch und ist dem wehen Hals in der bösartigen Form beim Scharlachfieber sehr ähnlich und tritt gewöhnlich bei feuchter Witterung ein. Schwachgebaute Personen, sowie solche, die in niederen, feuchten, schlechtgelüfteten Häusern wohnen, sind diesem Uebel am meisten blosgestellt.

Symptome. — Die Krankheit beginnt gewöhnlich mit Frösteln, worauf Fieber folgt, Druck in der Brust mit oder ohne Erbrechen, scharlachrothe Wangen, Hals und Mandeln mehr oder weniger entzündet, säuerliche Absonderung aus Mund und Nase, schwacher, schneller Puls. Der Hals ist immer hochroth und geschwollen, und wird bald nebst den Mandeln mit Geschwüren überzogen. Der Athem ist sehr übelriechend, die Nackendrüsen schwellen an, die Haut des Gesichts und Nackens ist glänzend, das Gesicht sinkt ein und Erbrechen und Diarrhöe findet statt.

Die Haut, welche zu Anfang der Krankheit heiß und trocken war, wird im Verlauf von Schweiß belegt; endlich tritt Schläfrigkeit ein und der Kranke stirbt.

Ursachen. Die Krankheit wird für ansteckend gehalten und wird auch durch Erkältung &c. erzeugt. Die Behandlung sollte immer nur ein Arzt unternehmen, wenn einer zu haben ist.

Behandlung.

Eclectische und Kräuterkur. Im Anfangsstadium gebe man ein Brechmittel und folge mit einigen Abführungsmitteln, falls Hartleibigkeit vorhanden ist. Das Waschen des Halses mit Myrrhen- und Cayenne-Tinktur oder mit dem gegen wehen Hals vorgeschriebenen Liniment, wird sich als sehr wirksam erweisen. Auch sollte man dem Patienten häufig einen Löffel voll Hopfenhefe (*hop yeast*) eingeben und Porter, Ale oder Bier verordnet werden.

Das folgende mag gebraucht werden: Einen Theelöffel voll Cayenne und einen Eßlöffel voll Salz lasse man in einem Pint Wasser und gutem Essig gelinde kochen und seihe, sobald die Mischung kalt ist, durch.

Auch das folgende Gurgelmittel ist gut:

Sumach- (*Sumach*) Beeren	1	Unze.
Weißeichenrinde	1	„
Roth-Ulmenrinde	1½	Unzen.
Brombeerwurzel (*Blackberry root*)	1½	„

Bereite mittelst genügendem Wasser eine Abkochung und füge zu jedem Pint ein Stückchen Alaun (*Alum*) von der Größe einer Walnuß bei, seihe und gurgle damit, nachdem es kalt geworden.

Homöopathisch. *Belladonna* und *Mercurius* — abwechselnd beim Anfang, namentlich bei Trockenheit im Mund, Ruhelosigkeit oder Delirium.

Aconitum und *Belladonna* — mag zu Anfang, wenn das Fieber sehr stark ist, nöthig sein — einige Dosen.

Mercurius. — Zu geben, sobald die Trockenheit des Halses und Schwierigkeit beim Schlucken sich zeigt.

Nitric Acid. — Wenn *Mercury* nicht wirkt und die Geschwüre größer und schmerzhaft werden. Allein oder abwechselnd mit *Mercury* zu nehmen.

Arsenicum. — Dies ist eins der hauptsächlichsten Mittel und sollte gegeben werden, wenn der Patient zusehends und schnell schwächer wird; ebenfalls, wenn die Geschwüre dunkelroth und mit Schorf (*Scabs*) bedeckt sind, Zähne und Lippen sind mit einer schwarzen krustartigen Substanz überzogen, fortwährendes Gemurmel und Delirium, Schwierigkeit beim Athmen, säuerlicher Ausfluß aus Mund und Nase, wodurch die Haut aufgeschärft wird. Dieses Heilmittel mag entweder allein, oder abwechselnd mit *Lachesis* verordnet werden.

Lachesis. — Namentlich wenn Hals und Nacken geschwollen und entfärbt sind und die Zunge bei äußerem Druck schmerzt.

Carbo vegetabilis. — Wenn der Eiterfluß aus den Schwären dünn und der Quantität nach groß ist und der Patient bedeutende Schwäche fühlt.

Secale. — Bei großer Schläferigkeit, oder wenn der Kranke im schlummernden, halbbewußtlosen Zustand sich befindet.

Opium — falls *Secale* nicht die gewünschte Wirkung hervorbringt.

Bryonia und *Hellebore.* — Wenn der Patient mit halbgeschlossenen Augen schläft.

Nitric Acid. — Morgens und Abends eine Dosis, wenn die Schwären, nachdem die Gefahr vorüber, nicht schnell heilen.

Verordnung der Heilmittel. Löse 12 Kügelchen in 12 Theelöffel voll Wasser auf und gebe zu Anfang des Anfalls alle Stunden einen Theelöffel voll, indem man später alle 2, 3 oder 4 Stunden verordnet, wenn die Symptome nämlich nachlassen.

Die Kost sollte aus Reis, Pfeilwurz (*Arrowroot*), Cornstarch, dünnem Mehlschleim (*Flour gruel*) und dergleichen bestehen. Ist der Mund sehr heiß und trocken, so mag man denselben mit etwas Milch und Wasser befeuchten. Der Kranke sollte in ein großes, trockenes, luftiges Zimmer gebracht werden, das beständig gut ausgelüftet gehalten werden muß.

Allöopathisch. Man sollte den Stuhlgang mittelst einer Dosis von schwefelsaurer Magnesia (*Sulphate of magnesia*) oder Rochellesalz in Ordnung halten.

Als Gurgelmittel gebrauche eine Mischung von rothem Pfeffer, Essig und Wasser.

Wenn eine starke Auflösung von Salpetersilber (*Nitrate of silver*) — zwanzig Grane zu einer Unze Wasser — mit einem langen Kameelhaarpinsel auf die Mandeln aufgetragen wird, so wird dies die Entzündung dämmen.

Auch mögen hierzu gleiche Theile Salzsäure (*Muriatic acid*) und Honig verwandt und dies kann, verdünnt mit Wasser als Gurgelmittel gebraucht werden.

Eberle sagt, daß starker Aufguß von der Indigowurzel als Gurgelmittel verwendet, gute Dienste leiste.

Anschwellen und Verlängerung des Zäpfchens (*Swelling or Elongation of the Palate*).

Dieses Uebel wird gewöhnlich durch eine leichte Erkältung oder Unverdaulichkeit hervorgerufen, und besteht in einer leichten Entzündung des Zäpfchens, wodurch die Verlängerung und ein Gefühl entsteht, als ob es herabgefallen wäre.

Behandlung.

Eclectische und Kräuterkur. Eine starke Weißeichrinde-Abkochung, worin man ein wenig Alaun auflöst, mag als Gurgelmittel benützt werden. Oft wird mittelst Pfeffer, Salz oder Senf Linderung verschafft.

Homöopathisch. *Nux vomica.* — Das beste Heilmittel. Dosis: Drei oder vier Kügelchen alle zwei Stunden.

Mercurius, *Belladonna* oder *Sulphur* — sollte verordnet werden, falls *Nux vomica* nicht wirkt. Dosis, wie bei *Nux vomica.* Kaltes Wasser äußerlich und innerlich angewendet, thut gute Dienste.

Diphtheria.

Dies ist eine verhältnißmäßig neue Krankheit, mit der wir bis vor wenigen Jahren nur wenig bekannt geworden. Sie ist außerordentlich gefährlich und ansteckend, verschont kein Alter, befällt aber namentlich die Jugend und hauptsächlich vollblütige, fette Kinder. Erwachsene werden selten damit behaftet, es sei denn durch Ansteckung.

Ursachen. Hierüber ist man sich noch nicht ganz im Klaren. Manche halten Diphtheria für eine bösartige Form der Halsbräune (aber Diphtheria unterscheidet sich ganz bedeutend von der Bräune), während andere sagen, es sei eine Art Scharlachfieber. Es ist jedoch eine Krankheit, welche den ganzen Organismus angreift, jedoch hauptsächlich im Hals auftritt.

Symptome. Diese sind sehr verschieden. Das erste Symptom ist in beinahe allen Fällen eine Heiserkeit, mit schwacher Stimme, leichtes Frösteln (wenigstens wurde das schon beobachtet) und Fieber, heftiges Kopfweh, worauf in sehr kurzer Zeit Wundheit im Halse und Schwierigkeit beim Schlucken eintritt. Der Kranke mag einige Tage vor dem Anfall leichtes Unwohlsein fühlen und schnell ermüdet werden. Nebst der Wundheit im Halse fühlt der Patient ein stechendes Gefühl an der Zungenwurzel, und die Drüsen in den Ecken der unteren Kinnbacken schwellen an und werden empfindsam. Schmerz in den Knochen, Mattigkeit, Störung im Magen, Appetitlosigkeit. In vielen Fällen wird der Hals so wenig affizirt, daß sich die Freunde und Eltern des Kindes nur schwierig von dem gefahrvollen Zustand desselben überzeugen können. Manchmal klagt das Kind gleich von Anfang über Wundheit und Steifheit im Halse. Aeußerlich sind die Mandeln vergrößert und weich, während innen die Entzündung deutlich wahrzunehmen ist. Dieselbe gibt den betreffenden Theilen bei Erwachsenen das Aussehen, als ob sie (die Theile) mit Mahoganifirniß überzogen seien, während sie bei Kindern eine rosige Farbe haben. Der Hals ist mit kleinen Flecken, die sich wie Stückchen Haut ausnehmen, überzogen, und wenn diese Hautstückchen sich ablösen, so zeigen sich unter denselben rohe, rothe Stellen. In allen Fällen ist mehr oder weniger Fieber mit Kopfweh vorhanden, was manchmal ganz unerträglich und heftig wird. Der Geruch des Athems ist so eigenthümlich, daß Personen, die mit dieser Krankheit bekannt sind, dieselbe daran zu erkennen vermögen. Der hintere Theil des Halses ist gewöhnlich mit einem Schleimhäutchen überhäutet, das, durch das Athmen zerrissen, sich sogleich wieder bildet. Bei heftigen Anfällen ist das Fieber sehr stark, mit Hitze, brennender Haut, erröthetem Angesicht, schnellem Puls, großer Schwierigkeit beim Schlucken und beschleunigtem Athem. Die Zunge ist mit einer dicken, zähen, schmutzig aussehenden, weißlichen, gelblichen oder grünen Substanz bedeckt und der Kranke ist sehr schwach und erschöpft. Die Mandeln schwellen außerordentlich an und der Mund wird innen ganz mit einer „falschen" Schleimhaut überzogen.

Beim Fortschreiten der Krankheit werden die Symptome immer heftiger, der Athem sehr schwierig; das Schlucken wird so schmerzhaft, daß der Patient durchaus nichts mehr genießen will; der Speichel träufelt aus dem Munde und aus der Nase scheidet sich faulige stinkende Flüssigkeit. Der Puls ist schnell und schwach, der Athem wird außerordentlich widerwärtig und die Krankheit nimmt solche Gestalt an, daß selbst die besten Freunde des Patienten ihm nur mit Widerwillen zu nahen vermögen. Das Gesicht ist erdfarben, die Haut kalt und runzlig; der Kranke wälzt sich von einer Seite zur andern und kämpft um Athem, die Stimme wird immer undeutlicher und heiser, Hals, Nacken und Gesicht sind furchtbar angeschwollen und der Patient stirbt an schneller Erschöpfung in den Lebensorganen oder an Erstickung, dadurch hervorgerufen, daß sich die falsche Schleimhaut in die Luftröhrengänge ausgedehnt hat. Manchmal wird der Patient im Anfangsstadium eines heftigen Diphtheritisanfalls von starkem Erbrechen erfaßt und bricht alsdann eine dünne, gelblichweiße, sehr übelriechende Flüssigkeit, worauf große Erschöpfung und Abstumpfung folgt. Manchmal liegt der Kranke lange in tiefem Schlaf, so daß man ihn nur mit Mühe wecken kann. Frägt man ihn, ob sein Hals wund ist, so mag es leicht sein, daß er die Antwort gibt, solches sei nicht der Fall, wodurch sich sehr Viele täuschen lassen. In vielen Fällen tritt die Betäubung gleich zu Anfang der Krankheit ein und währt bis der Tod den Leidenden erlöst. Manchmal findet sich ein weißlicher Ansatz am Munde, welche Substanz dem gemahlenen Gips (*Plaster paris*) ähnlich sieht. An verschiedenen Körpertheilen entstehen schwarzblaue Flecken und der Stuhlgang führt weißliche Materie ab.

Manchmal befällt diese Krankheit den Patienten in einer Form, daß er gar keine Ahnung von dem Anfall hat, und erst dann gewahrt, daß er krank ist, wenn sein ganzer Organismus angegriffen ist. Sodann wird der „wehe" Hals, den man vielleicht gänzlich unbeachtet ließ, plötzlich schlimmer; ein Crouphusten tritt ein und entweder verschlimmert sich der Zustand dermaßen, daß in zwei oder drei Stunden keine Rettung mehr vorhanden ist, oder der Kranke mag noch einige Tage mit zeitweiligem Aufflackern der Lebenskraft leben, um dann an Erschöpfung zu sterben. Der Diphteritis folgen manchmal verschiedenartige Störungen im Organismus, worunter namentlich Lähmung (*Paralysis*) hervorzuheben ist. Wer einen starken Körperbau hat, bei dem darf man eher auf Rettung ohne nachtheilige Folgen zählen, falls nemlich mit der Behandlung bald begonnen wurde. Wurde jedoch hiermit ein oder zwei Tage verzögert, so ist der Erfolg ein sehr unsicherer. Das Erbrechen im Anfangsstadium ist ein sehr bedenkliches Symptom, und je länger die „falsche" Haut zu ihrer Ausbildung braucht, desto ungünstiger ist die Aussicht auf Rettung.

Behandlung.

Allgemeine. Der Kranke sollte in ein gut gelüftetes, trockenes Zimmer und in ein reinliches Bett gebracht werden; die Temperatur sei mäßig warm. Niemand darf im Zimmer bleiben als der oder die Wärter, und um dem üblen Geruch entgegenzuwirken, thut man wohl, Gefäße mit Chlorkalk und Essig (*Chloride of lime and vinegar*) umherzustellen.

Homöopathisch. *Aconitum*, *Belladonna*, *Kali Chloricum*, *Kali Bi-Chromicum*, *Proto-Iodide* oder *Bin-Iodide of Mercury* — sind gegen diese Krankheit die Hauptmittel.

Aconitum und *Belladonna*. — Abwechselnd wenn die Krankheit mit Fieber beginnt, alle Stunden einen Theelöffel voll, bis das Fieber nachläßt. Wenn sich jedoch die Symptome verschlimmern, so sollten andere Mittel gebraucht werden. *Belladonna*, *Kali Chloricum*, *Kali Bi-Chromicum* und *Bin-Iodide of Mercury* — dies sind die noch vorhandenen Heilmittel. Von den drei ersten gebe fünf Tropfen *Belladonna*, zwanzig Tropfen *Kali Chloricum* und ½ Gran *Kali Bi-Chromicum* Pulver, jedes in einem halb mit Wasser gefüllten Glas; Dosis: ein oder zwei Theelöffel voll. Vom *Mercurius* — ebenfalls ein Pulver — gebe man eine Dosis so groß wie eine kleine Erbse. Zu Anfang gebe *Belladonna*, die nächste Stunde *Kali Chloricum*, die dritte *Kali Bi-Chromicum*, die vierte *Bin-Iodide of Mercury* und die fünfte wiederum *Belladonna* und so fort. Ist der Kranke den nächsten Tag etwas besser oder sein Zustand nur um weniges verschlimmert, so mögen die Medizinen nur alle 2 und später alle 3 Stunden gegeben werden. Sind die Halssymptome alle gewichen, so lasse die letztgenannten Medizinen weg und verordne die drei ersten, bis jede Spur der Krankheit verwischt ist.

Einige empfehlen gegen diese Krankheit doppeltchromsaures Kali (*Bi-Chromate of potassa*), welches am besten verordnet werden kann, wenn man zwei oder drei Grane mit einer halben Theetasse voll heißem Wasser in einer Theekanne mischt und den Patienten den aus der Ausgußröhre dringenden Dampf einathmen läßt.

Auf die Kost muß man ein aufmerksames Auge haben, und der Kranke muß genau beobachtet werden. Sobald der Puls abnimmt, die Haut kalt wird und Zeichen der Erschöpfung eintreten, muß zu Stimulanten gegriffen werden, z. B. Portwein, Claret, Champagner, Milchpunsch, und Branntwein und Wasser; Eier mit Brandy geschlagen, heißes Wasser und Zucker sind ein ausgezeichnetes stimulirendes Mittel. Für Kinder gebraucht man am besten Molken (*Whey*) oder Fleischthee (*Beef-tea*) mit Portwein vermischt; oder Pfeilwurz (*Arrow root*) und Portwein. Ist der Patient des Fleischthees müde, so kann durch den weichen Theil der Austern, roh oder gekocht, ein gutes Ersatzmittel geboten werden. Zum Trinken gebe man dem Kranken Gerstenwasser (*Barley water*), Brodwasser (*Toast water*), was man mit etwas Citronensaft säuerlich macht; oder kaltes Wasser mit Himbeer- oder Erdbeersyrup vermischt. Eis und Gefrorenes (*Ice cream*) darf namentlich bei der Genesung verabreicht werden. Als Gurgelmittel gebrauche Salz und Wasser; eine in Salz und Wasser getauchte Binde sollte um den Hals gelegt werden.

Allöopathisch. Es ist gut, wenn man gleich zu Anfang eine Dosis citronensaures Magnesia (*Citrate of magnesia*) oder Rochellesalz gibt. Chlorsaures Kali (*Chlorate of potassa*) ist ein ausgezeichnetes Mittel. Einem Erwachsenen gebe eine Auflösung von 20 Granen alle drei Stunden. Einem fünf- oder sechsjährigen Kinde gebe folgendes:

Chlorsaures Kali (*Chlorate of potassa*)	2½ Drachmen.
Pfeffermünzwasser	4 Unzen.

Mische es. Dosis: Einen Theelöffel voll alle drei Stunden. Auch wird Chlorsaure Eisentinktur (*Tincture of chloride of iron*) sehr viel gebraucht. Einem Erwachsenen gebe 20 Tropfen alle 3 Stunden.

Das folgende ausgezeichnete Rezept enthält das Chlorsaure Kali sowohl als das Chlorsaure Eisen:

Chlorsaures Kali (*Chlorate of potassa*)	2 Drachmen.
Chlorsaure Eisentinktur (*Tinct. of chloride of iron*)	1 Drachme.
Syrup	2 Unzen.
Pfeffermünzwasser	2 „

Mische es. Dosis: Einen Eßlöffel voll alle drei Stunden.

Zur Erhaltung der Kraft wird schwefelsaures Chinin (*Sulphate of quinine*) empfohlen. Dosis: Ein Gran alle 2 oder 3 Stunden.

Manche empfehlen *Per-Manganate of potassa*; eine Drachme in 1½ Pint Wasser ausgelöst. Dosis: Einen Theelöffel voll jede Stunde.

Als Gurgelwasser mag eine halbe Unze der Auflösung von Chlorsaurer Soda (*Solution of chloride of soda*) zu sechs Unzen Wasser gebraucht werden, was man mittelst eines Kameelhaarpinsels anwenden oder mit einer Spritze einspritzen kann.

Durch das Einspritzen einer Auflösung von 2 Granen salpetersauren Silbers (*Nitrate of silver*) und 1 Unze Wasser — alle 24 Stunden zweimal — kann dem Ausfluß aus der Nase gewöhnlich Einhalt gethan werden.

Gegen das Anschwellen der Halsdrüsen lege man einen Leinsamenmehl-Umschlag auf. Im Anfangsstadium kann dem Patienten, falls er dazu alt genug ist, dadurch viel Erleichterung verschafft werden, daß man ihn den Dampf von heißem Wasser oder heißem Wasser mit Essig vermischt einathmen läßt. Manchmal ist auch Salzsäure (*Muriatic acid*) und Honig — gleiche Theile von jedem, mittelst eines Kameelhaarpinsels am Halse anzubringen; oder das gleiche Mittel mit Wasser verdünnt als Gurgelwasser angewendet, von guten Diensten. Erdöl (*Creosote*), von vier zu acht Tropfen in zwei Unzen Glycerin und zwei Unzen Wasser wurde schon mit Nutzen gebraucht. Das Einathmen des Dampfes von Kalkwasser wirkt ebenfalls manchmal sehr wohlthätig. Wenn zu Anfang der Krankheit Hitze der Haut und Hartleibigkeit vorhanden, so gebe ein Brechmittel — 5 oder 10 Grane Brechwurz (*Ipecac*), wornach man einige Grane *Grey powder* oder eine Dosis schwefelsaure Magnesia (*Sulphate of magnesia*) verordnet. Französische Aerzte empfehlen folgendes: Pulverisire Alaun (*Alum*) sehr fein und blase das Pulver mittelst einer Röhre in den Hals, doch so, daß das Ende der Röhre, welches in den Mund kommt, zu besserem Schutz mit einem Gasstoff (sehr feinem, lose gewobenem Zeug) überzogen wird. Jedoch kann der Alaun auf bessere Weise, indem man nämlich einen Schwamm oder einen Kameelhaarpinsel anwendet, applizirt werden.

Folgendes ist ein ausgezeichnetes Gurgelwasser:

Chlornatron (*Chlorinated soda*)	1 Unze.
Salzsaure Eisentinktur (*Muriated tincture of iron*)	½ „
Wasser	6 Unzen.

Gebrauche dieses alle halbe oder alle Stunden; namentlich dann, wenn der Athem sehr widerlich riecht.

Wird der Kranke schnell schwächer, so gebe folgendes:

Aromatischer Ammoniakgeist (*Aromatic spirits of ammonia*)	2	Drachmen.
Aether	1	Drachme.
Laudanum	20	Tropfen.
Kampher-Spiritus (*Spirits of camphor*)	1	Drachme.

Mische. Dosis: Einen halben Theelöffel voll alle ein, zwei oder drei Stunden.

Das folgende ist ein sehr werthvolles Rezept:

Chinin (*Quinine*)	2	Drachmen.
Hydrochlorsäure (*Hydro-chloric acid*)	2	„
Salzsaure Eisentinktur (*Muriated tincture of iron*)	2	„
Zimmetwasser	12	Unzen.

Mische. Dosis: Zwei Eßlöffel voll dreimal des Tages.

Die Diät wurde bei der homöopathischen Behandlung vorgeschrieben.

Eclectische und Kräuterkur. Ist der Kranke im Anfangsstadium der Krankheit noch kräftig, so wird ein Brechmittel gute Dienste leisten; ist er aber schwach, so sollten weder Brech- noch andere Mittel gegeben werden, die den Organismus schwächen. Man verordne ein warmes, mit vielem Senfmehl vermischtes Fußbad und reibe Füße und Beine tüchtig. Wird der Hals sehr wund und bildet sich die falsche Schleimhaut, so gebrauche folgendes Gurgelwasser:

Doppeltchromsaures Kali (*Bichromate of potash*)	10	Grane.
Wasser	4	Unzen.

Mische und lasse den Patienten hiermit alle 4 Stunden den Hals gurgeln. Ist er zu jung zu gurgeln, so sollte der Hals mit dieser Mischung ausgewischt werden. Salpetersaures Silber (*Nitrate of silver*), eine Drachme zu einer Unze Wasser — sollte alle acht oder zehn Stunden im Hals, namentlich wenn eine Schleimhaut vorhanden ist, angewendet werden. Manche empfehlen Gurgelwasser, das man aus Honig, Essig, rothem Pfeffer und Wasser bereitet; für Kinder jedoch ist der Pfeffer wegzulassen. Ein anderes ausgezeichnetes Mittel ist dieses: Man bringe Asche und Salz in ein Flanellsäckchen, erhitze die Substanz und lege das Säckchen — so heiß als möglich — auf den Hals. Schwefelsaures Natron (*Sulphate of soda*) 6 Drachmen zu 12 Unzen Bitterholz- (*Quassia*) Aufguß, ist ein ausgezeichnetes Mittel zur Zerstörung der falschen Schleimhaut. Dosis: Einen Theelöffel voll drei-, vier- oder sechsmal des Tages.

Gegen übelriechenden Athem ist das folgende Mittel werthvoll:

Chlorsaures Kali (*Chlorate of potash*)	½	Drachme.
Salzsaure Eisentinktur (*Tinct. of muriate of iron*)	½	„
Wasser	1	Unze.

Mische. Dosis: Für einen Erwachsenen die halbe Mischung.

Bei großer Schwäche hat man Chinin (*Quinine*) öfters mit großem Erfolg wie folgt angewendet:

Schwefelsaures Chinin (*Sulphate of quinine*)	½	Drachme.
Chlorsaures Kali (*Chlorate of potash*)	1	„
Verdünnte Salzsäure (*Diluted muriatic acid*)	½	Unze.
Wasser	½	Pint.

Mische und gebe alle Stunden oder alle zwei Stunden einen Theelöffel voll.

Auch wird das folgende sehr empfohlen: Terpentin mit einem Eidotter (*yolk*) vermischt, wozu so viel Syrup gefügt werde, um eine Unze Mischung zu bereiten; abwechselnd alle Stunden mit 20 Granen in Wasser aufgelöstem Ammoniak (*ammonia*) zu geben.

Zeigen sich Symptome der Fäulniß, so mag Gurgelwasser aus gleichen Theilen brenzeliger Holzsäure (*pyreligneous acid*) und Wasser gebraucht werden.

Elftes Kapitel.

Krankheiten der Luftröhre und der Brust.

Heiserkeit (*Raucitas, Aphonia*).

Begleiten diesen Zustand andere Krankheiten, wie Masern, Bräune, Katarrh u.s.w., so sehe man wegen dessen Behandlung unter den betreffenden Krankheiten nach. Zuweilen tritt dieses Uebel aber auch selbstständig auf und dann möge folgendes dagegen angewendet werden.

Behandlung.

Eclectische und Kräuterkur. Das folgende mag angewendet werden:

Meerrettig (*Horse-radish root*)	1 Unze.
Wasserdost (*Boneset leaves*)	1 „
Heißes Wasser	1 Pint.

Man stelle diese Mischung zwei Stunden lang in einem bedeckten Gefäß dem Feuer nahe und füge dann noch hinzu:

Essig	½ Pint.
Molasses	½ „

Lasse es 15 Minuten kochen. Dosis: Einen Eßlöffel voll alle ein, zwei oder drei Stunden.

Oder auch:

Geschabter Meerrettig (*Grated Horse-radish root*)	4 Unzen.
Guten Essig	1 Pint.

Lasse es über Nacht stehen und füge dann ein halb Pint Honig hinzu. Lasse es kochen und durchseihe es dann. Dosis: Ein oder zwei Theelöffel voll dreimal des Tages.

Homöopathisch. *Arsenicum.* — Wenn mit der Heiserkeit starke Absonderung einer ätzenden Flüssigkeit aus der Nase verbunden ist.

Chamomilla. — Heiserkeit in Folge von Erkältung, Anhäufung eines klebrigen Schleimes im Halse, Husten am Morgen und Abend, bei Stechen im Halse, Heiserkeit bei Schmerzen im Halse nach Ausspucken.

Hepar Sulphuris. — Heiserkeit mit leiser, hohler Stimme, tiefsitzendem Husten, Heiserkeit bei trockenem Abendhusten, begleitet von einem wehen Gefühl im Hals und der Brust, Stechen im Halse, als wenn Splitter in demselben wären.

Mercurius. — Heiserkeit, begleitet von einem brennenden, stechenden Gefühle im Halse, dünne wässerige Absonderung aus dem Kopfe.

Nux Vomica. — Heiserkeit, schlimmer am Morgen, trockene Verstopfung der Nase, rauher trockener Husten, der Kranke leidet abwechselnd an Hitze und Frost.

Pulsatilla. — Heiserkeit bei beinahe gänzlicher Stimmlosigkeit, Schmerzen beim Schlucken, lockerer Husten mit gelblicher, grünlicher oder übelriechender Absonderung aus der Nase, Schmerz in der Brust.

Carbo Vegetabilis. — Chronische Heiserkeit, schlimmer am Morgen und Abend, durch Sprechen erhöht, trockener Husten bei Heiserkeit und Rauhigkeit in der Brust, Stechen im Halse.

Bryonia und *Rhus* — gebe man alle zwei bis drei Stunden abwechselnd bei Wehsein des Halses und der Brust, schlimmer nach Sprechen und mit Frösteln verbunden, Schmerzen in den Gliedern und im Kopf.

Capsicum. — Heiserkeit bei stechendem oder kriechendem Gefühle in der Nase, heftigem Husten, schlimmer gegen Abend, Schmerz im Kopf und anderen Theilen des Körpers.

Causticum. — Bei hartnäckigen Fällen begleitet von Husten und heftigen Schmerzen in der Brust, chronische Heiserkeit, Morgens und Abends schlimmer.

Sulphur. — Besonders in chronischen Fällen, in denen Rauhheit und Druck im Halse vorhanden — Heiserkeit tritt bei feuchtem, kaltem Wetter ein, rauhe Stimme, besonders des Nachts — eine passende Gabe nach *Mercurius* oder *Pulsatilla.*

Verordnung der Heilmittel. Obige Mittel können sowohl trocken als auch in Wasser gegeben werden. Wenn in Wasser, löse 12 Pillen in ebenso viel Theelöffeln voll Wasser und gebe alle zwei, drei oder vier Stunden einen Theelöffel voll. Wenn trocken, 4 Kügelchen als eine Dosis. Bei chronischen Fällen wird Morgens und Abends eine Dosis hinreichen. Tritt keine Besserung ein, so sollten die Mittel immer nach Verlauf von 6 oder 7 Tagen gewechselt werden. Die Anwendung des Wassers ist bei diesem Zustande äußerst zuträglich und ein nasser Umschlag um den Hals sollte für die Nacht gemacht und derselbe am andern Morgen mit kaltem Wasser gewaschen werden.

Luftröhrenentzündung (*Bronchitis*).

Diese Entzündung erstreckt sich über die Schleimhaut, welche die Luftgänge der Lungen oder die Luftröhre einfaßt, und kann entweder acut oder chronisch sein.

Symptome. Die acute Form der Luftröhrenentzündung beginnt in der Regel mit denselben Kennzeichen einer gewöhnlichen Erkältung, wie Frösteln, dem bald Fieber. Husten, schnelles Athmen, ein Gefühl von Schmerz und Wehsein des oberen Theiles des Brustknochens, Athmen sehr beklommen, schnell und unregelmäßig, Zusammenziehen, Verengen oder Beklemmung der Brust, die Luftgänge anfänglich trocken bei schmerzhaftem Husten. Schreitet aber die Krankheit vor, so tritt ein Auswurf hinzu, der zuweilen mit Blut gestreift, nach und nach gelblich, dick und klebrig wird. Gewöhnlich ist ein Schmerz in der Stirne vorhanden, der durch das Husten erhöht wird. Auch tritt Appetitlosigkeit, belegte Zunge, Schwäche und Blässe der Lippen ein. Steigert sich die Absonderung im Halse, so wird der Husten etwas vermindert. Bei strengen Fällen treten die Symptome heftiger auf, das Fieber erhöht sich, der Puls wird voll und rasend schnell, die Haut ist heiß und trocken, das Athmen geschieht immer schneller, ist mit Schwierigkeit verbunden und ein Röcheln wird hörbar, führt häufig wiederkehrende Krampfanfälle herbei und Durst und Verstopfung ist vorhanden. Bei Kindern und Leuten von schwacher Körperbeschaffenheit tritt eine Verminderung der Lebenskraft hinzu. Die Oberfläche des Körpers wird kalt und purpurfarbig, der Puls schwach und fliegend. Nimmt die Krankheit eine Wendung zum Schlimmsten, so treten Krämpfe und Gefühllosigkeit hinzu. Im günstigen Falle wird der Kranke nach Verlauf von acht oder zehn Tagen wieder genesen.

Ursachen. Kalter Luftzug, der unmittelbar mit der Schleimhaut des Halses in Berührung kommt, plötzlicher Witterungswechsel, der Wechsel des geheizten Zimmers mit kalter Luft, das Einathmen reizender Gase. Leute, weiche beim Gehen in der kalten Luft den Mund offen zu halten pflegen, sind vor allen anderen für diese Krankheit empfänglich.

Behandlung.

Eclectische und Kräuterkur. Ein Brechmittel aus gleichen Theilen der Lobelia (*Lobelia*) und Blutwurzel (*Blood root*) sollte für den Anfang in Dosen von einem halben Eßlöffel voll alle vier oder fünf Minuten und zu gleicher Zeit Salbei- (*Sage*) Thee gegeben werden, bis das Erbrechen eintritt. Hie und da wird ein Fußbad von heißem Wasser, das Hüten des Bettes, das rings um den Körper des Kranken durch Flaschen heißen Wassers erwärmt wird, hinreichen, einen Anfall zu brechen. Es wird gut sein, die Eingeweide mit gelinden Abführmitteln, wie Seidlitzpulver, Rhabarber (*Rhubarb*) oder

Magnesia zu öffnen. Zucker, von Citronensaft angefeuchtet, wird zuweilen den Husten lindern, welchem Zwecke auch das Trinken von Isop- (*Penny royal*), Wasserdost- (*Boneset*) und Blutwurzel-Thee entsprechen wird. Der Schweiß sollte vermittelst der zusammengesetzten virginischen Schlangenwurzel-Tinktur (*Compound tincture of Virginia snake root*) hervorgerufen werden und gegen den Husten möge man folgendes geben:

Honig	1	Unze.
Olivenöl	1	„
Süßer Salpeter-Spiritus (*Sweet spirits of nitre*)	1	„
Citronensaft	1	„

Mische es. Dosis für einen Erwachsenen drei- oder viermal des Tages einen Theelöffel voll.

Oder auch:

Meerzwiebelsyrup (*Syrup of squills*)	1½	Unzen.
Brechwurzsyrup (*Syrup of ipecac*)	1½	„
Tolubalsamsyrup (*Syrup of balsam tolu*)	1	Unze.
Blutwurzeltinktur (*Tincture of blood root*)	1	„
Paregoricum-Elixir (*Elixir of paregoric*)	1	„

Mische es. Dosis wie oben.

Oder:

Harz (*Rosin*)	1	Unze.
Stückzucker (*Loaf sugar*)	1	„
Gummi Arabicum (*Gum arabic*)	½	„
Tolubalsam (*Balsam Tolu*)	½	„

Mache es zu einem feinen Pulver und mische es in einem Mörser. Dosis: einen halben Theelöffel voll in ein wenig Wasser drei- oder viermal des Tages.

Bei chronischer Luftröhrenentzündung kann das folgende gegeben werden:

Gummi Arabicum (*Gum arabic*)	2	Unzen.
Essig	½	Pint.
Molasses	½	„

Koche es, bis der Gummi aufgelöst ist, dann füge hinzu:

Mohnsaft (*Laudanum*)	1½	Unzen.
Tolubalsamtinktur (*Tincture of balsam tolu*)	3½	„

Dosis einen Theelöffel voll drei- oder viermal des Tages.

Oder:

Essigsaure Blutwurzeltinktur (*Acetic tincture of blood root*)	1	Unze.
Schlangenwurzeltinktur (*Tincture of black cohosh*)	1	„
Tolubalsamtinktur (*Tincture of balsam tolu*)	1	„
Brechwurzwein (*Wine of ipecac*)	1	„
Süßer Salpeter-Spiritus	2	Unzen.

Mische es. Dosis: ein oder zwei Theelöffel voll dreimal des Tages.

Das Einathmen der warmen Dämpfe des Andorn- (*Hoarhound*), Katzenmünze- (*Catnip*) Thees und dergleichen mehr hat sich in einigen Fällen bewährt. Bei der chronischen Form kann Nachstehendes bestens empfohlen werden:

Pulverisirter Rhabarber (*Powdered rhubarb*)	1	Unze.

Doppelt kohlensaure Potasche (*Bicarbonate of potash*)	½	„

Mische es. Dosis: 5–10 Grane dreimal des Tages in einem Theelöffel voll Wasser. Zuweilen kann auch des Abends folgendes behufs Regulirung der Eingeweide gegeben werden:

Entenfuß (*Podophyllin*)	¼	Gran.
Leptandrin	1 oder 2	Grane.
Stückzucker (*Loaf sugar*)	5	„

Auf einmal zu nehmen.

Folgende Pillen mögen gegen den Husten gegeben werden:

Bilsenkrautextrakt (*Extract Hyosciamus*)	1½	Unzen.
Brechwurz (*Ipecac*)	1½	„
Canadischer Balsam (*Canada balsam*)	1½	„
Salzsaures Ammoniak (*Muriate of Ammonia*)	1½	„

Mische und theile es in Pillen von vier Granen. Dosis: alle drei bis vier Stunden eine Pille.

Folgendes ist ein ausgezeichnetes Mittel gegen chronische Luftröhren-Entzündung:

Bilsenkrautextrakt (*Extract Hyosciamus*)	1½	Drachmen.
Alcoholextrakt von Schlangenwurzel (*Alcoholic extr. of black cohosh*)	1½	„
Potaschen-Jodid (*Iodide of potassium*)	1½	„
Schwefelsaures Chinin (*Sulphate of quinine*)	1½	„

Mische es und mache Pillen von vier Granen daraus, wovon alle drei oder vier Stunden eine zu geben ist.

Bei Diarrhöe gebe drei- oder viermal des Tages Dosen von 20 Tropfen von Eisenchlortinktur (*Tincture of chloride of iron*) in einem Weinglas voll Wasser.

Homöopathisch. *Aconitum.* — In der Regel das beste Mittel, besonders bei starkem Fieber, trockner Haut, fliegendem und hartem Pulse, schnellem und ängstlichem Athmen, Hals trocken, Husten, einem stechenden Gefühle in Hals und Brust, Angst und Unruhe, mehr oder weniger Schmerzen in der Brust — besonders des Nachts.

Tartarus emeticus. — Bei starken Hustenfällen, mit einem Gefühl von Erstickung, röchelndem Athmen, Kurzathmigkeit, Brustbeklemmung, Herzklopfen, Schmerzen im Rücken und Gliedern und Durst.

Pulsatilla. — Mäßiges Fieber, erhitzte Haut, Heiserkeit, gestörtes Athmen beim Liegen auf dem Rücken.

Bryonia. — Trockenheit im Halse, schweres, kurzes und ängstliches Athmen, Druck auf der Brust, wie von einem Gewicht herrührend, Stechen in der Brust, heftiges Kopfweh, durch Bewegung erhöht.

Nux vomica. — Symptome ungefähr dieselben, wie bei *Bryonia.*

Phosphorus. — Nachdem die Anzeichen einer Entzündung verschwunden, dessenohngeachtet aber schweres Athmen, Heiserkeit, Rauheit in dem oberen Theile der Luftröhre, Hitze in der Brust, trockner, hackender Husten, sowie Husten durch ein Stechen im Halse, durch Sprechen oder Lachen verursacht, vorhanden sind.

Chamomilla. — Nachdem das Fieber vermittelst Aconitum unterdrückt ist und nur ein trockener Husten, schlimmer des Abends und während des Schlafens, zurückbleibt.

Spongia und *Hepar Sulphuris.* — Mögen abwechselnd gegeben werden bei schwerem Athem, wehem Hals, Röcheln, trockenem und hohlem Husten bei Tag und Nacht, aber während der letzteren nur theilweise.

Dieselben Mittel können auch bei der chronischen Luftröhren-Entzündung angewendet werden.

Verordnung der Heilmittel. Wenn flüssig gegeben, löse 12 Kügelchen in 12 Theelöffel voll Wasser auf. Dosis: der Strenge der Symptome angemessen, alle 2 bis 3 Stunden einen Theelöffel voll. Trocken: 3 oder 6 Pillen auf einer Dosis.

Bei chronischer Luftröhren-Entzündung wird Morgens und Abends eine Dosis hinreichen.

Allöopathisch. Ein Anfall von Luftröhren-Entzündung kann zuweilen auch dadurch gehoben werden, daß der Kranke beim zu Bettgehen ein Glas heiße Limonade oder 10 Grane Dover'sche Pulver (*Dover's powders*) nimmt und dann ein warmes Senffußbad folgen läßt. Schlägt dieses nicht an, gebe man eine Dosis Bitter- (*Epsom*) oder Rochellesalz oder auch Citronensaure Magnesia (*Citrate of magnesia*). Bei starkem Fieber, erstickendem Husten und weher Brust gebe man folgendes:

Weinsteinsaures Antimon (*Tartrate of Antimony*)	2	Grane.
Potasche (*Potassa*)	2	„
Wasser	4	Unzen.

Mische es. Dosis: alle zwei oder drei Stunden einen Theelöffel voll. Gleichzeitig gebe man beliebig Leinsamenthee zu trinken.

Eine Einreibung der Brust mit Terpentinöl verschafft zuweilen Linderung.

Bei gelinden Fällen hilft Brechwurzsyrup (*Syrup of ipecac*), in Dosen von 1 bis 2 Theelöffel voll alle 2 oder 3 Stunden, hin und wieder sehr schnell. Diesem lasse man nachstehendes folgen:

Salpetersaure Potasche (*Nitrate of potassa*)	2	Drachmen.
Meerzwiebel-Honigessig (*Oxymel of squills*)	1	Unze.
Fingerhut (*Tincture of digitalis*)	½	Drachme.
Essig	1	Eßlöffelvoll.
Zucker	½	Drachme.
Gummi Arabicum (*Gum arabic*)	½	„

Hinreichend Wasser, um 6 Unzen zu machen. Mische es. Dosis: alle zwei oder drei Stunden einen Eßlöffel voll.

Ist der Husten des Nachts beschwerlich, gebe man folgendes:

Meerzwiebelsyrup (*Syrup of squills*)	3	Unzen.
Paregoricum (*Paregoric*)	1	Unze.

Mische es. Dosis: zwei- oder dreimal des Tages einen Theelöffel voll oder zwei Theelöffel voll des Nachts.

Heiße Kleie oder Senfumschläge sollten um den Hals und auf die Brust gelegt werden. Bei lästigem Husten gebe man folgendes:

Honigessig (*Oxymel*)	1 Unze.
Bilsenkrauttinktur (*Tincture of henbane*)	1 Drachme.
Salpeterspiritus (*Spirits of nitre*)	1 „
Brechwurzwein (*Ipecac wine*)	1 „
Zimmetwasser (*Cinnamon*)	2 Unzen.

Hinlänglich Wasser, um 6 Unzen daraus zu machen. Mische es. Dosis: zwei- oder dreimal des Tages einen Theelöffel voll.

Brechweinstein (*Tartar emetic*) im Verhältniß von einem Grane auf zehn Drachmen kochendes Wasser, wird zuweilen — alle zwei Stunden einen Eßlöffel voll — gegen den Husten gegeben.

Bei chronischer Luftröhren-Entzündung gebe man 3 Tropfen Crotonöl auf die Brust, jeden Abend bis ein Ausschlag eintritt. Pflaster von Burgundischem Pech (*Burgundy pitch*), Schierling (*hemlock*) &c. sind in einzelnen Fällen sehr zuträglich. Folgendes lindert zuweilen den Husten:

Copaivabalsam (*Balsam of copaiva*)	3 Drachmen.
Zusammengesetzter Lavendel-Spiritus (*Compound spirits of lavender*)	2 „
Weißer Zucker	2 Unzen.
Gummi-Arabicum	2 Drachmen.

Hinreichend Wasser, um davon 6 Unzen zu machen. Mische es. Dosis: dreimal des Tages einen Eßlöffel voll.

Oder:

Salzsaures Ammoniak (*Muriate of ammonia*)	8 Drachmen.

Schleimwasser von Gummi Arabicum	4 Unzen.

Mische es. Dosis: drei oder viermal des Tages einen Eßlöffel voll. Das Einathmen folgender Dämpfe wird, wenn die Absonderung übermäßig stark ist, zuweilen sehr zuträglich gefunden werden: Dampf von Theer, dadurch hervorgerufen, daß man eine oder zwei Unzen Theer in einen Tassenkopf voll heißen Wassers thut — oder Dampf von Kreosot, der durch drei oder vier Tropfen Kreosot, in ein halbes Pint kochendes Wasser eingegossen, erzeugt wird.

Influenz, auch Grippe oder Flußfieber.

Diese Krankheit wird, wenn sie nur vereinzelt hier und da auftritt und nur wenige Tage anhält, Erkältung oder Katarrh genannt, breitet sie sich aber weiter aus, so daß Viele zu gleicher Zeit daran leiden, und dauert mehrere Tage oder Wochen, so wird sie epidemisch und man nennt sie Influenz oder wie oben.

Ursachen — sind dieselben wie bei andern Leiden des Halses und der Lungen.

Symptome. — Zuerst dieselben Symptome wie beim Katarrh mit einem dumpfen Schmerz und Gefühl von Schwere in der Stirn, Brust-Beklemmung, erschwertes Athmen, Gefühl von Trockenheit oder Empfindung von Vollsein in der Nase, Nießen, Augen wässerig und roth, Hals weh, beständig trockener Husten, Heiserkeit, Durst, Frösteln und ein Verlangen, nahe ans Feuer zu kommen.

Kurze Zeit darauf läuft aus Augen und Nase Wasser, der Husten nimmt zu, der Zustand verschlimmert sich des Nachts, bei Fieber, schnellem Puls, heftigen Schmerzen an verschiedenen Theilen des Körpers, Auswurf zuerst dünn und weiß, dann gelblich und dick, der Husten läßt bedeutend nach. In Begleitung dieser Krankheit findet man Schmerzen in den Gliedern und dem Körper, Appetitlosigkeit, Durst, fliegende Hitze mit Frostschauer abwechselnd. Beschränkt sich die Entzündung auf die Nase, so ist Nießen, Vollsein und Hitze daselbst vorhanden und eine dünne Absonderung findet statt.

Behandlung.

Homöopathisch. *Camphor.* — Wenn bei Beginn der Krankheit genommen, ist dieselbe häufig dadurch kurz abgeschnitten. Wird die Kampher-Tinktur angewendet, so sollten 3 oder 4 Tropfen in einem halben Becher Wasser aufgelöst und ein Theelöffel voll als eine Dosis gegeben werden.

Arsenicum — kann in der Regel zu Anfang der Krankheit, wenn kein starkes Fieber, Hitze oder Durst vorhanden ist, angewendet werden. Der Kranke trinkt öfters, ist unruhig und die Absonderung ist scharf und verdorben, Wehsein und ein heftiges Brennen der Nase innerlich und äußerlich.

Mercurius. — Besonders beim Beginn wenn die Hauptsymptome, wie Nießen und Laufen der Nase, Schmerzen im Kopfe und Körper, rothe, wässerige Augen, ein loser Husten und übermäßiger Schweiß in die Augen fallend sind.

Bryonia — kann alle 2 bis 3 Stunden abwechselnd mit *Aconitum* gegeben werden bei heißer, trockener Haut, starkem, angreifendem Husten und stechenden Schmerzen in der Brust.

Belladonna und *Aconitum* — abwechselnd wenn der Husten trocken und krampfartig ist, bei starkem Kopfschmerz, Trockenheit des Halses und des Mundes.

Hepar Sulphuris. — Wenn die Erkältung sich bereits besserte, dann aber wieder schlimmer wurde, oder wenn der Kranke zu viel Calomel genommen und jeder Windhauch das Husten erneuert.

Phosphorus und *Tartarus Emeticus* mögen abwechselnd gegeben werden, wenn Druck der Lungen vorhanden ist, begleitet von einer Schwäche und Gefühl von Wehsein in denselben — wenn beim Husten oder Athmen ein Röcheln in der Brust vorhanden ist.

Pulsatilla. — Nach *Mercurius* oder abwechselnd damit alle 3 oder 4 Stunden. Husten lose, Ausfluß aus der Nase gelb und dick, Wehsein der Brust am Morgen, saurer, schlechter Geschmack im Munde.

Silicea. — Wenn die Krankheit chronisch ist und immer wiederkehrt.

Euphrasia. — Bei Ausfluß eines weißen Schleimes aus der Nase, böse Augen und übermäßige Thränen.

Verordnung der Heilmittel. Von dem gewählten Mittel löse man 12 Kügelchen in 12 Theelöffel voll Wasser auf und gebe jede, oder alle zwei bis drei Stunden, der Strenge der Symptome angemessen, eine Dosis. Von den Kügelchen gebe man 3 bis 6 als eine Dosis.

Allöopathisch. Warme Senffußbäder, des Nachts darauf einen großen Schluck Limonade, oder, wenn Fieber vorhanden ist, Limonade kalt genommen und gleichzeitig eine Dosis citronensaure Magnesia (*Citrate of magnesia*), Rochellesalz oder Sennesblätter- (*Senna*) Thee am Morgen wird gewöhnlich hinreichen, die Krankheit zu brechen. Sind die Eingeweide verstopft, gebe man folgendes:

Zusammengesetztes Jalappen-Pulver (*Compound powder of jalap*)	1	Unze.
Cremor Tartari (*Cream of tartar*)	1	„

Mische es. Dosis: Einen Theelöffel voll in versüßtem Wasser.

Ist der Anfall schwer, so sollte sich der Kranke ins Bett begeben, Flaschen mit heißem Wasser sollten an die Füße und an die Seiten des Körpers gelegt, dabei Getränke von Pfeffermünz (*Peppermint*), Isop (*Penny royal*) oder Salbei (*Sage*) gegeben werden.

Alle Stunden fünf Tropfen von Nießwurz-Tinktur (*Tincture of veratrum viride*) wird öfter eine ungehinderte Ausdünstung wieder herstellen. Ist der Husten sehr bedeutend, so werden jene unter Luftröhren-Entzündung empfohlenen Mittel sehr zuträglich gefunden werden.

Ist in den letzteren Stadien der Krankheit bedeutende Schwäche vorhanden, gebe man folgendes:

Citronensaures Eisen (*Citrate of iron*)	1	Drachme.
Schwefelsaures Chinin (*Sulphate of quinine*)	1	Skrupel.
Brechnuß-Extrakt (*Extract of Nux vomica*)	8	Grane.

Mische es, mache 32 Pillen daraus und nehme dreimal des Tages eine.

Wenn der Kranke alt und schwach ist, möge das folgende gegeben werden:

Enzian-Aufguß (*Infusion of gentian*)	5½	Unzen.
Anderthalbkohlensaures Ammoniak (*Sequicarbonate of ammonia*)	½	Drachme.
Zusammengesetzte Cardamon-Tinktur (*Compound tincture of cardamon*)	½	Unze.

Mische es. Dosis: Zwei- oder dreimal des Tages zwei Eßlöffel voll.

Die Kost sollte nahrhaft und nicht reizend sein, bestehend in Fleischbrühen, Pfeilwurz (*Arrow root*), Sago und Gelee (*Jelly*) mit einem Theil Wein.

Eclectische und Kräuterkur. Ist der Anfall gelind, so ist nur wenig Medizin erforderlich. Es wird hinreichen, Fußbäder zu nehmen, das Bett zu hüten, Gerstenschleim (*Barley water*), dünne Hafergrütze (*Gruel*) und warme Limonade zu trinken. Bei Athem-Beschwerden gebe man Lobelia-Tinktur, Blutwurzel- (*Blood root*) Tinktur oder Brechwurzwein (*Wine of Ipecac*). Gegen Husten und bösen Hals gebe man folgendes:

Guter Essig	1	Theetassenkopf voll.
Honig	½	„
Cayenne-Pfeffer	1	Theelöffel voll.

Koche es einige Minuten an einem gelinden Feuer und wenn abgekühlt, gebe man gelegentlich, oder wann immer der Husten lästig wird, einen Theelöffel voll.

Um die Ausdünstung zu befördern, kann jede Stunde oder alle zwei Stunden eine Dosis zusammengesetzte Schlangenwurzel-Tinktur (*Compound tincture of Virginia snake root*) gegeben werden, ferner lasse man den Kranken nach Belieben Wasserdost- (*Boneset*), Andorn- (*Hoarhound*) oder Salbei- (*Sage*) Thee trinken.

Husten

ist in den meisten Fällen nur ein Symptom von anderen Krankheiten, wie Brust-Entzündung, Luftröhren-Entzündung, Influenz (Grippe) u.s.w., und man sehe deshalb wegen Behandlung solcher Fälle diese Krankheiten unter den betreffenden Kapiteln nach.

Zuweilen aber tritt er als ein selbstständiges Leiden auf und wird von einem einfachen Katarrh oder durch organische Störungen, die ihn nervös oder krankhaft machen, hervorgerufen.

Behandlung.

Allöopathisch. Folgendes ist ein guter Hustensyrup:

Honig	4	Unzen.
Molasses	4	„
Essig	4	„

Lasse es in einem irdenen Gefäß über einem gelinden Feuer einige Minuten lang kochen und rühre es gehörig um; dann füge hinzu:

Zusammengesetzte Kampher-Tinktur (*Compound tincture of camphor*)	Ein Dessertlöffel voll.
Brechwurz-Wein (*Ipecac wine*)	Ein Dessertlöffel voll.

Mische es wohl. Alle 4 Stunden eine Dosis.

Oder auch:

Blutwurzel-Tinktur (*Tincture of blood root*)	2	Drachmen.
Tolu-Syrup (*Syrup of Tolu*)	1	Unze.
Gummi Arabicum Schleim	3	Unzen.
Verdünnte Hydrocyan-Säure (*Diluted hydro-cyanic acid*)	40	Tropfen.
Schwefelsaures Morphium (*Sulphate of morphine*)	2	Grane.

Mische es. Dosis: Alle 4 Stunden einen Theelöffel voll.

Eclectische und Kräuterkur.

Meerzwiebel-Syrup (*Syrup of squills*)	½	Unze.
Brechwurz-Syrup (*Syrup of Ipecac*)	½	„
Blutwurzel-Tinktur (*Tincture of blood root*)	½	„
Paregoricum (*Paregoric*)	½	„

Mische es. Dosis: Einen halben bis einen ganzen Theelöffel voll, wenn immer der Husten lästig wird.

Homöopathisch. *Aconitum.* — Bei heftigem Husten, kurz und trocken, besonders des Nachts, begleitet von Stechen im Hals, Zusammenziehung der Brust oder stechende Schmerzen in derselben, verbunden mit Athmungsbeschwerden.

Bryonia und *Rhus Toxicodendron.* — Alle zwei Stunden abwechselnd eine Dosis bei Schmerzen im Kopfe und in den Gliedern, Frösteln und Durst.

Bryonia. — Trockener Husten, Reiz im Halse oder Schmerzen in der Brust, schlimmer im Freien, wenn der Husten von Erkältung in feuchtem oder sonstigem Wetter herrührt, loser Husten mit gelblichem Auswurf oder krampfartiger Wirkung nach dem Essen oder Trinken.

Rhus Toxicodendron. — Trockener Hals, Husten in Folge Stechens in der Brust, schlimmer am Abend oder vor Mitternacht, Schwäche in der Brust, Kurzathmigkeit, schlimmer in der Luft, besser bei Bewegung oder in der Wärme, Husten bei einem Geschmack von Blut im Munde.

Belladonna. — Hals trocken, Husten, besonders des Nachts, schlimmer bei Bewegung, Stechen im Halse und ein Gefühl, als ob sich fremde Körper in der Luftröhre befänden, Hitze und Röthe des Gesichts, Vollsein und Schmerz im Kopfe, Schmerz im Nacken, scharfe, schneidende und grimmende Schmerzen in den Eingeweiden.

Hyosciamus. — Wenn *Belladonna* nur theilweise Linderung gewährt, besonders bei trockenem, stechendem Husten, der beim Sitzen im Bette nachläßt.

Chamomilla. — Husten in Folge Stechens in der Halshöhle, welches sich bis auf den Brustknochen ausdehnt, besonders beim Sprechen, Röcheln, ein Gefühl als ob etwas im Halse in die Höhe stiege und den Athem benehme, Husten nach Mitternacht, Frösteln, Blässe der einen und Röthe der anderen Wange.

Ignatia. — Trockner Husten, Laufen der Nase Tag und Nacht, kurzer hackender Husten, als ob vom Kitzeln mit einer Feder verursacht, nächtlicher Husten, welcher sich nach dem Essen, Niederlegen oder beim Aufstehen des Morgens verschlimmert.

Ipecacuanha. — Nervöser und krampfartiger Husten besonders des Nachts, Uebelkeit, Würgen und Erbrechen, begleitet von einem Schmerz im Unterleib, Husten des Nachts oder beim Gehen in der kalten Luft schlimmer, Beklemmung des Athems, als ob die Lungen mit Schleim gefüllt wären.

Mercurius. — Trockener, krampfhafter Husten, durch Sprechen erhöht, Schmerzen im Kopfe und der Brust beim Sprechen, heißer Husten bei wässeriger Absonderung aus Nase und Mund oder einer wässerigen Diarrhöe.

Nux vomica. — Kitzelnder Husten, schlimmer des Morgens früh, zäher Schleim im Hals und Lungen, kitzelndes Gefühl im Halse und Husten, Frösteln, Husten durch Kitzel und Kratzen verursacht, oder mit einem

Gefühle von Rauheit und Wehsein, von stechenden Schmerzen gefolgt, Auswurf eines klebrigen Schleims, zuweilen mit Blut gestreift. Husten in Folge von Bewegung schlimmer, dem hin und wieder ein Würgen oder Erbrechen folgt, ermüdender Husten mit Schmerzen im Kopf als ob er zerspringen wollte, ein quetschendes Gefühl in der Magengrube, Husten trocken, während des späteren Theiles des Tages oder zur Nachtzeit Druck auf der Brust, wie von einem Gewicht herrührend.

Phosphorus. — Trockener Husten von einem Reiz im Halse veranlaßt, oder stechender Schmerz in der Brust, schlimmer beim Liegen auf der linken Seite oder bei Bewegung, Kitzeln im Halse, aber mehr in der Brust, Heiserkeit oder ein Schmerz in der Brust, als wenn Alles roh wäre, Husten durch Liegen auf der linken Seite erregt, Rauheit, Vollsein und Beengung der Brust.

Pulsatilla. — Husten mit einem leichten Auswurf von Schleim, starkes Würgen, trocknen Husten, meistens am Morgen, Neigung zum Erbrechen, loser Husten mit salzigem, bitterem, unangenehmem Auswurf, zuweilen mit Blut gestreift.

Tartarus emeticus. — Hohler, rasselnder Husten, Husten mit Uebelkeit und Erbrechen, Husten mit einem Rasseln des Schleimes in der Brust, schnelles und schwieriges Athmen.

Lycopodium. — Husten des Nachts und nach dem Trinken schlimmer, ein kitzelnder Husten in Folge tiefen Athemzuges, Stechen in der linken Seite der Brust.

Verordnung der Heilmittel. Löse 12 Kügelchen in 12 Theelöffel voll Wasser auf und gebe jede Stunde oder alle zwei bis drei Stunden, der Strenge der Symptome angemessen, einen Theelöffel voll. Werden die Kügelchen angewendet, so gebe drei bis sechs als eine Dosis.

Kost. Hustenleidende, besonders in chronischen Fällen, sollten gute, dabei aber einfache, nahrhafte Kost haben, und alle zu reichen, stark gewürzten Speisen, frisches Brod, fettes Fleisch, Bier u. s. w. vermeiden. Der Betreffende muß sich viel in der frischen Luft bewegen, davon einen guten Theil in die Lungen einathmen und dann die Brust mit der Hand schlagen. Tägliche kalte Wasserbäder und Waschungen sind eins der besten Mittel, um eine Anlage zu Husten und Erkältungen zu unterdrücken. Ist der Husten sehr trocken, so wird ein Umschlag von heißem Wasser über die Brust, der, sobald er kalt ist, entfernt wird, in einigen Fällen Linderung verschaffen. Wenn möglich, lasse man den Kranken beim zu Bettegehen nach Belieben kaltes Wasser trinken.

Lungenentzündung (*Pneumonia*).

Dies ist eine Entzündung der Lungenmasse und wird zuweilen Lungenfieber genannt. Nicht selten ist damit Pleuresie (Rippen- und Brustfellentzündung) verbunden. Lungenentzündung kann entweder einfach oder doppelt auftreten, das heißt, eine oder beide Lungen können von der Entzündung ergriffen werden. Die auf der rechten Seite kommt häufiger vor als jene auf der linken.

Symptome. Lungenentzündung beginnt in der Regel, wie alle Entzündungskrankheiten, mit einem Frostschauer oder Frösteln, dem Fieber folgen Schmerzen auf einer Seite der Brust, schwieriges Athmen, Husten, erhöhter Puls, schnelles Athmen und Schmerz zuweilen scharf, gleich einem Stich in der Seite. Der Kranke kann wegen des Schmerzes nicht auf der angegriffenen Seite liegen und das Athmen wird schwieriger, wenn er auf der entgegengesetzten Seite liegt, daher liegt er meistens auf dem Rücken. Ein trockener, schmerzhafter Husten stellt sich beim Beginn ein, zuweilen aber ist er feucht, der Auswurf weiß und durchscheinend, der bald darauf rostfarbig oder mit Blut gestreift wird. Die Haut ist trocken, Durst, fliegende Hitze und Angst sind vorhanden. Die Entzündung erreicht gewöhnlich am fünften oder sechsten Tag ihre Höhe und die Symptome bleiben ein oder zwei Tage unverändert, dann lassen sie nach und der Kranke wird schließlich gesund. Nimmt die Entzündung einen ungünstigen Verlauf, so quält sich der Kranke eine längere Zeit und die Symptome werden nach und nach immer schlimmer, bis der Tod seinen Leiden ein Ende macht.

Zuweilen tritt die Lungenentzündung epidemisch auf, nimmt dann leicht einen bösartigen Charakter an und artet in typhöse Pneumonia aus. Die Symptome sind ähnlich denjenigen der einfachen Lungenentzündung, mit Ausnahme des geschwächten Zustandes des Organismus. Die Entzündung selbst aber hat einen weniger acuten Charakter als bei Pneumonia. Schreitet die Krankheit vor, so verschwinden die thätigen Symptome der Pneumonia und der Kranke liegt im Schlafe oder Betäubung tritt ein, die Haut wird rauh und trocken und die Spitze und Ränder der Zunge erscheinen sehr roth, während die obere Fläche mit einem gelblichen oder bräunlichen Schleim belegt ist. Die Eingeweide schwellen an und sind äußerst empfindlich.

Ursachen. Erkältung ist in der Regel die Hauptursache, daher tritt auch die Lungenentzündung häufiger in den Winter- als während der Sommermonate auf. Ein starker Schlag oder Fall auf die Brust, sowie das Einathmen reizender Gase, können ebenso die Veranlassung dazu werden.

Behandlung.

Allgemeine. Der Kranke sollte sich in einem gut ventilirten Zimmer aufhalten; die Temperatur desselben muß gemäßigt, darf weder zu warm noch zu kalt sein. Sorge sollte getragen werden, daß derselbe nicht der Zugluft ausgesetzt wird.

Eclectische und Kräuterkur. Der Kranke stelle seine Füße und Beine in warmes Wasser und trinke Compositions-Salbei- (*Sage*) oder Isop- (*Penny Royal*) Thee. Es ist vortheilhaft, gleich zu Anfang ein Brechmittel zu verordnen, Erwachsenen das zusammengesetzte Lobeliapulver (*Compound powder of lobelia*), Kindern die zusammengesetzte Lobeliatinktur (*Compound tincture of lobelia*). Das Brechmittel muß, ehe der Schweiß ausbricht, gegeben werden. Eine Bähung von bittern Kräutern, wie Andorn (*Hoarhound*), Rainfarn (*Tansy*), Hopfen (*Hops*), Wasserdost (*Boneset*), Flöhkraut (*Smartweed*) und Pfirsichblätter (*Peach leaves*), von jedem eine Handvoll, in einem Gefäße über dem Feuer gekocht, wird empfohlen und zwar in der Weise, daß sich der Kranke entkleidet über das Gefäß setzt mit einer Decke um die Schultern, welche bis zum Boden reicht, so daß der Körper unmittelbar von dem so erzeugten Dampfe berührt wird. Dies sollte eine halbe Stunde fortgesetzt werden, und um das Wasser warm und dampfend zu erhalten, kann man von Zeit zu Zeit einen erhitzten Ziegelstein in dasselbe legen. Der Patient sollte dann rasch abgetrocknet und ins Bett gebracht werden, und darauf ein Brechmittel nehmen. Letzteres kann aus gleichen Theilen der pulverisirten Lobelia, Salbei (*Sage*), Blutwurzel (*Blood root*) und Brechwurz (*Ipecac*) zusammengesetzt werden. Nehme davon einen großen Theelöffel voll, gieße ein Pint heißes Wasser darauf, rühre es um und lasse es 15 Minuten lang stehen, dann gebe man alle 5 bis 10 Minuten eine Theetasse voll, bis gehöriges Erbrechen eintritt; gleichzeitig sollte Isop- (*Pennyroyal*), Salbei- (*Sage*) oder Wasserdost- (*Bonset*) Thee nach Belieben getrunken werden. Nachdem das Brechmittel gewirkt hat, ist es gut, den Kranken vermittelst heißer Ziegelsteine zu erwärmen, wohl zugedeckt zu halten, mit den warmen Thees fortzusetzen und ihn schwitzen zu lassen. Damit möge mehrere Stunden angehalten werden; dann sollte man ihn trocken abwischen, mit trockner Wäsche versehen und ihn schlafen lassen. Da hierbei mehr oder weniger Störungen der Leber vorkommen, so wird es zuweilen nothwendig werden, ein Abführmittel zu verordnen.

Entenfuß (*Podophyllin*)	1 Gran.
Leptandrin	2 Grane.

Gebe es als eine Dosis und wiederhole es alle 3 oder 4 Stunden, bis die Wirkung eintritt. Wenn der Schmerz nach diesem noch fortdauert, so müssen heiße Umschläge von bitteren Kräutern, wie Hopfen (*Hops*),

Rainfarn (*Tansy*) und Wermuth (*Wormwood*), so heiß als es ertragen werden kann, über die Brust gemacht und dieselben jede Stunde oder alle zwei Stunden gewechselt werden. Im Falle die Fiebersymptome stark sind, ist das folgende zu empfehlen:

Jasmintinktur (*Tincture of gelseminum*)	4	Drachmen.
Eisenhuttinktur (*Tincture of aconite*)	24	Tropfen.

Mische es. Dosis 30 Tropfen alle halbe oder ganze Stunde, bis der Kranke Linderung verspürt.

Zur Hebung des Hustens und schwierigen Athmens möge folgendes angewendet werden:

Pulverisirter Lobeliasamen (*Pulv. lobelia seed*)	1	Unze.
Blutwurzel (*Blood root*)	1	„
Brechwurz (*Ipecac*)	2	Unzen.
Cayennepfeffer (*Cayenne*)	½	Unze.
Whiskey	1	Quart.

Dies sollte vor dem Gebrauche eine oder zwei Wochen lang stehen. Dosis alle Stunden einen Theelöffel voll.

Folgendes kann auch gegen den Husten angewendet werden:

Senegawurzsyrup (*Syrup senega*)	1	Unze.
Meerzwiebelsyrup (*Syrup of squills*)	1	„
Lobeliatinktur (*Tincture of lobelia*)	1	„

Mische es. Dosis: jede Stunde oder alle 2 Stunden einen Theelöffel voll.

Wenn die Entzündung nachläßt und der Kranke fühlt sich schwach, so sind stärkende Mittel erforderlich. Schwefelsaures Chinin (*Sulphate of quinine*) kann in Dosen von 2 bis 3 Granen dreimal des Tages gegeben werden, oder Porter, Wein oder auch Molken-Wein. Ist die Krankheit vorüber und es bleibt noch ein Husten zurück, so gebe man folgendes:

Tolu Balsam und Gummi Arabicum, von jedem ein halbes Pfund und Cideressig eine Gallone. Löse vermittelst Hitze den Balsam und Gummi in dem Essig und füge 6 Pfund Zucker hinzu. Wenn alles aufgelöst ist, nehme man es vom Feuer und füge dann noch 18 Unzen Laudanum hinzu. Dosis: Einen Theelöffel voll drei- oder viermal des Tages.

Bei typhöser Lungenentzündung ist die Behandlung ähnlich jener gewöhnlicher Pneumonie, sowie auch der des Nervenfiebers. Die Haut, anstatt heiß, ist in dieser Form der Krankheit gewöhnlich kalt, daher sollten die Füße und Beine öfters in warmem Laugenwasser gebadet werden. Doverische Pulver (*Dover's powders*) können gegeben werden, oder folgendes in Hinzufügung der anderen Heilmittel, welche bereits unter Lungenentzündung erwähnt wurden.

Pulverisirte Brechwurz (*Pulv. Ipecac*)	2	Drachmen.
Pulverisirtes Kampherharz (*Pulv. gum camphor*)	2	„
Kohlensaures Ammoniak (*Carbonate ammonia*)	2	„
Pulverisirtes Opium (*Pulv. Opium*)	½	Drachme.

Reibe es in einem Mörser gehörig durcheinander und gebe ungefähr 8 Grane als eine Dosis alle 3 oder 4 Stunden.

Homöopathisch. *Aconitum* — sollte zu Anfang entweder allein oder abwechselnd mit *Bryonia*, bei hohem Fieber und starkem Schmerz in der Brust gegeben werden. Der Schmerz wird bei Bewegung oder Husten schlimmer, der Auswurf ist blutig und von der Farbe von Ziegelstaub, Zunge belegt, viel Durst. Von diesen Heilmitteln sollten abwechselnd alle halbe oder ganze Stunde ein Theelöffel voll gegeben werden, bis sich der Kranke bessert. *Belladonna* kann entweder allein oder abwechselnd mit *Aconitum* gegeben werden, wenn das Fieber zunimmt und beträchtlicher Blutandrang nach dem Kopfe vorhanden ist, bei heftigem Schlagen der Adern des Halses und der Schläfe.

Phosphorus. — Ist bei heftigen Fällen ein schätzenswerthes Mittel, wenn zuvor *Bryonia* oder *Belladonna* gegeben, entweder allein oder abwechselnd mit *Aconitum* gegeben, besonders wenn folgende Symptome vorhanden sind: Ein kurzer hackender Husten, hauptsächlich am Abend mit einem Gefühl von Erstickung, wenig oder gar keinen Auswurf; starker Schmerz in der Brust; Schwere, Vollsein und Beengung, als ob die Brust zusammengeschnürt wäre, große Hinfälligkeit, Vollsein des Gesichts, Stechen in der Seite, vorzüglich in der linken, Zupfen an dem Bettzeug, schwacher und schneller Puls. *Tartarus emeticus* kann abwechselnd mit *Phosphorus* gegeben werden, besonders wenn *Aconitum* und *Bryonia* keine Linderung gewährten, auch bei starker Unterdrückung des Athmens und Hustens. Der Husten ist locker mit überreichem Auswurf, hohl und rasselnd, wenig oder gar keinem Schmerz, Uebelkeit und Erbrechen, besonders nach Hustenanfällen.

Pulsatilla. — Schwieriges Athmen, besonders beim Liegen auf dem Rücken. Vorzugsweise gut für Kinder bei regelmäßigem kurzem Husten, Heiserkeit, Schwere auf der Brust.

Mercurius. — Wenn *Aconitum* das Fieber vermindert hat, aber noch Schwierigkeit beim Athmen vorhanden und der Patient von Nachtschweiß erschöpft ist.

Bei typhöser Lungenentzündung möge *China* angewendet werden, besonders wenn der Kranke sehr durch Blutverlust geschwächt wird und folgende Symptome vorhanden sind: Druck in der Brust, Stechen in der Brust und in den Seiten; Herzklopfen beim Athmen und Husten, große Schwäche, dünner und schwacher Puls. Lindert dies nicht nach mehrstündigem Gebrauche, so kann *Rhus toxicodendron* abwechselnd damit gegeben werden.

Opium. — Bei großer Schläfrigkeit, schwächendem Athmen, leisem Murmeln, Zupfen an dem Bettzeuge und wenn Entleerungen ohne Wissen des Kranken stattfinden.

Hyoscyamus. — Wenn der Husten reizend und krampfartig, das Gesicht roth und heiß ist, die Augen strahlend, Zunge trocken und bräunlich sind.

Veratrum. — Wenn der Puls klein und schwach ist, die Glieder kalt, Delirium, Erbrechen, Diarrhöe und schnelles Sinken der Kräfte.

Arnica — kann bei denselben Symptomen wie bei *Opium* gegeben werden, wenn kein Delirium vorhanden ist. *Camphor* und *Coffea* in abwechselnden Dosen, wenn der Kranke schnell die Kräfte verliert, bei kalten Gliedern und Delirium, besonders wenn er mit kaltem Schweiß bedeckt ist.

Verordnung der Heilmittel. Von dem gewählten Mittel löse 12 Kügelchen in ebenso vielen Theelöffeln voll Wasser auf und gebe jede Stunde oder alle 2, 3 bis 4 Stunden, der Strenge der Symptome angemessen, einen Theelöffel voll. Die Kost sollte einfach sein und aus leicht verdaulichen Speisen, wie Haferschleim &c. bestehen. Es ist gut, einen erweichenden Umschlag von heißem Kornmehl über die Brust zu machen. Dies sollte so lange fortgesetzt werden, bis entschiedene Besserung eintritt.

Allöopathisch. Das erste, was gegeben werden sollte, ist ein Brechmittel von Brechweinstein (*Tartar emetic*), oder Brechwurz (*Ipecac*), dem man ein Abführmittel von Bittersalz (*Epsom salts*) oder von citronensaurer Magnesia (*Citrate of magnesia*) folgen läßt. Zusammengesetzte Tinktur von virginischer Schlangenwurzel (*Compound tincture of Virginia snake root*) kann zur

Hervorrufung von Schweiß gegeben werden und zu gleicher Zeit sollte der Körper durch Flaschen mit heißem Wasser rings herum gelegt, erwärmt werden. Ist das Fieber stark und der Puls rasend schnell, ist es besser, den Schweiß durch Nießwurz- (*Veratrum viride*) Tinktur in Dosen von 3 bis 10 Tropfen alle Stunden hervorzurufen. Der Brechwurzwein (*Wine of Ipecac*) kann in Dosen von 3 bis 10 Tropfen alle 2 oder 3 Stunden in einem Eßlöffel voll Wasser gegeben werden, oder folgendes:

Salpetersaure Potasche (*Nitrate of potassa*)	2	Drachmen.
Gummi Arabicum oder weißer Zucker	2	„

Theile es in zwölf Pulver und nehme alle zwei bis drei Stunden eins. Ein Senfpflaster sollte bei Beginn über die Brust gelegt werden. Gegen den Husten gebe man, nachdem sich das Fieber gelegt hat, folgendes:

Tolu-Syrup (*Syrup of Tolu*)	1	Unze.
Meerzwiebel-Syrup (*Syrup of squills*)	½	„
Brechwurzwein (*Wine of Ipecac*)	2	Drachmen.
Paregoricum (*Paregoric*)	3	„
Gummi Arabicum Schleim	1½	Unze.

Mische es. Dosis: Gelegentlich einen Theelöffel voll.

Sollte sich der Kranke, nachdem das Fieber nachgelassen hat, schwach und gedrückt fühlen, so wende man folgendes an:

Doppeltkohlensaure Soda (*Bicarbonate of soda*)	½	Unze.
Zusammengesetzter Enzian-Aufguß (*Compound infusion of gentian*)	4	Drachmen.
Colombowurzel-Tinktur (*Tincture of colombo*)	1	Unze.
Orangenschalen-Syrup	1	„

Mische es. Dosis: Dreimal des Tags einen Eßlöffel voll.

Oder auch:

Salzsaure Eisen-Tinktur (*Muriated tincture of iron*)	1 Unze.
Rosenwasser	6 Unzen.
Orangenschalen-Syrup	1 Unze.

Mische es. Dosis: Einen Theelöffel voll in einem Weinglas voll Wasser nach jeder Mahlzeit.

Bei Behandlung der typhösen Lungenentzündung gebe man folgendes:

Brechwurz und Calomel (*Ipecac and Calomel*) von jedem	6 Grane.
Salpetersaure Potasche (*Nitrate of potash*)	½ oder 1 Drachme.

Mische, theile es in 12 Pulver und nimm alle 3 Stunden eins.

Oder:

Essigsaure Potasche (*Acetate of potassa*)	5½ Drachmen.
Süßer Salpeter-Spiritus (*Sweet spirits of nitre*)	2 „

Hinreichend Wasser, um acht Unzen daraus zu machen, löse es auf und nimm alle 3 oder 4 Stunden einen Eßlöffel voll.

Folgendes ist ein ausgezeichnetes stärkendes Mittel:

Kohlensaures Eisen (*Carbonate of iron*)	1 Drachme.
Pulverisirter Rhabarber (*Pulv. rhubarb*)	½ „
Pulverisirte Aloe (*Pulv. Aloes*)	½ „
Hopfen-Extrakt (*Extract of hops*)	½ „

Mische es und mache dreißig Pillen daraus. Dosis: Eine Pille dreimal des Tages.

Oder:

Chinin (*Quinine*)	1 Skrupel.
Schwefelsäure (*Sulphuric acid*)	5 Tropfen.
Alcohol	4 Unzen.

Mische es. Dosis: Dreimal des Tages einen Theelöffel voll.

Der Husten sollte durch Trinken von Leinsamen-, schlüpfriger Ulme- oder Eibisch- (Marsh mallow) Thee locker gehalten und zu derselben Zeit ein Pflaster auf die Brust gelegt werden.

Lungenentzündung bei alten Leuten (*Pneumonia in Old People*).

Diese Krankheit sollte ebenso wie die typhöse Lungenentzündung behandelt werden.

Brustfell-, Rippenfellentzündung, Pleuresie (*Pleurisy*, *Pleuritis*).

Dies ist eine Entzündung der Pleura, oder Schleimhaut, welche die Brust einfaßt und so eine Hülle, welche die Lungen umgiebt, bildet. Sie kann zu irgend einer Zeit eintreten, wird aber meistens im Frühjahr oder Winter gefunden.

Symptome. — Pleuresie beginnt, wie alle anderen Fieber, mit Frost, dem Hitze folgt, und allen anderen Fieber-Symptomen. Diesen Symptomen folgt bald ein heftig stechender Schmerz in der Brust, der durch tiefes Athemholen erhöht und von schwierigem heftigem Athmen, sowie von einem trockenen, hackenden Husten begleitet wird; Husten, Athmen, Herumwerfen, Liegen auf der angegriffenen Seite und auch Druck auf die Brust erhöht den Schmerz. Dieser Schmerz dauert in der Regel drei bis vier Tage, dann läßt er nach.

Ursachen. — Plötzliche Kälte, die mit dem Körper in Berührung kommt, Schläge oder Fallen auf die Brust, Unterdrückung gewisser Absonderung, das nach Innenschlagen von Hautkrankheiten. Pleuresie kann sowohl acut als auch chronisch sein. Chronische Pleuresie ist in der Regel die Folge der acuten.

Behandlung.

Homöopathisch. *Aconitum* und *Bryonia* sind die beiden Hauptmittel gegen diese Krankheiten und reichen in den meisten Fällen hin, die Heilung zu bewirken. *Aconitum* ist besonders angezeigt bei folgenden Symptomen: Heiße Haut, starkes Fieber, schneller und voller Puls, sowie großer Durst. *Bryonia* vorzugsweise, wenn die folgenden Symptome vorhanden sind: Wangen geröthet, heiß, trocken oder feucht, kurzer, fliegender Athem, schneller Puls, stechende, schießende oder brennende Schmerzen in der Seite, welche durch Athmen, Husten und Bewegung erhöht werden; Athem kurz, ängstlich und schwierig; Gefühl von Zusammenziehen und Beklemmung der Brust; schmerzhafter Husten sowohl feucht als auch trocken, große Hitze der Haut, abwechselnd mit öfterer Kälte oder Frösteln, Schmerz durch Druck verschlimmert.

Mercurius. — Dies Heilmittel kann gegeben werden, nachdem das Fieber vermittelst anderer Mittel unterdrückt ist, aber dennoch Nachtschweiße, mehr oder weniger kurzes und schwieriges Athmen zurückbleiben.

Tartarus Emeticus. — Gesicht geröthet, heiß und trocken, oder voll mit einem ängstlichen Ausdrucke und mit Schweiß bedeckt. Puls schnell und schwach oder voll, Athem kurz und schwierig, begleitet von stechenden oder schießenden Schmerzen, Husten mit Schleimauswurf, zuweilen mit Blut gemischt, heftiges Herzklopfen, Schwäche und Hinfälligkeit, Gefühl von Erstickung.

Phosphorus. — Das Gesicht erscheint blaß, zuweilen roth, Augen eingefallen und mit blauen Ringen umgeben, Auswurf blutig, scharfe stechende Schmerzen in der Brust, meistens aus der linken Seite, Athem fliegend und schwierig, scharfer Schmerz zwischen den Rippen beim Druck, Herzklopfen.

Arnica — sollte gegeben werden, wenn die Krankheit durch Schläge oder Fallen auf die Brust veranlaßt wurde. Ist der Kranke des Nachts schlaflos und unruhig, gebe man *Coffea* und *Belladonna* abwechselnd jede Stunde.

Arsenicum. — Bei Ansammlung von Wasser in der Brust und großer Schwäche.

Verordnung der Heilmittel. — Von dem gewählten Mittel löse 12 Kügelchen in 12 Theelöffel voll Wasser und gebe jede Stunde oder alle zwei Stunden, der Strenge der Symptome angemessen, einen Theelöffel voll, wenn nicht andere Vorschriften bei den Mitteln angeführt sind. Die Kost sollte ebenso wie bei Lungenentzündung sein.

Allöopathisch. Beim Beginn der Krankheit verordne man Blutentziehung, soweit es der Kranke nur ertragen kann und wiederhole dies mehrere Male. Die zusammengesetzte virginische Schlangenwurzel-Tinktur (*Compound* *tincture of Virginia snake root*) kann, um Schweiß hervorzubringen, alle halbe Stunden in Theelöffel-Dosen gegeben werden. Dies wird gewöhnlich sofort Linderung verschaffen. Man gebe dies in einem Aufguß von Katzenmünze- (*Catnip*), Balsam- oder Pleuresie- (*Pleurisy*) Wurzel und mache zu gleicher Zeit warme Umschläge von Hopfen (*Hops*), Rainfarn (*Tansy*) oder Wermuth (*Wormwood*). Tritt keine Linderung ein, so gebe man ein Brechmittel von dem zusammengesetzten Pulver der Lobelia (*Compound tincture of lobelia*) und lasse folgende Verschreibung folgen:

Pulverisirte Gummi Gutti (*Pulv. gamboge*)	12	Grane.
Pulverisirtes Windenharz (*Pulv. Scammony*)	12	„
Springgurke (*Elaterium*)	2	„
Crotonöl (*Croton oil*)	8	Tropfen.
Stechapfel-Extrakt (*Extract Stramonium*)	3	Grane.

Mische es und mache 12 Pillen daraus. Dosis: Jede Stunde eine Pille bis die Wirkung eintritt. In einigen Fällen, wo der Kranke bereits nach Bittersalz (*Epsom salts*) oder Salz und Sennesblättern (*Senna*) abgeführt hat, kann Brechweinstein (*Tartar emetic*) in Dosen von einem Achtel- bis zu einem Viertel-Gran mit einem halben bis zu einem ganzen Grane Opium alle zwei oder drei Stunden gegeben werden.

Oder folgendes:

Calomel	6	Grane.
Opium	4	„
Brechweinstein (*Tartar emetic*)	1½	„

Mische und theile es in 12 Pulver. Alle zwei oder drei Stunden nehme eins in Wasser. Tritt Fieber hinzu, so lasse man Brechweinstein (*Tartar emetic*) aus und setze mit Opium, so lange der Schmerz anhält, fort. Um das Auftrocknen der Flüssigkeit innerhalb der Brust zu beschleunigen, möge folgendes angewendet werden:

Meerzwiebel-Pulver (*Powder of squills*)	½	Drachme.

Fingerhut-Pulver (*Powder of digitalis*) 8–16 Grane.

Mische es, theile es in 16 Pulver und nimm dreimal des Tages eins.

Der zusammengesetzte Wachholdergeist (*Spirit of juniper*) kann dreimal des Tages in Dosen von 1 bis 2 Theelöffel voll in einem Weinglas voll Wasser gegeben werden. Besonders gut bei schwachen Fällen.

Eclectische und Kräuterkur. Zuerst gebe man von der Lobelia-Tinktur (*Tincture of lobelia*) und von Nro. 6 einen Theelöffel voll, alle 10 Minuten wiederholt, bis 4 oder 5 Dosen genommen sind. Kann man Nro. 6 nicht erhalten, so kann die Cayennepfeffer-Tinktur (*Tincture of cayenne*) angewendet werden. Der Patient sollte ein Fußbad in warmem Wasser nehmen und gleichzeitig Thee von Wasserdost- (*Boneset*), Blutwurzel- (*Blood root*) und Pleuresie- (*Pleurisy*) Wurzel zu gleichen Theilen trinken. In diesem Stadium nehme man ein Brechmittel aus gleichen Theilen der Lobelia und Brechwurz (*Ipecac*) zusammengesetzt in dem obengenannten Thee. Wenn aber nach dieser Behandlung der Schmerz fortdauert und es ist beträchtlicher Husten vorhanden, so gebe man folgendes:

Jasmin-Tinktur (*Tincture of gelseminum*) 4 Drachmen.

Eisenhut-Tinktur (*Tincture of aconite*) 24 Tropfen.

Mische es und gebe alle halbe oder ganze Stunde 30 Tropfen, bis sich die Wirkung einstellt, d. h. bis sich die Zwischenräume zwischen den Anfällen verlängern. Anstatt dessen kann auch die zusammengesetzte Tinktur der virginischen Schlangenwurzel (*Compound tincture of Virginia snake root*) gegeben werden, um einen gelinden Schweiß zu erhalten. Ist das Husten stark, so kann es vermittelst des folgenden bewältigt werden:

Pleuresie- (*Pleurisy*) Wurzel und Wildkirschbaum-Wurzel (*Wild cherry root*), von jedem zwei Theile, und von Blutwurzel (*Blood root*) einen Theil; mache einen Aufguß daraus und gib es öfters wiederholt in kleinen Dosen. Gegen chronische Pleuresie sollte jede Woche ein gelindes Brechmittel gegeben und folgendes Blasenpflaster auf die Brust gelegt werden:

Burgunder Pech (*Burgundy pitch*) und Bienenwachs zu gleichen Theilen und ein wenig Harz (*Rosin*). Dies sollte gemischt und während es warm ist, in ein wenig gepulverte Blutwurzel (*Blood root*), Entenfuß (*May apple root*) und Kermesbeere (*Poke root*) gerührt werden. Dann streiche es auf ein Stück Leinwand und mache einen warmen Umschlag, der eine Woche oder länger liegen bleibt. Potaschen-Iodide (*Iodide of potassa*) ist ein ausgezeichnetes Mittel gegen diese Krankheit. Eine Drachme wird in vier Unzen Wasser aufgelöst und davon ein Theelöffel voll einmal des Tages genommen.

Scheinbare Pleuresie oder Seitenstechen.

Dies ähnelt der wirklichen Pleuresie sehr, doch ist es in seinem Ursprung und in seiner Oertlichkeit von derselben verschieden. Es ist ein rheumatisches Leiden der Brustmuskeln und befindet sich in der Regel zwischen den Rippen. Der Schmerz wird durch tiefes Athemholen, durch das Heben der Hände über den Kopf oder durch das Gehen erhöht. Es rührt theilweise von Erkältung und zuweilen von heftiger Bewegung her.

Behandlung.

Allöopathisch. Warme Umschläge, wie Senfpflaster oder heißes Wasser wird in der Regel Linderung verschaffen. Hin und wieder ist Eisenhutsalbe (*Aconite liniment*) oder Eisenhuttinktur (*Aconite tincture*) erforderlich.

Eclectische und Kräuterkur. Folgendes möge angewendet werden:

Sassafrasöl (*Oil of sassafras*) und Schierlingöl (*Oil of hemlock*) von jedem 1½ Unze, Laudanum und Majoranöl (*Oil of origanum*) von jedem 1 Unze. Mische es und reibe damit den leidenden Theil ein.

Homöopathisch. Wenn irgendwie Fieber vorhanden ist, gebe man alle halbe oder ganze Stunde eine oder zwei Dosen *Aconitum.*

Arnica. — Alle zwei Stunden eine Dosis, kann entweder allein oder abwechselnd mit *Apis mellifica* gegeben werden.

Pulsatilla. — Wenn der Patient nach den obigen Mitteln keine Linderung verspürt.

Nux Vomica. — Stechen in der Seite, bei schmerzhaftem Gefühl an der Außenseite der Brust zwischen den Rippen nach Druck; schlimmer bei Athemschöpfen oder irgend einer Bewegung. Wenn zu irgend einer Zeit der Kranke zu fiebern beginnt, bei Schmerz in den Gliedern, der Seite und dem Kopfe, so gebe man *Bryonia* und *Rhus Toxicodendron.*

Verordnung der Heilmittel. Jede halbe Stunde oder alle zwei Stunden eine Dosis (6 Kügelchen), oder 12 Kügelchen in 12 Theelöffel voll Wasser aufgelöst. Oefters wird auch ein Senfpflaster oder ein Säckchen mit erhitztem Salz, über den angegriffenen Theil gelegt, Linderung verschaffen.

Herzentzündung (*Carditis*).

Ist eine Entzündung der Herzmasse, welche aber selten vorkommt. Wir finden sie gewöhnlich mit Endocarditis, das ist die Entzündung der Haut, womit die innere Herzfläche überzogen ist, oder mit Pericarditis, die Entzündung des Herzbluts, verbunden. Die Symptome all dieser Krankheiten sind sich sehr ähnlich und die Behandlung ist ein und dieselbe.

Symptome. — Die Krankheit beginnt in der Regel mit den gewöhnlichen Symptomen des Fiebers, wie Frösteln, Hitze, Trockensein der Haut, Durst und geröthetes Gesicht. Dem folgt ein fliegendes, unvollkommenes Athmen und heftige spießende Schmerzen in der Gegend des Herzens. Diese Schmerzen erstrecken sich zuweilen bis zu den Schultern und werden durch Bewegung oder durch Sitzen erhöht; es ist ein Gefühl von Vollsein und Beklemmung in der Brust vorhanden, Herzklopfen nach der geringsten Bewegung; der Herzschlag ist heftig und unregelmäßig, kurzer, trockener Husten, Athem sehr schnell und schwierig, das Gesicht ist hager und ein Ausdruck von großem Leiden spiegelt sich darauf; die Zunge ist weiß belegt und die Eingeweide sind verstopft. Der Kranke liegt am liebsten ruhig auf dem Rücken und zuweilen treten Delirium und Ohnmachten ein.

Ursachen — dieser Krankheit bestehen in der Regel in Erkältung, Wunden, Schlägen, Angst oder großer Demüthigung; häufig ist sie auch die Folge eines heftigen Rheumatismus oder der Gicht.

Behandlung.

Eclectische und Kräuterkur. Zur Hervorbringung von Schweiß sollte alle halbe oder ganze Stunde ein Theelöffel voll von der zusammengesetzten Tinktur der virginischen Schlangenwurzel (*Compound tincture of Virginia snake root*) und gleichzeitig ein warmer Aufguß der Pleuresie- (*Pleurisy*) Wurzel gegeben werden; damit sollte zwei bis drei Stunden oder auch länger angehalten werden, bis Linderung eintritt. Sind die Eingeweide verstopft, so gebe man die zusammengesetzte Jalappenwurzel-Tinktur (*Compound tincture of jalap*) und füge jeder Dosis 10 Grane Cremor Tartari (*Cream of tartar*) bei. Auch lege man Senfpflaster auf die Füße, über die Brust in der Gegend des Herzens und ebenso auf den Rückgrat. Bewältigt diese Kur die Krankheit nicht, so sollten mehrere Male des Tages warme Bäder in Laugenwasser genommen werden, gleichzeitig gebe man folgendes:

Jasmin-Tinktur (*Tincture of gelseminum*)	4 Drachmen.
Eisenhut-Wurzel (*Tincture of aconite root*)	1 Drachme.

Mische es und gebe davon 15 bis 30 Tropfen alle halbe oder ganze Stunde, bis der Kranke Linderung darnach verspürt. Zur Auftrocknung der Flüssigkeit innerhalb des Herzens ist ein Aufguß von Haarmoos (*Haircap moss*) sehr dienlich. Gegen Unruhe, Mangel an Schlaf, mögen 8 bis 10 Grane des zusammengesetzten Pulvers von Brechwurz (*Ipecac*) und Opium gegeben werden.

Homöopathisch. *Aconitum* — sollte bei jedem Falle zuerst gegeben werden. Ebenso *Bryonia* bei stechenden Schmerzen in der Brust, durch Athmen und Bewegung erhöht, sehr schnellem und schmerzhaftem Athem, trockenem, krampfartigem Husten, scharfem Schmerz, der sich bis zwischen die Schultern und rückwärts bis zwischen die Schulterblätter erstreckt.

Digitalis. — Scharfes Stechen und zusammenziehender Schmerz in der Gegend des Herzens, Herzklopfen durch Sprechen, Bewegung oder Niederlegen verursacht, ein beängstigendes und beklemmendes Gefühl in der Brust, häufige Anwandlungen von Ohnmacht, allgemeine Schwäche, unbehagliches Gefühl auf der linken Seite der Brust, das sich häufig bis zu den Schultern und Armen ausdehnt. Andere Mittel sind: *Nux Vomica*, *Cocculus*, *Arsenic*, *Pulsatilla* und *Cannabis*.

Verordnung der Heilmittel. Von dem gewählten Mittel löse man 12 Kügelchen in 12 Theelöffel voll Wasser auf und gebe jede Stunde, oder alle zwei, drei bis vier Stunden, der Strenge der Symptome angemessen, einen Theelöffel voll.

Allöopathisch. Wenn der Kranke von starkem, kräftigem Körperbau ist, so müssen beim Beginn der Krankheit Aderlässe gemacht werden; ist aber der Patient schwächlich, so mögen statt dessen Blutegel in der Gegend des Herzens angesetzt werden. Zuerst gebe man sodann eine Dosis Bitter- oder Rochellesalz (*Epsom or Rochelle salts*) oder auch citronensaure Magnesia (*Citrate of magnesia*) und lasse diesem Calomel (*Calomel*) und Opium — von jedem ½ Gran — folgen. Dreimal des Tages eine Dosis. Wo Rheumatismus die Ursache ist, gebe man folgendes.

Kohlensaure Potasche (*Carbonate of potassa*)	2½	Drachmen.
Salpetersaure Potasche (*Nitrate of potassa*)	2½	„
Wasser	8	Unzen.

Mische es. Dosis: Dreimal des Tages einen Eßlöffel voll. Wenn das Fieber zunimmt, kann ein Pflaster über das Herz gelegt werden. Doverische Pulver (*Dover's powder*) sind bei Unruhe des Nachts anzuwenden.

Herzklopfen.

Dies ist ein Leiden, das als ein Symptom einer organischen Krankheit des Herzens betrachtet, oder das einer allgemeinen Nervenschwäche, Verdauungsschwäche (*Dyspepsia*) oder irgend einer anderen Krankheit zugeschrieben werden kann.

Symptome. — Eine erhöhte, stärkere und schnellere Thätigkeit des Herzens, ein sehr schneller Schlag und eine flatternde Bewegung, die, wenn man die Hand auf die Brust legt, deutlich gefühlt werden kann, ist vorhanden. Kurzathmigkeit, Gefühl von Schmerz in der Nähe des Herzens, ebenso ein Zusammenziehen quer über die Brust, blasses Gesicht, Schwierigkeit beim Niederlegen, sehr große Schwäche.

Ursachen. — Herzklopfen ist gewöhnlich die Folge von Verdauungsschwäche (*Dyspepsia*), oder irgend einer Störung der Verdauungsorgane, auch große geistige Aufregung, Unmäßigkeit, Nervenschwäche, übermäßige Studien, geschlechtliche Ausschweifungen &c.

Behandlung.

Allgemeine. Jemand, der davon befallen wird, sollte sich auf seinen Rücken legen und die Lungen durch tiefe Athemzüge mit Luft füllen. Personen, die damit behaftet sind, müssen ihre Aufmerksamkeit auf solche Dinge richten, welche Beschäftigung ohne geistige Erregung bieten, wie Musik, häusliche Verrichtungen, Zeichnen, Tanzen, Gärtnerei, Reden und heitere Gesellschaft. Die Kost muß geregelt werden und sollte nahrhaft aber nicht reizend sein. Starker Thee, Kaffee, Spirituosen und Tabak sind zu vermeiden.

Eclectische und Kräuterkur. Folgendes soll sofortige Linderung gewähren:

Castor-Tinktur, Schwefel-Aether und zusammengesetzter Lavendel- (*Lavender*) Spiritus, von jedem eine Unze. Mische es.

Dosis: Alle fünf bis zehn Minuten einen Theelöffel voll, bis Linderung eintritt.

Fingerhut- (*Digitalis*) Tinktur, in Dosen von 10 bis 15 Tropfen, drei- bis viermal des Tages wird zuweilen von gutem Erfolg gefunden werden. Ist Magensäure vorhanden, so gebe man Magnesia, präparirte Holzkohle (*prepared charcoal*) oder kohlensaures Ammoniak. Branntwein oder andere Spirituosen mit ein wenig Cayennepfeffer wird zuweilen sofortige Linderung gewähren.

Homöopathisch. Wenn das Herzklopfen durch Schreck verursacht wurde, gebe man *Opium* oder *Coffea.* Ist Furcht und Angst die Ursache, gebrauche man *Veratrum.* Von plötzlicher Freude, *Coffea.* Von Blutverlust oder andern

Ausleerungen, *China*, *Phosphoric acid*, *Nux Vomica* oder *Veratrum*. Trifft es nervöse Personen und hysterische Frauenzimmer, *Coffea*, *Ignatia*, *Chamomilla*, *Cocculus*, *Pulsatilla*, *Lachesis* oder *Veratrum*. Bei Blutandrang, *Aconitum*, *Belladonna*, *Coffea*, *Phosphorus*, *Opium* oder *Ferrum*. Bei Täuschung, *Aconitum*, *Ignatia*, *Nux Vomica* oder *Chamomilla*. Bei jungen, heranwachsenden Leuten *Aconitum* oder *Pulsatilla*, bei alten *Arsenicum* oder *Lachesis*.

Leidet Jemand an zeitweiligem Herzklopfen, so sind folgende Mittel zu geben: *Pulsatilla*, *Arsenicum*, *Lachesis*, *Aconitum*, *Phosphorus*, *Aurum* oder *Sulphur*.

Verordnung der Heilmittel. Löse 12 Kügelchen von den gewählten Mitteln in 12 Theelöffel voll Wasser und gebe alle halbe, ganze, 2, 3 oder 4 Stunden, der Strenge des Anfalls angemessen, einen Theelöffel voll. Bei chronischen Fällen kann Morgens und Abends eine Dosis des gewählten Heilmittels gegeben werden. Werden die Kügelchen genommen, so gebe man 4 bis 6 auf eine Dosis.

Allöopathisch. Liegen dem Herzklopfen Verdauungsschwäche (*Dyspepsia*), Hysterie oder andere Krankheiten zu Grunde, so ist die Behandlung der Letzteren erforderlich. Bei Blutmangel gebe man folgendes:

Zusammengesetzte Chinarinden-Tinktur (*Compound tincture of peruvian bark*)	4	Unzen.
Citronensaures Eisen (*Citrate of iron*)	42	Grane.
Citronensäure (*Citric acid*)	20	„

Löse die Citronensäure in der Tinktur und füge dann das citronensaure Eisen hinzu. Lasse die Mischung einige Tage stehen und seihe sie dann durch. Dosis: ein oder zwei Theelöffel voll. Dies kann durch mehrere Wochen fortgesetzt werden, bis Besserung eintritt. Mit Kampher getränkte Opium-Tinktur, in Dosen von einer Drachme gegeben, wird zuweilen Linderung gewähren.

Brustbeklemmung (*Breast Pang — Angina Pectoris*)

ist eine schmerzhafte Nervenkrankheit und kennzeichnet sich durch einen starken Schmerz in der Gegend des Herzens, die Krämpfe herbeiführt. Sie sollte von einem Arzte behandelt werden.

Symptome. Der Schmerz schießt von der Brust durch den Rücken und in die linke Schulter, zuweilen unter den Arm, und ist begleitet von großer Beängstigung, Herzklopfen und einem Gefühle von Erstickung. Das Gesicht wird todtenbleich, der Puls sinkt und die Oberfläche des Körpers ist mit kaltem Schweiße bedeckt. Zuweilen dehnt sich der Schmerz über die ganze vordere Seite der Brust aus, steigt bis zum Kopf und erstreckt sich bis auf die Beine. Dem Patienten scheint es nicht selten, daß er nicht länger mehr leben kann, wenn nicht alsbald Linderung eintritt. Zuweilen endigen derartige Anfälle mit Verzuckungen und Ohnmachten. Der Anfall kann einige Minuten bis eine halbe Stunde oder auch länger dauern. In den Zwischenräumen der Anfälle ist der Patient in der Regel frei von jedem Schmerz.

Ursachen. Zuweilen ist es einer zusammenziehenden oder krampfartigen Wirkung des Herzens zuzuschreiben und befällt jene, die an Rheumatismus, Gicht oder Schlagfluß leiden. Oefters hängt es auch von organischen Krankheiten des Herzens oder der Arterien ab. Die hervorragendsten Ursachen sind alles das, was die Circulation des Blutes beschleunigt, den Geist und Körper erregt, Husten, Anstrengung, Bergaufsteigen und irgend etwas, was die Verdauung stört.

Behandlung.

Homöopathisch. *Aconitum.* — Herzklopfen und große Beängstigung, Fieberhitze, besonders im Gesicht, schneller Herzschlag bei langsamem Puls, Stechen und drückende Schmerzen in der Gegend des Herzens, wie von einer schweren Last, der Patient kann aufrechtstehend nicht gut athmen.

Belladonna. — Herzklopfen bei unregelmäßigem Puls, große Beängstigung, Brustbeklemmung. Kann nach *Aconitum* oder vor *Lachesis* gegeben werden.

Spigelia. — Heftiges Schlagen des Herzens, mit einem Gefühl von Erstickung und Brustkrämpfe durch Sitzen und Vorwärtsbeugen der Brust erhöht. Kann abwechselnd mit *Pulsatilla* gegeben werden.

Pulsatilla. — Herzklopfen und große Angst, Verdunklung des Blickes, schwieriges Athmen, besonders beim Liegen auf der linken Seite, Angst und brennender Druck im Herzen.

Bryonia. — Schwieriges Athmen in Folge von Stechen in der Brust, Herzklopfen und sehr starke Beklemmung. Mag nach *Aconitum* gegeben werden, wenn heftige rheumatische Gliederschmerzen sich nach dem Herzen gezogen haben.

Arsenicum. — Heftiges Schlagen des Herzens bei großer Angst und Unruhe, große Hitze und Brennen in der Brust bei kalten Gliedern. In solchen Fällen gebe man es abwechselnd mit *Veratrum.*

Arnica. — Stechen im Herzen von der linken nach der rechten Seite, Ohnmachtsanfälle, Zittern des Herzens mit einem Schmerz, als ob es zusammengedrückt würde.

Lachesis. — Unregelmäßiger Herzschlag, große Beängstigung mit einer Schwere auf der Brust, große Schwäche.

Verordnung der Heilmittel. Löse 12 Kügelchen des gewählten Mittels in 12 Theelöffel voll Wasser auf und gebe alle halbe oder ganze Stunde, bis Erleichterung eintritt, einen Theelöffel voll. Wenn nach Verlauf von 1 bis 2 Stunden keine Linderung eintritt, so wähle ein anderes Heilmittel und gebe es in derselben Weise. Ein Senfpflaster kann auf die Brust gelegt, die Füße müssen in heißem Wasser gebadet und der Kranke sollte wohl zugedeckt werden.

Allöopathisch. Ist der Puls stark und der Kranke vollblütig, sollte Aderlaß verordnet werden, aber bei Hinfälligkeit und allgemeiner Schwäche würde dies schädlich sein. Heißer Spiritus und Wasser, so heiß und so stark als er vertragen werden kann, kann gegeben werden, dem man eine volle Dosis Schwefeläther (*Sulphuric ether*), Belladonna-Tinktur und Laudanum oder flüchtiges Salz (*Sal volatile*) nachfolgen lassen kann. Der Kranke sollte ins Bett gebracht und ein heißes Senfpflaster oder ein Stück Flanell, mit gleichen Theilen Terpentinöl (*Spirits of turpentine*) und Ammoniak-Liquor (*Liquor of ammonia*) befeuchtet, auf die Brust gelegt werden, und zu gleicher Zeit gebe man 5 Grane Quecksilber (*Mercury*), dem man die zusammengesetzte Aloe-Tinktur (*Compound tincture of aloe*) 1 Unze, Jalappenwurzel-Tinktur (*Tincture of jalap*) 2 Drachmen und einen Aufguß von Sennesblättern (*Infusion of senna*) ½ Unze, folgen läßt. Gegen Magenblähungen gebe man Pfeffermünz- oder Aniswasser. Bei Magensäure einen Theelöffel voll Soda in einem Glas voll Wasser, und wenn der Magen mit unverdauten Speisen angefüllt ist, so gebe einen Eßlöffel voll gemahlenem Senf (*Ground mustard*), in einem Tassenkopf voll heißen Wassers umgerührt. Um den Kranken zu beruhigen, mag ein Sechstel Gran Morphin oder das folgende gegeben werden:

Aromatischer Ammoniak-Spiritus (*Aromatic spirits of ammonia*)	2 Drachmen.
Aether (*Ether*)	1 Drachme.
Laudanum	20 Tropfen.
Kampher-Spiritus (*Spirits of camphor*)	1 Drachme.

Mische es und gieb davon so oft als nöthig einen Theelöffel voll.

Eclectische und Kräuterkur. Gleiche Theile von Laudanum und Aether können zuerst gegeben werden, auf eine Dose einen Theelöffel voll in ein wenig kaltem Wasser. Ein Glas Spiritus und Wasser, so stark, als man es schlucken kann, mag gegeben werden. In einigen Fällen möge ein Senfpflaster auf die Brust gelegt und die Füße in warmes Wasser gestellt werden. Ebenso mag sich auch zusammengesetzte Virginische Schlangenwurzel-Tinktur (*Compound tincture of virginia snake root*), in Dosen von ein bis zwei Theelöffel voll, während des Anfalls immer nach einigen Minuten wiederholt, als zuträglich erweisen, oder gleiche Theile von Aether, Laudanum und Castor-Tinktur, in Dosen von einem Theelöffel voll.

Lungenbluten (*Bleeding from the Lungs — Hæmoptysis*).

Beim Lungenbluten entleert sich hellrothes, oft schaumiges Blut aus den Lungen durch die Luftröhre, womit mehr oder weniger Husten und Räuspern verbunden ist. Lungenbluten kann man vom Magenbluten an der Farbe des sich entleerenden Blutes unterscheiden. Kommt dasselbe aus dem Magen, so ist dessen Farbe dunkelroth; auch ist die Quantität bedeutender und gewöhnlich mit andern Substanzen aus dem Magen vermischt.

Symptome. Dem Lungenbluten geht gewöhnlich ein Druck in der Brust und Schwierigkeit des Athmens voraus. Das Gesicht ist erröthet, der Patient ängstlich, verspürt unter dem Brustbein Schmerz, Hitze oder Prickeln und im Mund einen salzigen, bitteren Geschmack. Ehe sich das Blut entleert, fühlt der Kranke im oberen Theile der Luftröhre Kitzeln, was Husten und Räuspern hervorruft und worauf die Blutaussonderung stattfindet. Das Bluten mag mit Frösteln und Schmerzen im Kreuz und Rücken, Müdigkeit in den Gliedern und vollem, schnellem Puls beginnen. Die Quantität des entleerten Blutes mag blos einige Tropfen oder so viel betragen, daß dadurch der Tod eintritt.

Ursachen. Lungenbluten kann durch Herzkrankheiten oder dadurch, daß Blutgefäße in den Lungen geborsten, verursacht werden. Die fernerliegenden Ursachen sind — heftige Anstrengung, übermäßig lautes Singen, das Einathmen störender Substanzen, eine enge, verkrüppelte Brust, die Unterdrückung gewöhnlicher Entleerung und Auszehrung.

Behandlung.

Allgemeine. Man bringe den Patienten ins Bett und lege ihn so, daß Kopf und Schultern nicht höher als die andern Körpertheile liegen, entferne die Kleider, damit dieselben den Kranken nicht am Athmen hindern, und halte das Zimmer gut ausgelüftet. Der Patient muß vollkommen ruhig liegen, und Körper wie Gliedmaßen so wenig als möglich bewegen, auch sollte er versuchen, den Husten zu unterdrücken, und man muß auf alle Weise vermeiden, daß er aufgeregt wird.

Allöopathisch. Ein voller Theelöffel voll Kochsalz verfehlt selten, dem Bluten eine Zeitlang Einhalt zu thun. Wiederholen sich die Anfälle, so kann man das folgende eingeben:

Essigsaures Blei (*Acetate of lead*)	2	Grane.
Opium	½	Gran.

Dies ist in einer Dosis zu geben und alle zwei, drei oder vier Stunden mehrere Tage hintereinander zu wiederholen. Eis und Alaun (*Alum*) jedes allein oder zusammen, mag man im Mund während der Dauer der Anfälle schmelzen lassen.

In manchen Fällen mögen, nachdem der Stuhlgang mittelst 3 oder 4 Grane Calomel geordnet ist, 15 bis 20 Tropfen verdünnte Schwefelsäure in Wasser drei- oder viermal des Tages, oder das folgende gegeben werden:

Pulverisirter Alaun (*Alum in powder*)	1½	Drachmen.
Zusammengesetzter Rosenaufguß (*Compound infusion of roses*)	7	Unzen.
Rosensyrup (*Syrup of roses*)	1	Unze.

Mische dieses. Dosis: Einen Eßlöffel voll alle 3 oder 4 Stunden. Leidet der Kranke viel von Hitze und Fieber, so verordne man folgendes:

Citronensäure	1	Drachme.
Doppeltkohlensaures Kali (*Bi-carbonate of potash*)	4	Skrupel.
Salpeter (*Nitre*)	2	„
Zimmetwasser	2	Unzen.
Wasser	4	„

Mische dieses. Dosis: Einen Eßlöffel voll alle 4 oder 6 Stunden. Zur selben Zeit verordne man folgenden Trank:

Weinsteinrahm (lat. *Cremor tartari*; engl. *Cream of tartar*) ½ Unze; eine halbe Citrone, wobei auch der Saft der Schaale zu benutzen ist; genug Zucker, um diese Mischung zu versüßen und zwei Pinten kochendes Wasser. Rühre das Ganze zuweilen, bis die Masse kalt ist.

Ist der Patient schwach, so gebe man das folgende:

Galläpfelsäure (*Gallic acid*)	2½	Drachmen.
Zimmtsyrup (*Syrup of cinnamon*)	4	Unzen.

Mische. Dosis: Einen Eßlöffel voll alle 2, 3 oder 4 Stunden.

Eclectische und Kräuterkur. Man mag einen Theelöffel voll Kochsalz oder Terpentingeist (*Spirits of turpentine*) verordnen und diese Dosis alle 20 oder 30 Minuten wiederholen, bis dem Bluten Einhalt gethan ist. Ist der Kranke unruhig und ruhelos und die Blutentleerung bedeutend, so verordne man das folgende:

Spanischer Pfeffer (*Capsicum*)	5	Grane.
Brechwurz (*Ipecac*)	1	Gran.
Opium	½	„

Dies ist in einer Dosis zu geben und man hat damit alle halbe, oder 1 oder 2 Stunden zu wiederholen. Man empfiehlt starken, aus virginischem Wolfsfuß, auch Wasserandorn (*Bugle weed*) bereiteten Thee, und der Kranke sollte, um eine Wiederholung der Blutungen zu verhüten, eine Pinte des Tages kalt trinken.

Können die oben angegebenen Mittel nicht beschafft werden, so gebrauche man folgendes:

Zimmt-Tinktur, Rhatania-Tinktur (*Tincture of rhatany*) und Terpentingeist; von jedem eine Unze.

Dosis: Einen Theelöffel voll so oft als es erforderlich ist.

Homöopathisch. *Aconitum.* — Wenn den Anfällen ein Gefühl der Anfüllung in der Brust oder Blutandrang in der Brust vorangeht, mit brennendem Schmerz, Herzklopfen, Ruhelosigkeit und Aengstlichkeit beim Liegen, bleiches Gesicht, bedeutende Blutentleerungen, selbst dann, wenn der Husten nur unbedeutend ist.

Ipecac. — Häufiger, kurzer Husten, Blutgeschmack im Munde, Uebelkeit und Schwäche, mit Blut vermischte Schleimaussonderung.

Arsenicum. — Herzklopfen mit großer Aengstlichkeit, trockene Hitze.

Opium. — Namentlich für Personen geeignet, welche gerne Branntwein trinken und wenn der Patient schaumiges, dickes Blut ausspeit, der Husten ist schlimmer, nachdem der Kranke etwas verschluckt hat; Druck und Aengstlichkeit, schwache Stimme, Schläfrigkeit mit ängstlichem Auffahren, kalte Gliedmaßen, Hitze in der Brust.

Nux Vomica. — Ist nach *Opium* und *Ipecac* oder *Arsenic* zu gebrauchen, namentlich wenn den Kopf affizirender und durch Prickeln in der Brust verursachter Husten vorhanden ist, oder wenn die Blutung durch Erkältung oder Hartleibigkeit hervorgerufen wurde.

China. — Wenn der Patient viel Blut verloren, oder wenn der Husten heftig, trocken, hohl und schmerzhaft ist und der Kranke einen Blutgeschmack im Munde hat; Frösteln und abwechselnd Hitze, Schwäche, Ohnmachten und Augenschwäche.

Ferrum. — Mag nach *China* gegeben werden, wenn letzteres Heilmittel Linderung verschafft, aber immer noch ein leichter Husten mit etwas Blutspeien vorhanden ist, wobei sich hellrothes Blut entleert, und wenn der Kranke zwischen den Schulterblättern Schmerz fühlt und beim Athmen Schwierigkeit hat.

Hyosciamus. — Bei Nacht trockener Husten mit Blutspeien, öfteres plötzliches Erwachen und Auffahren.

Pulsatilla. — In hartnäckigen Fällen, wenn der Kranke sehr dunkles, klumpsiges Blut auswirft und zwar Morgens und Abends in größeren Quantitäten. Hauptsächlich für Frauenzimmer zu gebrauchen.

Arnica. — Langsame Entleerungen schwarzen, klumpsigen Blutes mit stechendem, brennendem Schmerz, Hitze in der Brust, Herzklopfen, Schwierigkeit beim Athmen. Wenn die Blutung durch Beschädigung, z. B. einen Fall, Streich, schweres Heben hervorgerufen wurde, und wenn der Auswurf hellroth und schaumig ist; räuspernder Husten, Prickeln unter dem Brustbein. Dieses Mittel mag manchmal abwechselnd mit *Aconitum* gegeben werden.

Belladonna. — Husten und Prickeln im Halse mit Blutung; Gefühl des Vollseins in der Brust, welches von Blut herzurühren scheint, mit drückendem oder schießendem Schmerz; bei Bewegung verschlimmert sich der Zustand des Kranken.

Hamamelis. — Husten und Blutung mit schwefelartigem Geschmack im Munde; dumpfer Schmerz im Vorderkopf; beim Erwachen kitzelnder, prickelnder Husten mit blutigem Geschmack; schwieriges Athemholen; Druck in den untern Theilen der Brust und Gefühl des Vollseins im Kopf und Hals.

Verordnung der Heilmittel. — Man löse 12 Kügelchen in 12 Theelöffel voll Wasser und gebe alle 10 oder 20 Minuten einen Theelöffel voll, bis die

Blutung aufhört. Später gebe diese Dosis alle 3, 4, 5 oder 6 Stunden. *Aconitum* ist das geeignetste Heilmittel und hat man in allen Fällen mit demselben zu beginnen und darauf *Ipecac*, *Arsenic*, *Opium*, *Belladonna* &c. folgen zu lassen. Mittelst eines Stücks Linnenzeug mag kaltes Wasser auf der Brust applizirt werden. Die Kost des Kranken soll aus kalten Speisen bestehen, wobei alle spirituosen und erregenden Nahrungsmittel oder Getränke wegzulassen sind. Reis und Gerstenwasser (*Barley water*) mit Himbeerensyrup (Raspberry syrup), Limonade &c. sind sehr zu empfehlen.

Engbrüstigkeit (*Asthma*).

Engbrüstigkeit ist ein Lungenübel, welches dadurch gekennzeichnet wird, daß der Kranke krampfhaften Anfällen von Schwerathmigkeit ausgesetzt ist, wobei das Athemholen einen keuchenden, schnarrenden Ton verursacht. Die Anfälle treten gewöhnlich bei Nacht ein. Es gibt zwei hauptsächliche Arten des Asthmas, nämlich das nervöse, krampfhafte (*dry, nervous or spasmodic*) und das feuchte, schleimige Asthma. Das erstere überfällt den Patienten plötzlich und tritt sehr heftig auf; die Brust wird zusammengezogen; leichter Husten mit nur wenig Auswurf. Die andere Art, das feuchte, schleimige Asthma (*humid or moist asthma*) tritt allmählig mit Schwerathmen, heftigem Husten und vielem Auswurf ein.

Symptome. Vor dem Anfall verspürt der Patient gewöhnlich eine Art Vollsein in der Magengegend mit Schläfrigkeit, Schwäche, Kopfweh und Uebelkeit. Ueber die Brust fühlt er sehr beengt, athmet schwer und sein Athmen bringt einen keuchenden Ton hervor. Die Anfälle treten gewöhnlich des Nachts ein, nachdem der Betreffende zu Bett gegangen ist. Oft wird er nach dem Husten von so bedrückendem Gefühl heimgesucht, daß er sich an ein offen stehendes Fenster flüchten muß, um frische Luft zu schöpfen. Das Athmen ist schwerfällig und langsam, das Gesicht purpurartig gefärbt und aufgeblasen, oder blaß und eingefallen; die Zunge ist belegt und der Körper mit kaltem Schweiß bedeckt; die Füße sind kalt, der Puls schwach, der Patient hat Herzklopfen und erbricht sich manchmal. Diese Symptome dauern mehrere Stunden, und des Morgens wird der Kranke ziemlich wohl fühlen, obgleich die Beengung über die Brust und das Schwerathmen nicht weichen, so daß Zeichen für die Wiederholung des Anfalls vorhanden sind, die öfters dann auch des Abends eintritt.

Ursachen. — Engbrüstigkeit mag von einer Zusammenziehung der Muskel-Fibern der Luftröhre herrühren und durch Erkältung, feuchte Luft, plötzliche Witterungsveränderung, das Einathmen ungesunder, störender Dünste oder staubiger, rauchiger Luft, heftige geistige Aufregung, übermäßige Anstrengung &c. verursacht werden.

Behandlung.

Eclectische und Kräuterkur. Lobelia-Tinktur (*Tincture of lobelia*) ist gegen diese Krankheit das hauptsächlichste Heilmittel. Auch kann Senf — ein Theelöffel voll eine Dosis — gegeben werden, falls Lobelia nicht beschafft werden kann. Das folgende hat nicht allein schon öfters den Krampfanfällen Einhalt gethan, sondern auch die Kur bezweckt:

Lobeliasame (*Lobelia seed*)	1	Unze.
Stinkkohl (*Skunk cabbage balls*)	1	„
Preiselbeerrinde (*High cranberry bark*)	2	Unzen.
Stechapfelsame (*Stramonium seed*)	½	Unze.
Spanischer Pfeffer (*Capsicum*)	½	„
Alcohol	5	Pinten.

Mische diese und lasse die Mischung zwei Wochen lang stehen, während welcher Zeit dieselbe oft geschüttelt werden muß. Dosis: Von 20 zu 60 Tropfen dreimal des Tages oder während der Anfälle so oft als nöthig ist.

Pulverisirtes Alaun (*Powdered alum*) — ein Theelöffel voll mit Molasses, welche Dosis alle 15 Minuten so lange wiederholt wird, bis das Mittel wirkt, ist eine erfolgreiche Medizin.

Gebraucht man getrocknete Lobeliablätter, so sollte eine Unze derselben in einem Pint Wasser erweicht und dem Patient alle 15 Minuten ein Eß-Löffel voll gegeben werden, bis Erbrechen eintritt.

Auch leistet Meerzwiebel-Syrup (*Syrup of squills*) in Theelöffel-Dosen — alle halbe Stunde zu geben, oft gute Dienste.

Ein sehr wirksames Mittel ist ein mit 30 Tropfen Laudanum in einem Weinglas voll Wasser vermischter Theelöffel voll Aether (*Ether*). Dieses Mittel sollte aber blos alle 4 oder 6 Stunden gegeben und nicht mehr als zwei Dosen sollten hintereinander verordnet werden.

Gegen das krampfhafte Asthma hat man folgendes empfohlen:

Tauche unglasirtes Papier in Salpeterauflösung und lasse das Papier 15 oder 20 Minuten lang in derselben; sodann falze und trockne dasselbe in einem Backofen und bewahre es zum Gebrauch auf. Sobald der Anfall eingetreten, zünde das eine Ende des Papiers in dem Zimmer des Patienten, das wohl verschlossen sein muß, an, damit er den durch das Verbrennen entstehenden Rauch einathmet.

Oefters schafft ein starkes, auf Brust und Magen gelegtes Senfpflaster Linderung. Das folgende wird empfohlen:

Aether, Castor-Tinktur und Opium-Tinktur, von jedem 1 Unze. Mische es. Dosis: einen Theelöffel voll, so oft die Symptome dazu veranlassen. Treten die Anfälle zu bestimmter Zeit ein, so wird das folgende gut empfohlen:

Schwefelsaures Chinin (*Sulphate of quinine*)	1	Skrupel.
Stechapfel-Extrakt (*Extract of stramonium*)	1	„
Schwefelsaures Morphium (*Sulphate of morphine*)	2	Grane.
Brechwurz (*Ipecac*)	6	„
Spanischer Pfeffer (*Capsicum*)	20	„

Mische und bereite 12 Pillen daraus. Dosis: eine Pille drei- oder viermal des Tages. Manchmal wird Linderung verschafft, indem der Patient Stechapfelblätter raucht.

Homöopathisch. *Pulsatilla.* — Für Personen mit sanftem Temperament, heller Hautfarbe, hellen Haaren und Augen, und wenn das Asthma durch Unterdrückung des Hautausschlags, oder Unterdrückung oder Störung der Menstruation, oder durch Einathmung von Schwefeldunst verursacht wurde. Die Symptome sind — kurzes, erstickungsartiges und schwieriges Athmen, dicht belegte Zunge, widerlicher Geruch des Athmens, bleiches und oft geröthetes Gesicht, krampfhaftes, aber nicht bedeutendes Zusammenziehen der Brust, kurzer krampfhafter Husten, Uebelkeit, Schmerz im Vorderkopf.

Ipecac. — Nächtliche Erstickungsanfälle und krampfhafte Zusammenziehung des Halses, durch Schleimansammlung verursachtes Röcheln, kurzer, trockener Husten, große Aengstlichkeit, Todesfurcht, Erregung, kalte Gliedmaßen, Herzklopfen, Uebelkeit, Erbrechen.

Arsenicum. — Schwerathmen nach dem Essen und Druck in der Brust, Verschlimmerung durch Bewegung, wenn der Patient z. B. geht, eine Treppe steigt, lacht &c., Brustzusammenziehung, Brennen im Magen, Uebelkeit und Erbrechen, entweder blasses oder geröthetes Gesicht, schmerzhaftes Brennen im Hals.

Nux vomica. — Druck und Zusammenziehung in der Brust, Verschlimmerung der Symptome bei Nacht oder nach dem Gehen oder Essen, oder wenn der Patient liegt. Hitze und Brennen in der Brust, Herzklopfen, kurzer, trockener, krampfhafter Husten, Sodbrennen.

Lobelia. — Wenn dem Anfall ein Prickeln im ganzen Organismus entweder vorangeht oder dasselbe während des Anfalls vorhanden ist; kurzes, röchelndes, ängstliches Athmen, Uebelkeit und Erbrechen, Schwindel und Kopfweh, krampfhafter Husten, Zittern der Gliedmaßen, kalte Schweiße.

Phosphorus. — Wenn die Engbrüstigkeit sich Abends oder während sich der Patient Bewegung macht, verschlimmert; Blutandrang in der Brust, mit Stechen, Vollheit oder Hitze im Halse und Herzklopfen.

Tartar emetic. — Für ältere Personen und Kinder, namentlich wenn Abends fürchterliche Erstickungsanfälle mit Röcheln und Keuchen in der Brust eintreten. Kann abwechselnd auf *Phosphorus* gegeben werden.

Belladonna. — Blutandrang in den Lungen, Stiche unter dem Brustbein, Vollheit in der Brust, nächtlicher trockener Husten; manchmal tiefes und dann wieder schnelles, kurzes Athmen, Erstickungsgefühl mit Verlieren des Bewußtseins.

Aconitum. — Für leicht erregbare, empfindsame Personen, und wenn das Asthma leicht durch geistige Erregung verursacht wird.

Bryonia. — Wenn das Uebel durch Bewegung und des Nachts schlimmer wird; Schmerzen in der Brust. Mag auf *Ipecac* folgen.

Coffea. — Wenn durch plötzliche Freude hervorgerufen; kurzer, trockener Husten.

Opium. — Erstickungshusten mit blaurothem Gesicht, tiefes, röchelndes Athmen; namentlich wenn durch Furcht verursacht.

Ignatia. — Wenn durch Furcht oder Entrüstung verursacht; namentlich für Frauenzimmer; Mangel an Luft beim Gehen, beim Ruhen, Husten.

Spongia. — Mangel an Luft, Erstickungsanfälle auf jegliche Bewegung, Hitze im Gesicht, Blutandrang nach Brust und Gesicht.

Veratrum. — Erstickungsanfälle beim Aufstehen und während des Gehens; mag *Ipecac*, *Arsenicum* oder *China* folgen.

Andere Heilmittel sind *Cocculus*, *Chamomilla*, *Cuprum*, *Lachesis* und *Silicea.*

Verordnung der Heilmittel. Löse 12 Kügelchen der gewählten Arznei in 12 Theelöffel voll Wasser auf und gebe einen Theelöffel voll alle halbe, alle 1, 2, 3 oder 4 Stunden, je nach der Heftigkeit der Symptome. Bei chronischen Fällen gebe einen Theelöffel voll zweimal des Tages, bis Besserung erfolgt.

Mittelst nasser Tücher und Binden mag man auf Brust und den Unterleib während der Nacht Wasser appliziren. Hierdurch wird manchmal dem Anfall vorgebeugt. Der Kranke sollte sich öfters in kaltem Wasser waschen und sich Bewegung in frischer Luft machen.

Kost. Personen, die mit Asthma behaftet sind, dürfen weder Kaffee, noch Fleisch, noch fettige Speisen genießen, sondern müssen leichte aber nahrhafte Nahrungsmittel wählen.

Allöopathisch. Das folgende ist empfohlen:

Jod (*Iodine*)	6	Grane.
Jod-Kalium (*Iodide of potassium*)	12	„
Brechwurz-Tinktur (*Tincture of Ipecac*)	1	„
Tolubalsam-Tinktur (*Tincture of Balsam of Tolu*)	6	Drachmen.
Aetherische Schierling-Tinktur (*Ethereal tincture of conium*)	1½	„
Alcohol	½	Pint.

Mische es. Dosis: ein bis zwei Theelöffel voll alle 10 oder 15 Minuten in etwa einem Gill heißen Wasser einzuathmen. Zur selben Zeit gebrauche das folgende:

Jod-Kalium (*Iodide of Potassium*)	1	Drachme.
Sarsaparillasyrup	4	Unzen.

Mische es. Dosis: zwei Theelöffel voll dreimal des Tages.

Das folgende ist manchmal ausgezeichnet:

Lobelia-Tinktur und Brechwurzwein (*Wine of Ipecac*), eine halbe Unze von jedem.

Mische es. Dosis: einen halben Theelöffel voll jede halbe Stunde, bis Uebelkeit und Auswurf erfolgt.

Tabakrauchen oder das Rauchen der Stechapfelblätter wird in manchen Fällen ganz besonders empfohlen, sowie das Einathmen der Luft, in welcher Papier verbrannt wurde, das in Salpeterauflösung getaucht worden.

Brustwassersucht (*Dropsy of the Chest — Hydrothorax*).

Brustwassersucht wird durch Wasseransammlung in der Brust gekennzeichnet. Die Krankheit mag allein oder in Verbindung mit Wassersucht überhaupt vorkommen. Sie wird gewöhnlich durch irgendwelche vorhergehende Störung in den Lungen, im Herzen oder im Brustfell, oder der das Herz umgebenden Haut verursacht. Diese Krankheit sollte von einem tüchtigen Arzte behandelt werden.

Symptome. Große Schwierigkeit beim Athmen, was bei Anstrengung oder während der Nacht sich noch verschlimmert. Der Patient kann nicht auf der von der Krankheit noch nicht erfaßten Seite liegen; schmerzhafter Druck in der Brust, bleiches, manchmal purpurrothes Gesicht, öfters Frösteln, kurzer, trockener Husten, Schwere in der Magengrube, Herzklopfen, unruhige Träume, von welchen der Kranke mit einem Gefühl, als müßte er ersticken, aufwacht. Manchmal findet sich in beiden Armen eine Art Gefühllosigkeit; die Augen sind starr, die unteren Augenlider sind häufig geschwollen, der Hals ist trocken. Mit der Vermehrung des Wassers verschlimmern sich die Symptome, und der Patient muß endlich in aufrechter Stellung verbleiben; die Hände, Arme und Füße schwellen an und werden kalt, Schläfrigkeit und Delirium treten ein und der Tod mag, verursacht durch einen Schlaganfall, plötzlich erfolgen; oder der Kranke mag nach und nach an Erstickung sterben.

Ursachen. Erkältung, Verletzungen, Herz-, Leber- oder Magenkrankheiten, unmäßiger Genuß geistiger Getränke &c.

Behandlung.

Homöopathisch. *Arsenicum.* — Blasse, kränkliche Gesichtsfarbe, Wangen, Lippen und Augenlider schlaff und aufgedunsen, trockener Mund und Zunge, Herzklopfen, Ohnmacht, Schwerathmen während des Gehens und nach dem Niederlegen, beängstigender Druck in der Brust, Brennen und Summen in den Ohren und im Kopfe, Appetitlosigkeit, Träume, Störung im Schlaf, Frösteln.

Apis Mellifica. — Schwieriges und ängstliches Athmen, Schmerz und Empfindsamkeit im Unterleib, welcher durch Druck heftiger wird, die Symptome verschlimmern sich, wenn der Patient niederliegt. Dies ist ein sehr werthvolles Mittel gegen diese Krankheit.

Digitalis. — Zu gebrauchen, wenn Brustwassersucht von Herzkrankheit herrührt.

Andere Mittel sind: *Bryonia*, *China*, *Hellebore*, *Asparagus*, *Cantharides*, *Mercurius*, *Apocynum* und *Cannabis*.

Verordnung der Heilmittel. Löse 12 Kügelchen in 12 Theelöffel voll Wasser auf und gebe einen Theelöffel voll alle eine, zwei, drei oder vier Stunden, je nach den Symptomen.

Allöopathisch. Man sollte die Brust mit Jod-Tinktur (*Tincture of iodine*) überstreichen und die Wundheit zu erhalten suchen.

Das folgende Abführungsmittel möge verordnet werden:

Pulverisirter Gummi Cambaja (*Pulv. gamboge*)	12	Grane.
Elaterium	2	„
Castoröl	8	Tropfen.
Stechapfel-Extrakt (*Extract of stramonium*)	3	Grane.

Mische und bereite 12 Pillen. Dosis: eine Pille alle Stunde, bis die Arznei wirkt.

Oder dieses:

Pulverisirte Jalappe (*Powdered jalap*)	12	Grane.
Cremor Tartari	2	Drachmen.

Mische es. Auf einmal in Syrup oder Molasses zu nehmen.

Zu gleicher Zeit nehme das folgende:

Fingerhut-Aufguß (*Infusion of digitalis*)	4	Unzen.
Essigsaures Kali (*Acetate of potash*)	2	Drachmen.
Süßer Salpetergeist (*Sweet spirits of nitre*)	2	„
Zimmetwasser	1½	Unzen.

Mische dieses. Dosis: Einen Eßlöffel voll alle drei oder vier Stunden.

Jod-Kalium (*Iodide of potassium*) in folgender Weise verordnet, ist ein ausgezeichnetes Mittel.

Jod-Kalium	1 Unze.
Flüssiger Pipsissewa-Extrakt	2 Unzen.
Wasser	½ Pint.

Dosis: Einen Theelöffel voll alle drei oder vier Stunden.

Jod-Kalium kann auch allein in Dosen von fünf oder sechs Granen verordnet werden.

Eclectische und Kräuterkur. Löwenzahn (*Dandelion*) wird gegen diese Krankheit empfohlen, und sollte dieses Mittel folgendermaßen zubereitet werden:

Man wasche die Wurzeln, schleiße so viele derselben als man in beide Hände nehmen kann und koche sie zwei oder drei Stunden in siedendem Wasser. Während des Tages sollten zwei oder drei Tassen voll der Abkochung getrunken werden. Auch der Ginster (*Broom*) ist ein werthvolles Heilmittel. Man gebraucht die grünen Enden der Pflanze, indem man eine Hand voll derselben mit einem Pint kochenden Wasser überschüttet und das betreffende Gefäß mehrere Stunden lang nahe bei dem Feuer stehen läßt. Dosis: Eine Theetasse voll zweimal des Tages. Hie und da sollte, um den Stuhlgang in Ordnung zu halten, eine Dosis Bittersalz oder Cremor Tartari verordnet werden. Das Jod-Kalium (*Iodide of potassium*) in Dosen von fünf oder sechs Granen wird sehr empfohlen. Ebenfalls wird gesagt, daß die Rinde der Weinrebe wunderbare Kuren bewirkt habe. Die Rinde wird zu Asche verbrannt und ein Theelöffel voll derselben in einem Weinglas voll oder mehr Catawbawein dreimal des Tages gegeben. Die Dosen sollten je nach Umständen vermindert oder vermehrt werden. Einen vom Patienten beständig zu gebrauchenden Trank bereitet man wie folgt:

Hair-cap moss	2 Unzen.
Zwerg-Flieder Rinde (*Dwarf elder bark*)	1 Unze.
Wachholderbeeren (*Juniper berries*)	1 „

Bereite einen starken Aufguß und nehme ein halbes bis ein Weinglas voll alle Stunden, oder wenn immer der Kranke durstig ist.

Folgendes ist ein ausgezeichnetes Rezept:

Senf	½ Unze.

Wachholderbeeren (*Juniper berries*) 1 „

Rosenrothe Apocynum-Wurzel (*Milkweed root*) 1 „

Meerrettig (*Horse-radish root*) 1 „

Schwarze Flieder-Rinde (*Black elder bark*) 1 „

Alraun- (auch Schlafapfel-) Wurzel (*Mandrake root*) 1 „

Zwerg-Flieder Wurzel oder Rinde (*Dwarf elder root or bark*) 1 „

Bittersüßwurzel-Rinde (*Bitter sweet bark from the root*) 1 „

Presse dieses und füge eine Gallone gegohrenen Cider hinzu. Dosis: Ein Weinglas voll dreimal des Tages vor dem Essen.

Auszehrung (*Consumption, Phthisis Pulmonalis*).

Unter Auszehrung versteht man im Allgemeinen die Abnahme des Körpers aus irgend einer Ursache; gewöhnlich aber gebraucht man den Namen nur mit Hinsicht auf die Lungenauszehrung, die durch die Erkrankung der Lungen verursacht wird.

Symptome. — Die gewöhnlichen Symptome sind Husten, Brustschmerzen, Fieber, heiße Hände, Füße und Wangen, Veränderung der Stimme, gekrümmte Nägel, Ausfallen des Haares &c.

Anfänglich ist der Husten trocken und leicht und tritt öfters nur des Morgens nach dem Aufstehen oder bei irgend einer Anstrengung ein; Schwerathmen, dünner oder schaumiger, dem Schleim ähnlicher Auswurf. Mit dem Fortschritt der Krankheit verursacht das Athmen mehr Schwierigkeit und der Husten wird heftiger und schmerzhafter, die Haut ist roth und heiß, in dem Innern der Hand und öfters auch auf den Fußsohlen, verspürt der Patient ein brennendes Gefühl, der Appetit ist verschieden und der Patient in dieser Hinsicht launisch, der Stuhlgang unregelmäßig. Bei noch weiterem Fortschritt der Krankheit wird der Husten immer heftiger und das Athemholen schwieriger; gegen Abend tritt öfters Frösteln ein, während bei Nacht die Haut heiß ist und sich gegen Morgen Schweiß zeigt, das Gesicht ist gegen Abend bedeutend geröthet, der Appetit verliert sich, die Gesichtszüge sind scharf, in der Brust fühlt der Kranke eine Zusammenziehung und Druck und öfters auf beiden Seiten Schmerz. In diesem Stadium tritt häufig Lungenbluten ein, oft auch hartnäckige Diarrhöe und der Kranke leidet von Schmerz in den Gedärmen, hektischem Fieber und Durst. Je mehr sich die Krankheit entwickelt, desto mehr verschlimmern sich die Symptome. Der Husten hört beinahe nie auf und ist sehr schmerzhaft, die Gesichtszüge werden sehr scharf, die Augen sind eingesunken, das Haar fällt aus, die Nägel stehen einwärts gebogen, die Stimme wird schwach und heiser, Füße und Aenkeln schwellen an und der Patient stirbt allmählig an Erschöpfung, oder an plötzlichem Blutandrang in den Lungen, oder am Lungenbluten, oder aus anderen Ursachen.

Ursachen. — Diese Krankheit ist gewöhnlich erblich. Andere Ursachen — alles was überhaupt den Körper schwächt und einen geschwächten Zustand des Organismus hervorruft, z. B. große Aengstlichkeit, Trauer, Enttäuschung, übermäßige Anstrengung, Befriedigung der Leidenschaften, zu frühe Geistesanstrengung, Wohnen in feuchten, nicht gelüfteten Zimmern, festes Schnüren und Gebrauch ungeeigneter Medizinen.

Behandlung.

Allgemeine. Die Kost muß bei der Behandlung bedeutende Berücksichtigung finden und sollte die Nahrung kräftig und leicht verdaulich sein. Ochsenfleisch sollte allen anderen Fleischspeisen vorgezogen und halb gar (*rare*) genossen werden; auch sind Hammelfleisch, junges Geflügel, mürbes Wildpret, weichgekochte Eier, Milch, Bier und Fisch zulässig. Leichte Mahlzeiten sind jederzeit besser, als wenn der Patient zu viel ißt. Als Getränk mag Milch, Wasser, Thee oder Cocoa gebraucht werden. Der Kranke sollte sich oft Bewegung im Freien machen, wozu das Reiten sehr dienlich ist; jedoch darf er bei dieser Bewegung nie erschöpft werden. Sehr dienlich ist es, wenn man Brust und Schultern täglich mit Essig und Wasser wäscht oder besprengt, wobei die Flüssigkeit anfänglich warm zu machen ist, nach und nach gebraucht man sie etwas kälter, bis sie endlich ganz kalt in Anwendung kommen kann. Das Schlafzimmer sollte groß und gut ausgelüftet sein. Der Kranke darf weder der Kälte noch plötzlichem Witterungswechsel bloßgestellt werden. Auf der Brust sollte er Baumwollen- oder Wollenstoffe oder Pelzwerk tragen. Der Aufenthalt in mildem Klima ist dem in irgend einem andern vorzuziehen. Man sagt, daß New Mexiko oder das nördliche Texas den Auszehrenden am besten zusagt; sowie auch Minnesota, Florida und Cuba. In Europa suchen die Auszehrenden Pau und Biarritz in Frankreich, oder Malaga, Malta, Sorrento, Palermo, Algier und Madeira auf.

Allöopathisch. Leberthran (*Cod liver oil*) ist bei der Behandlung der Auszehrung sehr werthvoll, und manchmal wird der Patient, wenn er dieses

Mittel im ersten Stadium der Krankheit nimmt, kurirt, während es in den folgenden Stadien Linderung verschafft. Es hilft der Verdauung nach und verschafft dadurch dem Kranken Körperkraft und Muskelzulage; es mildert den Husten, sowie alle die gewöhnlichen Symptome. Ein Theelöffel voll Oel dreimal des Tages ist eine Dosis. Das folgende ist eine der Art und Weisen, wie man dieses Mittel verordnen kann:

Leberthran (*Cod liver oil*)	2	Unzen.
Ingwer-Syrup	2	„
Gummi Arabicum Schleim (*Mucilage of gum arabic*)	2	„
Nelkenöl (*Oil of cloves*)	6	Tropfen.

Mische.

Oder:

Citronensaures Ammoniak (*Citrate of ammonia*)	10	Grane.
Eisen	10	„
Chinin (*Quinine*)	10	„
Leberthran	2	Unzen.
Glycerin	2	„

Mische.

Dieses kann in Porter- oder Ale-Schaum oder nachdem man den Mund mit Brandy ausgespült hat, was auch nach dem Einnehmen der Dosis geschehen kann, genommen werden. Manchen schmeckt diese Arznei angenehmer, wenn man sie salzt.

Mit diesem Heilmittel sollte man mehrere Monate oder selbst Jahre lang fortfahren, wenn die Krankheit nicht vorher überwunden wird. Alkohol enthaltende Getränke, Ale und Lagerbier werden empfohlen. Diese Stimulanten sollten in kleinen Quantitäten genossen werden, etwa zwei oder drei Löffel voll Branntwein oder ein halbes Glas voll oder weniger Wein, oder ein halbes Glas voll Ale oder Bier. Man trinke diese Quantität zwei- oder dreimal des Tages.

Kleien- oder Senfaufschläge werden die Schmerzen in der Brust lindern. Dr. Ira Warren von Boston empfiehlt gegen den Husten das "*Pulmonic Cherry Cordial*," welches große Dienste leisten soll und folgendermaßen zubereitet wird:

Gemahlene wilde Kirschenrinde	10	Pfund.
Brechwurz (*Ipecac root*)	20	Unzen.
Blutwurz (*Blood root*)	24	"
Meerzwiebel (*Squill root, bruised*)	12	"
Pulverisirte Lakritzenwurzel (*Pulverized liquorice root*)	5	"
Kochenille (*Cochineal, bruised*)	2	"
Anissamen	32	"
Fenchelsamen (*Fennel seed*)	8	"
Orangenschale	16	"
Essigsaures Morphium (*Acetate of morphine*)	12	Drachmen.
Alkohol	8	Gallonen.
Wasser	8	"
Pulv. weißer Zucker	40	Pfund.
Schwefelsäure (*Sulphuric acid*)	1	Unze.

Mahle alle diese Artikel zu einem groben Pulver; mit Ausnahme derer, bei welchen angegeben ist, daß sie pulverisirt oder zerquetscht (*bruised*) werden sollen, und bringe alle in den Alcohol, ausgenommen die wilde Kirschenrinde, das Wasser, den Zucker und die Schwefelsäure. Lasse die Masse eine Woche lang stehen und rühre tüchtig zweimal des Tages. Nachdem die Rinde von dem wilden Kirschbaum zwei Tage lang in einem bedeckten Gefäß mit genug Wasser, um dieselbe zu durchfeuchten, gestanden hat, so bringe man sie in ein Sieb und schütte durch dasselbe acht Gallonen Wasser, füge den Alkohol und andere Bestandtheile bei und lasse das Ganze noch weitere drei Tage stehen, indem man jeden Tag zweimal rührt und nachher die Flüssigkeit filtrirt und den Zucker und zuletzt die Schwefelsäure beifügt. Dieser Anweisung nach werden 16 Gallonen bereitet, doch kann die Quantität leicht durch Berechnung vermindert werden. Dosis: 1 bis 2 Theelöffel voll. Ist eine beruhigende Wirkung wünschenswerth oder nöthig, so füge man ein wenig Morphium (*Morphine*) zu dem Präparat.

Das folgende wird gegen den Husten sehr dienlich sein:

Wilder Kirschensyrup	2 Unzen.
Lattichbitter (*Lactucarium*)	2 „

Mische dieses. Dosis: 1 oder 2 Theelöffel voll des Abends und Morgens.

Oder:

Tolu-Syrup (*Syrup of Tolu*)	1 Unze.
Meerzwiebel-Syrup (*Syrup of squills*)	½ „
Brechwurzwein (*Wine of Ipecac*)	2 Drachmen.
Paregoricum (*Paregoric*)	3 „
Gummi Arabicum Schleim	½ Drachme.

Mische dieses. Dosis: zeitweilig einen halben Theelöffel voll.

Eisen-Iodide-Tinktur (*Liquor of iodide of iron*), in Dosen von 12 zu 20 Tropfen in Wasser, dreimal des Tages verordnet, mag in manchen Fällen von guter Wirkung sein, wenn der Patient nämlich sehr schwach ist. Gegen die Nachtschweiße verordne man folgendes:

Aufguß von Peruvianischer oder Cascarilla-Rinde	4 Unzen.
Bilsenkraut-Tinktur (*Tincture of hyosciamus*)	1 Drachme.
Verdünnte Schwefelsäure (*Dilute sulphuric acid*)	1 „

Mische dieses. Dosis: einen Eß-Löffel voll dreimal des Tages.

Oder dieses:

Zink-Oxid (*Oxide of zinc*)	1 Drachme.

Schierling-Extrakt (*Extract of Conium*)	½ „

Bereite hieraus 20 Pillen und nehme eine derselben jeden Abend.

Sind die Schweiße sehr bedeutend, so wasche man den Körper mit Brandy, Whiskey oder Alaun. Gegen die Diarrhöe kann dreifach schwefelsaurer Wismuth (*Tris-nitrate of bismuth*), in Dosen von 30 Granen, entweder vor oder nach jeder Mahlzeit zu nehmen, verordnet werden. Ist der Magen in Unordnung, so wird das Ansetzen zweier oder dreier Blutegel auf die Magengrube, worauf man einen Kleieumschlag auf die betreffende Stelle legt, gute Dienste leisten. Gegen das hektische Fieber ist schwefelsaures Chinin (*Sulphate of quinine*) ein ausgezeichnetes Mittel, wenn dasselbe in der Zwischenzeit in Dosen von 10 zu 12 Granen gegeben wird. Manchmal mag auch mit Wasser verdünnter und versüßter Essig in Dosen von einem zu zwei Theelöffeln voll mit guter Wirkung gegeben werden. Auch ist das Abwaschen oder Besprengen der Haut mit warmem Essig oder Spirituosen öfters sehr wirksam.

Eclectische und Kräuterkur. Phosphorsaurer Kalk (*phosphate of lime*), in Dosen von 10 Granen dreimal des Tages gegeben, wird sehr empfohlen. Auch wird die salzsaure Eisen-Tinktur (*Tincture of muriate of iron*), 5 Tropfen in einem Weinglas voll Wasser alle 3 bis 4 Stunden, in manchen Fällen sehr wirksam sein. Das folgende wird empfohlen:

Blutwurz-Tinktur (*Tincture of blood root*)	1 Drachme.
Flüssiger Wildkirschen-Extrakt (*Fluid extract of wild cherry*)	3 Drachmen.
Lakritzenaufguß (*Infusion of Liquorice*)	½ Pint.
Salz-Ammoniak (*Muriate of ammonia*)	1 Drachme.

Mische dieses. Dosis: einen Eßlöffel voll alle zwei Stunden.

Manchmal wird eine Einathmung von folgenden Substanzen guten Erfolg bezwecken:

Schwefelsäure (*Nitric acid*)	25 Tropfen.
Kampher	4 Drachmen.

Gerbersäure (*Tannic acid*)	4 „
Reiner geruchloser Alcohol (*Pure deodorized alcohol*)	6 Unzen.

Mische dieses. Man befeuchtet mit einem oder zwei Theelöffel voll dieser Mischung einen Schwamm, bringt diesen in ein Glas, hält dasselbe vor die Nase des Patienten, läßt ihn den Dunst 10 oder 15 Minuten lang einathmen und wiederholt dies mehrere Mal des Tages. Auch ist das Einathmen des durch geschmolzenes Harz (*Rosin*) entstandenen Dunstes ein werthvolles Mittel. Gegen den Husten gebrauche folgendes:

Andorn (*Hoarhound*)	1 Unze.
Wallwurz (*Comfrey*)	1 „
Nardensalbe (*Spikenard*)	1 „
Wasser	1 Gallone.

Koche dieses, bis noch 1 Quart der Mischung vorhanden, und füge ein Pint Honig hinzu. Dosis: einen Eßlöffel voll dreimal des Tages oder so oft als der Husten beunruhigt.

Oder dieses:

Flüssiger Schlangenwurzel-Extrakt (*Fluid extract of black cohosh*)	1 Unze.
Flüssiger Wildkirschen-Extrakt (*Fluid extract of wild cherry*)	1 „
Blutwurzel-Tinktur (*Tincture of blood root*)	1 „
Schwefelsaure Morphin-Tinktur (*Tincture of sulphate of morphine*)	2 Drachmen.

Mische dieses. Dosis: einen Theelöffel voll drei- oder viermal des Tages, oder wenn immer der Husten heftig ist.

Oder dieses:

Flüssiger Wildkirschen-Extrakt (*Fluid extract of wild cherry*)	1½	Unzen.
Brechwurzsyrup (*Syrup of ipecac*)	1½	„
Balsamtolu-Syrup (*Syrup of balsam of tolu*)	1	Unze.
Bilsenkraut-Tinktur (*Tincture of Hyosciamus*)	1	„

Mische dieses. Dosis: einen Theelöffel voll, wenn immer der Husten heftig ist.

Manchmal thut eine mäßige Chloroform-Einathmung gute Dienste. Die Nachtschweiße mögen mittelst 10 oder 12 Tropfen Vitriol-Elixir, welche in einem Weinglas voll Wasser vor dem Schlafengehen zu nehmen sind, gemildert werden. Es wird von guter Wirkung sein, wenn man den Körper mit einer aus Alcohol und Wasser bereiteten Mischung, wozu Zimmetöl und Gerbersäure (*Tannic acid*) gefügt wird, mittelst eines Schwammes abwäscht. Der Diarrhöe mag durch einen Brombeerwurzel- (*Blackberry root*) Aufguß Einhalt gethan werden. Auch kann man zu diesem Zwecke Paregoricum (*Paregoric*) und Catechugummi-Tinktur (*Tincture of catechu*) gebrauchen. Tritt Lungenbluten ein, so sollte der Patient viel von einem aus gleichen Theilen kurzblättrigen Dreiblatts (*Beth root*) und virginischen Wolfsfußes (*Bugle weed*) bereiteten Aufguß trinken; oder hie und da wird ein wenig Salz und Wasser dem Bluten Einhalt thun. Die folgenden Recepte werden unter „Auszehrung" gegen Husten gefunden:

Ein aus weißem Andorn (*White hoarhound*) und mit Honig versüßter Thee ist eine treffliche Hustenmedizin. Ebenso wird Thee, aus Quittensamen (*Quince seed*), Flachssamen (*Flax seed*), Eibisch (*Marshmallow*) oder Ulmenrinde (*Slippery elm*) bereitet, den Husten lindern. Auch kann Meerzwiebelsyrup (*Syrup of squills*), Lobelia-Tinktur, Brechwurzwein (*Wine of Ipecac*) und Paregoricum (*Paregoric*), von jedem eine Unze, gebraucht werden. Mische dieses. Dosis: einen Eßlöffel voll drei- bis viermal des Tages.

Homöopathisch. Leberthran (*Cod liver oil*) wird auch bei der homöopathischen Behandlung mit Nutzen angewendet. Man mag dieses Mittel in Dosen von einem Eßlöffelvoll dreimal des Tages verordnen.

Calcarea Carbonica. — Wird gebraucht, wenn folgende Symptome vorhanden sind: Blasse Gesichtsfarbe mit schwermüthigem Gesichtsausdruck; aufgedunsene Wangen, Launenhaftigkeit bezüglich des Appetits, eher Neigung zur Hartleibigkeit als zur Diarrhöe, aber manchmal unregelmäßiger Stuhlgang; leichter doch bestimmt sich ausdrückender Husten;

Schwerathmen, namentlich beim Treppensteigen, oder wenn der Patient schneller geht als gewöhnlich; weiche, schlotterige Muskeln; langsame Blutcirkulation; Schwäche. Bei mehr vorgerücktem Stadium der Krankheit wird *Lycopodium* oder *Nitric Acid* nützlicher sein als *Calcarea*.

Sulphur — wurde von Hahnemann als ein Hauptmittel gegen diese Krankheit bezeichnet. Man verwende dasselbe, wenn sich folgende Symptome zeigen: Skrophulöser Ausschlag, Neigung, sich schnell eine Erkältung dadurch zuzuziehen, wenn der Patient an die frische Luft kommt; rheumatische Schmerzen in den Gliedmaßen ohne Anschwellung; wankender Gang und Zittern der Hände; Gefühllosigkeit verschiedener Körpertheile; die Schmerzen sind bei Nacht heftiger und werden durch äußerliche Wärme gelindert; Schläfrigkeit; gestörter Schlaf; Gesicht blaß, kränklich und schlaff; blaue Ringe um die Augen, trockene Zunge und trockner Hals; weher Hals und Druck in demselben, als ob Klumpen vorhanden wären; Magensäure; der Magen gegen Druck sehr empfindlich; Uebelkeit nach dem Essen; Schmerz im Unterleib; schneidende Schmerzen und Uebelkeit, worauf Diarrhöe folgt; Heiserkeit oder Stimmverlust; trockner, kurzer Husten.

Phosphorus. — Für leichtgebaute Personen mit heller Gesichtsfarbe gegen kurzen, trocknen Husten, Kurzathmigkeit, große Abzehrung, Diarrhöe und Schweiß zu gebrauchen.

Andere Heilmittel sind: *Ferrum*, *Silicea*, *Phosphoric Acid*, *Lobelia*, *Nitric Acid*, *Iodine*, *Belladonna*, *Hamamelis* und *China*. Diese Heilmittel sollten unter Anordnung eines tüchtigen Arztes gebraucht werden.

Verordnung der Heilmittel. Man nehme von dem gewählten Heilmittel eine Dosis (6 Kügelchen) dreimal des Tages, oder wenn die Symptome dazu veranlassen, eine Dosis alle eine, zwei oder drei Stunden.

Brustquetschung (*Contusion of the Chest*).

Wird die Brust durch einen Schlag oder Fall beschädigt, so gebrauche man Arnica-Tinktur äußerlich. Wenn aber aus Veranlassung der Beschädigung Bronchitis oder Brustentzündung oder andere Krankheiten entstehen sollten, so behandle man dieselben nach Anweisung im betreffenden Kapitel.

Fremde Körper in der Luftröhre.

Man kann fremde Körper, die sich in der Luftröhre festgesetzt haben, erreichen, indem man die Zunge hinabdrückt und den Daumen und einen Finger so weit als möglich hinabschiebt. Kann der Gegenstand nicht mit den Fingern gefaßt werden, so ist eine Chirurgenzange (*Forceps*) zu gebrauchen. Auch kann man die betreffende Person an einer Stange in den Knieegelenken, mit dem Kopf abwärts hängen lassen und ihr schnelle Schläge zwischen die Schultern versetzen, wodurch gewöhnlich geholfen wird. Kann aber der Gegenstand durch keines dieser Mittel entfernt werden, so sollte man einen Wundarzt zu Hülfe rufen.

Zwölftes Kapitel.
Krankheiten des Magens und der Eingeweide.

Mangel an Appetit (*Anorexia*). Heißhunger (*Bulemia*).

Mangel an Appetit und krankhafte Eßlust wird bei vielen Krankheiten gefunden, ersterer besonders bei Krankheiten der Eingeweide oder Lungen, sowie auch bei anderen acuten Krankheiten, Unordnung des Magens u.s.w. Letzteres ist zuweilen eine Folge von Wurmleiden oder Verlust der Kräfte, Verdauungsschwäche u.s.w. Die Behandlung dieser Krankheiten findet man unter der Rubrik „Dyspepsie."

Dyspepsie oder schwacher Magen.

Dyspepsie ist eine der gewöhnlichsten Krankheiten, welchen der Arzt begegnet. Sie wird überall, unter allen Klassen und häufiger bei Personen von mittlerem Alter gefunden. Solche, welche eine sitzende Lebensweise führen, keine Gelegenheit haben Bewegung zu machen, sowie auch jene, die Spirituosen und dem Tabak ergeben sind, sind mehr als Andere dazu geneigt.

Symptome. Die Dyspepsie kann vorübergehend sein oder sich einwurzeln. Unter vorübergehend verstehen wir einen leichten Anfall von Unverdaulichkeit, welcher von Ueberessen oder von unzulänglichen Nahrungsmitteln herrührt. Unter eingewurzelt verstehen wir solche Fälle, welche eine lange Zeit — Monate, ja sogar Jahre lang, anhalten. Bei dieser Krankheit verliert der Magen seine Kräfte zu verdauen und der Kranke ist nur dann fähig etwas zu essen, wenn er immer Spirituosen, Pillen und andere Arzneimittel zu sich nimmt. Ein vorübergehender Anfall von Unverdaulichkeit macht sich durch ein Gefühl von Ausdehnung des Magens, Aufstoßen, Appetitlosigkeit, Widerwille gegen Speisen, zuweilen durch Uebelkeit und Erbrechen kenntlich. Bei der eingewurzelten oder chronischen Form ist der Appetit veränderlich, zuweilen gänzlich verloren, steigert er sich dann wieder bis zur Gefräßigkeit. Nimmt der Patient eine volle kräftige Mahlzeit, wird er niedergeschlagen, Schmerz und eine Schwere im Magen stellen sich ein; ein Verlangen nach Essen, das nach dem ersten Mund voll befriedigt, ist vorhanden; die Zunge ist blaß, welk, schleimig, oder wird trocken, klebrig, oder dick belegt, besonders am Morgen beim Aufstehen; ein beständiges unbehagliches Gefühl von Schwere im Magen, ebenso saures oder unangenehmes Aufstoßen, bei Säure im Magen und einem Gefühl von Sinken und Flattern in der Magengrube; Empfindlichkeit gegen Druck, zuweilen Uebelkeit und Erbrechen, Kopfschmerz, Mattigkeit und große Niedergeschlagenheit, Todesfurcht und Befürchtungen vor der Zukunft, Herzklopfen oder ein starkes Schlagen in der Gegend des Magens, Verstopfung, unangenehmer Geschmack im Munde, besonders des Morgens beim Erwachen; das Gedächtniß ist vermindert; die Stimmung ist veränderlich und die Laune reizbar; Tiefsinn, Gedanken- und Ideenverwirrung; Schwindel; Schwachsichtigkeit, Flecken schimmern vor den Augen; das Gesicht ist blaß und hat einen ängstlichen Ausdruck, die Haut ist trocken und gerunzelt, Alpdrücken ist eine gewöhnliche Erscheinung, Kneipen oder krampfartige Thätigkeit der Muskeln; abwechselnd Hitze und Kälte; ziehende Schmerzen im Rücken und in den Schultern; häufiges Seufzen; ein Gefühl von Beklemmung in der Gegend des Herzens; Geräusch oder Singen in den Ohren.

Ursachen. Eine von den häufigsten Ursachen von Verdauungsschwäche ist hastiges unzulängliches Kauen der Speisen, Mangel an Bewegung und Ruhe des Geistes, unpassende Nahrung, wie zu kräftige, reizende Speisen, Spirituosen, zu häufiger Genuß von warmen Flüssigkeiten und Tabak, spätes Aufbleiben, stark gewürzte Gerichte, übermäßig starke Entleerungen, sitzende Lebensweise, langes angespanntes geistiges Arbeiten, Trägheit, zu langes Schlafen, das Athmen unreiner Luft, geschlechtliche Ausschweifungen; Leute, welche sehr schnell essen und dazu übermäßig viel Wasser, Thee oder Kaffee trinken, sind diesem mehr ausgesetzt als andere; auch Essen, unmittelbar nach starker körperlicher oder geistiger Arbeit ist sehr schädlich; starke Bewegung nach der Mahlzeit oder kurz vor dem Schlafengehen, Aerger, Eifersucht, große Freude, nächtliches Wachen sind hervorragende Ursachen. Der Mißbrauch von Abführmitteln, der die Eingeweide träge macht, ist äußerst schädlich.

Behandlung.

Allgemeine. Gutes Kochen ist ein wichtiger Theil der Behandlung bei der Verdauung; die Speisen sollten gut, aber nicht übermäßig gekocht werden; halb gar gekochtes Fleisch ist bei Dyspepsie das Beste. Leute, die an Dyspepsie leiden, sollten alle eingemachten Fleischarten, wie Schinken, Zunge, geräucherte oder gesalzene Fleischsorten, Würste u.s.w., sowie auch rohes Gemüse, Pickles, Salat u.s.w. vermeiden. Die Nahrung muß, ehe sie in den Magen geht, langsam und gehörig gekaut werden, jeder Mundvoll muß so gekaut sein, bis er von selbst in die Speiseröhre tritt, denn Speisen, die gehörig gekaut sind, folgen ihrer eigenen Bestimmung. Verschiedene Sorten von Pasteten, heißes Brod, heißer Zwieback, Eier, Suppen, stark gewürzte Gerichte, Puddings u.s.w. müssen vermieden werden.

Fische sind am meisten verdaulich, wenn gekocht, weniger wenn gebraten und am wenigsten wenn gebacken. Die meisten Sorten von wildem Geflügel können erlaubt werden, auch Hammelfleisch, Wild, Hühner und Turkeyfleisch, rohe Austern, geröstetes, gebackenes oder gekochtes Obst, Schwarz- oder Weizenbrod, Kartoffeln sind für die Kost zulässig. Thee, Kaffee und alle berauschenden Getränke müssen vermieden werden, der beste Trunk bleibt immer Wasser oder Milch, wenn eins oder das andere ohne unangenehme Symptome genommen werden kann. Während des Essens sollten nicht zu viele Flüssigkeiten genommen werden, und es wird besser sein, wenn der Patient damit bis nach der Mahlzeit wartet. Wenigstens sechs Stunden sollten immer von einer zur andern Mahlzeit verstreichen, während bei einem gesunden Magen drei bis vier Stunden hinreichen. Niemals sollte Jemand eine Reise oder einen Ausflug weder mit zu vollem noch mit ganz leerem Magen antreten. Das Trinken geschieht für den Magen vortheilhafter vermittelst Schlürfens oder indem man jedesmal einen Mund voll nimmt, als durch das Trinken in langen Zügen. Nach Bewegung von irgend welcher Art, wie Reiten, Gehen u.s.w. sollte man sich stets vorher eine halbe Stunde ausruhen, ehe man eine Mahlzeit zu sich nimmt, und ebenso sollte nach der Mahlzeit ein solcher Zeitraum verstreichen, ehe irgend eine Bewegung gemacht wird. Gehen, Laufen, Springen, Tanzen, Holzsägen oder das Rudern eines Bootes sollte jeden Tag regelmäßig geübt werden. Folgende Kosteintheilung ist mit geringer Veränderung von Dr. Leared.

Leicht verdaulich. Hammelfleisch, Wild, Hase, süßes Brod, junge Tauben, Feldhuhn, Fasanen, Birkhuhn, Rind- und Hammelfleisch, Milch, Steinbutte (*turbot*), Schellfisch, Butten (*flounders*), Zunge (*sole*, eine Fischart), Fische im Allgemeinen, geröstete Austern, altbackenes Brod, Reis, Tapioca, Sago, Pfeilwurz (*arrow root*), Spargel (*asparagus*), Meerkohl, französische Bohnen, Blumenkohl (*cauliflower*), gebackene Aepfel, Orangen, Weintrauben, Erdbeeren, Pfirsiche, Zwiebackwasser (*toast water*), schwarzer Thee, Sherry, Claret.

Mäßig verdaulich. Rind- und Lammfleisch, Kaninchen, Turkey, Ente, wildes Geflügel, Schnepfe, Suppen, Eier nicht hart gekocht, Butter. Schildkröte, Stockfisch, Hecht, Forelle, rohe oder gedämpfte (*stewed*) Austern, Kartoffeln, Rüben, Kohl, Spinat, Artischocken, Salat, Sellerie, Aprikosen, Korinthen, Himbeeren, Brod, Mehlpuddings, Gelee, Marmalade, Rhabarber, gekochte Früchte, Cocoa, Kaffee, Malzgetränke, Portwein.

Hart verdaulich. Schweinefleisch, Kalbfleisch, Gansleber, Herz, Gehirn, Salzfleisch, Wurst, Hechte und gedämpfte (*stewed*) Fleische, Makrele, Aal, Lachs, Häring, Hellbutte, Salzfisch, Hummer, Krebse, Seegarnelen, Muscheln, Oel, zerlassene Butter, hartgesottene Eier, Käse, frisches Brod, Kuchen, in Butter gebackener Zwieback, Pasteten, Rahmtörtchen, Nüsse, Erbsen, Pflaumen, Kirschen, gedörrte Früchte, Gurken, Zwiebeln, Möhren, Pastinaken (*parsnips*), rothe Rüben (*beets*), Bohnen, Pilze, Pickles, Chocolade, Champagner, Liqueurs.

Eclectische und Kräuterkur. Gegen Säure und heißes Aufstoßen nehme ein Brechmittel von fünf bis zehn oder zwanzig Granen Brechwurz (*Ipecac*) in einem Theetassenkopf voll warmen Kamillen- oder anderen Thee; diese Dosis wird wiederholt, wenn die erste nicht Erbrechen verursacht. Nachdem der Magen beruhigt ist, gebe man ein Seidlitzpulver. Die Anwendung von Einspritzungen ist in strengen Fällen oder bei Personen von zartem Körperbau viel besser zur Bewegung der Eingeweide, als Gaben von Abführmitteln und mag zu diesem Behufe Molasses und warmes Wasser, oder warmes Wasser und ein wenig Salz angewendet werden. Bei Fällen, die dann erst eingetreten sind, wo leichte Verstopfung und Magensäure vorhanden sind, nehme man Folgendes:

Gagel in Pulvern (*Bayberry bark in powders*)	1	Unze.
Stachliche Eschenrinde in Pulver (*Prickly ash bark in powders*)	1	„
Gelbwurz-Pulver (*Golden seal powder*)	1	„
Bitterwurz in Pulver (*Bitter root in powder*)	1	„
Doppeltkohlensaure Soda oder Potasche (*Bi-carbonate of soda, or potash*)	1	„

Mische es. Dosis: Einen halben bis einen ganzen Theelöffel voll dreimal des Tages.

Bei chronischen Fällen oder hartnäckiger Verstopfung nehme Folgendes:

Kalmus in Pulver (*Blue flag in powder*)	1	Unze.
Alraun in Pulver (*Mandrake in powder*)	1	„
Bitterwurzel in Pulver (*Bitter root in powder*)	1	„
Pulverisirte Blutwurzel (*Pulv. blood root*)	½	„
Spanischer Pfeffer (*Capsicum*)	2	Drachmen.

Mische dieses. Dosis: Dreimal des Tages einen halben bis einen ganzen Theelöffel voll.

Ist Säure im Magen vorhanden, so füge doppeltkohlensaure Soda oder Potasche (*Bi-carbonate of soda or potash*) eine Unze hinzu. Säure kann zuweilen durch ein Seidlitzpulver, ein- oder zweimal des Tages genommen, verbessert werden und gegen Wind im Magen ein warmer Trank von grünem Münz- oder Pfeffermünz- (*Spearmint or Peppermint*) Thee. Ist Kolik vorhanden, so nehme man einen Theelöffel voll Paregoricum (*Paregoric*) in ein wenig heißes Wasser. Bei beständiger Verstopfung der Eingeweide wird das nachstehende sehr empfohlen:

Wismuth-Oxyd (*Oxide of Bismuth*)	12 Grane.
Aloe (*Aloes*)	24 „

Mache mit Molasses oder einer Auflösung von Gummi Arabicum 12 Pillen daraus. Dosis: Jeden Abend beim zu Bett Gehen vier Pillen, bis der Magen wieder gestärkt ist. Wismuth kann auch da, wo ein tägliches Abführmittel nicht erforderlich ist, allein in Pulvern von fünf Granen auf eine Dosis gegeben werden. Es kann mit Honig oder Molasses oder mit irgend einer anderen derartigen Zuthat genommen werden.

Weißer Senfsamen ist ein altes und viel gebrauchtes Mittel. Eine Dosis sollte davon jeden Tag durch drei oder vier Wochen hindurch genommen werden. Man nehme einen halben bis ganzen Eßlöffel voll und verschlucke den Samen ganz mit kaltem Wasser. Sodbrennen wird zuweilen durch einen Theelöffel voll überkohlensaure Soda (*Super-carbonate of soda*) in ein wenig Wasser oder einen halben Theelöffel voll Saleratus in einem halben Tassenkopf voll Wasser sofort gelindert. Magnesia in zwei bis drei Theelöffeln voll in einem Bierglas voll Wasser genommen, hat sich als ein ausgezeichnetes Mittel bewährt.

Pyrosis oder Sodbrennen kann durch Nachstehendes gelindert werden:

Sennesblätter (*Senna leaves*)	1 Unze.
Pulverisirte Jalappenwurzel (*Jalap, powdered*)	½ „
Pulverisirte Gelbwurz (*Golden seal, powdered*)	½ „
Pulverisirter Fenchelsamen (*Fennel seed, powdered*)	½ „
Aloe	2 Drachmen.

Tolu-Balsam	1 Unze.

Gieße ein halbes Pint kochendes Wasser darüber und rühre es um. Wenn kalt gieße es in eine Quartflasche und fülle dieselbe mit gutem Branntwein oder Whisky. Nachdem es zwei Stunden gestanden hat, wird es fertig sein zum Gebrauch. Dosis: Alle Morgen vor dem Frühstück einen Eßlöffel voll.

Folgendes kann zuweilen angewendet werden:

Dreifachsalpetersaures Wismuth (*Tris nitrate of Bismuth*)	5 Grane.
Schwefelsaures Morphium (*Sulphate of morphine*)	1–10 Grane.

Mische es zu einer Dosis.

Präparirte Holzkohle (*Prepared charcoal*) kann in Dosen von einem Theelöffel voll dreimal des Tages in einigen Fällen gegeben werden.

Folgendes ist bei Dyspepsie ein sehr schätzbares Mittel:

Chinarinde (*Peruvian bark*)	1 Unze.
Enzianwurzel (*Gentian root*)	1 „
Orangenschale	½ „
Koriandersamen (*Coriander seed*)	½ „

Stoße diese vier Artikel in einem Mörser oder in einem anderen Gefäße, lege sie in ein Quart französischen Branntwein (*French brandy*) und lasse das Ganze vier bis fünf Tage vor dem Gebrauche stehen. Dosis: Ein halber bis ganzer Theelöffel voll in einem Weinglas voll Wasser ungefähr eine oder zwei Stunden vor den Mahlzeiten.

Blähungen und Kolik können durch einen bis zwei Tropfen von Cajeputöl (*Cajupet*) auf Zucker, oder doppeltschwefelsaure Soda (*Bi-sulphate of soda*), eine bis zwei Stunden nach den Mahlzeiten genommen, entfernt werden.

Die folgenden sind einige von den Mitteln, die sich bei Behandlung der Dyspepsie sehr zuträglich erwiesen haben:

Pulverisirter türkischer Rhabarber (*Powd. turkey rhubarb*)	2 Drachmen.

Kohlensaure Soda (*Carbonate of Soda*)	48 Grane.
Einfacher Syrup	1 Unze.
Quellwasser	½ Pint.

Dosis: Dreimal des Tages vor dem Essen einen Eßlöffel voll.

Rosenwasser (*Rose water*)	1 Pint.
Schwefelsaure Magnesia (*Sulphate of magnesia*)	6 Drachmen.
Cascarilla-Tinktur	1 Unze.

Mische es. Dosis: Drei Eßlöffel voll zweimal des Tages.

Die folgenden Pillen werden empfohlen:

Aloe	3 Grane.
Rhabarber (*Rhubarb*)	3 „
Spanische Seife (*Castile soap*)	3 „
Gelbwurz (*Golden seal*)	60 „
Cayenne-Pfeffer (*Cayenne*)	20 „
Pulverisirter Lobelia-Samen	20 „

Theile es in 60 Pillen mit Enzian-Extrakt. Dosis: Jeden Abend eine beim zu Bett Gehen.

Ein anderes:

Wismuth-Oxyd (*Oxide of bismuth*)	4 Drachmen.
Rhabarber (*Rhubarb*)	2 „
Aloe	1 Drachme.
Cayenne-Pfeffer (*Cayenne*)	1 „
Brechwurz (*Ipecac*)	30 Grane.

Mische es gehörig und mache mit Gummi Arabicumschleim 120 Pillen daraus. Dosis: Vor jeder Mahlzeit eine Pille.

Homöopathisch. Um die Wahl der Heilmittel zu erleichtern, ist die Krankheit in Klassen mit den zu jeder derselben erforderlichen Heilmitteln eingetheilt. Ehe man daher eines der Mittel wählt, sehe man zuerst die untenstehenden Einzelnheiten durch.

Gegen Dyspepsie bei Erwachsenen: *Aconitum, Antimonium, Arnica, Belladonna, Bryonia, Calcarea Carbonica, Carbo Vegetabilis, Chamomilla, China, Hepar Sulphuris, Ipecacuanha, Mercurius, Nux Vomica, Pulsatilla, Phosphorus, Sepia, Sulphur, Veratrum.*

Bei Kindern: *Aconitum, Bryonia, Calcarea Carbonica, Chamomilla, Ipecacuanha, Pulsatilla, Sulphur.*

Wenn langes Wachen die Ursache der Dyspepsie ist: *Nux Vomica, Arnica, Pulsatilla, Veratrum, Carbo Vegetabilis.*

Durch übermäßige geistige Anstrengung: *Nux Vomica, Sulphur, Lachesis, Calcarea Carbonica.*

Wenn die Folge von übermäßigem Genuß von Spirituosen: *Nux Vomica, Sulphur, Lachesis, Arsenicum, Carbo Vegetabilis.*

Ebenso vom Kaffee: *Nux Vomica, Ignatia.*

In Folge des Tabaks: *Nux Vomica, Hepar Sulphuris, Cocculus, Staphysagria.*

Bei Verschlimmerung nach Trinken von kaltem Wasser: *Arsenicum, China, Pulsatilla, Veratrum.*

Nach Biertrinken: *Arsenicum, Calcarea Carbonica, Rhus Toxicodendron, Sepia, Sulphur.*

Nach Milchtrinken: *Bryonia, Nux Vomica, Calcarea, Sulphur.*

Nach Säuren: *Nux Vomica, Sepia, Sulphur, Arsenicum, Lachesis.*

Nach Brod: *Nux Vomica, Sulphur, Pulsatilla, Bryonia, Mercurius.*

Nach festen Speisen: *Pulsatilla, China, Carbo Vegetabilis.*

Wenn gleichzeitig mit Dyspepsie Verstopfung vorhanden ist: *Nux Vomica, Sulphur, Bryonia, Lachesis.*

Wenn mit Diarrhöe verbunden: *Pulsatilla, China, Acidum phosphoricum, Carbo Vegetabilis, Mercurius, Arsenicum, Veratrum.*

Gleichzeitig mit saurem Magen: *Pulsatilla, Nux Vomica, Calcarea Carbonica.*

Oder mit Geschwüren: *Nux Vomica*, *Sulphur*, *Sepia.*

Aconitum. — Wenn beim Beginne des Anfalles beträchtliches Fieber mit Durst und Uebelkeit, auch wenn Röthe und Wehsein des Mundes und Halses vorhanden sind.

Arnica. — Wenn ein Fall oder ein Schlag auf dem Magen die Ursache, mit Schmerz und einem Gefühl, als wenn das Rückgrat gebrochen wäre, Zunge dick, gelblich belegt, Uebelkeit mit Neigung zum Erbrechen, öfteres Aufstoßen mit fauligem bitterem Geschmack, nervöse Aufregung, Schwere in den Gliedern.

Nux Vomica. — Passend bei den meisten Fällen von Dyspepsie zu Anfange, besonders bei Verstopfung und einer Neigung zu Beulen, saurer, bitterer Geschmack im Munde; wenn die Nahrung, besonders Brod, sauer oder bitter oder geschmacklos ist; der Kranke hat nicht viel Appetit, aber ein Verlangen nach Bier, Wein oder Spirituosen; von der Nahrung leicht befriedigt, nach dem Essen mit Uebelkeit belästigt, Erbrechen der Speisen, Schwindel, Schwere, Schläfrigkeit, Vollsein, Ausdehnung des Magens, empfindlich gegen Berührung, Taumeln, Eingenommenheit des Kopfes, Kopfschmerz durch geistige Anstrengung erhöht, Klingen in den Ohren, Zunge weiß belegt, metallartiger, bitterer, saurer oder fauliger Geschmack im Munde des Morgens oder nach dem Essen, Sodbrennen, Windkolik, Gefühl von Beengung durch die Kleider um die Taille, saurer Magen, erfolgloses Stuhldrängen, harter, schwerer, mit Blut gestreifter Stuhl. Am besten paßt *Sulphur* nach diesem.

Sulphur. — Besonders bei lang anhaltenden Fällen, oder wenn kein Appetit nach Fleisch und Brod vorhanden, sondern ein Verlangen nach Wein und Säuren, Schwierigkeit des Athmens, Uebelkeit nach dem Essen, Aufstoßen und Erbrechen der Speisen; Frösteln, Säure und Sodbrennen, saurer Magen, geistiger Druck, unzufrieden mit Allem und Jedermann. Darauf paßt *Calcarea Carbonica* am besten.

Pulsatilla. — Ein wichtiges Mittel bei Dyspepsie, besonders bei frischen Fällen, die durch Ueberessen verursacht sind, durch den Genuß von Schweinefleisch, Hammelfleisch, Butter oder irgend einer fettigen Substanz, der Geschmack der Speise kommt wieder heraus in den Mund, Neigung zum Erbrechen, besonders nach Essen und Trinken, Geschmack schal oder faulig, ähnlich dem von schlechtem Fleisch oder Talg, Druck in der Magengrube, besonders nach dem Essen, der Kranke fröstelt, ist schwach, eigensinnig und melancholisch.

Antimonium Crudum. — Besonders nützlich, wenn die Störung vom Ueberessen herrührt und folgende Symptome gegenwärtig sind: Der Geschmack der zuletzt eingenommenen Speise kommt wieder in den Mund

und stößt bald nach dem Essen Theile unverdauter Speisen in die Höhe, die Zunge ist mit einem weißen oder gelblichen Schleim belegt, der Magen ist empfindlich gegen Berührung und ausgedehnt.

Belladonna. — Wenn ein schmerzhaftes Ausdehnen des Unterleibes stattfindet, bei einem Zusammendrücken, als wenn die Eingeweide festgehalten würden, Schlucken, Uebelkeit oder eine Abneigung gegen die Speise, Erbrechen von Galle oder Wasser, auch bei Eingenommenheit des Kopfes oder Blutandrang nach dem Kopfe.

Arsenicum. — Besonders nützlich bei chronischen Fällen, bei Zusammenfallen des Gesichts, kalten Endgliedern, dunklen Ringen um die Augen, zugespitzte Nase, Zunge weiß oder bräunlich, auch bei Magenkrämpfen, bei einem Gefühl von Kälte oder Hitze, alles, was in den Magen geht, wird wieder erbrochen, die Haut ist heiß und trocken. Wenn *Arsenicum* von keinem guten Erfolge ist, gebe man *Lachesis.*

Bryonia. — Ein wichtiges Mittel gegen Dyspepsie, besonders wenn dieselbe im Sommer eintritt, auch wenn sie von Frostschauer, Kopfschmerz und Schmerz in den Gliedern und dem Rückgrat begleitet ist, ebenso bei den folgenden Symptomen: Zunge mit einem gelblichen Schleim belegt, heiß und trocken, Appetitlosigkeit, bittern Geschmack, große Abneigung gegen Speise, zuweilen ein großes Verlangen nach Speise und Getränken, Gefühl von Vollsein und Brennen im Magen nach den Mahlzeiten, viel Durst, Aufstoßen einzelner Theile von Speise nach jeder Mahlzeit, Sodbrennen, Verstopfung der Eingeweide, Uebelkeit des Morgens, Brennen im Magen, Laune reizbar und halsstarrig. Sollte *Bryonia* wenig oder gar keine Besserung gewähren, so gebe man *Rhus.*

China. — Dyspepsie in Folge von Blutverlust oder anderen Entleerungen, wenn unreine Luft die Ursache und bei folgenden Symptomen: Druck im Magen, als ob von einer Last herrührend, Gleichgültigkeit gegen Essen und Trinken, Verlangen nach Wein oder Säuren, schaler oder bitterer Geschmack im Munde, Wunsch nach verschiedenen Leckerbissen, ohne eigentlich zu wissen nach welchen, krankhafter Appetit nach etwas Starkem, Scharfem oder Saurem, Schwäche und Ermüdung, der Kranke dehnt und streckt seine Glieder in Folge eines Gefühls von Müdigkeit.

Cepa. — Kein Hunger, aber beträchtlicher Durst, Eingenommenheit des Kopfes, Schmerz in den Eingeweiden in Folge von Winden.

Carbo Vegetabilis. — Appetitlosigkeit, bittrer Geschmack im Munde, bloßes Aufstoßen von Luft, Geschmack der Speise, nachdem man sie bereits zu sich genommen, Sodbrennen während der Nacht, Windkolik, Rasseln im Unterleib.

Calcarea Carbonica. — Besonders bei Kindern, welche eine Neigung zu Skropheln haben, Säure des Magens, häufiges Aufstoßen von Wind, Gefühl von Vollsein im Kopfe bei einer Neigung zu krampfhaftem Kopfweh, Vollsein und Anschwellen in der Gegend des Magens, bei Empfindlichkeit gegen Berührung, nagende oder kneipende Schmerzen.

Chamomilla. — Besonders bei einem Anfall von Zorn oder durch Stehen in der Zugluft, während man schwitzt, Aufstoßen der Speise, Uebelkeit, Erbrechen von Speisen und grünem Schleim oder Galle, Magenkrämpfe, Kopfschmerz, Vollsein, Schwindel, gestörter Schlaf und Herumwerfen, Gesicht roth und heiß.

Hepar Sulphuris. — Gegen Dyspepsie, wenn dieselbe durch das Nehmen von blauen Pillen oder anderen Quecksilber-Präparaten verursacht wurde, ein heftiges Verlangen nach reizenden Stoffen, Weinen oder Säuren, der Magen scheint äußerst empfindlich zu sein und geräth leicht in Unordnung, obgleich der Patient gesund sein mag, Uebelkeit am Morgen, bei Erbrechen einer sauren, galligen oder schleimigen Masse. Kann abwechselnd mit *Nux vomica*, wenn harter, leicht gefärbter Stuhl vorhanden ist, oder mit *Mercurius*, bei einer weißlichen Diarrhöe, gegeben werden.

Ipecacuanha. — Besonders passend für Kinder, wenn sie Speisen, Getränke oder Galle erbrechen, Erbrechen mit Kälte des Gesichts und der Endglieder, Zunge weiß, gelblich belegt, Erbrechen mit Diarrhöe, Abneigung gegen Speise, besonders fette und reiche Kost, oder wenn die Verdauungsschwäche vom Essen des Turkey oder von Pasteten u. s. w. veranlaßt wurde.

Mercurius. — Aufstoßen eines sauren und bitteren Stoffes, fauliger, süßlicher oder bitterer Geschmack des Morgens, Neigung zur Diarrhöe, bei Durchfall oder Schweiß, schwache Verdauung bei beständigem Hunger, Druck in der Magengrube nach dem Essen. Ist vor oder nach *Lachesis* zweckmäßig zu geben.

Phosphorus. — Bloßes Aufstoßen, besonders nach dem Essen, Erbrechen nach dem Essen, Brennen im Magen.

Sepia. — Bei chronischer Dyspepsie mit oder ohne krankhaftes Kopfweh, Aufstoßen oder Schmecken von saurer oder fauliger Speise, Anschwellen des Unterleibes mit einem Drucke, wie von einem Stein herrührend, Uebelkeit vor dem Frühstück, ebenso nach dem Essen, Uebelkeit von schwangeren Frauen.

Lachesis. — Unregelmäßiger Appetit, ein Widerwillen gegen Brod, bei einem Verlangen nach Wein und Milch, häufige Uebelkeit, Erbrechen der Speisen, Verstopfung, Unbehaglichkeit, Trägheit, Schwere. Ist passend vor oder nach *Mercurius.*

Veratrum. — Wenn sich *Ipecacuanha* als unzureichend erwiesen hat oder wo nach Anwendung von *Ipecacuanha* noch Diarrhöe mit kneipenden Schmerzen in den Eingeweiden vorhanden ist, bei großem Durst, Kälte der Hände und einem Schauer über den ganzen Körper.

Andere Heilmittel wie *Rhus*, *Acidum Phosphoricum*, *Cocculus*, *Ignatia*, *Staphysagria* sind zuweilen, aber nicht oft anwendbar.

Verordnung der Heilmittel. Bei frischen Anfällen, und wenn viel Magenschmerz und krankhafter Reiz desselben vorhanden, nehme von dem gewählten Heilmittel alle halbe, ganze, zwei oder drei Stunden eine Dosis. Sobald die Strenge der Symptome nachzulassen beginnt, sollten die Zwischenräume verlängert werden. Bei chronischen Fällen ist das Mittel dreimal des Tages zu wiederholen. Bei Anwendung der Kügelchen gebe einem Erwachsenen zehn.

Allöopathisch. Wenn Mangel an Appetit ein Symptom ist und es ist keine erklärliche Ursache dafür vorhanden, nehme folgendes:

Rinden-Abkochung (*Decoction of bark*)	6	Unzen.
Schwefelsaures Chinin (*Sulphate of quinine*)	8	Grane.
Verdünnte Schwefelsäure (*Dilute sulphuric acid*)	½	Drachme.
Compound tincture of bark	½	Unze.
Orangenschalen-Syrup	2	Drachmen.

Mische es. Dosis: Dreimal des Tages einen Eßlöffel voll.

Wenn es von einem Schmerz in der Magengrube begleitet ist, nehme das folgende:

Dreifach salpetersaurer Wismuth	10	Grane.
Gummi Arabicumschleim (*Mucilage of gum arabic*)	½	Drachme.
Syrup	½	„
Hopfen-Tinktur (*Tincture of hops*)	½ bis 1	„

Zimmet-Tinktur (*Tincture of cinnamon*)	½ bis 1 „
Wasser	1 Unze.

Mische es und nimm zwei- bis dreimal des Tages eine Dosis.

Beim Beginn der Dyspepsie ist in der Regel eine Störung der Leber vorhanden. In diesem Falle möge folgende Pille gegeben werden:

Enzian-Extrakt (*Extract of gentian*)	½ Drachme.
Pulverisirter Rhabarber (*Pulv. rhubarb*)	½ „
Blue Mass	4 Grane.

Mische es und theile es in 20 Pillen. Dosis: dreimal des Tages eine Pille eine Woche lang.

Salpetersaure Kochsalzsäure (*Nitro muriatic acid*), in Dosen von 3 bis 4 Tropfen wirkt als ein mildes stärkendes Mittel und kann den obigen Pillen folgen. Wo Nervenschwäche vorwiegend ist, und besonders bei chronischen Fällen, wird folgendes vorzüglich gefunden werden:

Pillen von kohlensaurem Eisen (*Pill of carbonate of iron*)	2 Skrupel.
Schwefelsaures Chinin (*Sulphate of quinine*)	1 „
Alkohol-Extrakt von *Nux vomica*	5 Grane.

Mische und theile es in 20 Pillen. Dosis: dreimal des Tages eine Pille.

Ist Mangel an Appetit und Niedergeschlagenheit vorhanden, nehme man folgendes:

Enzian-Aufguß (*Infusion of gentian*)	5½ Unzen.
Anderthalb kohlensaures Ammoniak (*Sesqui-carbonate of ammonia*)	½ Drachme.

Zusammengesetzte Kardamon-Tinktur (*Compound tincture of cardamons*)	½	Unze.

Mische es. Dosis: zwei- oder dreimal des Tages zwei Eßlöffel voll.

Gleichzeitig nehme man folgende Pillen:

Pulverisirter Rhabarber (*Powdered rhubarb*)	½	Drachme.
Spanische Seife (*Castile soap*)	1	Skrupel.
Pulverisirter Ingwer (*Powdered ginger*)	12	Grane.

Mische es und mache 12 Pillen daraus. Nimm jeden Abend oder einen Abend um den andern zwei Pillen.

Gegen Verstopfung ist das unter *Mettauer's Aperient* bekannte Mittel sehr zu empfehlen. Es besteht aus folgendem:

Pulverisirte Aloe (*Pulv. Aloes*)	1½	Unzen.
Doppeltkohlensaure Soda (*Bicarbonate of soda*)	4	"
Zusammengesetzter Lavendel-Spiritus	2	"
Wasser	2	Quart.

Gieße das Ganze in einen Krug und lasse die Mischung 14 Tage lang stehen, schüttle es einmal des Tages gehörig um und gieße dann den Bodensatz weg. Es verbessert sich mit der Zeit.

Dosis: einen Theelöffel voll sogleich nach der Mahlzeit. Dies Mittel wird besonders gut bei galliger Dyspepsie gefunden werden, da es auf die Leber wirkt. In solchen Fällen nehme man einige Tropfen salpetersaure Kochsalzsäure (*Nitro muriatic acid*) vor der Mahlzeit und das vorhergehende Mittel nach dem Essen, was von außerordentlichem Erfolg begleitet sein wird.

Andere Mittel gegen Verstopfung sind folgende:

Pulverisirter Rhabarber (*Pulverized Rhubarb*)	2	Unzen.

Doppeltkohlensaure Potasche (*Bi-carbonate of potassa*)	1 Unze.

Mische es. Dosis: hinreichend um eine Bewegung der Eingeweide jeden Tag hervorzurufen.

Oder auch:

Rhabarber (*Rhubarb*)	2 Skrupel.
Aloe	1 „
Nux Vomica-Extrakt	4 Grane.

Mische es und theile es in 20 Pillen. Dosis zwei oder drei Pillen jeden Tag so oft als erforderlich.

Oder:

Rhabarber (*Rhubarb*)	½ Drachme.
Zusammengesetzter Koloquinthen-Extrakt (*Compound extract of colocynth*)	½ Drachme.

Mische und theile es in 20 Pillen. Nimm eine oder zwei, je nach Bedarf.

Gegen Magensäure gebe man präparirte Holzkohle (*Prepared charcoal*), in Dosen von einem Theelöffel voll, oder kohlensaure Magnesia (*Carbonate of magnesia*), oder dreifach salpetersauren Wismuth (*Tris-nitrate of Bismuth*), eine Priese doppelt kohlensaurer Soda (*Bi-carbonate of soda*) oder einen kleinen Eßlöffel voll Kalkwasser.

Gegen Sodbrennen — einen Theelöffel voll Magnesia oder Kreide in einem Glas kalten oder warmen Wassers. Kalkwasser oder flüssige Magnesia wird in denselben Fällen zuträglich gefunden werden.

Pyrosis (Sodbrennen mit starkem Wasserzusammenlaufen im Munde) wird durch 10 oder 15 Tropfen Ammoniak in einem halben oder ganzen Glas voll Wasser erleichtert werden.

Zur Bewirkung einer vollständigen Kur der Dyspepsie ist dreifach salpetersaurer Wismuth (*Tris-nitrate of Bismuth*), in Dosen von 20 bis 30 Granen dreimal des Tages bei jeder Mahlzeit. Ist viel Schmerz vorhanden, so gebe man folgendes:

Dreifach salpetersaurer Wismuth (*Tris-nitrate of Bismuth*)	von 2 Skrupel bis zu 1	Drachme.
Magnesia	von 2 Skrupel bis zu 1	„
Aloe-Tinktur	½	Unze.
Hopfen-Tinktur	½	„

Hinreichend Wasser, um 6 Unzen zu machen.

Mische es. Dosis: Zweimal des Tages einen Eßlöffel voll.

Oder auch:

Eisensaurer Ammoniak Alaun (*Ammonio-ferric alum*)	2	Skrupel.
Zimmetwasser	4	Unzen.

Mische und löse es auf. Dosis: Alle zwei bis drei Stunden einen Eßlöffel voll.

Gegen Magenschmerz oder Krampf lindert zuweilen folgende Einspritzung augenblicklich:

Castoröl	2	Unzen.
Stachlige Eschenrinden-Tinktur (*Tincture of prickly ash bark*)	½	Unze.
Zusammengesetzte virginische Schlangenwurzel-Tinktur (*Compound tinct. of Virginia snake root*)	2	Drachmen.
Aufguß von Wasserdost (*Infusion of boneset*)	½	Pint.
Sennesblätter	½	„

Mische und gebrauche es als Einspritzung.

Cajeput- (*Cajeput*) Oel in Dosen von 4 Tropfen auf ein Stück Zucker ist ein ausgezeichnetes Mittel. Kampher-Spiritus, Ingwer- (*Ginger*) Essenz und zusammengesetzter Lavendel- (*Lavender*) Spiritus sind allgemein bekannte und gebrauchte Linderungsmittel. Ein Senfpflaster auf dem Magen lindert oft augenblicklich.

Uebelkeit und Erbrechen.

Dem Erbrechen geht in der Regel ein eigenthümlicher Zustand, genannt Uebelkeit oder krankhafter Zustand des Magens, voraus. Dies Gefühl ohne Schmerz ist von Mattigkeit und großer Schwäche, blasser, kühler, feuchter Haut, eingefallenem Gesicht u. s. w. begleitet. Nachdem dieser Zustand eine geraume Zeit angehalten hat, tritt Erbrechen ein. Erbrechen wird gewöhnlich als Symptom einer Krankheit angesehen, tritt aber zuweilen auch selbstständig auf, d. h. ohne mit einer andern Krankheit verbunden zu sein.

Behandlung.

Homöopathisch. Wenn das Erbrechen durch Ueberessen hervorgerufen wurde, so ist es als wohlthuend zu betrachten, und man sollte häufig Getränke von warmem Wasser zu sich nehmen, um vermittelst dessen den Magen zu reinigen.

Folgendes sind Mittel, welche bei den verschiedenen Arten des Erbrechens genommen werden mögen:

Ipecacuanha. — Dies ist das Hauptmittel und wird in der Regel alles sein, was erforderlich ist. Wenn das Erbrechen durch Ueberladen des Magens hervorgerufen wurde: *Pulsatilla*, *Antimonium*, *Crudum*, *Nux Vomica*, *Arsenicum*, *Rhus*, *Bryonia*, *Sulphur.*

Bei Erbrechen von schwangern Frauen: *Nux Vomica*, *Ipecacuanha*, *Arsenicum*, *Veratrum.*

Wenn Würmer die Ursache sind: *Cina*, *Aconitum*, *Ipecacuanha*, *Nux Vomica*, *Carbo Vegetabilis*, *Lachesis.*

Wenn in Folge von Trinken: *Arsenicum*, *Ferrum*, *China*, *Bryonia*, *Chamomilla*, *Aconitum*, *Silicea*, *Arnica.*

Stellt es sich nach dem Essen ein: *Pulsatilla*, *Nux Vomica*, *Bryonia*, *Arsenicum*, *Ferrum.*

Bei Erbrechen am Morgen: *Nux Vomica*, *Arsenicum*, *Veratrum*, *Lycopodium*, *Drosera.*

Bei Erbrechen am Abend oder des Nachts: *China*, *Nux Vomica*, *Arsenicum*, *Veratrum*, *Sulphur.*

Verordnung der Heilmittel. — Man löse 12 Kügelchen in 12 Theelöffel voll Wasser und gebe alle halbe Stunde einen Theelöffel voll bis Besserung eintritt. Wird die Medizin trocken gegeben, so gebe man drei bis sechs Kügelchen auf eine Dosis. Wenn nach drei oder vier Dosen keine Besserung eintritt, greife zu einem anderen Mittel.

Allöopathisch. Gewöhnlich wird eine Dosis von grüner Münze- (*Spearmint*), Pfeffermünz- (*Peppermint*) oder Ingwer- (*Ginger*) Thee sofortige Erleichterung verschaffen. Zuweilen wird Branntwein, Ingwer- (*Ginger*) Tinktur oder Paregoricum diesem Zwecke entsprechen.

Wird es durch einen Reiz des Magens verursacht, so gebe man folgendes:

Belladonna-Extrakt	6	Grane.
Pulverisirte Brechwurz (*Pulv. Ipecac*)	10	„
Rosen-Zucker (*Confection of roses*)	2	„

Mische es und mache 30 Pillen daraus. Dosis: Zweimal des Tages eine Pille. Bei hartnäckigen Fällen kann ½ oder ¼ Gran Morphium gegeben werden. Ein Senfpflaster auf den Magen wird zuweilen sofortige Linderung hervorrufen. Eine Einspritzung von 30 bis 60 Tropfen Laudanum mit 2 Unzen dünner Stärke wird sich bei einzelnen Fällen als ein ausgezeichnetes Mittel bewähren. Flanell mit einer Abkochung von Cayenne-Pfeffer (*Cayenne*) in Spiritus oder Terpentin- (*Turpentine*) Oel befeuchtet, kann auch angewendet werden. Kalk- (*Lime*) Wasser und Milch in Dosen von einem Theelöffel voll von jedem alle halbe oder alle zwei Stunden, wird in Fällen, wo keine starke Aufregung vorhanden, und besonders bei Magensäure, entsprechen. Kreosot in Dosen von einem Tropfen, so oft als erforderlich wiederholt, hat zuweilen ausgezeichneten Erfolg.

Eclectische und Kräuterkur. Bei Reizbarkeit des Magens mögen gleiche heile von Pfeffermünz- (*Peppermint*) Essenz, Laudanum und Kampher-Tinktur in Dosen von einem halben Theelöffel voll in einem Aufguß von grüner Münze (*Spearmint*) gegeben werden. Zuweilen wird auch ein starker Aufguß von Nelken (*Cloves*), oder Ingwer (*Ginger*) und Nelken alle 5 bis 10 Minuten gegeben. Wenn gleichzeitig Schmerz in dem Magen vorhanden ist, füge 8 bis 10 Tropfen Laudanum zu jeder Dosis. Dreifachsalpetersaurer Wismuth in Dosen von 5 bis 10 Granen mit einem ½ Gran schwefelsaurem Morphium (*Sulphate of morphine*) wird sofortige Linderung verschaffen. Ein Aufguß von geröstetem Korn, oder ein Kuchen aus Hafermehl mit Wasser gebacken und dann wie Kaffee gebrannt wird das Erbrechen einstellen.

Seekrankheit.

Dies ist eine besondere Gattung von Erbrechen, welches sowohl durch Rückwärtsfahren, Schaukeln oder Drehen als auch durch das Fahren auf einem Schiffe verursacht wird. Personen, die davon befallen werden, sollten sich sogleich niederlegen und zwar, wenn möglich, in der frischen Luft. Seeleute rathen zu einem Drucke auf den Unterleib vermittelst eines engen Gürtels. Rohe, gesalzene Austern sind in der Regel bei diesem Zustand des Magens am leichtesten verdaulich.

Behandlung.

Eclectische und Kräuterkur. Ein oder zwei Schluck Aepfelwein mit zehn oder zwölf Tropfen Laudanum wird häufig Linderung verschaffen; ebenso Branntwein, Spiritus oder Champagner.

Homöopathisch. Schottisches Ale, Häringe und Citronen werden in der Regel von Seekranken verlangt. Heilmittel sind folgende:

Cocculus. — Schwindel, Kopfschmerz, Uebelkeit. Dem Patienten wird besser, wenn er sich niederlegt.

Nux Vomica. — Ebenso wie *Cocculus.* Dem Patienten wird besser, wenn er nicht in der freien Luft ist.

Pulsatilla. — Dem Patienten ist in der freien Luft wohler.

Hyosciamus — ist ein wichtiges Mittel, besonders bei Schwindel des Kopfes.

Colchicum — kann nach Pulsatilla gegeben werden.

Arsenicum. — Wenn der Patient sehr schwach wird und sich häufig erbricht.

Petroleum — kann in Fällen von sehr großer Schwäche gegeben werden. Gegen Verstopfung während einer Reise gebe man *Opium*, *Nux Vomica*, *Cocculus*, *Lachesis*, *Sulphur.* Wenn gleichzeitig bei Verstopfung ein Verlangen nach Säuren vorhanden ist, gebe man *Sepia.*

Verordnung der Heilmittel. Ebenso wie bei Uebelkeit und Erbrechen.

Magenneuralgie, Magenkrampf (Gastralgia).

Diese Krankheit wird von einem heftigen Schmerz begleitet, ähnlich dem des Sodbrennens, aber er ist stärker und gewöhnlich von kürzerer Dauer. Der Schmerz tritt ganz unregelmäßig auf, zuweilen verläßt er den Kranken für eine Zeit ganz und in einigen Fällen wird er durch Druck gelindert, was aber eben nicht immer der Fall ist. Gleichzeitig kann Schwierigkeit des Athmens, Unruhe und Herzklopfen vorhanden sein. Heiße und reizende

Getränke lindern in der Regel den Schmerz. Schmerzen und Krämpfe werden in der Magengrube gefühlt, zuweilen leicht, dann wieder von großer Heftigkeit und erstrecken sich bis zur Brust und zum Rücken. Gewöhnlich findet ein Aufstoßen von einer großen Menge Luft statt, was dem Kranken für eine kurze Zeit Erleichterung verschafft.

Ursachen. — Können aus Krankheiten des Rückgrats oder irgend einer Störung der Nerven des Magens entspringen, ebenso aus einer Krankheit der Milz, der Leber oder anderer Organe, durch das übermäßige Trinken starker Spirituosen, Kaffee und Thee, durch unverdauliche Speisen, Angst und heftige Bewegungen. Das weibliche Geschlecht ist dieser Krankheit besonders ausgesetzt und wird gewöhnlich bei Störung der monatlichen Reinigung gefunden.

Behandlung.

Eclectische und Kräuterkur. Die Eingeweide sollten vermittelst einer milden Einspritzung, wie warmes Wasser geleert und warme Bähungen von Hopfen, Wasserdost (*Boneset*), Rainfarn (*Tansy*) und andere Kräuter auf die Gegend des Magens gebracht werden, dem man einen Senfumschlag folgen läßt. In Zwischenräumen gebe man die zusammengesetzte Brechwurz- (*Ipecac*) und Opium-Tinktur so oft als nothwendig, oder in einigen Fällen zusammengesetzte Tinktur der Lobelia und des spanischen Pfeffers (*Capsicum*). Einreiben der Gegend über dem Magen mit einer Salbe, zusammengesetzt aus gleichen Theilen Laudanum, Kampher- (*Camphor*) Tinktur, Pfeffermünz- (*Peppermint*) Essenz und Amberöl wird zuträglich gefunden werden.

Homöopathisch. Bei Magenkrampf in Folge zu vielen Kaffeetrinkens gebe man *Nux Vomica*, *Ignatia*, *Cocculus*, *Chamomilla.*

In Folge unmäßigen Genusses von Spirituosen: *Nux Vomica*, *Arsenicum*, *Sulphur*, *Lachesis.*

Wenn Unverdaulichkeit die Ursache: *Pulsatilla*, *Antimonium*, *Crudum*, *Bryonia*, *China*, *Nux Vomica.*

In Folge von geistiger Erregung, wie Zorn, Freude &c.: *Chamomilla*, *Colocynthis*, *Nux Vomica.*

In Folge Säfte-Verlustes, wie durch Stillen, Schweiß, Blutungen &c.: *China*, *Acidum Phosphoricum*, *Cocculus*, *Nux Vomica.*

In Folge von Rheumatismus oder Gicht: *Ipecacuanha*, *Bryonia*, *Nux Vomica*, *Belladonna*, *Calcarea*, *Sulphur*, *Rhus.*

Sind die monatlichen Reinigungen zu spärlich: *Pulsatilla*, *Cocculus*. Sind sie zu stark: *China*, *Belladonna*, *Calcarea Carbonica*, *Platina*.

Einzelnheiten der Symptome.

Nux Vomica. — Das wichtigste Mittel gegen Magenkrampf bei folgenden Symptomen: Zusammenziehender, drückender und krampfartiger Schmerz mit einem Gefühl von Ziehen oder Kneipen im Magen, bei Beklemmung der Brust, gleichsam als wenn dieselbe mit einem Bande zusammengeschnürt wäre. Der Schmerz erstreckt sich bis zum Rücken und den Lenden. Erbrechen einer flüssigen oder sauren Masse während des Schmerzes, schlimmer nach einer Mahlzeit oder nach Genuß von Kaffee und starken Spirituosen. Wird durch *Nux Vomica* keine Linderung hervorgerufen, so gebe man *Chamomilla* oder *Cocculus* abwechselnd damit alle halbe Stunde.

Chamomilla. — Druck im Magen, wie von einem Steine herrührend, Kurzathmigkeit, Brustbeklemmung, Schmerzen, schlimmer des Nachts, bei großer Angst, Herumwerfen, zuweilen Linderung nach Trinken, der Kranke ist empfindlich und reizbar. Dies kann abwechselnd mit *Coffea* gegeben werden, wenn es allein gegeben keine Linderung verschafft.

Cocculus. — Besonders wenn *Nux Vomica* oder *Chamomilla* nur vorübergehend Linderung gewährt; wenn die Krämpfe durch Aufstoßen vermindert werden.

Belladonna — kann gegeben werden, wenn *Chamomilla* angezeigt erscheint und dennoch keine Linderung gewährt, oder wenn der Magenkrampf gerade während übermäßig starker Reinigung eintritt. Dasselbe mag abwechselnd mit *Coffea* gegeben werden, wenn die Kranke unruhig ist und keinen Schlaf finden kann.

Pulsatilla. — Besonders dienlich bei Personen von mildem und traurigem Gemüthe, da wo die monatliche Reinigung nur langsam vor sich geht; die Schmerzen sind schießend und schlimmer beim Gehen, Schmerzen im Magen, durch Fasten oder Ueberladen des Magens verursacht, Uebelkeit und Erbrechen der Speisen, nicht viel Durst, Schmerzen schlimmer am Abend mit einem Gefühl von Frost.

China. — Besonders dienlich nach Säfte-Verlust, wie Blutlassen, Diarrhöe &c. Anschwellen des Magens mit einem schmerzhaften Druck und einem Rasseln durch Wind verursacht.

Ignatia. — Paßt besonders nach *Pulsatilla*, wenn drückende Schmerzen, wie von einem Stein herrührend, nach der Mahlzeit oder des Nachts vorhanden sind; Brennen und Ziehen in der Magengrube, empfindlich gegen Berührung, Abneigung gegen Speise und Trank, ebenso Verdauungs-Beschwerden, Furcht u.s.w.

Carbo Vegetabilis. — Mag gegeben werden, wenn Krämpfe durch verdorbene Nahrungsmittel verursacht werden, auch bei Anfällen, welche bei feuchtem, nassem Wetter eintreten, besonders wenn ein schmerzhafter, brennender Druck, schlimmer bei Berührung, zur Nachtzeit vorhanden ist. Krampfhafte Zusammenziehung, der Kranke krümmt sich vor Schmerz, Zittern, schlimmer beim Niederlegen, Sodbrennen. Schon der Gedanke an Speise erregt Uebelkeit.

Lachesis. — Drückender Schmerz, besser bald nach einer Mahlzeit, kehrt aber in kurzer Zeit zurück bei Verstopfung und Verdauungsschwäche.

Arsenicum. — Passend bei Krampf, wenn die Schmerzen außerordentlich stark sind, Schmerz brennend, als ob von heißen Kohlen herrührend, kneipend oder schneidend. Aeußerliche Kalte, heftiger Durst, der aber ohne den Schmerz zu erhöhen, nur mit einer kleinen Menge einer Flüssigkeit gestillt werden kann, Magen erweitert und ausgespannt, die Schmerzen erstrecken sich bis auf den Rücken oder bis in den Unterleib, Empfindlichkeit gegen Druck, Erbrechen einer dicken, gelblichgrünen Masse.

Sulphur. — Drückende Schmerzen, wie von einem Steine herrührend, in der Regel nach einer Mahlzeit Uebelkeit, Erbrechen, saures Aufstoßen von Speisen.

Bryonia. — Druck in der Gegend des Magens beim Essen oder nach einer Mahlzeit mit einem Gefühl von Anschwellen in der Magengrube, Zusammenlaufen von Wasser im Munde, Kopfschmerz, Schwindel, Verstopfung. Kann, wenn der Druck im Magen sehr stark und das Athmen schwierig ist, besonders nach dem Genuß von kalten Getränken, abwechselnd mit *Rhus* gegeben werden.

Staphysagria. — Besonders passend gegen Magenkrämpfe, die durch Aerger oder andere geistige Erregungen verursacht werden.

Calcarea Carbonica. — Passend bei Personen mit vollem rothem Gesicht oder bei Frauenzimmern, welche ihre monatliche Reinigung zu stark haben, besonders nachdem Belladonna theilweise Linderung gewährt.

Colocynthis. — Der Krampf beginnt zwei oder drei Stunden oder mehr nach einer Mahlzeit, besonders wenn eine große Menge von süßem Fleisch gegessen worden ist.

Allöopathisch. Folgende Einspritzung kann zuweilen mit gutem Erfolge angewendet werden:

Castoröl	2 Unzen.

Stachlige Eschenrinde-Tinktur (*Tincture of prickly ash bark*)	½ Unze.
Zusammengesetzte virginische Schlangenwurzeltinktur (*Compound tincture of Virginia snake root*)	2 Drachmen.
Aufguß von Wasserdost (*Boneset*) und Sennesblättern (*Senna*) zu gleichen Theilen	½ Pint.

Mische es und gebe es als eine Einspritzung.

Ein gutes Heilmittel ist Cajeputöl (*Cajeput*) in Dosen von 4 Tropfen auf ein Stück Zucker, ebenso Kampher-Spiritus, Ingwer- (*Ginger*) Essenz und zusammengesetzte Kardamon-Tinktur (*Compound tincture of cardamons*).

Folgendes wird sehr zuträglich gefunden werden:

Süße Rhabarber-Tinktur (*Sweet tincture of rhubarb*)	4 Unzen.
Doppeltkohlensaures Soda (*Bicarbonate of soda*)	2 Drachmen.

Mische es. Dosis: Zwei Theelöffel bis einen Eßlöffel voll so oft als erforderlich. In einigen Fällen wird es von Erfolg sein, wenn einige Tropfen Cayennepfeffer- (*Cayenne*) Tinktur zu dieser Mischung hinzugefügt werden. Zuweilen verschafft auch ein Senfpflaster über den Magen Linderung.

Magenweh oder Magenkolik (*Griping Colic, Enteralgia*).

Der Ausdruck Kolik wird für einen heftigen Schmerz in den Eingeweiden gebraucht. Ein ganz eigenthümliches schlingendes oder spannendes Gefühl hinter dem Nabel ist vorhanden, begleitet von Verstopfung der Eingeweide, zuweilen Uebelkeit und Erbrechen, der Schmerz läßt beim Druck nach, mit Zwischenräumen von Erleichterung, der Bauch ist hart, in Stücke oder Knoten zusammengezogen und von Wind aufgetrieben. Sie kann von einer Entzündung der Eingeweide dadurch unterschieden werden, daß der Druck Linderung verschafft, daß kein Fieber dabei vorhanden ist und der Schmerz von Zeit zu Zeit verschwindet. Drei Gattungen von Kolik werden in der Regel unterschieden, nämlich gewöhnliche oder Windkolik, Gallenkolik und Malers Kolik.

Die Symptome der Windkolik bestehen in häufigem Aufstoßen von Wind ohne Linderung, einem heftigen Schmerz mit einem Gefühl von ineinander Schlingen oder Kneipen in der Gegend des Nabels, der Schmerz nimmt beim Druck nicht zu, verschwindet von Zeit zu Zeit und kehrt ebenso wieder, Gefühl von Vollsein mit Verstopfung, Kollern, Uebelkeit, kaltes Gefühl des Magens.

Ursachen. Unverdauliche Nahrung, Wind, übermäßige Ausdehnung des Magens durch Nahrungsmittel, welche Gase erzeugen, Verstopfung, das sich Aussetzen der Kälte &c.

Gallenkolik wird zuweilen mit Windkolik verwechselt, aber ist eine heftigere und beunruhigendere Krankheit. Der Kranke klagt in der Regel vor einem Anfall über Störungen im Magen und Eingeweiden, Verstopfung, Appetitlosigkeit, belegte Zunge, bitterer Geschmack im Munde, Uebelkeit und Erbrechen, so wie die Krankheit fortschreitet, ein schneidender und schraubender Schmerz tritt ein, zuweilen beginnt er in der Gegend des Magens und dehnt sich bis zum Rücken aus, oder in anderen Fällen erfaßt er die Eingeweide und schlingt sie in der Nabelgegend in einander, gerade wie bei der Windkolik. Der Schmerz wird anfänglich durch Druck gelindert, später werden die Eingeweide gegen denselben empfindlich, die Endglieder kalt, die Haut und das Weiße im Auge nehmen eine gelbliche Farbe an, Unruhe ist vorhanden.

Ursachen. Gallenkolik kann durch ein Nervenleiden des Magens, durch Erkältung, das Fallen des Rheumatismus oder Nervenschmerz (*Neuralgia*) auf den Magen oder die Eingeweide, Verstopfung &c. hervorgerufen werden.

Maler's oder Bleikolik ist eine Krankheit, die durch Blei verursacht und unter jenen, die mit Blei zu thun haben, wie Maler, Bleiarbeiter, Bergleuten, Schriftgießer &c. gefunden wird. Die Kolik kommt allmählig an, eine Verstimmung und Kleinmuth, ziehende Schmerzen in den Eingeweiden und Endgliedern, Schwere in den Gliedern, Störung im Magen und den Eingeweiden, Frösteln, Niedergeschlagenheit, unbehagliches Gefühl in der Magengrube; dieses Gefühl steigert sich bis zur Marter, erstreckt sich auf die Eingeweide, ist außerordentlich heftig, Uebelkeit, Erbrechen, Verstopfung, Kopfschmerz, großer Durst, Schmerz in den Gelenken und Knöcheln, der Schmerz wird nicht durch Druck erhöht, die Muskeln des Unterleibes sind gegen Berührung empfindlich, zuweilen so sehr, daß der Kranke das Gewicht der Bettdecke nicht zu ertragen vermag; hin und wieder treten Schlaganfälle, besonders der Muskeln des Vorderarms, ein.

Behandlung.

Homöopathisch. Der Patient sollte in ein warmes Bad gebracht, in ein Faß gesetzt und so mit einer Decke umhüllt werden, daß der heiße Dampf nicht verfliegt. Nach Verlauf von ungefähr 10 Minuten sollte er, ohne abgetrocknet zu sein, in die Decken gehüllt werden, gut zugedeckt und noch mit Ziegelsteinen oder Flaschen mit heißem Wasser, besonders in der Gegend, wo der Schmerz am heftigsten ist, erwärmt werden. Sobald der Schweiß eintritt, wird der Kranke Linderung verspüren. Die Medizinen sind bei Beginn des Anfalles zu geben. Die verschiedenen Formen von Kolik und den dagegen erforderlichen Mitteln folgen hier:

Gallenkolik: *Nux Vomica, Colocynth, Chamomilla, Bryonia.*

Gewöhnliche oder Windkolik: *Pulsatilla, China, Cocculus, Nux Vomica, Colocynth, Sulphur, Carbo Vegetabilis.*

Malers- oder Bleikolik: *Opium, Platina, Belladonna.*

Kolik in Folge von Würmern: *Mercurius, Cina, Sulphur.*

Kolik in Folge von Unverdaulichkeit: *Pulsatilla, China, Bryonia, Belladonna, Carbo Vegetabilis, Nux Vomica.*

Kolik nach Frost: *Aconitum, Colocynth, Mercurius, Nux Vomica, Chamomilla.*

Kolik bei hartnäckiger Verstopfung: *Nux Vomica, Opium.*

Kolik in Folge von Baden: *Nux Vomica.*

Kolik in Folge von kaltem, feuchtem Wetter: *Pulsatilla, Rhus, Bryonia.*

Kolik bei kleinen Kindern: *Chamomilla, Rheum, Coffea, Belladonna* und *Aconitum.*

Kolik bei schwangeren Frauen: *Nux Vomica, Bryonia, Pulsatilla, Sepia, Chamomilla.*

Kolik bei hysterischen Frauen: *Ignatia, Nux Vomica, Cocculus.*

Einzelheiten der Symptome.

Colocynth. — Dies ist das Hauptmittel gegen alle Arten von Kolik. Die Schmerzen sind schneidend und kneipend, oder als ob die Eingeweide mit Messern geschnitten würden. Krämpfe in den Gliedern, Frostschauer, Unterleib geschwollen, sehr leer und empfindlich, wie in Folge einer Quetschung. *Mercurius, Chamomilla* und *Belladonna* können hierauf gegeben werden.

Nux vomica. — Verstopfung bei einem Druck im Unterleib, der Schmerz ist kneipend und ziehend, Druck in der Magengrube, Anschwellen und Empfindlichkeit des Unterleibes gegen Berührung, kalte Hände und Füße.

Belladonna. — Schmerz als ob die Eingeweide mit den Fingernägeln gezwickt würden, gelindert durch einen Druck auf die Eingeweide, oder auf

Krümmung ein Gefühl von Schwere im untern Theile, als ob etwas herausfallen wolle, Kopf und Gesicht heiß und roth, starke Schmerzen im Kopfe, welche durch Bewegung verschlimmert werden, Hals trocken. Man lasse diesem *Mercurius* oder *Hyosciamus* folgen.

China. — Außergewöhnliches Anschwellen des Unterleibes bei Vollsein und Druck, wie von harten Körpern herrührend, Schmerz mit Verstopfung, schlimmer des Nachts.

Pulsatilla. — Schießende, beißende Schmerzen in der Magengrube, ein Gefühl von Schwere und Vollsein im Unterleib mit Empfindlichkeit und Schmerz, wie von einer Quetschung, Kolik in Folge von Unverdaulichkeit, schlimmer beim Sitzen oder Liegen, oder am Abend, bei Schauer; der Kranke fühlt sich wohler im Freien, hat Diarrhöe und blasse Gesichtsfarbe. Man lasse *China*, *Mercurius*, *Lycopodium* folgen.

Cocculus. — Besonders dienlich bei allgemeiner oder blähender Kolik und bei Kolik des weiblichen Geschlechts vor und zur Zeit der monatlichen Reinigung, die Schmerzen sind krampfartig und zusammenziehend, bei Uebelkeit, Schwierigkeit des Athmens, vollem, ausgespanntem Magen, oder einem Gefühle von Leere des Unterleibes, drückender und reißender Schmerz im Magen.

Coffea. — Großer Schmerz, bei Zusammenschlagen der Zähne, Kälte der Glieder.

Ignatia. — Kolik des Nachts, schießende Schmerzen in der Seite und Brust, durch Windentleerungen gelindert, passend bei nervösen und zarten Frauen.

Bryonia. — Vollsein und Druck im Unterleib nach dem Essen, schneidende Schmerzen in den Eingeweiden, besonders nach dem Trinken warmer Milch, Kolik mit Diarrhöe, nach Erkältung oder in der Sonnenhitze.

Chamomilla. — Rasender Schmerz bei großer Unruhe, bitteres Erbrechen, Vollsein in der Magengrube, eine Wange roth, die andere blaß, die Kolik stellt sich in der Regel des Nachts oder nach einer Mahlzeit ein.

Rhus. — Druck in der Magengrube, Schmerz im Unterleib des Nachts, Diarrhöe einer schleimigen, wässerigen Masse.

Carbo vegetabilis. — Anschwellen und Vollsein des Unterleibes, Aufstoßen von Wind, Kolik nach Fahren in einem Wagen, sowie ein Rasseln in den Eingeweiden, Windentleerung mit einem fauligen Geruch.

Arsenicum. — Großer Schmerz mit unbehaglich brennendem Gefühle, Empfindung von Kälte im Unterleib, Schmerzen schlimmer des Nachts, sowie auch nach Essen oder Trinken, Erbrechen einer galligen, wässerigen Masse, Diarrhöe mit Durst, Frostschauer und große Schwäche.

Veratrum. — Schmerz, als wenn mit Messern im Unterleib geschnitten würde, Brennen daselbst, Rasseln von Wind. Kann bei strengen Fällen abwechselnd mit *Arsenicum* gegeben werden.

Opium. — Unterleib hart und geschwollen, Verstopfung mit Erbrechen einer Masse aus den Eingeweiden.

Lachesis. — Bei krampfartiger Kolik, besonders wenn *Colocynthis*, *Belladonna*, *Nux Vomica* und *Chamomilla* ohne Erfolg gegeben worden sind.

Lycopodium. — Anschwellen und Vollsein des Magens mit Schmerz, Rasseln von Wind. Kann *Pulsatilla* oder *Lachesis* folgen.

Platina. — Wenn Kolik die Folge von Furcht oder Zorn, oder wenn durch Blei verursacht; der Kranke zu sterben befürchtet, zusammenziehende Schmerzen im Unterleib, Druck im Magen nach dem Essen, die Kolik verschwindet, wenn Niedergeschlagenheit eintritt, oder die Niedergeschlagenheit hört auf, sobald die Kolik beginnt.

Aconitum. — Große Empfindlichkeit des Unterleibes, Unruhe, die Eingeweide scheinen sich zurückzuschieben, Verlangen, den Urin abzulassen, aber ohne Erfolg.

Arnica. — Ein quetschender Schmerz in den Seiten des Unterleibes, Vollsein des Magens, als wenn man zu viel gegessen hätte, Stiche in der Magengrube, Brustbeklemmung, schlimmer nach Essen und Trinken, oder bei Berührung. Anschwellen und Härte des Unterleibes.

Cina. — Kolik in Folge von Würmern, der Schmerz besonders um den Nabel herum.

Mercurius. — Schießende, heftige Schmerzen in der Magengrube, bei Uebelkeit, häufigem Verlangen nach Stuhl, bei großer Menge Speichel im Munde, Unterleib empfindlich gegen Berührung, Schauern mit Hitze, besonders im Gesicht, Schmerz schlimmer des Nachts.

Rheum. — Gegen Kolik, besonders bei Kindern, wenn von Diarrhöe mit saurem Geruche begleitet, oder bei Erwachsenen, wenn die Schmerzen schneidend sind und der Kranke sich in Folge dessen krümmen muß, Schmerz schlimmer beim Aufstehen.

Sepia. — Kolik bei schwangeren Frauen, schneidende Schmerzen nach Bewegung, Brennen und Stechen im Unterleib, welcher hart und geschlossen ist, Gefühl von Schwere im Unterleib mit Druck.

Calcarea carbonica. — Kneipende oder schneidende Schmerzen im Unterleib, unbehagliches Rasseln in den Eingeweiden mit Windverstopfung, Säure im Magen, Erbrechen der Speisen, Diarrhöe von einer hellen Farbe.

Verordnung der Heilmittel. Löse 12 Kügelchen des gewählten Mittels in 12 Theelöffel voll Wasser auf und gebe alle 10, 15, 20 oder 30 Minuten, der Strenge der Symptome angemessen, einen Theelöffel voll. Jedes Mittel sollte drei- bis viermal wiederholt werden, ehe zu einem anderen gegriffen wird. Die Zwischenräume werden nach und nach verlängert, je nachdem der Kranke sich bessert.

Personen, welche Neigung zur Kolik haben, sollten bezüglich der Kost sehr sorgfältig sein, alle grünen Gemüse, säuerlichen Getränke u.s.w. müssen vermieden werden. Während eines Anfalles sollte man nur die leichtesten Nahrungsmittel, wie Zwieback- (*toast*) Wasser, Haferschleim u.s.w. zu sich nehmen. Die Füße sind warm und trocken zu halten.

Allöopathisch. Bei gewöhnlicher oder Windkolik sollte zuerst ein Brechmittel gegeben werden, ein Eßlöffel voll Senf oder ein Theelöffel voll Salz in einem Theebecher voll Wasser, was, wenn nöthig, alle 10 Minuten wiederholt wird. Gewährt dies keine Linderung, so lasse eine Dosis Salz, oder Salz und Sennesblätter (*Senna*), oder Magnesia folgen. Bei irgend einer krankhaften Reizbarkeit des Magens hilft zuweilen ein wenig Pfeffermünz- (*Peppermint*) Essenz oder grüne Münze (*Spearmint*) in heißem Wasser oder Branntwein, oder Branntwein, Wachholderbranntwein (*gin*), auch Whisky in heißem Wasser. Sind die Eingeweide hartnäckig verstopft und tritt keine Linderung ein, so sollte eine Einspritzung von Castoröl, Salz und Molasses, oder Seife und warmem Wasser gegeben werden. Senfpflaster in der Gegend aufgelegt, wo sich der Schmerz befindet, ist zuweilen von Erfolg.

Bei hartnäckigen Fällen kann das folgende angewendet werden:

Chloroform	1	Unze.
Kampher- (*Camphor*)Wasser	1	„
Pfeffermünz- (*Peppermint*) Wasser	1	„
Gummi Arabicum Schleim	1	„

Mische es. Dosis: einen Theelöffel bis einen Eßlöffel voll. Diese Medizin sollte vorsichtig gegeben werden.

Bei Gallenkolik ist nachstehende Einspritzung sogleich zu verordnen:

Eupatorium perfoliatum (*Thoroughwort*)	1	Unze.
Sennesblätter (*Senna*)	1	„
Lobelia	½	Drachme.
Cayennepfeffer (*Cayenne*)	10	Grane.
Bittersalz (*Epsom salts*)	1	Theelöffel voll.
Molasses	½	Pint.
Kochendes Wasser	1	„

Mache eine starke Abkochung aus den Kräutern, dann füge das Salz und den Molasses hinzu. Gebe es mit einer Einspritzung.

Oder auch:

Brechwurzwein (*Wine of Ipecac*)	1	Unze.
Terpentinspiritus (*Spirits of turpentine*)	1	„
Castoröl	1	„
Molasses	½	Pint.
Warmes Wasser	½	„

Mische und gebrauche es als eine Einspritzung.

Wenn es der Magen verträgt, können die Eingeweide mit etwas Castoröl geöffnet werden. Ein Eßlöffel voll Oel sollte mit zwei Eßlöffel voll Rhabarbersyrup (*Syrup of rhubarb*) gehörig gemischt werden. Der Kranke sollte ferner ein warmes Wasserbad nehmen und ein warmes Senfpflaster über den ganzen Bauch legen.

Eine Abkochung von Wilder Brodwurzel (*Yam root*) nach Belieben getrunken, wird sehr empfohlen. Ein Tropfen Crotonöl auf ein Stückchen Brod öffnet zuweilen die Eingeweide sogleich.

Ist Kolik der Unthätigkeit der Leber zuzuschreiben, gebe man folgendes:

Kalomel	6	Grane.
Opium	6	„

Mische es und mache 12 Pillen daraus und nimm eine alle 2, 3 oder 4 Stunden. Personen, welche Anlage zu dieser Krankheit haben, sollten folgende Pillen nehmen:

Hohe Preiselbeerrinde-Extrakt (*Extract of high cranberry bark*)	1	Skrupel.
Cypripedin	1	„
Aletridin	1	„
Pulverisirter Cayennepfeffer	1	„

Mische es und mache 20 Pillen daraus. Dosis: eine Pille eine Stunde nach jeder Mahlzeit. Diese Pillen sollten mehrere Monate genommen werden.

Folgendes wird von Dr. Henry Hartshorn von Philadelphia als ein ausgezeichnetes Mittel gegen Kolikanfälle und krampfhaftes Kopfweh empfohlen:

Blue Mass	5	Grane.
Pulverisirte Rhabarber- (*Rhubarb*) Wurzel	½	Drachme.
Enzian- (*Gentian*) Extrakt	½	„
Gewürznelkenöl (*Oil of caryophylli*)	4	Tropfen.

Mische es und mache 20 Pillen daraus. Bei dem ersten Zeichen eines Anfalles gebe eine Pille, und wenn erforderlich, dreimal des Tages eine durch mehrere Tage hindurch.

Bei Malers- oder Bleikolik ist die Behandlung beinahe ganz dieselbe wie bei der Gallenkolik.

Alaun ist ein wichtiges Mittel bei dieser Krankheit. Es wird wie folgt verwendet:

Alaun (*Alum*)	15	Grane.
Aloe (*Aloes*)	2	„
Jalappenwurzel (*Jalap*)	2	„

Doverische Pulver (*Dovers powder*)	4 „

Mische und nimm es als eine Dosis zwei- oder dreimal des Tages.

Schwefelsaure Magnesia (*Sulphate of magnesia*) wird in einigen Fällen mit Erfolg angewendet, besonders wenn die Kolik ganz plötzlich eintritt.

Aromatische Schwefelsäure (*Aromatic sulphuric acid*), als ein Trank in Dosen von 15 Tropfen in einem Bierglas voll Wasser gebraucht, wird empfohlen.

Dr. Eberle empfiehlt Alaun (*Alum*) und Opium in Dosen von 20 Granen Alaun auf 1 Gran Opium alle 3 Stunden.

Essig mit Wasser verdünnt und als Trank genommen soll in einigen Fällen Linderung verschaffen.

Gegen Schlag oder Gliederlähmung in Folge von Blei wird Potaschen-Jodid wie folgt gegeben, empfohlen:

Flüssiger Sarsaparillen-Extrakt (*Fluid extract of sarsaparilla*)	4	Unzen.
Flüssiger Pipsissewa-Extrakt	1	Unze.
Wasser	1	Quart.
Potaschen-Jodid (*Iodide of potassium*)	2	Unzen.

Mische es. Dosis: Dreimal des Tages einen Eßlöffel voll.

Schwefelgetränkte Potasche (*Sulphurate of potassa*) im Verhältniß von einer Unze auf ein Quart Wasser und in Dosen von einem Theelöffel voll dreimal des Tages genommen, wird auch empfohlen.

Um einen Anfall von Bleikolik oder Gliederlähmung zu verhindern, sollten Personen, welche mit Blei zu thun haben, ihr Haar mit einem sehr feinen Kamm kämmen und die Hände, sowie den ganzen Körper, öfters waschen; auch beim Verlassen der Arbeit die Kleider wechseln. Sorgfältig sollte beobachtet werden, daß man mit den von Blei beschmutzten Händen dem Munde nicht zu nahe kommt. Ebenso sollte auch das Waschen des Körpers mit Saleratuswasser einmal des Tages angewendet werden. Die Speisen der Arbeiter sollten nicht mit in die Arbeitsstätten genommen werden, wo sie den Gasen und dem Bleistaub ausgesetzt sind.

Eclectische und Kräuterkur. Gegen Windkolik bade Hände und Füße in warmem Wasser, oder lege Senfpflaster, oder auch Umschläge mit heißem Salz über den Magen und die Eingeweide. Die Eingeweide öffne man mit einer Dosis Castoröl, Pfeffermünz- (*Peppermint*) oder Ingwer- (*Ginger*) Thee sollten daneben öfters getrunken werden. Bei starkem Schmerz gebe man 30 bis 60 Tropfen Paregoricum (*Paregoric*) in heißem Wasser, oder 25 bis 30 Tropfen Laudanum. Bei strengen Fällen kann eine Mischung, zu gleichen Theilen, von Laudanum, Kampher-Tinktur und Pfeffermünz-Essenz in Theelöffeldosen gegeben werden. Oeffnet Castoröl die Eingeweide nicht, so sollte eine Einspritzung von warmem Wasser, dem ein Theelöffel voll Salz und ebenso viel Fett beigefügt ist, gemacht werden.

Das Thompson'sche Mittel, genannt Nr. 6, das in jeder Apotheke zu haben ist, wird sehr dienlich sein. Ein Theelöffel voll Terpentin-Spiritus (*Spirits of turpentine*) mit einem Theelöffel voll Castoröl wird zuweilen sofortige Linderung verschaffen.

Gegen Gallenkolik sollte folgende Einspritzung gebraucht werden:

Wasserdost (*Boneset*)	2 Unzen.
Sennesblätter (*Senna*)	1 Unze.
Wasser	1 Pint.

Mische und koche es gehörig. Zu einem Pint dieser Abkochung füge einen halben Eßlöffel voll Salz, ein halbes Pint Molasses und einen Eßlöffel voll zusammengesetzte Lobelia- und Spanische Pfeffer- (*Capsicum*) Tinktur hinzu. Gib das Ganze warm als eine Einspritzung und wiederhole es alle 10 bis 15 Minuten, bis die Eingeweide geöffnet sind.

Bähungen von Hopfen, Stechapfelblätter (*Stramonium*), oder Hopfen und Lobelia, oder Wermuth (*Warmwood*), Wasserdost (*Boneset*) können warm über den ganzen Magen und die Eingeweide angewendet werden.

So lange der Magen Medizinen annimmt, gebe folgendes:

Bittersalz (*Epsom salts*)	8 Unzen.
Salzsäure (*Muriatic acid*)	2 Drachmen.
Kochendes Wasser	1 Pint.

Nachdem es abgekühlt ist, füge eine Unze Pfeffermünz- oder Anis-Essenz hinzu.

Mische es. Dosis: Alle halbe Stunden einen Eßlöffel voll, bis es wirkt.

Eine starke Abkochung, zu gleichen Theilen, von Schildkraut (*Scull-cap*) und hoher Preiselbeerrinde (*High cranberry bark*), dem ein Eßlöffel der zusammengesetzten virginischen Schlangenwurzel-Tinktur (*Compound tincture of Virginia snake root*) beigefügt ist, wird mit gutem Erfolg gegeben werden.

Ein ausgezeichnetes Mittel gegen Gallenkolik besteht in gestoßenen Wallnüssen, denen so viel Whiskey oder verdünnter Alcohol als nothwendig ist um dieselben zu bedecken, hinzugefügt wird; man lasse die Mischung eins bis zwei Wochen lang stehen. Dosis: Alle halbe Stunde einen Eßlöffel voll, bis Linderung eintritt.

Folgende Pillen werden zuweilen einen Anfall verhindern oder auch eine Anlage zu dieser Krankheit für immer entfernen:

Hoher Preiselbeerrinden-Extrakt (*Extract of high cranberry bark*)	1	Unze.
Aletridin	1	„
Dioscorein	1	„
Spanischer Pfeffer (Capsicum)	1	„

Mische es gehörig und mache Pillen, eine jede zu vier Granen, daraus. Dosis: Jeden Tag ungefähr eine Stunde nach dem Essen eine.

Gegen Bleikolik wird folgendes sehr empfohlen:

Schwefelsaure Magnesia (*Sulphate of magnesia*)	½	Pfund.
Pulverisirter Alaun (*Powdered alum*)	1	Unze.
Schwefelsäure	1½	Drachmen.
Kochendes Wasser	1½	Pint.

Mische es. Dosis: Einen Eßlöffel voll in einem Weinglas Wasser; wiederhole es alle Stunden, bis es auf die Eingeweide wirkt. Säure in Folge schadhafter Zähne möge vermittelst eines Federkiels oder einer Glasröhre aufgesaugt werden. Nachdem die Eingeweide geöffnet sind, sollte die Medizin Wochen oder Monate lang fortgebraucht werden und zwar in hinreichenden Dosen, um innerhalb 24 Stunden je zwei Stühle hervorzurufen. Die Schwefelsäure mit Bleioxyd im Organismus vereinigt bildet schwefelsaures Blei, welches ein unschädliches Salz ist.

Bilsenkraut-Extrakt in Pillen jede zu 6 Granen alle 2 Stunden wiederholt, wird empfohlen.

Krotonöl in Dosen von 3 oder 4 Tropfen in einem Eßlöffel voll Castoröl oder Milch alle zwei Stunden wiederholt wird in einigen Fällen auf die

Eingeweide wirken. Hin und wieder thut ein warmes Bad von einer halben Stunde oder länger gut. Die Behandlung ist fast ganz dieselbe, wie bei Gallenkolik.

Alaun, gegeben wie folgt, wird empfohlen:

Pulverisirter Alaun (*Powdered alum*)	15	Grane.
Guajacum	10	„
Aloe	3	„

Mische es zu einer Dosis und wiederhole es alle 2 oder 3 Stunden.

Folgendes wird Personen, die dem schädlichen Einfluß des Bleis ausgesetzt sind, empfohlen:

Vitriol-Elixir	½	Unze.
Stachliche Eschbeeren-Tinktur (*Tincture of prickly ash bark*)	1	„

Dosis: Einen Theelöffel voll in einem Gill Wasser und drei- oder viermal des Tages zu wiederholen.

Magenentzündung (*Gastritis*)

ist eine Entzündung der Schleimhaut des Magens und kann sowohl acut als auch chronisch sein. Die acute Form ist aber eine seltene Krankheit und wird in der Regel durch Säure und verdorbene Substanzen in den Magen genommen, wie Arsenik, Corrosives Sublimat, Salpetersäure und der gewohnheitsmäßige Genuß von Spirituosen erzeugt. Schläge in der Gegend des Magens und plötzliche Unterdrückung des Schweißes können auch zur Ursache werden.

Symptome. Bei strengen Fällen ist ein brennender Schmerz im Magen mit Durst, Unruhe, beständiger Uebelkeit und Erbrechen, großes Verlangen nach kalten Getränken, Angst, Hinfälligkeit, durch Druck und Speisen in dem Magen wird der Schmerz erhöht, der Durst ist stark und quälend, denn Flüssigkeiten, wenn sie nicht in sehr kleinen Quantitäten genommen werden, werden sofort wieder erbrochen, zuweilen ist ein starker, sehr lästiger Husten vorhanden, die Zunge ist entweder roth an der Spitze und den Rändern und weißlich in der Mitte, oder sie ist ganz roth; die Eingeweide sind verstopft, wenn sich die Entzündung nicht auf dieselben erstreckt, in welchem Falle Diarrhöe vorhanden ist. Nimmt die Krankheit an Heftigkeit zu, so tritt Schwierigkeit des Athmens und ein Schmerz, welcher durch Athmen wächst, ein; großer Verlust der Kräfte, kalter klebriger Schleim, Schlucken, die Haut wird blaß und kühl, die Zunge glänzt, ist roth und trocken, Erbrechen einer dunklen Masse, Delirium, Betäubung oder Verzuckungen und Tod.

Chronische Magenentzündung ist eine ganz gewöhnliche und wird häufig irrthümlich für Dyspepsie gehalten. Sie kann aus der acuten Form entspringen, aber ist häufiger die Folge von Fieber, wie Scharlachfieber, Pocken &c.

Es ist ein Schmerz im Magen, der durch das Vorhandensein von Speisen oder durch Druck erhöht wird; der Appetit ist unregelmäßig und eigenthümlich, die Nahrung wird unvollkommen verdaut und ein Gas, welches außerordentlich widerwärtig ist, strömt aus dem Munde; der Appetit wird zuweilen sehr heftig, aber wenn der Kranke etwas zu sich nimmt, ist er bald befriedigt oder wird in Folge dessen unwohl. Zu andern Zeiten ist der Appetit wieder ganz verloren, die Zunge ist weiß in der Mitte und roth an der Spitze und den Seiten, zuweilen ganz und gar glänzend und roth, wie Rindfleisch. Dehnt sich die Entzündung auf die Eingeweide aus, so tritt Diarrhöe ein; in einigen Fällen ist Husten vorhanden, und wird die Krankheit nicht eingehalten, so erscheinen alle Symptome der Auszehrung. Wird die Krankheit nicht gut behandelt, so tritt eine Eiterung der Magenhülle ein und wird den Tod nach sich ziehen.

Behandlung.

Allöopathisch. Wenn die Krankheit durch Gifte entsteht, sollten zuerst die unter den Gegengiften (*Antidotes*) angegebenen Mittel angewendet werden. Nachdem das Gift entfernt oder unschädlich gemacht worden ist, sollten Blutegel in der Gegend des Magens gesetzt werden, aber es ist hierbei darauf Acht zu geben, daß nicht zuviel Blut entzogen wird. Senfpflaster auf die Füße, längs des Rückgrats und über der Magengrube, dem man Bähungen von Stechapfel- (*Stramonium*) Blättern oder Hopfen folgen läßt, sollten so oft als nothwendig wiederholt werden. Brechmittel sind nicht geeignet, dagegen mag die folgende Einspritzung gegeben werden:

Leinsamenthee (*Flax seed tea*)	½ Pint.
Laudanum	40 Tropfen.

Gebrauche es als eine Einspritzung. Oder auch:

Castoröl	2 Unzen.
Stachlige Eschenrinde-Tinktur (*Tincture of prickly ash bark*)	½ Unze.

Zusammengesetzte virginische Schlangenwurzel-Tinktur (*Compound tincture of Virginia snake root*)	2 Drachmen.
Aufguß von Wasserdost (*Infusion of boneset*)	½ Pint.
Aufguß von Sennesblättern (*Infusion of senna*)	½ „

Mische und gebe es als eine Einspritzung.

Kaltes Wasser, Eiswasser und Aufguß von schlüpferiger Ulmenrinde kann als Trank gebraucht werden. Stückchen von Eis können im Mund gehalten oder verschluckt werden. Während der Wiedergenesung sollte der Patient eine Ueberladung des Magens sorgfältig vermeiden. Pfeilwurz (*Arrow root*), Sago und Milch lasse man zuerst nehmen, dann kann Rindsbrühe, Hühnerbrühe, weich gekochte Eier u.s.w. folgen.

Bei chronischer Entzündung des Magens ist es vorteilhaft, Blutegel über den Magen anzusetzen. Ist aber ein wenig Empfindlichkeit vorhanden, so mögen Senfpflaster aufgelegt oder ein wenig Krotonöl in der Gegend des Magens eingerieben werden. Die Kost ist sorgfältig zu überwachen, nur die einfachsten und am wenigsten reizenden Speisen, und zwar in ganz kleiner Menge, sollte man zu sich nehmen. Gummi Arabicumwasser, Reiswasser, Thee, sowie Zwieback ohne Butter, Gerstenwasser, Kalkwasser und Milch, Tapioca, Gelee's, Sago, Pfeilwurzschleim (*Arrow root*) oder Crackers in Eiswasser getränkt, wird alles sein, was nöthig ist, bis der Kranke wieder besser wird.

Zum innerlichen Gebrauche diene folgendes:

Salpetersaures Silber (*Nitrate of silver*)	5 Grane.
Opium	2½ „

Mische es und theile es in 20 Pillen. Dosis: eine Pille dreimal des Tages. Folgendes wird sehr empfohlen:

Wismuthweiß (*Sub-nitrate of bismuth*) 1 bis 3 Drachmen. Mache 12 Pulver daraus. Dosis: ein Pulver in Wasser, drei- oder viermal des Tages.

Eclectische und Kräuterkur. Wurde die Entzündung durch Gifte veranlaßt, so sollte das Gegengift angewendet werden, dem man Mittel zur Unterdrückung der Entzündung dieses Organs folgen läßt, Senfpflaster sollte auf die Füße, längs des Rückgrats und über die Magengrube gelegt, und sobald dadurch eine starke Röthe erzeugt worden ist, heiße Bähungen von Hopfen- und Stechapfel- (*Stramonium*) Blättern an Stelle des ersteren angewendet werden. Dies sollte, so oft es nothwendig erscheint, wiederholt werden. Ferner wasche man die Oberfläche des Körpers mehrere Male des Tages mit einem schwachen Saleratuswasser. Die Eingeweide mögen vermittelst gleicher Theile von Castoröl und süßem Oel (*sweet oil*), mit einer Portion Magnesia geöffnet werden, und zwar in Dosen von einem Theelöffel voll alle Stunden, bis Wirkung eintritt. Ein Aufguß von schlüpferiger Ulmenrinde (*Slippery elm bark*) und Eibischwurzel (*Marshmallow root*) oder Ulmenrinde (*Elm bark*) und Pfirsichblättern mag als Getränk dienen.

Bei der chronischen Form der Krankheit sollte dieselbe Kost, wie unter allöopathischer Behandlung angegeben, empfohlen werden. Senfpflaster oder andere Gegenreizmittel sollten in die Gegend über den Magen gelegt und so lange wiederholt werden, bis die Empfindlichkeit gegen den Druck entfernt ist. Folgende Mischung wird von Dr. John King empfohlen:

Flüssiger Cubeben-Extrakt (*Fluid extract of cubebs*)	1 Unze.
Gummi Arabicumschleim (*Mucilage of gum Arabic*)	2 Unzen.
Citronen- (*Lemon*) Essenz	1 Drachme.
Hopfenmehl (*Lupulin*)	8 Skrupel.
Dreifach salpetersaurer Wismuth (*Tris-nitrate of Bismuth*)	8 Skrupel.

Mische es. Dosis: einen Theelöffel voll drei- oder viermal des Tages. Die Mischung sollte jedesmal vor Einnehmen gehörig umgeschüttelt werden. Gleichzeitig nehme man einen Aufguß aus gleichen Theilen von Gelbwurz (*Golden seal*) und Solomon's Siegel (*Solomon's seal*), bestehend in Dosen von einem Eßlöffel voll alle Stunde oder auch alle zwei Stunden. Bei hartnäckiger Verstopfung kann Rhabarber (*Rhubarb*) in Dosen von drei bis zehn Granen gegeben werden. Wird der Kranke von Winden im Magen belästigt, so können dieselben durch die Anwendung von Pfeffermünz- oder Anis-Essenz u.s.w. in kleinen Dosen in versüßtem Wasser entfernt werden.

Homöopathisch. Das Hauptmittel bei dieser Krankheit ist *Arsenicum*, welches besonders bei Anwesenheit der folgenden Symptome zu geben ist: Das Gesicht eingefallen und zusammengezogen, Magen heiß und geschwollen, der Kranke liegt auf dem Rücken, Athmen kurz, rasend schnell und schwierig, Zunge roth und rein, oder roth an den Seiten, mit einem schmutzigen Schleim in der Mitte, Stimme heiser und gedämpft, Haut heiß und trocken, brennender oder stechender Schmerz im Magen, kneipender und brennender Schmerz im Hals, großes Verlangen nach kalten Getränken, hartnäckige Uebelkeit und Erbrechen, große Empfindlichkeit bei Druck in der Gegend über dem Magen. Kann abwechselnd mit *Veratrum* gegeben werden.

Aconitum. — Besonders wenn die Schmerzen stark sind und die Hitze im Magen groß ist, oder wenn die Krankheit durch kalte Getränke, die in einem erhitzten Zustand genommen wurden, verursacht worden ist.

Veratrum. — Gesichtsfarbe blaß und eingesunken, Nase gespitzt, Lippen trocken und bläulich, Zunge an der Spitze und an den Rändern roth, mit einem dunklen, trocknen Schleim in der Mitte, Puls schnell und schwach, die Endglieder kalt, Schlucker, große Erschöpfung, brennender Schmerz im Magen, kurzer und beschwerlicher Husten.

Ipecacuanha. — Kann nach *Aconitum* gegeben werden, wenn das Erbrechen sehr stark ist und von Unverdaulichkeit herrührt.

Pulsatilla. — Kann nach *Ipecacuanha* gegeben werden, wenn die Krankheit Folge von Unverdaulichkeit ist oder ein Frösteln im Magen in Folge von Eis.

Belladonna und *Hyosciamus.* — Kann abwechselnd gegeben werden, wenn der Kranke nervös ist, bei Schläfrigkeit, Delirium und Bewußtlosigkeit.

Nux Vomica und *Lachesis.* — Kann abwechselnd oder jedes für sich gegeben werden, wenn die Krankheit von dem Genusse von Spirituosen, Kaffee, Wein oder reizender Speisen herrührt.

Opium und *Camphor.* — Können abwechselnd gegeben werden, wenn die obigen Mittel keine Erleichterung gewähren und Schläfrigkeit sowie Betäubung vorhanden sind.

Cantharis. — Bei heftigen Fällen, besonders wenn der brennende Schmerz unerträglich ist.

Gegen chronischen Magenkrampf mögen die folgenden Mittel angewendet werden: *Bismuth*, *Bryonia*, *Cuprum Metallicum*, *Digitalis*, *Hyosciamus*, *Phosphorus*, *Mercury*, *Ignatia*, *Tartar Emetic.* Die Kost sollte dieselbe sein wie jene unter allöopathischer Behandlung angegebene.

Verordnung der Heilmittel. — Löse 12 Kügelchen in 12 Theelöffel voll Wasser und gebe alle halbe, ganze oder zwei Stunden einen Theelöffel voll bis es besser wird. Wenn sich aber die Symptome nach einigen Dosen nicht verbessern, dann wähle sogleich ein anderes Mittel und gebe es in derselben

Weise. Bei der chronischen Form können die Mittel zwei- bis dreimal des Tages gegeben werden.

Gedärm-Entzündung (*Enteritis*).

Dies ist eine der gefährlichsten und schmerzhaftesten Krankheiten, deren Behandlung stets einem Arzte überlassen bleiben sollte. Sie besteht in einer Entzündung der Schleimhaut der kleinen Därme. Entzündung der großen Därme wird Ruhr (*Dysentery*) genannt.

Symptome. Die Krankheit beginnt mit einem leichten Frost, bei heißer Haut und mehr oder weniger kneipendem Schmerz in der Nähe der Eingeweide, welcher allmählig zunimmt und einen stark brennenden Charakter annimmt. Der Schmerz wird durch den Druck erhöht, und zwar so sehr, daß der Kranke die Bettdecke nicht mehr ertragen kann, er liegt gewöhnlich auf dem Rücken und hat die Beine gegen den Unterleib gezogen. Zuweilen tritt der Schmerz mit Zwischenräumen der Linderung ein, Uebelkeit und Erbrechen sind vorhanden, bei Fieber, belegter und roter Zunge, Durst, Verstopfung, schwieriges und schmerzhaftes Uriniren, so heftiges Erbrechen, daß der Inhalt der Gedärme ausgeworfen wird, in einzelnen Fällen ist statt Verstopfung Diarrhöe vorhanden, der Stuhl ist entweder wässrig oder schleimig, mit Blut und Galle gemischt. Bei schlimmen Fällen, wenn die Krankheit fortschreitet, schwillt der Leib an, der Schmerz vermehrt sich, der Puls wird schwach und unruhig, Schlucker tritt ein, die Glieder werden kalt, die Gesichtszüge sind verzogen und scharf, der Schmerz hört auf, ein schwarzer, übelriechender, flüssiger Stuhl findet statt und bald darauf folgt der Tod an kaltem Brande.

Gedärm-Entzündung kann mit Kolik oder mit Entzündung des Bauchfells verwechselt werden. Sie unterscheidet sich von Kolik durch die Fiebersymptome und den Schmerz beim Druck, welche beide bei Kolik nicht gefunden werden. Von der Bauchfell-Entzündung durch Diarrhöe, die selten bei Bauchfell-Entzündung vorkommt, und durch das Anschwellen des Unterleibes mit großer Empfindlichkeit beim Druck, die bei der Bauchfell-Entzündung stets vorhanden ist.

Ursachen. Reizende und unverdauliche Speisen, Kolik, eingeklemmter Bauch; auch kann das nach Innen Schlagen von Hautkrankheiten, oder Unterdrückung gewohnheitsmäßiger Entleerungen die Veranlassung zu dieser Krankheit werden.

Behandlung.

Eclectische und Kräuterkur. Die Füße sollten in warmem schwachem Laugenwasser gebadet und Flanelltücher, in Laugenwasser getaucht, über den Unterleib gelegt werden, oder man kann statt dessen Senfpflaster auf den Unterleib, die Fußsohlen und längs des Rückgrats legen. Bei Gebrauch der Senfpflaster ist zu beobachten, daß dieselben, nachdem sie eine beträchtliche Röthe hervorgerufen haben, entfernt werden müssen; dann sollten heiße Bähungen von Hopfen und Rainfarn (*Tansy*), oder Hopfen und Stechapfelblättern (*Stramonium leaves*) angewandt werden, alle halbe oder ganze Stunde, der Strenge des Schmerzes angemessen, zu wechseln. Gleichzeitig ist es gut, zusammengesetzte virginische Schlangenwurzel-Tinktur (*Compound tincture of Virginia snake root*) in Dosen von einem Theelöffel voll warmem Balsam- oder Katzenmünze-Thee zu geben und jede Stunde oder alle zwei Stunden zu wiederholen. Die Anwendung dessen sollte so lange fortgesetzt werden, bis der Kranke in einen starken Schweiß geräth, welcher zwei bis drei Stunden erhalten werden muß.

Rührt die Krankheit von der Anwesenheit saurer Bestandtheile in den Eingeweiden her, so gebe man einen großen Eßlöffel Castoröl mit einem Theelöffel Olivenöl und einem halben Theelöffel Terpentin-Spiritus. Alle zwei Stunden zu wiederholen, bis es auf die Eingeweide wirkt. Die Wirkung dieses Mittels wird durch eine Einspritzung von ein wenig warmer Milch und Molasses mit einem Theelöffel voll Salz erhöht. Rührt die Krankheit von Erkältung her, möge folgendes angewendet werden:

Jasmin-Tinktur (*Tincture of gelseminum*)	4	Drachmen.
Eisenhutwurzel-Tinktur (*Tinct. of aconite root*)	10–20	Tropfen.

Mische es. Dosis: Alle 15 oder 20 Minuten einen halben Theelöffel voll, bis Wirkung eintritt, worauf dann die Zwischenräume verlängert werden. Gleichzeitig gebrauche man Senfpflaster &c.

Homöopathisch. Die Behandlung dieser Krankheit ist ähnlich jener bei Magenentzündung. *Aconitum* sollte zuerst gegeben und damit fortgefahren werden, so lange das Fieber stark und die Haut heiß ist. Hierauf lasse man *Arsenicum* und *Veratrum* abwechselnd folgen. Bei heftigem und beharrlichem Erbrechen gebe man, nachdem diese Mittel eine Zeitlang gebraucht worden sind, *Ipecacuanha*. In einigen Fällen kann *Belladonna* und *Mercurius* abwechselnd gegeben werden, nachdem das Fieber zuvor durch *Aconitum* geschwächt wurde, aber noch großer Schmerz des Unterleibs und starker Durst vorhanden ist. Wenn das Erbrechen so stark ist, daß der Inhalt der

Eingeweide ausgeworfen wird, muß *Opium* gegeben werden, und verschafft dies innerhalb 8 bis 10 Stunden keine Linderung, so gebe man *Plumbum*. In diesem Stadium gewähren zuweilen auch schwache Einspritzungen eines Aufgusses von Tabak Erleichterung. Ebenso kann ein warmes Bad mit Erfolg verordnet werden.

Verordnung der Heilmittel. Von dem gewählten Mittel löse 12 Kügelchen in 12 Theelöffel voll Wasser auf und gebe jede Stunde, oder alle 2, 3 bis 4 Stunden, der Strenge der Symptome angemessen, einen Theelöffel voll. Die Kost muß von der leichtesten Art sein, wie Schleim aus Reis oder Mehl, Milch und Wasser, Milchzwieback (*Milk toast*) und Gummi Arabicum Wasser.

Allöopathisch. Blutegel sollten in gehöriger Anzahl über den Eingeweiden angesetzt oder es sollte Blut am Arm entzogen werden. Dann lasse Umschläge von Leinsamen und Mehl, oder Kornmehl und Senf folgen und öffne vermittelst eines gelinden Abführmittels wie Castoröl oder Bittersalz (*Epsom salts*) im Verhältniß von zwei Drachmen auf eine Unze Pfeffermünz- (*Peppermint*) Wasser, die Eingeweide, was alle 4 Stunden zu wiederholen ist. Zur Erreichung des letzteren werden zuweilen auch alle 2 bis 3 Stunden Einspritzungen von warmem Wasser gemacht. Nießwurz- (*Veratrum Viride*) Tinktur wird in Dosen von 3 bis 4 Tropfen in ein wenig versüßtem Wasser jede Stunde oder alle zwei Stunden gegeben, und zwar so lange, bis gehöriger Schweiß eintritt, zu welcher Zeit dann die Zwischenräume der Dosen verlängert werden sollten.

Leberentzündung (*Hepatitis*).

Entzündung der Leber kann sich auf die Schleimhaut, welche die Leber bedeckt, beschränken, oder ergreift die Lebermasse selbst, oder sie dehnt sich auf beide aus. Sie tritt eben sowohl acut als chronisch auf und wird häufiger im heißen Klima gefunden.

Symptome. Der Anfall beginnt mit den Kennzeichen einer Entzündung und Frösteln, denen mehr oder weniger Fieber folgt, mit einem Gefühl von Stechen in der rechten Seite und einem heftigen, spießenden Schmerz in der Gegend der Leber, oder dumpfer Schmerz, wenn die Entzündung die Lebermasse allein erfaßt hat. Der Schmerz mag auch bis zur rechten Schulter schießen und sich über die Brust ausdehnen, wird durch einen Druck über den angegriffenen Theil erhöht, ebenso durch Husten oder wenn sich der Kranke auf die linke Seite legt, die Zunge ist gelblich oder dunkelbraun, zuweilen auch schwarz belegt, die Ränder derselben sind häufig sehr roth und im Munde ist ein fauliger, unangenehmer Geschmack, hin und wieder wird das Weiße im Auge und die Haut ganz gelb gefärbt.

Die Symptome der chronischen Entzündung der Leber sind verschieden. In der Regel hat der Kranke ein Gefühl von Schwere und Vollsein in der rechten Seite, mit einem dumpfen Schmerz, der sich bis zu den Schulterblättern und der Magengrube erstreckt; gewöhnlich ist auch große Empfindlichkeit in der Gegend über der Leber vorhanden, der Kranke kann nicht ohne Schmerz auf der linken Seite liegen, die Haut, Augen und der Urin sind gelb, die Eingeweide nicht in Ordnung, zuweilen ein trockener, hackender Husten, Appetitlosigkeit, Zunge braun, gelb oder weißlich belegt, in dem Munde ein bitterer und unangenehmer Geschmack, der Kranke ist niedergeschlagen, kleinmüthig, oder reizbar und empfindlich.

Ursachen der Leberentzündung sind Erkältung, Beschädigung oder Schläge über der Leber, Unmäßigkeit, sehr starke Hitze, heftige geistige Erregungen, üppige Lebensart.

Chronische Leberentzündung kann aus der acuten Form entspringen, oder durch Erkältung, den Genuß von Spirituosen, unpassende Kost, Ausschweifungen aller Art und den Mißbrauch des Quecksilbers hervorgerufen werden.

Behandlung.

Homöopathisch. *Aconitum* — bei der acuten Form: Stechen in der Gegend der Leber, großer Schmerz, starkes Fieber, Herumwerfen, Angst, Todesfurcht.

Belladonna. — Drückende Schmerzen in der Brust und in den Schultern Vollsein im Magen, Ziehen in der Gegend des Magens, Schwindel mit Anwandlung von Ohnmachten, Schwierigkeit des Athmens; großer Durst; kann nach Aconitum und abwechselnd mit *Mercurius* und *Lachesis* gegeben werden.

Bryonia. — Heftiger Schmerz mit Vollsein in der rechten Seite, Zunge gelb belegt, starke Brustbeklemmung, sehr schnelles und ängstliches Athmen, Verstopfung. Passend nach *Aconitum* oder abwechselnd mit *Mercurius.*

Mercurius. — Der Patient kann nicht auf der rechten Seite liegen, bitterer Geschmack im Munde, Appetitlosigkeit, Durst, Frostschauer.

Chamomilla. — Wenn die Krankheit von Erkältung oder heftigem Aerger herrührt; dumpfer, drückender Schmerz in der Gegend der Leber, welcher durch Druck, Bewegung oder Athmen erhöht wird, Beklemmung der Brust, Gelbheit der Haut, bitterer Geschmack im Munde.

China. — Ist Malaria (Sumpfluft) die Ursache; die Krankheit ist immer den zweiten Tag schlimmer, heftige stechende Schmerzen, Kopfschmerz, bitterer Geschmack im Munde, Zunge gelblich belegt.

Lachesis. — Wenn durch Unmäßigkeit hervorgerufen. Kann nach *Aconitum* gebraucht werden, wenn sich *Mercurius* und *Belladonna* unzureichend erwiesen haben.

Nux Vomica. — Stechende oder beißende Schmerzen mit großer Empfindlichkeit gegen Berührung in der Gegend der Leber, Uebelkeit, saurer, bitterer Geschmack im Munde, Durst, Kopfschmerz.

Pulsatilla. — Wenn eine gehinderte Verdauung Ursache der Krankheit ist, und mag abwechselnd mit *China* gegeben werden; Diarrhöe, grünlicher, schleimiger Stuhl; Brustbeklemmung.

Podophyllin. — Heißhunger, Diarrhöe sogleich nach Essen oder Trinken, saurer Magen, Uebelkeit, Vollsein des Kopfes, Sodbrennen, Zusammenfließen des Wassers im Munde, Hitze des Magens, Schwere, ziehender Schmerz in den Eingeweiden, gelindert durch Wärme und Vorwärtsbeugen des Körpers, Verstopfung mit Kopfschmerz, Stuhl hart und trocken oder Kalk ähnelnd und höchst widerwärtig.

Verordnung der Heilmittel. Löse 12 Kügelchen von den gewählten Mitteln in 12 Theelöffel voll Wasser und gebe alle 2, 3 oder 4 Stunden einen Theelöffel voll. Bessert sich der Kranke, so werden dann die Zwischenräume verlängert.

Bei chronischer Leberentzündung mag Morgens und Abends eine Dosis gegeben werden. Die obigen Mittel sind passend für die chronische Form.

Die Kost sollte sehr einfach sein. Fleisch und Fleischsuppen dürfen nicht gegessen werden. Reis und Haferschleim, Limonade, kalte und warme Früchte, gebackene Aepfel, Zwieback (*Toast*), Brod- und Zwiebackwasser können genossen werden.

Allöopathisch. Blutegel oder Schröpfköpfe sollten in der Gegend über die Leber reichlich angesetzt werden. Oeffne die Eingeweide mit folgendem:

Pulverisirter Gummi Gutti (*Pulv. gamboge*)	12	Grane.
Pulverisirtes Windenharz (*Pulv. scammonium*)	12	„
Springgurke (*Elaterium*)	2	„
Crotonöl	8	Tropfen.
Stechapfel-Extrakt	3	Grane.

Mische es und mache 12 Pillen daraus. Dosis: Alle Stunde eine Pille, bis die Wirkung eintritt. Oder:

Sennesblätter (*Senna leaves*)	2 Drachmen.
Wasser	1 Pint.

Lasse die Sennesblätter in dem Wasser erweichen und füge dann eine Unze Bittersalz (*Epsom salts*) hinzu und seihe es durch. Dosis: Ein Viertel der Mischung. Hierauf mache ein Senfpflaster über die rechte Seite und ebenso über das Rückgrat.

Salpetersaure Kochsalzsäure (*Nitro-muriatic acid*) mit Wasser verdünnt, bis es ungefähr die Stärke von scharfem Essig hat, mag in der Gegend über dem Magen eingerieben werden und wird gute Dienste leisten. Vermittelst Nießwurz- (*Veratrum Viride*) Tinktur, in Dosen von 3 bis 10 Tropfen alle Stunden, rufe Schweiß hervor. Bei der Wiedergenesung des Kranken sollten stärkere Mittel, wie folgt, gegeben werden:

Kamillenblüthe (*Chamomile flowers*)	½ Unze.
Kaltes Wasser	1 Pint.

Lasse die Mischung ein bis zwei Stunden lang stehen und seihe sie dann durch. Dosis: ein Weinglas voll mehrere Male des Tages. Oder:

Verdünnte Salpetersäure (*Nitric acid, diluted*)	2 Drachmen.
Verdünnte Salzsäure (*Muriatic acid, diluted*)	2 „
Orangenschalen-Syrup	2 „
Orangenschalen-Tinktur	2 „

Hinreichend Wasser, um ein Pint daraus zu machen. Mische es. Dosis: dreimal des Tages einen Eßlöffel voll.

Bei chronischer Entzündung der Leber gebe man Pillen von Entenfuß (*Podophyllin*) oder folgendes:

Leptandrin	1 Drachme.

Entenfuß (*Podophyllin*)	1	Skrupel.
Hundskohl (*Apocynin*)	1	„
Brechnuß- (*Nux Vomica*) Extrakt	6	Grane.
Spanische Seife (*Castile soap*)	1	Drachme.

Mache 30 Pillen daraus. Dosis: jeden Abend eine Pille. Wenn Quecksilber (*Mercury*) gebraucht wird, gebe man folgendes:

Quecksilberpillen (*Mercurial Pill*)	2½	Grane.
Pulverisirte Brechwurz (*Ipecac powdered*)	½	Gran.

Hinlänglich Opium-Zucker (*Confection of Opium*), um daraus eine Pille zu machen. Nehme es als eine Dosis Abends oder jeden zweiten Abend.

Ein tägliches schwaches Laugenbad sollte genommen werden, dem man ein starkes Laugenbad folgen läßt. Bewegung im Freien ist möglichst oft zu machen.

Eclectische und Kräuterkur. Bei milden Fällen bringe den Kranken in ein warmes Bad, darauf ins Bett und gebe ihm warme Getränke, um einen starken Schweiß hervorzurufen. Ist aber der Anfall heftig, so gebe das zusammengesetzte Pulver der Lobelia (*Compound powder of Lobelia*), bis ungehindertes Erbrechen eintritt. Zur Entfernung der Verstopfung der Eingeweide gebe man eine Einspritzung von einem Pint warmen Wasser, einen Eßlöffel voll Salz und einen Eßlöffel voll Fett und nehme folgende Pillen beim Zubettegehen:

Entenfuß (*Podophyllin*)	60	Grane.
Leptandrin	30	„
Blutwurzel (*Sanguinarin*)	30	„
Brechwurz (*Ipecac*)	30	„
Cayennepfeffer (*Cayenne*)	30	„

Mache mit Löwenzahn- (*Dandelion*) Extrakt 60 Pillen daraus. Dosis: zwei bis vier Pillen, wenn es als Abführmittel gebraucht wird, und zur Wirkung auf die Leber gebe man einmal des Tages oder jeden zweiten Tag eine Pille. Ist es wünschenswerth, den Schweiß zu erhalten, so lege man zu diesem Behufe heiße Ziegelsteine oder Flaschen mit heißem Wasser rings um den Körper des Kranken und gebe folgendes:

Pleuresie- (*Pleurisy*) Wurzel in Pulvern	4	Unzen.
Wasserdost (*Boneset*) in Pulvern	4	„
Blutwurzel (*Blood root*)	3	Drachmen.
Salpeter	3	„

Mische es. Dosis: 10 bis 15 Grane alle drei Stunden.

Löwenzahn- (*Dandelion*) Extrakt wird als ein schätzenswertes Mittel bei dieser Krankheit empfohlen. Mache Pillen daraus, füge jeder einen Gran Leptandrin bei und nehme jeden Abend eine. Bei chronischer Leberentzündung ist es ein besonders empfehlenswertes Mittel. Bei der letzteren Form der Leberentzündung gebrauche man die bei der Behandlung der acuten Form angegebenen Pillen. Dieselben sollten oft genug genommen werden, die Eingeweide in Ordnung zu halten, um wenigstens einen Stuhl innerhalb 24 Stunden zu bewirken.

Folgendes wird als Alterativ vorzüglich gefunden werden:

Zusammengesetzter Talgbaum-Syrup (*Compound syrup of stillingia*)	1	Pint.
Schlangenwurzel-Tinktur (*Tincture of black cohosh*)	2	Unzen.
Potaschen-Jodid (*Iodide of potassium*)	4	Drachmen.

Mische es. Dosis: dreimal des Tages einen Theelöffel voll in einem Weinglas voll Wasser.

Gelbsucht (*Icterus*).

Gelbsucht wird an der gelben Farbe der Haut und Augen, einem bitteren Geschmack im Munde, Schmerz oder Unbehaglichkeit in der rechten Seite erkannt, der Urin ist gelblich oder safranfarbig, der Stuhl weißlich oder lehmartig, in der Regel geht oder begleitet sie Verdrossenheit, Appetitlosigkeit, Schläfrigkeit, Diarrhöe oder Verstopfung, Schmerz in der Magengrube, der sich nach den Mahlzeiten verstärkt.

Ursachen. Gelbsucht kann durch Gallensteine hervorgerufen werden, durch Verstopfung des Gallenflusses in die Eingeweide, in Folge dessen derselbe in den Kreislauf des Blutes tritt, Krankheit der Leber, Herzkrankheit, durch den Druck von Geschwulsten auf die Leber, Krampf der Gallenausfuhr.

Behandlung.

Allöopathisch. Bei starker Uebelkeit gebe man folgendes Brechmittel:

Brechweinstein (*Tartar emetic*)	1	Gran.
Brechwurz-Pulver (*Ipecac powder*)	1	Skrupel.
Syrup	1	Drachme.
Quellwasser (*Mint water*)	10	Drachmen.

Mische es und nimm es als eine Dosis.

Oder:

Brechweinstein (*Tartar emetic*)	1	Gran.
Pulverisirte Brechwurz (*Pulv. Ipecac*)	1	Skrupel.

Mische es und nimm es als eine Dosis in einem Weinglas voll versüßtem Wasser. Zuweilen ist es gut, eine Dosis Calomel von 5 bis 10 Granen beim zu Bettegehen und eine Unze Castoröl des Morgens zu nehmen. Dies sollte so lange wiederholt werden, bis sich eine ungestörte Thätigkeit der Eingeweide zeigt. Doppelt kohlensaure Soda (*Bi-carbonate of soda*), vor den Mahlzeiten genommen, wird in einzelnen Fällen von gutem Erfolge sein, ebenso da, wo die Genesung langsam vor sich geht, salpetersaure Kochsalzsäure (*Nitro muriatic acid*), in Dosen von 3 bis 4 Tropfen zwei- oder dreimal des Tages genommen. Walddost (*Thoroughwort*) als Aufguß öfters des Tages getrunken, wird sehr empfohlen.

Wenn die Gelbsucht durch Gallensteine verursacht wird, so ist großer Schmerz vorhanden, gleichsam als ob die Masse von der Größe einer Wallnuß durch eine Röhre von dem Umfang eines Federkieles gedrängt würde. In diesem Falle sollte der Kranke recht oft heißes Wasser trinken, in dem zuvor 2 Drachmen doppelt kohlensaures Soda (*Bi-carbonate of soda*) und Potasche aufgelöst wurden. Opium kann in Dosen von einem Gran alle 3 oder 4 Stunden, bis der Schmerz nachläßt, gegeben werden. Senfpflaster oder andere warme Umschläge sollten über den Sitz des Schmerzes gelegt und ein warmes Bad zu nehmen versucht werden.

Eclectische und Kräuterkur. Es ist gut, jeden Tag, eine oder zwei Wochen lang, ein Brechmittel zu geben. Zuerst gebe man 20 bis 30 Grane Brechwurz (*Ipecac*) in warmem Wasser, dem man 4 oder 5 von den unter

Leberentzündung angeführten Leberpillen, zusammengesetzt aus Entenfuß, Leptandrin, Brechwurz (*Ipecac*) &c. folgen läßt. Ein Aufguß von Walddost (*Thoroughwort*), zwei Theetassenkopf voll auf einmal getrunken und alle Tage eine oder zwei Wochen lang wiederholt, empfohlen. Während dieser Zeit braucht keine andere Medizin genommen zu werden. Die innere Rinde der Berberitze (*Barberry*) in Cider erweicht, wird zuträglich gefunden werden. Ebenso wird folgendes empfohlen:

Wilde Kirschbaumrinde, in grobem Pulver (*Wild cherry bark*)	1 Unze.
Schaflorbeerblätter (*Sheep laurel leaves*) in grobem Pulver	1 „
Berberitzrinde (*Barberry bark*) in grobem Pulver	1 „
Bitterwurzel (*Bitter root*) in grobem Pulver	1 „
Reiner Cider	4 Pints.

Mische und lasse es mehrere Stunden lang stehen. Dosis: einen Eßlöffel voll drei- oder viermal des Tages. Cider mehrere Male des Tages getrunken, wird in einzelnen Fällen zuträglich gefunden werden, ebenso das Essen von rohen Eiern an jedem Morgen. Die Rinde der Wurzel des Pfirsich- und wilden Kirschbaums mit Whiskey oder Wachholderbranntwein (*Gin*) in einen bitteren Branntwein verwandelt, wovon drei- bis viermal des Tages stark getrunken wird, wird nicht ohne Erfolg angewendet werden, auch ein starker Thee von Pfirsichbaumblättern bis zu einem halben Pint des Tags genommen, hat sich als gut bewährt.

Homöopathisch. Der Kranke sollte im Bette in einem warmen Zimmer warm gehalten werden und für die ersten vier oder fünf Tage *Mercurius*, dreimal des Tages eine Dosis nehmen. Tritt keine Besserung nach dieser Zeit ein, so gebe man *Hepar Sulphuris* oder *Hepar Sulphuris* und *Chelidonium*. Bei hartnäckigen Fällen gebe man *Lachesis*, *Acidum Nitri* oder *Sulphur*.

Bei Gelbsucht, die in Folge eines leidenschaftlichen Ausbruchs oder durch Enttäuschung hervorgerufen wurde, gebe man *Chamomilla*, *China*, *Nux Vomica*, *Pulsatilla*.

Rührt es von Mißbrauch des *Mercurius* und *Calomel* her, so verordne man *China*, *Hepar Sulphuris*, *Lachesis*, *Nitric Acid*, *Sulphur*.

Hat Jemand Anlage zur Gelbsucht, so daß sie aus sehr leichten Ursachen entspringt, so gebe man *Lachesis* und *Sulphur*, jede Woche abwechselnd eine Dosis.

Verordnung der Heilmittel. Man gebe eine Dosis (4 Kügelchen) von dem gewählten Mittel dreimal des Tages. Werden zwei Heilmittel gegeben, so gebe man alle vier Stunden abwechselnd, oder wechsle einen um den andern Tag. Warme Bäder werden zuträglich sein und Verstopfung kann durch Einspritzungen von warmem und kaltem Wasser gelindert werden.

Milz-Entzündung (*Splenitis*).

Dies ist eine Krankheit, die nicht häufig gefunden wird und dann in der Regel in Begleitung von anderen Krankheiten.

Symptome. Sie beginnt in der Regel mit den gewöhnlichen Kennzeichen des Fiebers, wie Frost, dem Hitze folgt, Durst, Schmerz in der linken Seite, in der Gegend der Milz, mit Empfindlichkeit gegen Druck, zuweilen beträchtlich anschwellend. Der Schmerz mag dumpf oder stark und schneidend sein, sich über den ganzen Unterleib erstrecken und bis in die linke Schulter schießen; die Haut ist trocken und heiß, krankhafter Magen und Erbrechen. Der Urin ist spärlich, stark gefärbt und kann nur mit Schwierigkeit gelassen werden.

Chronische Entzündung der Milz ist ein sehr gewöhnliches Leiden, besonders in Gegenden, wo beständig Fieber herrschen.

Symptome. Ein Gefühl von Schwere, Beengung und Schmerz in der linken Seite, zuweilen wird der Schmerz ohne einen Druck auf die Gegend über diesem Organe nicht wahrgenommen; in der Regel ist hartnäckige Verstopfung, Gefühl von Frost vorhanden, zuweilen schwillt die Milz so stark an, daß sie mit der Hand gefühlt werden kann. Oefters begleitet sie Betäubung, schwieriges Athmen, Herzklopfen, Schwäche der unteren Glieder, Alpdrücken, Gefühl von Beengung über der Brust, Unmöglichkeit sich viel zu bewegen, Erbrechen der Speisen, trockene Haut, Niedergeschlagenheit. In einigen Fällen tritt Wassersucht hinzu.

Ursachen. Aeußerliche Verletzung, Unterdrückung gewöhnter Entleerungen, Trinken von kaltem Wasser, wenn der Körper erhitzt ist, der unmäßige Genuß von Spirituosen, heftige geistige Erregungen, lang anhaltendes Fieber.

Behandlung.

Eclectische und Kräuterkur. Die Behandlung sollte mit folgendem Abführmittel begonnen werden:

Pulverisirte Jalappenwurzel (*Pulv. jalap*)	4 Unzen.
„Sennesblätter (*Pulv. senna*)	8 „
„Gewürznelken (*Pulv. cloves*)	1 Unze.

Mische es und siebe es durch ein feines Sieb. Dosis: Einen Eßlöffel voll in ein wenig warmem Wasser, oder ein wenig Branntwein mit Wasser.

Bei der chronischen Form möge ein Pflaster, aus Eidotter und Salz bestehend, auf die Gegend über die Milz gelegt werden. Gewöhnliches Salz, in Dosen von einer Drachme dreimal des Tages genommen, hat sich in einigen Fällen bewährt. Die innere Rinde von weißer Esche (*White ash*), in weißem Wein gekocht und in Dosen von einem Weinglas voll dreimal des Tages genommen, hat gleichfalls Heilung bewirkt. Die Behandlung dieser Krankheit ist fast ganz dieselbe, wie die der Leberentzündung.

Homöopathisch. Bei der acuten Form gebe man *Aconitum*, *Bryonia*, *China*, wie bei Leberentzündung vorgeschrieben.

Bei der chronischen Form gebe *Sulphur*, *Calcarea*, *Ferrum*, *Carbo Vegetabilis*, *Lycopodium*. Verwende dieselben in derselben Weise wie bei chronischer Leberentzündung vorgeschrieben.

Allöopathisch. Die Behandlung ist jener der chronischen und acuten Leberentzündung ähnlich. Bei der chronischen Form gebrauche man Senfpflaster, Jod-Tinktur (*Tincture of Iodine*) oder Crotonöl in der Gegend über der Milz.

Folgendes wird empfohlen:

Pulverisirte Chinarinde (*Pulv. Peruvian bark*)	1 Unze.
Pulverisirter Rhabarber (*Pulv. rhubarb*)	½ Drachme.
Pulverisirtes salzsaures Ammoniak (*Pulv. muriate of ammonia*)	1 Drachme.

Mische es und mache 8 Pulver daraus. Dosis: Ein Pulver dreimal des Tages.

Um die Eingeweide in Ordnung zu bringen, halte sie gehörig offen und nehme folgendes:

Entenfuß (*Podophyllin*)	4	Grane.
Leptandrin	8	„
Chinin (*Quinine*)	8	„
Brechnuß- (*Nux Vomica*) Extrakt	2	„

Mische es und mache 16 Pillen daraus. Dosis: Zwei oder drei Pillen beim Schlafengehen.

Würmer.

Es gibt drei Hauptgattungen von Würmern, denen der Mensch ausgesetzt ist. Die Ascariden, Spring- und Madenwürmer; sie sind sehr klein und ähneln einem weißen Faden von einem halben bis ganzen Zoll der Länge nach. Die Zahl derselben ist zuweilen sehr groß und sie bilden sich zu Rollen und Ballen in den Eingeweiden. Sie kriechen hin und wieder in die Scheide oder Harnröhre und verursachen ein höchst lästiges Jucken.

Eine andere Gattung sind die Spulwürmer oder *Ascarides lumbricoides*, welche sehr lang und rund sind, ungefähr ⅛ Zoll dick und 3 bis 12 Zoll lang. Sie ähneln dem gewöhnlichen Regenwurm sehr und werden vorzugsweise in den großen Därmen und zuweilen im Magen gefunden; auch erscheinen sie nicht selten im Halse.

Die dritte Gattung ist der Bandwurm (*Taenia solium*); er besteht aus einer Menge an einander gereihter Glieder und ist in seiner Länge von einigen bis mehreren hundert Fuß verschieden. Er hält sich in den kleinen Eingeweiden auf und zehrt von dem Nahrungssaft, d. h. von jener Masse der Nahrung, welche bleibt, nachdem die Speisen den Magen verlassen haben, und verursacht in Folge dessen große Zehrung, Erschöpfung und Abnahme des Fleisches.

Symptome. Die Kennzeichen der Anwesenheit von Würmern sind sehr undeutlich, und es ist zuweilen unmöglich, sie zu hemmen, bevor nicht welche abgegangen sind.

Die Anwesenheit des Springwurms mag erkannt werden an dem unerträglichen Jucken im After oder *Anus*. Bei Kindern kündigen sich die Würmer durch Blässe, Jucken in der Nase und Knirschen der Zähne an;

Auffahren aus dem Schlafe, unregelmäßigen Appetit, üblen Athem, geschwollenen Unterleib, starkes Anschwellen der Oberlippe, eine von den Wangen mehr oder weniger geröthet.

Der Bandwurm wird erkannt an einem nagenden Schmerz im Magen, unregelmäßigem, in der Regel aber sehr starkem Appetit; die Menge der zu sich genommenen Speisen entspricht der daraus erwachsenden Nahrung nicht, der Kranke magert ab und öfters ist ein harter Husten anwesend; ein Gefühl, als ob irgend etwas von der linken Seite plötzlich in den Hals hinaufstiege und wieder zurückfiele, Schwindel, besonders des Morgens vor dem Essen.

Behandlung.

Homöopathisch. *Aconitum.* — Zu geben beim Anfang der Behandlung gegen nervöse Reizbarkeit, welche in der Regel anwesend ist. Einige Dosen mögen gegeben und alle 2 Stunden wiederholt werden. Wirkt dies nicht, so gebe man *Ignatia* in derselben Weise.

Cina. — Dies ist das Hauptmittel, besonders bei Anwesenheit folgender Symptome: Bohren mit den Fingern in der Nase, das Kind ist nervös, schreit des Nachts im Schlafe, hat starke Anfälle von Kolik, Zupfen an den Lippen, Gesicht zuweilen blaß und kalt, dann wieder roth und heiß, sonderlicher Appetit, wunderlich und furchtsam, Gesicht aufgedunsen, Anschwellen und Schmerz im Unterleib, Verstopfung oder Diarrhöe, Knirschen mit den Zähnen.

Nux Vomica. — Wenn mit den andern Symptomen Verstopfung verbunden ist, starkes Jucken, brennendes und stechendes Gefühl im After.

Spigelia. — Bei strengen Fällen von Wurmkolik, wenn Fieber und Diarrhöe vorhanden sind, Heißhunger und Frösteln.

Silicea. — Besonders bei Kindern, die skrophulös sind.

Belladonna. — Kolik, welche durch Liegen auf dem Bauche gelindert wird. Auffahren aus dem Schlaf, Kopfweh.

Lycopodium. — Besonders bei starkem Jucken im After.

Teucrium — empfohlen von Freligh gegen den Reiz und das Jucken, welches von Würmern verursacht wird.

Santonin — ist ein ausgezeichnetes Mittel gegen die verschiedenen Gattungen von Würmern.

Gegen den Bandwurm Kürbiskörner (*Pumpkin seeds*) wie untenstehend gegeben, ist ein ausgezeichnetes Mittel.

Man nehme 8 Unzen von den Körnern und esse davon zur Mahlzeit 4 Unzen bei leerem Magen, erweiche dann die übrigen 4 Unzen in heißem Wasser und trinke den Aufguß am Morgen. Bis Mittag sollte nichts gegessen werden. Dies wird gewöhnlich hinreichen, den Wurm abzutreiben; ist dies aber nicht der Fall, so wiederhole es die nächste Nacht.

Verordnung der Heilmittel. Man gebe von dem gewählten Mittel dreimal des Tages eine Dosis, wenn die Symptome nicht anders nothwendig machen, in welchem Falle dann alle zwei oder drei Stunden eine Dosis gegeben werden muß.

Bei chronischen Fällen sollten die Mittel durch eine lange Zeit hindurch einmal des Tages gegeben werden.

Kost. Der Kranke sollte alle schweren Nahrungsmittel vermeiden, wie gekochtes Gemüse, reiche Puddings und Kuchen; mag sich vielmehr mit Fleischsuppen, gebratenem oder gekochtem Fleisch und Milch begnügen.

Gegen sehr starkes Jucken, das bei einigen Fällen vorhanden ist, werden Einspritzungen von kaltem Wasser oder Wasser, dem ein wenig Salz oder Essig beigefügt ist, zuweilen von gutem Erfolg gefunden werden. Süßes Oel (*Sweet oil*) entspricht hin und wieder demselben Zwecke.

Allöopathisch. Folgendes ist ein gutes Mittel:

Spigelien-Wurzel (*Pink root*)	½	Unze.
Sennesblätter (*Senna*)	½	„
Doppeltweinsteinsaure Potasche (*Bi-tartrate of potassa*)	1	Drachme.
Pulverisirte Jalappenwurzel (*Pulv. jalap*)	½	„
Kardamon- (*Cardamon*) Samen	½	„
Lakritzen- (*Liquorice*) Extrakt	2	Drachmen.

Mische es, füge ein halbes Pint kochendes Wasser hinzu und lasse das Ganze eine Stunde durchweichen. Dosis: Ein oder zwei Eßlöffel voll gelegentlich bis die Würmer abgetrieben sind.

Eine Einspritzung von gewöhnlichem süßem Oel ist zuweilen hinreichend, um die Springwürmer abzutreiben. Das folgende kann zu demselben Zwecke gegeben werden:

Aloe (*Aloes*)	2	Skrupel.
Kohlensaure Potasche (*Carbonate of potassa*)	15	Grane.
Gersten- (*Barley*) Abkochung	½	Pint.

Mische und gebrauche es als eine Einspritzung.

Ein Aufguß von je einer Unze Sennesblätter (*Senna*), Spigelia (*Spigelia*) auf ein Pint Wasser kann in einigen Fällen angewendet werden. Erwachsenen gebe jeden Morgen vor dem Frühstück ein Weinglas voll.

Wurmsamenbitter (*Santonin*) ist ein ausgezeichnetes Mittel, aber es sollte vorsichtig angewendet werden. Bei Erwachsenen eine Dosis von 3 bis 6 Granen. Bei Kindern einen halben Gran ein- oder zweimal des Tages.

Gegen Bandwurm hat sich Terpentin- (*Turpentine*) Spiritus vorzüglich bewährt. Man gebe ihn in Dosen von einer halben Unze und lasse dieselbe Menge Castoröl folgen oder beides zu gleicher Zeit nehmen. Eine Abkochung von Kohlpalmenrinde (*Cabbage tree bark*) sowie auch Kürbißkörner (*Pumpkin seed*) wird gegen Bandwurm sehr empfohlen.

Eclectische und Kräuterkur. Wurmsamen mit Molasses gemischt mag Erwachsenen in Dosen von 1½ Theelöffel voll und Kindern in Dosen von 1 Theelöffel voll gegeben werden.

Walddost- (*Thoroughwort*) Thee oder Rainfarn- (*Tansy*) Thee ist auch gut; Kermesbeer (*Poke root*) und Sennesblätter (*Senna*) sind ein wirksames Mittel. Eine Unze von jedem sollte in heißem Wasser erweicht und ein Eßlöffel voll einmal des Tages gegeben werden. Folgendes ist bei manchen Fällen zu empfehlen:

Castoröl	1	Unze.
Wurmsamen- (*Worm seed*) Oel	1	„
Terpentin- (*Turpentine*) Oel	½	„
Anisöl	½	„

Dosis: Für ein Kind von 2 oder 3 Jahren 10 bis 20 Tropfen alle 3 oder 4 Stunden. Das folgende wird empfohlen:

Wurmsamenöl	½	Unze.
Rainfarn- (*Tansy*) Oel	½	„

Terpentin- (*Turpentine*) Oel	½ „
Crotonöl	2 Drachmen.
Castoröl	4 Unzen.

Mische es. Dosis: Für ein Kind von 1 bis 2 Jahren einen halben Theelöffel voll in ein wenig warmer Milch drei Tage hindurch. Dann sollte dasselbe drei Tage ausgesetzt und für die nächstfolgenden drei Tage wieder angewendet werden.

Gegen Bandwurm wird der Saft von blauem Kalmus (*Blue flag*) empfohlen, ebenso starke Portionen von Knoblauch (*Garlic*) mit Salz, und einen Tag um den andern ein Abführmittel von Alraunwurzel (*Mandrake root*). Wurzel von männlichem Farn (*Root of male fern*) ist erfolgreich zur Entfernung des Bandwurms angewendet worden.

Hartleibigkeit.

Dies ist eine der gewöhnlichsten Störungen, denen die Menschheit unterworfen ist. Unter Hartleibigkeit verstehen wir einen trägen Zustand der Eingeweide, durch welche der Koth eine längere Zeit zurückgehalten wird, als es die Erhaltung der Gesundheit bedingt. Stuhl ist seltener als in gesundem Zustande, hart und trocken, in kleinen Quantitäten und die Entleerung geht mit Schwierigkeit vor sich.

Symptome. Kopfschmerz, Schwindel, Mangel an Appetit, zuweilen Uebelkeit und Fiebersymptome, Schwere längs des unteren Theiles des Bauches.

Ursachen. Sitzende Lebensweise, besonders während der Geist beständig auf irgend einen Gegenstand gerichtet ist, zusammenziehende Medizinen, nervöse Krankheiten, Unachtsamkeit auf das Verlangen nach Entleerung der Eingeweide.

Behandlung.

Allgemeine. Die Kost sollte dieser Krankheit genau angemessen sein, alles von bindender Natur ist zu vermeiden, wie thierische Kost, besonders eingesalzene Fleische, Käse, reizende Getränke, Pasteten, stark gewürzte Speisen &c. Dagegen kann der Patient alle Sorten von Früchten, Gemüse, grobes Brod und Suppen essen. Gestoßener Weizen wird die Heilung der Hartleibigkeit befördern. Einspritzungen von kaltem Wasser, sowie starkes Trinken von kaltem Wasser, sollte angewendet werden. Jedermann muß den Mahnungen der Natur sofort und regelmäßig Folge leisten. Die beste Zeit diesem nachzukommen ist vielleicht am Morgen unmittelbar. Wenn man diesem Umstande zu einer gewissen Stunde des Tages Aufmerksamkeit schenkt, so wird dies mehr als irgend etwas anderes dazu beitragen, dieses zur Gewohnheit zu machen und die Eingeweide in Ordnung zu halten.

Allöopathisch. Eine Pille von Rhabarber (*Rhubarb*) und spanische Seife (*Castile soap*) von jedem ½ Gran sollen angewendet und davon des Abends 2 Pillen gegeben werden.

Zuweilen bewährt sich folgendes:

Entenfuß-Harz (*Rosin of podophyllin*)	2	Grane.
Flüssiger Rhabarber-Extrakt (*Fluid extract of rhubarb*)	1	Unze.
Flüssiger Sennesblätter-Extrakt (*Fluid extract of senna*)	1	„
Ingwer-Syrup (*Syrup of ginger*)	½	Unze.
Gewürznelkenöl	4	Tropfen.

Gummi Arabicum Schleim hinlänglich, um daraus 4 Unzen zu machen. Dosis: Für Erwachsene einen Eßlöffel voll und so oft zu wiederholen als erforderlich, um die Eingeweide zu öffnen.

Eine Abkochung von Walddost (*Thoroughwort*) täglich kalt getrunken war in einigen Fällen von gutem Erfolg. Einspritzungen von warmem oder kaltem Wasser sollten angewendet werden, da dieselben in der Regel hinreichen, ohne weitere abführende Medizinen, Abhülfe zu verschaffen. Eine Dosis von einem Aufguß von Sennesblättern mag sich hin und wieder bewähren.

Folgendes, unter „*Mottauer's Aperient*“ bekannt, wird sehr empfohlen:

Pulverisirte Aloe (*Pulv. Aloes*)	1½	Unzen.
Doppeltkohlensaure Soda (*Bi-carbonate of soda*)	4	„
Zusammengesetzter Lavendel-Spiritus (*Compound spirits of lavender*)	2	„
Wasser	2	Quarts.

Mische es in einem Kruge, lasse es 2 Wochen lang stehen und schüttle es jeden Tag gehörig um, dann sollte die Mischung vom Bodensatze abgegossen werden. Dosis: ein halbes Weinglas voll ein- oder zweimal des Tages.

Eclectische und Kräuterkur. Eine gelegentliche Dosis von Rhabarber (*Rhubarb*) oder ein Seidlitz Pulver wird zuweilen alles sein, was nothwendig ist, um Abhülfe zu verschaffen; gleichzeitig ist der Kost Aufmerksamkeit zu widmen.

Eine Mischung von Rhabarber (*Rhubarb*) zwei Theile und doppeltkohlensaure Potasche (*Bi-carbonate of potassa*) einen Theil in Dosen von 6 Granen dreimal des Tages in ein wenig warmem Wasser, ungefähr eine Stunde vor jeder Mahlzeit genommen, wird empfohlen. Die Dosis sollte nicht mehr als zwei Stühle des Tages bewirken und es wird gut sein, wenn nicht mehr als einer darauf erfolgt. Auch das folgende ist empfehlenswerth:

Aletridin	20	Grane.
Brechnuß- (*Nux Vomica*) Extrakt	1½	„
Entenfuß (*Podophyllin*)	5	„

Mische es und mache 20 Pillen daraus. Dosis: eine oder zwei jeden Abend. Eine Einspritzung von einem Aufguß Wasserdost (*Boneset*) mit ein wenig Molasses, ist zuweilen erfolgreich.

Homöopathisch. Das wichtigste Mittel ist *Nux Vomica*, wenn häufiger und erfolgloser Drang nach Stuhl vorhanden ist oder ein Gefühl, als ob der After geschlossen wäre; unangenehmer Geschmack im Munde, Appetitlosigkeit, Anschwellen des Unterleibes. Wenn *Nux Vomica* unzureichend ist, gebe eine gelegentliche Dosis von *Bryonia*, besonders wenn die Störung in warmem Wetter eintritt.

Opium. — Mag zuweilen abwechselnd mit *Nux Vomica* gegeben werden, besonders wenn große Trägheit der Eingeweide ohne irgend ein Verlangen nach Stuhl, Röthe des Gesichts, Schießen des Blutes nach dem Kopfe, Kopfschmerz vorhanden sind.

Platina. — Wenn der Koth in kleinen harten Stücken mit viel Schwierigkeit entleert wird, Schaudern, Gefühl von Schwäche im Unterleib.

Lycopodium. — Bei starkem Drängen mit starkem Druck nach unten, aber Unfähigkeit, die Eingeweide zu entleeren.

Antimonium Crudum. — Bei Fällen, wo Verstopfung und Diarrhöe abwechseln.

Sulphur. — Bei lang anhaltender Verstopfung, besonders, wenn der Patient mit Geschwüren belästigt ist. Auch wenn öfters Verlangen nach Stuhl ohne irgend welchen Erfolg vorhanden ist.

Plumbum. — Bei hartnäckiger Verstopfung, der Stuhlgang ist hart und Schwierig und der Koth geht in harten Stücken oder Bällen weg.

Bei Verstopfung von schwangeren Frauen gebe man *Nux Vomica, Opium, Sepia.* Frauen im Kindbett *Bryonia, Nux Vomica, Opium, Sulphur.*

Verordnung der Heilmittel. — Alle 2, 3 oder 4 Stunden gebe man eine Dosis von dem gewählten Mittel. Werden die Heilmittel trocken gegeben, so gebe man 3 bis 6 Pillen als eine Dosis. Wenn in Wasser gegeben, löse 6 Kügelchen in 6 Theelöffel voll Wasser und gebe als Dosis einen Theelöffel voll. Einspritzungen von und Baden im kalten Wasser wird sehr zuträglich gefunden werden.

Diarrhöe oder Durchfall.

Diese Krankheit kommt sehr häufig vor, besonders in den heißen Monaten des Jahres. Die Symptome bestehen in mehr oder weniger flüssigen öfteren Entleerungen der Eingeweide, und jeder Entleerung folgt ein kollerndes Geräusch in den Eingeweiden, verbunden mit einem Gefühle von Schwere oder Gewicht, gewöhnlich auch stärkerem oder schwächerem Kneipen und zuweilen Uebelkeit und Erbrechen; finden die Entleerungen oft oder sehr stark statt, so tritt in Folge dessen nach kurzer Zeit große Schwäche ein.

Ursachen. Der Einfluß außergewöhnlicher Hitze und Kälte, Genuß von Säuren, unverdauliche oder reizende Nahrungsmittel, Ueberladen des Magens mit Speisen, heftige, geistige Erregung, wie Furcht, Zorn u. s. w. Es kann auch durch fortwährenden Aufenthalt in schlecht ventilirten Wohnungen, und bei Kindern durch das Zahnen verursacht werden.

Behandlung.

Allgemeine. Der Genuß von allen Speisen, die nicht ganz leicht verdaulich sind, ist zu untersagen, ebenso Säuren, Kaffee, stark gewürztes Gemüse, Früchte, frische Fleischsorten und Suppen aller Art. Die Kost des Patienten mag bestehen in Zwieback, Reis, gekochter Milch, Hafermehl, geschältes Korn, Pfeilwurz (*Arrow root*), Gerstenwasser, Sago, Tapioca, Gummi Arabicum Schleim, gekochtem Reis mit Zimmet gewürzt.

Eclectische und Kräuterkur. Folgendes wird die Thätigkeit der Leber wieder herstellen und Alles auf die Eingeweide reizbare entfernen:

Zusammengesetzter Syrup aus Rhabarber und Potasche (*Compound syrup of rhubarb and Potassa*)	4 Unzen.
Pfeffermünz- (*Peppermint*) Essenz	1 Drachme.
Paregoricum (*Paregoric*)	4 Drachmen.

Mische es. Dosis: alle 2, 3 oder 4 Stunden einen Eßlöffel voll. Bevor dies indessen genommen wird, ist es gut, ein Brechmittel aus gleichen Theilen von pulverisirter Lobelia und Brechwurz (*Ipecac*) zu geben.

Folgender Syrup wird ausgezeichnet gefunden werden:

Brombeerwurzel (*Black berry root*) fein geschnitten und gestoßen	8 Unzen.
Gägel- (*Bay berry*) Rinde	4 „
Storchschnabel (*Cranes Bill*)	2 „
Myrrhenharz (*Gum myrrh*)	1 „
Zimmetrinde (*Cinnamon bark*)	2 „
Fenchelsamen (*Fennel seed*)	½ Unze.
Gewürznelken (*Cloves*)	1 „

Zerstoße es gehörig, gebe es in 6 Quart Wasser und lasse es 6 bis 8 Stunden langsam über dem Feuer bis zur Hälfte einkochen, dann seihe es durch und lasse es zu zwei Pint einkochen. Während es noch heiß ist, füge ein Pfund weißen Zucker bei und ist es abgekühlt noch ein Pint französischen Branntwein hinzu. Dosis für Erwachsene einen Eßlöffel voll. Dies wirkt als ein ausgezeichnetes Mittel gegen alle Arten Diarrhöe, Cholera und Cholera-Morbus. Eine Abkochung von je einer Handvoll Brombeerenwurzel (*Black berry root*) und weiße Eschenrinde (*White oak bark*) mit je einer halben Unze Gewürznelken (*Cloves*), Zimmet (*Cinnamon*) und *Allspice* mit Stückzucker oder Kandiszucker (*Rock candy*) versüßt, wird in einigen Fällen gut gefunden werden. Dosis: Mehrere Male des Tages einen Eßlöffel voll.

Bei Uebelkeit und Erbrechen kann ein Senfpflaster über den Magen gelegt werden. Auch ein Aufguß von Hafermehl-Kaffee mag zuweilen zuträglich gefunden werden. Das Hafermehl sollte mit Wasser vermischt, gebacken und mit Kaffee gebräunt werden, dann pulverisire man es und mache einen

Aufguß daraus. Gegen den Schmerz oder das Kneipen wende man eine Einspritzung an, die wie folgt zusammengesetzt wird:

Castoröl	1	Gill.
Molasses	½	Pint.
Warmes Wasser	½	Pint.
Laudanum	20–60	Tropfen.

Folgendes wird als ein ausgezeichnetes Mittel empfohlen:

Röste ein halbes Pfund Reis, bis es braun ist, dann koche es und esse es langsam.

Pulverisirter Rhabarber (*Rhubarb*) zu Holzkohle gebrannt und pulverisirt, wird empfohlen. Ungefähr einen halben Theelöffel voll dreimal des Tages. Der Rhabarber mag in einem eisernen Gefäße zu schwarzer Asche verbrannt werden.

Chronische Diarrhöe wird in einigen Fällen durch einfaches Essen von Gummi Arabicum oder das öftere Trinken des Schleimes von Gummi Arabicum geheilt. Folgende Pillen werden gegen chronische Diarrhöe empfohlen:

Leptandrin	20	Grane.
Brechwurz (*Ipecac*)	20	„
Entenfuß (*Podophyllin*)	5	„
Pulverisirtes Opium	8	„

Mische es und mache 40 Pillen mit ein wenig Löwenzahn- (*Dandelion-*) Extrakt daraus. Dosis: Früh und Abends eine Pille. Während diese Pillen genommen werden, ist es gut, die ganze Oberfläche des Körpers einmal des Tages mit warmem Saleratuswasser zu waschen. Folgendes Mittel soll bei einigen der schlimmsten Falle geholfen haben:

Man nehme ein Stück gut geräucherten alten Speck, schneide ihn in Stücke und brate ein Pint Schmeer aus; während des Ausbratens schneide mehrere große Zwiebeln hinein. Gieße darauf die Flüssigkeit ab und nimm einen Theelöffel voll davon einmal des Tages.

Folgendes wird in einigen Fällen gut gefunden werden:

Pulverisirter Alaun (*Alum*)	2 Grane.
Pulverisirte Galläpfel (*Galls*)	2 „
Pulverisirter Kampher (*Camphor*)	1 Gran.

Mische und nimm es auf einmal. Nach jeder Mahlzeit zu wiederholen. Eine Abkochung von Kampescheholz (*Logwood*) ist ein ausgezeichnetes Mittel gegen diese Krankheit. Ein halber Theebecher voll sollte davon dreimal des Tages genommen werden.

Homöopathisch. *Dulcamara.* — Gegen Diarrhöe, die von Erkältung herrührt, wenn die Stuhlgänge wässerig, grünlich oder gelblich und bei leichtem Schmerz schlimmer des Nachts sind. Man lasse *Bryonia* folgen.

Aloes. — Heftiger Stuhlgang, der ganze Körper wird während desselben heiß, bei einem Gefühl von Magenschwäche oder Schmerz in der Gegend der Leber; der Stuhl hat einen höchst fauligen Geruch und ist nicht übermäßig stark oder wässerig.

Ipecacuanha. — Stuhlgang von dünnem Schleim, oder schaumig, gegohren oder gelb, bei beträchtlichem Schmerz im Mastdarm, die Entleerungen sind mit einer weißen Substanz gemischt, Blässe des Gesichts, große Hinfälligkeit.

Chamomilla. — Gallige, wässerige oder schleimige Diarrhöe, der Stuhl ähnelt geschnittenem Stroh und riecht wie faule Eier, belegte Zunge, Anschwellen der Eingeweide, bitterer Geschmack im Munde. Besonders anwendbar gegen Diarrhöe in Folge von Erkältung, Furcht oder Zorn, und bei Kindern, wenn sie die Beine in die Höhe werfen, sich ärgern, quälen und getragen sein wollen.

Rheum. — Sauer riechender Stuhl bei krampfartiger Kolik in den Eingeweiden. Ein Schauder während des Stuhlganges; Diarrhöe in Folge von Magensäure; saurer Geruch, der von dem Kinde ausströmt und auch nicht durch Waschen gehoben wird. Besonders anwendbar bei Diarrhöe von Kindern und Frauen im Wochenbett. Wenn *Rheum* keine Linderung verschafft, so gebe man *Chamomilla.*

Mercurius. — Bei fast jeder Art von Diarrhöe anwendbar, besonders wenn mit Kneipen vor und Brennen im After nach dem Stuhlgange verbunden; große Hinfälligkeit, Zittern, Entleerungen gallig, schleimig, schaumig oder mit Blut gemischt, heftige Kolik, schlechter Athem. *Nux Vomica* wird zuweilen Linderung geben, wenn *Mercurius* angezeigt zu sein scheint, aber nicht den gewünschten Erfolg hat.

Colocynthis. — Gallige oder wässerige Diarrhöe mit starken krampfartigen Schmerzen.

Podophyllin. — Diarrhöe mit krampfartigen Schmerzen in den Eingeweiden, leicht gefärbtem widerwärtigem Stuhl, Entleerungen schaumig und schleimig.

Pulsatilla. — Diarrhöe in Folge von Unverdaulichkeit, bei wässerigen, widerwärtigen Entleerungen, besonders des Abends, bitterer Geschmack im Munde, faulige Zunge.

Bryonia. — Diarrhöe in Folge der Sonnenhitze.

Arsenicum. — Diarrhöe brennend, mit starken Kolikschmerzen. Mag abwechselnd mit *Veratrum* oder abwechselnd mit *Carbo Vegetabilis* gegeben werden, wenn die Diarrhöe faulig ist und aus unverdauten Nahrungsmitteln besteht, oder bei wässerigem, schleimigem, brennendem Stuhl.

Magnesia. — Aehnlich dem Schaum eines Froschteiches, grün und schaumig.

Nux Vomica. — Wenn häufige und spärliche Stuhlgänge einer wässerigen und grünlichen Masse erfolgen und Drängen und drückender Schmerz. Mag abwechselnd mit *Mercurius* gegeben werden.

Verordnung der Heilmittel. Von dem gewählten Mittel löse 12 Kügelchen in 12 Theelöffel voll Wasser auf und gebe alle halbe, ganze, 2 oder 3 Stunden, der Strenge des Schmerzes und der Häufigkeit der Stuhlgänge angemessen, einen Theelöffel voll. Werden die Pillen gebraucht, so gebe man 3 bis 4 als eine Dosis. Bei chronischen Fällen gebe man jeden Morgen und Abend eine Dosis.

Allöopathisch. Zusammengesetzter Syrup von Rhabarber (*Rhubarb*) und Potasche mag in Dosen von einem Eß-Löffel alle Stunden gegeben werden, bis die Magensäure bewältigt und der Reiz vermindert ist. Pfeffermünz- (*Peppermint*) und grüne Münze- (*Spearmint*) Essenz kann hin und wieder mit gutem Erfolg hinzugefügt werden. Bei Uebelkeit und Erbrechen mache Senfpflaster auf den Magen und gebe einige Tropfen Laudanum. Folgendes wird bei leichten Anfällen entsprechend gefunden werden:

Gewürzter Rhabarber-Syrup (*Spiced syrup of rhubarb*)	½	Unze.
Magnesia	15	Grane.
Zimmet- (*Cinnamon*) Wasser	2	Drachmen.
Kampherwasser	2	„

Mische es und nimm die Hälfte der Mischung als eine Dosis und wiederhole dies alle drei Stunden.

Folgendes mag in einigen Fällen angewendet werden:

Verdünnte Schwefelsäure (*Diluted sulphuric acid*)	50 Tropfen.
Laudanum	15 Tropfen.
Pfeffermünz- (*Peppermint*) oder Zimmet- (*Cinnamon*) Wasser	3 Unzen.

Dosis: Alle 4 Stunden einen Eßlöffel voll.

Bei heftigem, kneipendem Schmerz gebe folgende Einspritzung:

Castoröl	2 Unzen.
Tinktur von stachliger Eschenrinde (*Tinct. of prickly ash bark*)	½ Unze.
Zusammengesetzte virginische Schlangenwurzel-Tinktur (*Comp. tincture of Virginia snake root*)	2 Drachmen.
Laudanum	20 Tropfen.
Aufguß von Wasserdost (*Infusion of boneset*)	½ Pint.
Aufguß von Sennesblättern (*Infusion of senna*)	½ Pint.

Mische und gib es als eine Einspritzung.

Aehnelt die Diarrhöe der Ruhr (*Dysentery*), so sollten Einspritzungen von Stärke angewendet und gleichzeitig folgende Pillen gegeben werden:

Essigsaures Blei (*Acetate of lead*)	1 Gran.
Opium	½ „

Mache eine Pille daraus und wiederhole diese alle 3 oder 4 Stunden.

Bei chronischer Diarrhöe wird zuweilen ein Theelöffel voll Branntwein in ein wenig versüßtem Wasser mehrere Male des Tages gegeben, heilen. Es wird sehr zuträglich sein, bei Behandlung eines chronischen Falles von Diarrhöe ausgenommen Milch und Kalk- (*Lime*) Wasser, so wenig als möglich Nahrungsmittel zu sich zu nehmen. Bei beträchtlicher Schwäche mögen folgende Pillen gegeben werden.

Chinin (*Quinine*)	½	Drachme.
Pulverisirte Catechu	1	„
Pulverisirtes Opium	15	Grane.

Mische es und mache 32 Pillen daraus. Dosis: Dreimal des Tages 1 Pille.

Ruhr (*Dysentery — Bloody Flux*).

Dies ist eine Entzündung der Schleimhaut der großen Eingeweide.

Symptome. Die Krankheit beginnt in der Regel mit Appetitlosigkeit, Verstopfung, Frösteln, Hitze der Haut, außerordentlichem Durst &c. Hin und wieder beginnt sie mit Diarrhöe, die Stuhlgänge sind unbedeutend und häufig, sie sind mit Schleim vermischt und mit Blut gestreift, beständiges Dringen und Verlangen nach Stuhl, starkem Schmerz vor und nach jedem Stuhlgang, schmerzhaftes Grimmen des Afters, auch *Tenesmus* genannt.

Ursachen. Plötzlicher Wechsel von heißer zu kalter Witterung, unreife oder saure Früchte, verdorbenes Gemüse oder Fleisch, das Trinken von kaltem Wasser, wenn man erhitzt ist.

Behandlung.

Allgemeine. Es sollte dem Patienten nicht erlaubt sein, aufzubleiben, er muß sich vielmehr sehr ruhig verhalten. Als Nahrung nehme man Mehlsuppe, gehörig gekocht, Reiswasser, Pfeilwurz (*Arrow root*), Sago. Bei Besserwerden möge ein wenig Schöpsenfleischbrühe erlaubt werden.

Homöopathisch. *Aconitum.* — Schmerz in den Eingeweiden, gallige oder dünne, wässrige Entleerungen mit Schleim gemischt und zuweilen mit Blut gestreift, Schmerzen im Kopf, Nacken und Schultern, Puls stark und schnell.

Arsenicum. — Passend bei Fällen, wo die Stuhlgänge unfreiwillig erfolgen und einen fauligen Geruch haben, da, wo der Kranke sehr schwach ist, brennende Schmerzen in den Eingeweiden, Athem kalt. Kann allein oder abwechselnd mit *Carbo Vegetabilis* gegeben werden.

Belladonna. — Wenn *Aconitum* keine Minderung gewährt und wenn Trockenheit im Munde und Hals vorhanden ist, Empfindlichkeit der Eingeweide, Zunge belegt und an der Spitze roth.

Mercurius. — Dies ist das wichtigste Mittel bei Ruhr und ist in allen Stadien anwendbar, besonders wenn ein Drängen, als ob die Eingeweide herauskommen wollten, vor und nach dem Stuhle, vorhanden ist, eine Entleerung von hellem Blute, zuweilen mit Schleim gestreift oder von einer grünlichen Masse nach starkem Drängen, hin und wieder gleicht der Stuhl aufgeschlagenen Eiern, heftige Kolik, Uebelkeit, Frösteln, Erschöpfung, Zittern, kalter Schweiß auf dem Gesichte, Verschlimmerung des Schmerzes zur Nachtzeit. Kann abwechselnd mit *Colocynth* gegeben werden, wenn starke kneipende Kolik-Schmerzen vorhanden sind, oder abwechselnd mit *Aconitum* oder *Belladonna*, wenn Fieber damit verbunden ist.

Chamomilla. — Zuweilen nach *Aconitum* entsprechend, wenn noch Fieber mit Kopfschmerz, Uebelkeit und Durst vorhanden sind. Besonders nützlich, wenn der Anfall durch plötzliche Schweißunterdrückung verursacht wurde.

Colocynthis. — Bei starkem Schmerz in den Eingeweiden und die Entleerungen mit einer grünen Masse gemischt, oder sie sind mit Schleim und Blut gemischt. Mag abwechselnd mit *Mercurius* gegeben werden.

Podophyllin. — Krampfartige Schmerzen in den Eingeweiden, Entleerungen hell gefärbt und höchst widrig, oder schaumig und schleimig.

Ipecacuanha. — Besonders zuträglich bei Eintreten der Krankheit im Herbste, oder wenn der Schleim oder schleimige Stuhlgänge später mit Blut gestreift sind. Mag mit Vortheil abwechselnd mit *Petroleum* gegeben werden.

Nux Vomica. — Schwache und häufige Entleerungen von blutigem Schleim, starke Hitze, großer Durst, brennender, schneidender Schmerz in der Gegend des Nabels. Kann abwechselnd mit *Opium* gegeben werden.

Sulphur. — Vortheilhaft gegen hartnäckige Fälle, gelegentlich eine Dosis.

Verordnung der Heilmittel. Löse 12 Kügelchen in 12 Theelöffel voll Wasser und gebe alle halbe, ganze oder zwei Stunden, der Strenge der Symptome angemessen, einen Theelöffel voll. Bessert sich der Kranke, so gebe man die Dosen in größeren Zwischenräumen. Bei chronischer Ruhr ist eine Dosis des betreffenden Mittels dreimal des Tages hinreichend.

Allöopathisch. Bei gelinden Fällen gebe man einen Theelöffel voll Castoröl und zwei Theelöffel voll Paregoricum (*Paregoric*) einmal des Tages; oder eine Dosis Castoröl mit 10 oder 15 Tropfen Laudanum, wenn das Mittel zu Anfang gegeben wird. Leinsamen oder schlüpfriger Ulmen- (*Slippery elm*) Thee kann als Getränk verwendet werden. Bei Schmerz in den Eingeweiden gebe ein Senfpflaster. Einspritzungen von Stärke mit einem Theelöffel voll Laudanum werden außerordentlich wohlthätig gefunden werden. Der zusammengesetzte Spiritus von Rhabarber (*Rhubarb*) und Potasche (*Potassa*) ist in einigen Fällen anwendbar und in Dosen von einem Theelöffel voll alle drei oder vier Stunden zu geben. Folgendes möge in dem ersten Stadium gegeben werden:

Blue Mass	18	Grane.
Brechwurz (*Ipecac*)	6	„
Kampher (*Camphor*)	12	„

Mische es und mache 12 Pillen daraus. Dosis: alle drei oder vier Stunden eine Pille. Oder:

Kampher (*Camphor*)	18	Grane.
Brechwurz (*Ipecac*)	6	„
Opium	3 bis 6	„

Mische es und mache 12 Pillen daraus. Dosis: alle drei oder vier Stunden eine Pille.

Bei chronischer Ruhr gebe man folgendes:

Orangenschalen-Syrup	1	Unze.
Essigsaures Morphium (*Acetate of morphia*)	2	Grane.
Zimmet- (*Cinnamon*) Tinktur	6	Drachmen.
Kardamon- (*Cardamon*) Tinktur	2	„

Mische es. Dosis: zwei- oder dreimal des Tages einen Theelöffel voll.

Bei chronischen Fällen von Ruhr von langer Dauer, wird folgende Einspritzung zuträglich gefunden werden:

Schwefelsaures Zink (*Sulphate of zinc*)	10	Grane.
Laudanum	40	Tropfen.
Leinsamenthee	4	Unzen.

Ein Aufguß von Gelbwurz (*Golden seal*) oder die Tinktur von stachligen Eschenbeeren (*Prickly ash berries*) werden als Einspritzungen gut gefunden werden.

Eclectische und Kräuterkur. Bei milden Fällen wird der unter Diarrhöe empfohlene pulverisirte gebrannte Rhabarber (*Rhubarb*), in Dosen von einem halben Theelöffel voll drei- oder viermal des Tages gegeben, gut gefunden werden. Gebrannter Branntwein wird in einigen Fällen sofortige Linderung verschaffen. Ein Theelöffel voll Castoröl und ein und einen halben Theelöffel voll Paregoricum (*Paregoric*) gemischt und einmal des Tages genommen, reicht zuweilen hin. Bei starkem Schmerz in den Eingeweiden mögen heiße Bähungen von Hopfen, oder von Hopfen und Stechapfel- (*Stramonium*) Blättern über den schmerzhaften Theil gemacht werden. Sind die Entleerungen häufig und schmerzhaft, so wende man Einspritzungen an von 3 Theilen Stärkewasser und einem Theil zusammengesetzter Tinktur von Virginischer Schlangenwurzel (*Compound tincture of Virginia snake root*) an; ungefähr eine halbe Unze sollte eingespritzt und nach jedem Stuhlgang wiederholt werden; der Patient halte es so lange als möglich zurück. Kann man die Tinktur nicht erhalten, so nehme man 10 bis 20 Tropfen Laudanum. Folgendes wird empfohlen:

Türkischer Rhabarber, gestoßen (*Turkey rhubarb, bruised*)	1	Unze.
Wilde Kirschbaumrinde (*Wild cherry bark*)	2	Unzen.
Ueber-kohlensaure Soda (*Super-carbonate of soda*)	1	Unze.
Zimmet- (*Cinnamon*) Rinde	1	„
Weißer Zucker	½	Pfund.

Lasse das Ganze eine Stunde lang in ein und einem halben Pint kochendem Wasser, dann seihe und drücke es aus. Dosis: einen Eßlöffel voll oder weniger, dem Alter angemessen, alle halbe, ganze oder zwei Stunden, im Verhältniß zu den Symptomen.

Folgendes wird bei einigen Fällen ausgezeichnet gefunden werden:

Reife Brombeeren (*Ripe blackberries*)	2	Quarts.
Stückzucker	1	Pint.
Cayennepfeffer (*Cayenne*)	½	Unze.
Zimmet	½	„

Gewürznelken (*Cloves*)	½ „
Allspice	½ „

Koche alles zusammen eine kurze Zeitlang; wenn kalt, seihe es durch und füge ein Pint von *fourth proof Brandy* hinzu. Dosis: dem Alter angemessen, ein Eßlöffel bis ein Weinglas voll. Zuweilen ist es gut, durch gehöriges Zudecken des Kranken im Bette und die Darreichung von warmen Getränken, bestehend in Leinsamen-, Balsam-, Salbei- (*Sage*) oder Katzenmünze- (*Catnip*) Thee Schweiß hervorzurufen.

Folgendes soll beim Beginn der Ruhr helfen:

Leptandrin	10 Grane.
Morphium (*Morphia*)	1 Gran.

Mische es und mache mit Gummi Arabicum Schleim 3 Pillen daraus und gebe alle 6 bis 12 Stunden, den Symptomen angemessen, eine Pille.

Nachstehendes ist eine gute Einspritzung, welche, nachdem die Krankheit mehrere Tage angehalten hat, angewendet werden kann.

Aufguß von Gelbwurz (*Golden seal*)	1 Unze.
Laudanum	10 bis 20 Tropfen.

Gebrauche es als eine Einspritzung.

Innerlich zu geben wird empfohlen:

Guajak (*Guaiacum*), fein pulverisirt	5 Drachmen.
Gummi Arabicum Schleim	3 Unzen.
Gewöhnlicher Syrup	3 „
Wasser	8 „

Mische es. Dosis: alle 4 Stunden ½ Weinglas voll.

Gegen chronische Ruhr gebrauche man folgendes:

Rhabarber (*Rhubarb*)	4 Unzen.
Schlangenwurzel (*Black cohosh root*)	2 „

Wilde Kirschbaumrinde (*Wild cherry bark*)	2 „
Storchschnabel (*Geranium*)	2 „

Mische es und gieße auf diese Bestandtheile 2 Pint Branntwein und 2 Pint Wasser. Lasse die Mischung 5 bis 6 Tage stehen, schüttle es häufig um und seihe es dann ab. Füge 4 Pint Wasser zu dem Bodensatze, koche es bis zu 2 Pint ein, seihe es ab, füge dies der bereits früher abgeseihten Tinktur bei und versüße das Ganze mit Stückzucker. Dosis: jede Stunde oder alle 2 bis 3 Stunden einen Eßlöffel voll.

Cholera Morbus (Brechdurchfall).

Dies ist eine Krankheit, die gewöhnlich in den wärmeren Gegenden vorkommt und sich durch Erbrechen, Abführen, heftiges Kneipen, Kälte und Krämpfe der Endglieder kennzeichnet.

Symptome. Der Anfall tritt ganz plötzlich mit Erbrechen und Abführen ein, wird von starken, kneipenden Schmerzen in den Eingeweiden und im Magen begleitet, dem große Angst folgt. Die Entleerungen der Eingeweide bestehen in Koth und später aus einer wässerigen, galligen Masse; jeder Entleerung gehen heftig kneipende und schneidende kolikartige Schmerzen, besonders in der Nabelgegend voraus und begleiten dieselbe; in den Zwischenräumen der Entleerungen ist Uebelkeit und Unbehagen des Magens und in der Regel großer Durst vorhanden; Flüssigkeiten, sobald sie der Patient zu sich genommen hat, werden wieder erbrochen. Wird der Krankheit nicht rechtzeitig Einhalt gethan, so dehnen sich die Krämpfe auf Arme und Hände aus, die Endglieder werden kalt, der Puls wird schwach, die Gesichtsfarbe bleich, die Augen fallen ein, kalter klebriger Schweiß bricht aus und der Tod tritt ein.

Ursachen. Sonnenhitze, besonders wenn die Tage heiß und die Abende kühl sind, plötzlicher Wechsel der Luft, ungehörige Substanzen im Magen, wie unreife Früchte, Säuren, Hummern (*Lobsters*), Melonen, Gurken, Jähzorn.

Behandlung.

Allöopathisch. Man mache ein großes Senfpflaster über der Gegend des Magens und der Leber und gebrauche gleichzeitig folgende Mischung:

Ammoniak (*Ammonia*)	1 Drachme.
Magnesia	1 „

Pfeffermünz- (*Peppermint*) Wasser	4 Unzen.

Wenn die Diarrhöe sehr stark ist oder der Zustand hat schon eine Zeitlang angehalten, füge dem Obigen noch zwei Drachmen Paregoricum (*Paregoric*) bei. Dosis: Alle 20 Minuten einen Theelöffel voll; bei jedesmaligem Einnehmen schüttele man die Mischung gehörig um.

Flanelle, in einer heißen Abkochung von Mohnköpfen (*Poppies*) und Kamillenblüthen (*Chamomile flowers*) getränkt und über den Magen und die Eingeweide gelegt, wird in einigen Fällen entsprechen.

Das aus Rhabarber (*Rhubarb*) und Potasche (*Potassa*) zusammengesetzte Pulver kann in Dosen von einem Theelöffel voll alle halbe Stunden, bis sich Uebelkeit und Erbrechen einstellen, gegeben werden; ist es nothwendig, füge jeder Dosis noch 5 bis 10 Tropfen Laudanum bei. Der Patient sollte viel und öfters warmes Wasser und Leinsamenthee trinken, was den Magen und die Eingeweide gehörig auswäscht. Ein Umschlag aus Gewürznelken (*Cloves*) und Zimmet, von jedem einen Theelöffel voll, Mehl mit Branntwein angefeuchtet, einen Eßlöffel voll, bestehend, wird in einigen Fällen dienlich gefunden werden.

Auch entspricht zuweilen folgendes:

Morphium (*Morphine*)	1 Gran.
Doppeltkohlensaure Soda (*Bi-carbonate of soda*)	30 Grane.
Versüßte Rhabarber- (*Rhubarb*) Tinktur	1 Unze.

Mische es. Dosis: Alle halbe Stunde einen Theelöffel voll.

Eclectische und Kräuterkur. Ein gutes Mittel, sowohl den Magen in Ordnung zu bringen als auch den Durchfall einzuhalten, besteht in

Gemahlenem schwarzem Pfeffer (*Ground black pepper*)	1 Eßlöffel voll.
Tischsalz	1 „
Warmem Wasser	½ Bierglas voll.
Cideressig	½ „

Dosis: Nimm nach einigen Minuten einen Eßlöffel voll. Rühre es um und mische es gehörig, bis das Ganze genommen ist.

Warme Thees von Katzenmünze (*Catnip*), oder Wasserdost (*Boneset*) mögen hin und wieder angewendet werden, um Erbrechen hervorzubringen; nachdem das Erbrechen eine Zeitlang angehalten hat, lege man ein großes Senfpflaster über den Magen und die Eingeweide und gebe den zusammengesetzten Syrup von Rhabarber und Potasche (*Compound syrup of rhubarb and potassa*) alle halbe Stunden in Dosen von einem Eßlöffel voll. Hierauf mag in einigen Fällen Paregoricum (*Paregoric*), Pfeffermünz- (*Peppermint*) Essenz und Kampher-Spiritus (*Spirits of camphor*), von jedem einen Eßlöffel voll, Rhabarber- (*Rhubarb*) Tinktur ein halbes Pint, angewendet werden. Mische es. Dosis: Alle halbe Stunden einen Eßlöffel voll bis Erbrechen und Durchfall aufgehört haben. Pfeffermünz- (*Peppermint*) Thee mit ein wenig darin aufgelöstem Saleratus wird den Magen hin und wieder beruhigen.

Füße und Arme sollten in warmem Saleratuswasser gebadet und eine warme Bähung von Hopfen und Essig auf die Eingeweide gemacht werden. Nachdem die Kraft der Symptome gebrochen, mag eine starke Abkochung von gebranntem Korn mit Vortheil verwendet werden. Ebenso ist auch eine starke Abkochung von Brombeerwurzel (*Black berry root*) mit Gewürznelken (*Cloves*) und Zimmet (*Cinnamon*) gut. Dosis: Zwei- oder dreimal des Tages einen Theetassenkopf voll. Auch gebrannter Rhabarber ist ein ausgezeichnetes Mittel.

Homöopathisch. *Ipecacuanha.* — Besonders bei heftigem Erbrechen kann zu Anfang eines Anfalles abwechselnd mit *Veratrum* gegeben werden. Wenn bei heftigem Schmerz in den Eingeweiden häufige und schwache Entleerungen mit Drängen nach Unten stattfinden, gebe man *Nux Vomica* abwechselnd mit *Ipecacuanha.*

Arsenicum. — Heftige Diarrhöe einer wässerigen, galligen, schleimigen, grünlichen oder schwärzlichen Masse, große Hinfälligkeit, kalte Endglieder, heftiger Durst; Zunge und Lippen trocken, aufgesprungen, bräunlich; ein brennendes Gefühl in der Magengrube. Kann abwechselnd mit *Veratrum* gegeben werden.

Veratrum. — Bei denselben Symptome wie *Arsenicum*, verbunden mit Wadenkrämpfen, blasse Gesichtsfarbe, große Hinfälligkeit, Zusammenschrumpfen der Haut.

Colocynthis. — Heftige Kolik, gleichsam als ob die Eingeweide zwischen zwei Steine eingeklemmt wären, Erbrechen einer grünlichen Masse, krampfartiger Schmerz, Zusammenziehen der Eingeweide mit schneidenden Schmerzen, wie von einem Messer herrührend.

Cuprum. — Wenn starke Gliederkrämpfe, Krämpfe in den Fingern und Zehen vorhanden sind.

China. — Wenn der Anfall die Folge von Unverdaulichkeit; ebenso gegen die Schwäche nach einem starken Anfall.

Verordnung der Heilmittel. Löse 12 Kügelchen von den gewählten Mitteln in 12 Theelöffel voll Wasser und gebe alle 10, 15 oder 30 Minuten, der Strenge des Anfalles angemessen, einen Theelöffel voll. Wenn nach mehreren Dosen noch keine Linderung verspürt wird, wähle man ein anderes Heilmittel. Die Zwischenräume zwischen den Dosen sollten mit dem Besserwerden des Kranken verlängert werden. Die Kost möge aus Stoffen wie Haferschleim bestehen und kaltes Wasser verwende man zum Trinken. Vorsichtig müssen alle Gemüse sowie alle Stoffe, die nicht mit dem Zustande des Magens übereinstimmen, vermieden werden.

Asiatische Cholera (*Cholera Asiatica*)

ist eine der gefährlichsten Krankheiten.

Symptome. Erstes Stadium. In den ersten Anfällen treten in der Regel Verdauungsstörungen, Kollern in den Eingeweiden, Schmerz im Kopf, den Knien und Gelenken, Durst und leichte Diarrhöe ein. Diese Symptome können sich mehrere Stunden oder auch einige Tage hinziehen; häufig tritt sie aber auch urplötzlich ohne irgend welche Vorzeichen ein.

Zweites Stadium. Dieses Stadium kennzeichnet sich mehr oder weniger durch ein beständiges Erbrechen und Abführen einer dünnen, farblosen, dem Reiswasser ähnelnden Flüssigkeit, Krämpfe in den Beinen, die sich bald auf den Magen und die Eingeweide erstrecken; sie sind heftig und äußerst schmerzhaft, ziehen die Muskeln in feste Knoten zusammen und dehnen sich schließlich auf alle Muskeln des Körpers aus. Schreitet dieses Stadium vor, so wird die Zunge blaß und feucht, der Puls schwach, der Athem fliegend, Beängstigung im Herzen, ein Gefühl von innerlicher Wärme, das Leiden spiegelt sich auf dem Gesicht, großer Durst ist vorhanden.

Das dritte Stadium oder der Höhepunkt der Krankheit kennzeichnet sich durch große Hinfälligkeit, der Puls wird kaum fühlbar, die Haut kalt und klebrig, das Gesicht nimmt eine tiefblaue und purpurne Farbe an, die Augen fallen ein, Hände und Füße färben sich dunkel, ähnlich den Händen einer Waschfrau, und haben ein teigiges, todtenartiges Gefühl, die Stimme ist schwach, trocken und beinahe ganz verloren, Athem kurz und mühsam, der Kranke schreit unaufhörlich nach Luft, kaltem Wasser oder Eis, oder er liegt in einer Erstarrung, der Koth kann entweder aufhören oder er geht ohne Wissen des Kranken ab. Der Patient mag sich in einem solchen Zustande 1 oder 2 bis 24 Stunden befinden, aber die Genesung eines Falles in diesem Stadium zählt zu den Seltenheiten.

Ursachen. Die Ursache der Cholera ist noch immer unbekannt, wir wissen, daß sie von einem besonderen Zustande der Luft abhängt, welcher Zustand es aber ist, ist noch nicht ermittelt. Uebervölkerte Plätze, niedrige, feuchte Wohnungen werden von der Seuche besonders heimgesucht, und Personen, welche durch Unmäßigkeit oder andere Krankheiten geschwächt sind, sowie Unreinliche und ärmlich Genährte sind derselben vor allen Andern ausgesetzt. Das Zusichnehmen ungehöriger Nahrung, berauschende Getränke, kalte, feuchte oder Nachtluft, spätes Aufbleiben und Furcht mögen zu den Ursachen gezählt werden. Letztere ist eine der häufigsten Ursachen, der tausende von Menschenleben zum Opfer gefallen sind.

Behandlung.

Homöopathisch. Stellen sich die Anzeichen ein, so sollte sich der Kranke sofort zu Bett begeben, gehörig zudecken und vollkommen ruhig verhalten. Kampher ist hierbei das wichtigste Mittel und wird in folgender Weise angewendet:

Einen Tropfen Kampher-Tinktur auf ein kleines Stück Zucker alle 2, 3 oder 5 Minuten, auch, wenn der Magen etwas annimmt, alle 15 bis 20 Minuten etwas Branntwein mit Wasser. Sobald der Kranke zu schwitzen beginnt, verlängere man die Zwischenräume zwischen den Dosen und lasse ihn 8 bis 10 Stunden im Schweiße. Tritt aber die Krankheit in das zweite Stadium, stellen sich Krämpfe ein, so sollte *Veratrum* und *Cuprum* abwechselnd wie folgt gegeben werden:

Man löse 12 oder 15 Kügelchen von jedem Mittel in 4 Eßlöffel voll Wasser und gebe alle 15 Minuten einen Theelöffel voll; sobald sich die Symptome bessern, verlängere man die Zwischenräume.

Arsenicum. — Bei heftig brennenden Schmerzen im Magen und den Eingeweiden, schlimmer nach Erbrechen mit krampfartigem Schmerz im Unterleib, heftiger Durst, schwieriges Athem, Heiserkeit, schwacher, unregelmäßiger Puls, kalte, klebrige Haut, Blausein des Gesichts und der Lippen, Erbrechen und Abführen unmittelbar nach Essen und Trinken sogar des Geringfügigsten. *Arsenicum* und *Veratrum* können abwechselnd mit Erfolg gegeben werden.

Cuprum — sollte gegeben werden, wenn Erbrechen und reiswasserartige Entleerungen stattfinden, Haut kalt und schwarzgelb, Kolik, Augen eingefallen, Haut eingeschrumpft, Krämpfe in den Waden, Stimmlosigkeit, kalte, klebrige Schweiße. Bei heftigem Stechen in der Seite, großer Angst und Furcht gebe *Cuprum* und *Acidum hydrocyanicum* abwechselnd, alle 10 bis 15 Minuten einen Theelöffel voll.

Tritt die Krankheit in das dritte Stadium, so gebe man *Carbo vegetabilis*, einen Theelöffel voll alle halbe oder ganze Stunden. Verbleibt noch ein heftiges Brennen im Magen, so gebe man *Arsenicum* abwechselnd mit *Carbo vegetabilis*.

Secale Cornutum. — Besonders bei alten Personen, wenn außerordentliche Hinfälligkeit eintritt, heftiger Durst, Zunge kalt und trocken, eingeschrumpfte Haut.

Verordnung der Heilmittel. Von dem gewählten Heilmittel löse 12 oder 15 Kügelchen in 6 Theelöffel voll Wasser und gebe alle 5, 15, 20 oder 30 Minuten, der Strenge der Symptome angemessen, eine Dosis; je nach Besserwerden vermindere die Zahl der Dosen. Die Hitze des Körpers sollte durch heiße Ziegelsteine oder Flaschen mit heißem Wasser um den Körper des Kranken gelegt, erhalten werden. Reiben mit der Hand oder mit einem Stück Flanell wird die Wärme wieder herstellen und zugleich die Krämpfe in den Muskeln lindern. Kleine Stücke Eis oder Eiswasser mögen zur Stillung des starken Durstes gegeben werden. Einspritzung von kaltem Wasser lindert zuweilen die Kolik und die Krämpfe in den Eingeweiden.

Schutzmittel.

Als ein solches mag Kampher-Tinktur ein- oder zweimal innerhalb 24 Stunden in Tropfen-Dosen gegeben werden. Dr. Herring von Philadelphia empfiehlt *Sulphur*, und zwar in der Weise, daß man einen halben Theelöffel voll Schwefelblüthe (*Flowers of sulphur*) in jeden Strumpf schüttet und es so beständig trägt.

Allöopathisch. Im ersten Stadium gebe man 5 bis 10 Tropfen Laudanum alle 3 Stunden, bis die Diarrhöe eingestellt wird. Dr. Henry Hartshorn empfiehlt folgendes:

Chloroform	½ Drachme.
Opium-Tinktur (*Tinct. of Opium*)	½ „
Kampher-Spiritus (*Spirits of Camphor*)	½ „
Aromatischer Ammoniak-Spiritus (*Aromatic spirits of ammonia*)	½ „
Kreosot (*Creosote*)	3 Tropfen.
Zimmetöl (*Oil of cinnamon*)	8 „
Spirits of Gallic wine	2 Drachmen.

Mische und löse einen Theelöffel voll davon in einem Weinglas voll Eiswasser auf und gebe von der Mischung alle fünf Minuten zwei Eßlöffel voll und lasse jedesmal ein Stück Eis folgen. Ein Eßlöffel voll Branntwein sollte jede Stunde oder alle zwei Stunden gegeben werden.

Im zweiten Stadium möge folgendes zur Stärkung der sinkenden Kräfte gegeben werden:

Kampher (*Camphor*)	2 Drachmen.
Chloroform	1 Drachme.
Ein Eidotter.	

Mische und reibe es in einander, dann füge hinzu:

Opium-Tinktur (*Tinct. of Opium*)	1 Unze.
Aromatischer Ammoniak-Spiritus (*Aromatic spirits of ammonia*)	1 „

Mische es. Dosis: alle Stunden einen Theelöffel voll bis Besserung eintritt.

Im dritten Stadium empfiehlt Professor Chapman von Philadelphia die Anwendung des Eises in Säckchen längs des Rückgrats, beharrlich fortgesetzt. Die obige Behandlung sollte in diesem Stadium mit mehr Kraft angewendet werden.

Eclectische und Kräuterkur. Im ersten Stadium wird von Dr. John King folgendes empfohlen:

Zusammengesetzter Spiritus von Rhabarber (*Rhubarb*) und Potasche (*Potassa*)	4 Unzen.
Stachlige Eschenbeeren-Tinktur (*Tinct. of prickly ash berries*)	1 Unze.
Pfeffermünz- (*Peppermint*) Essenz	1 Drachme.
Paregoricum- (*Paregoric*) Elixir	4 Drachmen.

Mische es. Dosis: alle halbe Stunden einen Theelöffel voll, bis es auf die Eingeweide wirkt, dann gebe drei- oder viermal täglich einen Eßlöffel voll.

Folgendes wird empfohlen, wenn das vorhergehende die Diarrhöe nicht einstellt:

Guajacaharz (*Gum Guajacum*)	¼	Unze.
Gemahlene Nelken (*Ground cloves*)	¼	„
Gemahlener Zimmet (*Ground cinnamon*)	¼	„
Branntwein	1	Pint.

Mische es. Dosis: einen Theelöffel bis einen Eßlöffel voll alle halbe Stunden, bis die Diarrhöe aufhört.

Um das Erbrechen zu verhindern, gebe man im zweiten Stadium folgendes:

Kampher- (*Camphor*) Wasser	1	Unze.
Pfeffermünz- (*Peppermint*) Wasser	1	„
Grüne Münz- (*Spearmint*) Wasser	1	„
Paregoricum- (*Paregoric*) Elixir	2	Drachmen.

Mische es. Dosis: einen Theelöffel bis einen Eßlöffel voll alle 5, 10 oder 15 Minuten. Stopft dies das Erbrechen nicht, so gebe:

Salz	1	Drachme.
Schwarzer Pfeffer	1	„
Essig	5	Drachmen.
Heißes Wasser	4	Unzen.

Um die Entleerungen einzuhalten, möge Folgendes gegeben werden:

Kampher (*Camphor*)	1	Gran.
Kino-Gummi (*Kino*)	1	„
Gerbersäure (*Tannic acid*)	1	„
Opium	½	„

Gieb es als eine Dosis alle halbe Stunden und verlängere die Zwischenräume, nachdem der Patient besser wird. Finden häufige Entleerungen statt so sollte die Medizin nach einer jeden gegeben werden.

Um den Krampf der Glieder zu unterdrücken, sollten dieselben heftig mit der Hand und warmem Flanell gerieben werden. Die spanische Pfeffertinktur (*Tincture of capsicum*) mag längs des Rückgrats eingerieben werden, worauf ein Senfpflaster ausgelegt werden sollte.

Im dritten Stadium hülle man den Kranken in Decken, mit heißem Wasser getränkt, ein und gebe gleichzeitig einen Theil Kampher-Tinktur (*Tincture of camphor*) und drei Theile von der stachligen Eschenbeere (*Prickly ash berries*).

Dosis: alle 10 oder 20 Minuten einen Theelöffel bis zu einem Eßlöffel voll in Wasser. Dosen von Branntwein sind von gutem Erfolg.

Folgendes ist die berühmte Behandlung von Rev. Dr. Hamlin, eines Missionärs in der Türkei:

Man nehme gleiche Theile von Laudanum, Kampher-Spiritus und Rhabarber- (*Rhubarb*) Tinktur, mische es und gebe 30 Tropfen auf einem Stückchen Zucker, was gewöhnlich die Diarrhöe stopft. Deren Rückkehr zu verhindern, sollten alle 4 Stunden Dosen von 10 bis 20 Tropfen gegeben werden. Wirkt die erste Dosis von 30 Tropfen nicht, so erhöhe man dieselbe auf 40, 45 bis 60 Tropfen bei jeder Bewegung der Eingeweide. Sobald aber die Diarrhöe aufhört, müssen die Dosen verringert werden. Bei fortschreitender Diarrhöe sollte eine Einspritzung von gekochter Stärke mit einem Theelöffel voll Laudanum gegeben werden. Bei jeder Bewegung der Eingeweide verordne man ein Drittel.

Zu gleicher Zeit wendet er präparirte Kreide (*prepared chalk*) in Dosen von 10 Granen, mit ein paar Tropfen von Laudanum und Kampher auf je eine Dosis, an. Senfpflaster sollten über die Magengrube gelegt werden. Wenn das Erbrechen und Abführen sehr stark, sowie Krämpfe und Kolikschmerzen vorhanden sind, mögen gleiche Theile von Laudanum, spanische Pfeffer- (*Capsicum*) Tinktur, Ingwer- (*Ginger*) Tinktur, Kardamonsamen- (*Cardamon seeds*) Tinktur angewendet werden. Dosis: 30 bis 40 Tropfen oder einen halben Theelöffel voll in ein wenig Wasser und mehr, der Strenge des Falles angemessen. Wenn die erste Dosis erbrochen wurde, so sollte gleich nach dem Erbrechen die zweite gegeben werden.

Im dritten Stadium füge man der zweiten Mischung noch halbstündliche Dosen von einem Eßlöffel voll Branntwein hinzu, erwärme den Kranken vermittelst Flaschen mit heißem Wasser und reibe Glieder und Körper gehörig.

Hämorrhoiden (*Piles*),

ein sehr verbreitetes Leiden, besteht in Vollblütigkeit und einem matten Blutumlauf in dem unteren Theile des Mastdarms. Sie werden äußerliche Hämorrhoiden genannt, wenn sie äußerlich erscheinen, und innerliche, wenn sie innerhalb der Eingeweide bleiben, fließende bei Blutentleerungen und blinde da, wo keine Blutentleerung stattfindet.

Symptome. Dem Anfalle geht in der Regel ein Gefühl von Schwere in dem unteren Theile des Unterleibes mit einem schmerzhaften Jucken am After oder der Oeffnung voraus. Beim Stuhlgang wird ein starker stechender oder brennender Schmerz gefühlt und mehr oder weniger Drängen oder nach Untenziehen ist vorhanden. Bei Blutflüssen ist der Schmerz weniger heftig als da, wo dieselben fehlen.

Ursachen. Alles, was die Unterleibseingeweide reizt, verursacht eine Zusammenziehung des Blutes dort; lang anhaltende Verstopfung, Stuhlzwang, Reiten, üppige Lebensweise, stark gewürzte Speisen, beengende Kleidung, sitzende Lebensweise. Das weibliche Geschlecht ist während der Schwangerschaft durch den Druck der Gebärmutter auf die Adern des Beckens besonders dazu geneigt.

Behandlung.

Allöopathisch. Gehöriger Stuhlgang ist nothwendig und zu diesem Behufe wende man folgendes an:

Sennesblätter-Zucker (*Confection of senna*)	2 Unzen.
Cremor Tartari (*Cream of Tartar*)	1 „
Schwefel (*Sulphur*)	1 „

Hinreichend Ingwer- (*Ginger*) Syrup, um eine steife Paste zu machen.

Mische es. Dosis: ein Stück von der Größe einer Muskatnuß reicht hin, um täglich einen Stuhlgang hervorzubringen. Ein Umschlag von Fett, Talg oder kalter Sahne auf die Hämorrhoiden mildert zuweilen den Reiz. Folgendes ist eine gute Salbe:

Wallrathsalbe (*Ointment of spermaceti*)	1 Unze.
Salbe von Rosenwasser oder Glycerin	1 „

Opium	10 Grane.

Mische und wende es so oft als erforderlich an.

Oder auch:

Belladonna-Extrakt	1 Drachme.
Wallrathsalbe (*Ointment of spermaceti*)	1 Unze.

Mische es. Anwendbar gegen schmerzhafte Hämorrhoiden.

Waschen mit kaltem Wasser oder ein kühles Sitzbad lindern sie zuweilen.

Ist der Blutfluß stark, so mögen Einspritzungen von kaltem Wasser oder eine schwache Auflösung von Alaun gemacht werden. Eine Salbe zusammengesetzt aus

Fett	2 Unzen.
Schwefel	1 Drachme.

Gemischt und zwischen zwei Bleitellern, bis es gehörig schwarz geworden ist, gerieben, soll sich sowohl gegen die fließenden als auch blinden Hämorrhoiden bewährt haben. Bei starker Entzündung kann ein Umschlag, zusammengesetzt aus Schwefel (*Sulphur*), schlüpfriger Ulmenrinde (*Slippery elm bark*) und Stechapfel- (*Stramonium*) Blättern gemacht werden.

Die Kost sollte einfach sein, wie Kornbrod, reife Früchte, Brod aus ungesiebtem Weizenmehl, Brühen &c.

Eclectische und Kräuterkur. Cremor Tartari (*Cream of tartar*) in Dosen von einem Theelöffel voll in Molasses oder Syrup genommen, ist ein ausgezeichnetes Mittel. Gleiche Theile von Schwefelblüthe (*Flowers of sulphur*) und Cremor Tartari in Dosen von einem Theelöffel voll in Molasses oder Syrup gegeben, ist in einigen Fällen von Erfolg. Gleichzeitig sollte der Patient einen Thee aus gleichen Theilen von Flieder (*Elder*) und Wollkraut (*Mullen*) trinken. Bei blinden Hämorrhoiden, wenn beträchtliche Entzündung vorhanden ist, wird ein Umschlag von Kermesbeer- (*Poke*) Blättern als sehr wirksam empfohlen; oder gleiche Theile von Ulmenrinde (*Elm bark*) und Lobeliablättern. Zuweilen wird eine Bähung vermittelst einer Abkochung von bitteren Kräutern wie Rainfarn (*Tansy*), Hopfen und Kermesbeer- (*Poke*) Blättern sehr zuträglich gefunden werden. Folgendes wird in einigen Fällen mit Erfolg angewendet:

Man nehme ein halb Dutzend *Buckeyes* oder wilde Kastanien (*Horse chestnuts*) wenn frisch, schäle und schneide sie fein, lege sie in einen Blechnapf mit hinreichend Fett, um sie zu bedecken, lasse sie eine Stunde lang am Feuer stehen und seihe dann das Fett durch. Wenn kalt, ist es anwendbar. Schmiere damit die Geschwulst zweimal des Tages. Frische Butter, Salz, Terpentin-Spiritus (*Spirits of turpentine*), im Verhältniß von einem Theelöffel des Vorhergehenden auf zwei Theelöffel des Letzteren zusammen gemischt und damit mehrere Male des Tages sowohl Innen als Außen den After eingeschmiert, ist ein ausgezeichnetes Mittel.

Dr. Bodenhammer's Salbe wird aus gestoßenen Stechapfel- (*Stramonium*) Blättern oder Jamestown Unkraut zubereitet, welches man in frischer Butter oder Schweinefett, dem ein wenig Laudanum beigefügt ist, langsam kochen läßt. Es sollten dann öfters Umschlage auf die angegriffenen Theile gemacht werden.

Homöopathisch. Das Hauptmittel ist *Nux vomica*, das bei allen Arten dieser Krankheit anwendbar ist. Abwechselnd mit *Sulphur*, besonders bei chronischen Fällen zu geben. Eine Dosis des Nachts von *Nux Vomica*, des Morgens von *Sulphur*. Entsprechen diese Mittel nicht, so gebe man *Ignatia*, *Sepia*, *Belladonna*, *Colocynthis*, *Carbo Vegetabilis*, *Hepar Sulphuris*. Jedes mag mehrere Tage gegeben werden, bevor zu einem anderen gegriffen wird, weil das vorhergehende keinen Erfolg hatte.

Hamamelis — ist mit Erfolg bei dieser Krankheit angewendet worden; man gebe entweder die Tinktur oder Ponds Extrakt und zwar 6 Tropfen in einem Bierglas voll Wasser. Alle 2, 3 oder 4 Stunden einen Theelöffel voll. Gleichzeitig gebrauche das Mittel, mit einer gleichen Menge Wasser verdünnt, äußerlich. Die Anwendung des Wassers ist sehr zuträglich.

Der Patient sollte häufig kalte Sitzbäder nehmen und Einspritzungen von kaltem Wasser machen.

Mastdarmvorfall (*Prolapsus Ani*)

ist ein Leiden, bei welchem der Mastdarm aus dem After tritt, und wird häufiger bei Kindern und alten Leuten gefunden.

Ursachen. Stuhlzwang, heftiges Husten, der Gebrauch von starken Abführmitteln, Würmer, Hämorrhoiden, Diarrhöe &c.

Behandlung.

Allgemeine. Trifft das Leiden ein kleines Kind, so sollte dasselbe auf den Rücken, mit den Hüften erhöht, gelegt werden, und die Wärterin mag mit eingeölten Fingern sorgfältig und allmählig den Darm zurückdrängen. Wenn nothwendig, mache man eine Binde aus mehrfach zusammengelegtem

Muslin, und zwar in der Form von einem *T*, was dadurch geschieht, daß man eine Binde über den Hüften ringsum den Leib legt und eine andere zwischen den Beinen durchlaufend vorn und hinten an der Gürtelbinde befestigt.

Eclectische und Kräuterkur. Eine starke Abkochung von Eichenrinde (*Oak bark*), oder eine Abkochung aus gleichen Theilen von Solomons Siegel (*Solomon's seal*) und Gelbwurz (*Golden seal*) mag eingespritzt und so lange als möglich angehalten werden. Irgend eine gute Hämorrhoiden-Salbe, der eine Drachme *Tannin* beigefügt wurde, kann mit Vortheil verwendet werden. Folgende Einspritzung ist bei einigen Fällen empfehlenswerth:

Stachelige Eschenbeeren-Tinktur (*Tincture of prickly ash bark*)	4 Unzen.
Nux Vomica-Tinktur	3 Drachmen.

Spritze einen Theelöffel voll in den Mastdarm und halte es so lange als möglich zurück. Drei- oder viermal des Tages zu wiederholen.

Homöopathisch. *Ignatia* — ist das Hauptmittel. Es mag einmal alle 24 Stunden, eine Woche hindurch oder länger, gegeben werden; dann setze einige Tage aus und gebe eine Woche lang jeden zweiten Abend eine Dosis *Sulphur.*

Nux Vomica. — Bei beträchtlichem Schmerz und Stuhlzwang, besonders bei kleinen Kindern.

Mercurius. — In einigen Fallen anwendbar, besonders wenn der heraustretende Darm angeschwollen oder bläulich ist und beim Stuhlgang blutet.

Calcarea. — Vorzugsweise gut bei hartnäckigen chronischen Fällen, wo andere Mittel erfolglos blieben. Häufige Waschungen mit kaltem Wasser werden zuträglich gefunden werden. Obige Mittel sind wie *Ignatia* zu geben.

Allöopathisch. Folgendes mag zu einer örtlichen Waschung dienen:

Weiße Eichenrinde (*White oak bark*)	1 Unze.
Wasser	1 Pint.

Siede es zu einem Viertel ein, seihe es durch, füge ein Skrupel Alaun (*Alum*) hinzu und trage es vermittelst eines weichen Schwammes auf.

Reife Früchte, in Molasses gedämpft, oder *Hasty puddings* und Molasses mögen als Kost dienen; es wirkt dies stärkend auf die Eingeweide.

Brüche (*Hernia*).

Unter Bruch ist ein Hervortreten der Eingeweide aus deren Höhlen zu verstehen und wird häufig bei Arbeitern gefunden, die sich dieselben durch starkes Heben oder Pressen zuziehen. Auch Reiten oder irgend etwas, was die Leistengegend schwächt, kann die Veranlassung dazu werden.

Die Brüche werden ihrer Oertlichkeit gemäß in verschiedene Arten getheilt.

Nabelbruch ist das Hervortreten der Eingeweide in der Gegend des Nabels und tritt häufig bei Kindern bald nach der Geburt ein.

Leistenbruch — befindet sich am Schambug.

Hodensackbruch. — Wenn der Darm in den Hodensack sinkt.

Bauchbruch. — Wenn der Bruch sich an irgend einem Theile des Körpers einstellt, wo keine andere Form vorkommt.

Schenkelbruch — befindet sich in dem oberen vorderen Theile der Lenden.

Der Bruch kann zurückführbar, unzurückführbar und eingeklemmt sein. Er ist zurückführbar, wenn er in die Höhle, aus welcher er getreten ist, zurückgedrängt werden kann. Unzurückführbar, wenn der Darm nicht in den Bauch zurückgedrängt werden kann. Eingeklemmt, wenn der Darm an dem Punkte, wo er aus dem Unterleib tritt, so gepreßt ist, daß der Inhalt nicht durchdringen kann.

Symptome. Ein Anschwellen oder eine weiche Geschwulst zeigt sich an irgend einer Stelle des Bauches, nimmt an Größe zu, wenn der Patient aufrecht steht, und nimmt ab, sobald er sich niederlegt.

Behandlung.

Wenn Jemand eine Anschwellung an irgend einem der erwähnten Theile entdeckt, wende er sich sogleich an einen Chirurgen. Ein gut passendes Bruchband sollte Tag und Nacht getragen werden; unter keinen Umständen sollte dies der Patient unterlassen, besonders wenn er aufrecht steht. Beharrliches, monatelanges Tragen eines Bruchbandes mag eine Heilung bewirken, besonders wenn der Patient noch jung ist. Personen, die damit behaftet sind, sollten sehr vorsichtig sein und nicht hartleibig werden, sie sollten dem Rufe der Natur regelmäßig Folge leisten.

Gegen Nabelbruch bei Säuglingen wird ein Mittel von Dr. H. R. Stout in Chicago angewendet, erfolgreich gefunden werden.

Lege auf den Bruch, nachdem der Darm zurückgedrängt worden ist, ein Kupferstück hinreichend groß, um denselben zu bedecken, ziehe von beiden

Seiten die Haut über dasselbe und verbinde diese durch Heftpflasterstreifen. Es ist dem Kinde unmöglich, diesen Verband zu entfernen, und eine Heilung muß daher schneller und erfolgreicher sein. Es sollte getragen werden, bis die Kur beendet ist.

Ist der Bruch eingeklemmt, so sollte der Kranke in ein warmes Bad gebracht und Anstrengungen gemacht werden, denselben zurückzubringen. Solche Fälle sollten aber nur von einem erfahrenen Arzte behandelt werden.

Personen, die ein Bruchband tragen, sollten immer zwei von derselben Sorte haben, so daß, wenn eins in Unordnung geräth, das andere, während das erstere reparirt wird, getragen werden kann; denn der Schaden, der dem Patienten daraus erwächst, wenn er das Bruchband auch nur für eine Stunde ablegt, kann vielleicht erst nach Monaten, ja nach Jahren, wieder gut gemacht werden.

Unterleibswassersucht (*Ascites*).

Dies ist eine Ansammlung von Wasser in der Höhle des Unterleibes.

Symptome. Eine Anschwellung des Unterleibes mit einem Gefühl von Spannung und Schwere, begleitet von Appetitlosigkeit, Brustbeklemmung und Verstopfung, tritt ein. Ist die Ansammlung des Wassers bedeutend, so wird das Athmen kurz und schwierig. Das Vorhandensein der Flüssigkeit kann erkannt werden, wenn man die Hand an die eine Seite des Unterleibs legt und an die andere Seite schlägt, wodurch das Wasser nach der ruhenden Hand fließt und so gefühlt wird.

Ursachen. Die Wassersucht kann durch Krankheiten der Leber oder Milz, Krankheiten des Herzens und ebenso chronische Entzündung der Schleimhaut des Unterleibes oder Brustfelles hervorgerufen werden.

Behandlung.

Homöopathisch. *Apis Mellifica* — hat wunderbare Kuren bewirkt und ist besonders gut, wenn folgende Symptome anwesend sind: Ein Gefühl von Vollsein, oder Erstickung in der Brust, schwieriges Athmen, Schmerz und Empfindlichkeit des Unterleibes.

Arsenicum. — Gesichtsfarbe bleich und wachsartig, Wangen, Lippen und Augenlider bläulich und geschwulstig, Mund und Zunge trocken, Urin spärlich, dunkel und trübe oder schleimig, große Hinfälligkeit, Ohnmacht, Herzklopfen, schwieriges Athmen, Appetitlosigkeit, Schwere und Steifheit der Glieder und des Körpers.

Digitalis. — Besonders wenn die Wassersucht durch Herzkrankheit verursacht wird, auch bei Gesichtsblässe, Anschwellen der Augenlider,

Unregelmäßigkeit der Eingeweide, scharfes Stechen in der Gegend des Herzens.

Apocynum — ist bei allen Formen der Wassersucht ein außerordentlich schätzbares Mittel.

Andere Heilmittel sind: *Asparagus*, *Cantharides*, *Mercurius*, *Cannabis Indica*, *China*.

Verordnung der Heilmittel. Man gebe bei harten Fällen alle 3 oder 4 Stunden eine Dosis von dem gewählten Mittel; bei chronischen Fällen nur ein- bis zweimal des Tages. Werden die Kügelchen gebraucht, so gebe man 6 auf eine Dosis. Bei Anwendung der Auflösung löse man 12 Kügelchen in 12 Theelöffel voll Wasser und gebe als Dosis einen Theelöffel voll.

Allöopathisch. Folgendes kann mit großem Vortheil angewendet werden:

Aufguß von Fingerhut (*Digitalis*)	4	Unzen.
Essigsaure Potasche (*Acetate of potash*)	2	Drachmen.
Süßer Salpeter-Spiritus (*Sweet spirits of nitre*)	2	„
Zimmet- (*Cinnamon*) Wasser	1½	Unzen.

Mische es. Dosis: Alle 4 bis 5 Stunden einen Eßlöffel voll.

Als Trank kann man einen Aufguß aus 2 Theilen Haarmoos (*Haircap moss*) und je einen Theil Wachholderbeeren (*Juniper berries*) und Attichrinde (*Dwarf elder bark*) nehmen.

Folgendes ist sehr empfohlen:

Pulverisirtes Gummi (*Pulv. gamboge*)	12	Grane.
Pulverisirtes Windenharz (*Pulv. scammony*)	12	„
Springgurke (*Elaterium*)	2	„
Krotonöl (*Croton oil*)	8	Tropfen.
Stechapfel-Extrakt (*Extract of stramonium*)	3	Grane.

Mische es und mache 12 Pillen daraus. Dosis: Alle Stunden, bis es wirkt, eine Pille.

Schwefelsaure Potasche wird in Dosen von einer Drachme in einem Aufguß von geschabtem Meerrettig (*Horse-radish*), Wachholderbeeren (*Juniper berries*), und Senfkörnern (*Mustard seed*), gestoßen, eine halbe Unze von jedem in 1½ Pint kochenden Wassers empfohlen. Die Mischung sollte 2 Stunden lang stehen und dann abgeseiht werden. Ein Viertel davon als eine Dosis zu nehmen.

Einreiben des Unterleibes mit der Salbe von Potaschen-Iodide (*Ointment of Iodide of potassium*) wird empfohlen, während des Tages nehme man folgende Mischung:

Anderthalbkohlensaures Ammoniak (*Sesqui-carbonate of ammonia*)	½ Drachme.
Süßer Salpeter-Spiritus (*Sweet spirits of nitre*)	½ Unze.
Fingerhut-Tinktur (*Tincture of digitalis*)	½ Drachme.

Kampher-Mischung hinreichend, um 6 Unzen zu machen.

Mische es. Dosis: Zwei Eßlöffel voll dreimal des Tages.

Cremor Tartari (*Cream of tartar*) täglich in großen Dosen genommen, wird zuweilen wohlthätig sein.

Eclectische und Kräuterkur. Löwenzahn- (*Dandelion*) Thee wird bei diesem Leiden sehr empfohlen. Er kann folgendermaßen zubereitet werden:

Man schneide die Wurzel in Stücke, gieße kochendes Wasser darüber und lasse es eine bis zwei Stunden am Feuer ziehen. Man nehme 2 oder 3 Becher voll während des Tages.

Ein Aufguß von Petersilie (*Parsley*) mag zuweilen mit gutem Erfolge angewendet werden.

Es ist gut, zwei- oder dreimal des Tages die Eingeweide mit der Hand zu reiben und zu kneten; bleibt irgend welche Empfindlichkeit nach dem Reiben zurück, so gebrauche folgende Salbe vor der Wirkung:

Wachholderöl (*Oil of juniper*), Sassafrasöl (*Oil of sassafras*), Cajeputöl (*Oil of cajeput*), grünes Münzöl (*Oil of spearmint*), von jedem eine halbe Unze. Mische es.

Dr. Gunn empfiehlt die Rinde von gewöhnlichen Weintrauben. Sie sollte zu Asche gebrannt und in Dosen von einem Theelöffel bis zu einem halben Eßlöffel voll in einem Glas Catawbawein dreimal des Tages gegeben werden.

Gehöriger Stuhlgang sollte stets durch Salz, das zusammengesetzte Pulver von Jalappenwurzel oder irgend ein anderes mildes Abführmittel erhalten werden.

Dreizehntes Kapitel.

Krankheiten der Harn- oder Urin- und Geschlechtsorgane.

Nierenentzündung (*Inflammation of the Kidneys — Nephritis*).

Diese Krankheit ist eine Entzündung sowohl der Nierenmasse als auch der sie einfassenden Schleimhaut, und wird gewöhnlich in Begleitung von Krankheiten der Blase und Urin-Werkzeuge gefunden.

Symptome. Der Krankheit gehen in der Regel die gewöhnlichen Symptome des Fiebers, wie Frost, besonders im Rücken und den Lenden, voraus, dem Fieber folgt. Darauf folgt ein tiefsitzender Schmerz in den Lenden, der sich bis zur Blase erstreckt und durch den Druck und bei Bewegung erhöht wird; gewöhnlich ist Uebelkeit und zuweilen Erbrechen vorhanden, ebenso eine Erstarrung des Schenkels der angegriffenen Seite, der Schmerz zieht sich bis zur Schamleiste, die Hode auf der kranken Seite wird nicht selten in die Höhe gezogen, der Urin ist spärlich, stark gefärbt und öfters blutig beim Beginne der Krankheit und kann nur tropfenweise abgelassen werden. Sind beide Nieren angegriffen, so kann der Urin ganz unterdrückt werden, Betäubung stellt sich ein und der Tod folgt sehr schnell; die Eingeweide sind verstopft.

Nierenkrankheit kann vom Hüftweh (*Lumbago*) dadurch unterschieden werden, daß sich der Schmerz auf eine Seite beschränkt und durch die Bewegung der Glieder erhöht wird und ebenso dadurch, daß bei Hüftweh kein Schmerz im Hodensack, kein Fieber und keine Erstarrung des Schenkels vorhanden ist.

Ursachen. Erkältung, Anwendung von spanischen Fliegen (*Cantharides*), Terpentinöl und andern harntreibenden Mitteln (*Diuretics*), heftige Bewegung, das Uebertragen von Rheumatismus oder der Gicht, Bildung von Gries in den Nieren oder dem Harnweg (die Röhren, welche von den Nieren nach der Blase führen).

Bei chronischer Entzündung der Nieren ist in der Regel in der Nachbarschaft der Nieren ein dumpfer schwerer Schmerz und eine Schwäche im Rückgrat vorhanden. Der Urin geht öfters spärlich ab und ist zuweilen weiß und milchig.

Behandlung.

Homöopathisch. *Camphor* — sollte gegeben werden, wenn die Krankheit die Folge der Anwendung der spanischen Fliegen (*Canthariden*), oder wenn der Urin nur spärlich fließt, bei Brennen in der Blase und *Penis*, oder bei

Unterdrückung des Urin. Man gebe einen oder zwei Tropfen *Camphor* auf einem Stück Zucker alle Stunde oder alle zwei Stunden, bis es besser wird.

Aconitum — sollte zuerst entweder allein oder abwechselnd mit anderen Mitteln gegeben werden. Heilt zuweilen ohne irgend eine andere Medizin.

Cantharis — ist das Hauptmittel bei schießenden, rasenden, schneidenden Schmerzen, der Urin geht langsam, tropfenweise ab; großer Schmerz ist vorhanden; der Urin ist zuweilen mit Blut gemischt.

Belladonna. — Wenn die Schmerzen zuweilen schlimmer sind und von den Nieren hinab in die Blase schießen, bei Kolikschmerzen. *Hepar Sulphuris* kann *Belladonna* folgen.

Pulsatilla. — Bei zarten Frauen, wo sich die monatliche Reinigung eingestellt hat oder sehr spärlich ist, oder wenig Urin abgelassen wird.

Nux Vomica. — Bei Spannung, Druck und Gewicht in der Leber, Congestion des Unterleibes; oder da, wo die Krankheit von der Unterdrückung der Hämorrhoiden herrührt.

Arnica — sollte gegeben und äußerlich angewendet werden, wenn äußerliche Verletzungen die Krankheit herbeiführten.

Man lasse die obigen Mittel *Arnica* folgen, wenn sie angezeigt erscheinen.

Andere Mittel sind: *Cannabis*, *Terebinth*, *Balsamus Copaivae*.

Wurde die Entzündung durch das Passiren der Steine durch den Harngang verursacht, so mache man warme Bähungen von Hopfen mit Tabaksblättern gemischt über den Sitz der Krankheit und gebe die oben erwähnten Heilmittel.

Verordnung der Heilmittel. Löse 12 Kügelchen des gewählten Mittels in einem halben Theetassenkopf voll Wasser und gebe alle halbe, ganze oder zwei Stunden, der Strenge der Symptome angemessen, einen Theelöffel voll. Ein Sitzbad von lauwarmem Wasser, häufig wiederholt, wird wohlthun.

Allöopathisch. Es sollte ein heißes Senffußbad gemacht oder Senfpflaster auf die Füße und das Rückgrat gelegt werden, dem man heiße Bähungen von Stechapfel- (*Stramonium*) Blättern und Hopfen, oder Stechapfel und Wermuth (*Wormwood*) oder Rainfarn (*Tansy*) folgen läßt. Hin und wieder, wenn Reizbarkeit des Magens vorhanden und der Schmerz sehr heftig ist, ist es gut, Kalomel und Opium, im Verhältniß von drei oder vier Granen Kalomel auf ein Gran Opium, alle zwei Stunden, bis drei Dosen genommen sind, zu geben, wenn der Kranke sich nicht früher bessert. Kann im Magen nichts zurückbehalten werden, so werden Getränke von Gummi Arabicum Wasser, Flachssamen-Thee oder Gerstenwasser u. s. w. von wohlthuendem Einflusse sein, dadurch, daß sie den Urin verdünnen und dessen Reizbarkeit vermindern. Es ist gut, den Kranken in Schweiß zu bringen, was durch Dosen von 5 bis 10 Tropfen Nießwurz- (*Veratrum viride*) Tinktur oder durch die zusammengesetzte Tinktur der Virginischen Schlangenwurzel (*Virginia snake root*) in halbstündlichen Dosen von einem Theelöffel voll geschehen kann. Bei Verstopfung gebe man Bittersalz (*Epsom salts*), Cremor Tartari (*Cream of tartar*) oder Einspritzungen von warmem Wasser.

Ist der Gries die Ursache der Krankheit, so wird öfteres Trinken von Leinsamen- oder Hochland Preiselbeer- (*Upland cranberry*) Thee mit 20 Tropfen Potaschen-Liquor (*Liquor of potassa*) empfohlen.

Gegen chronische Entzündung der Nieren kann mit Vortheil ein Aufguß von *Pipsissewa*, Bärentraube (*Uva Ursi*), Grundstrauch (*Trailing Arbutus*), Buchublättern, wilden Mohrrüben (*Wild carrot*), Fingerhut (*Fox glove*) angewendet werden.

In einigen Fällen werden Senfpflaster zwei- oder dreimal in der Woche oder Einreiben mit einigen Tropfen von Krotonöl hinreichen, um einen Ausschlag hervorzurufen, zuträglich gefunden werden.

Eclectische und Kräuterkur. Um Schweiß hervorzurufen, gebe man ein Brechmittel von Lobelia, dann wende man heiße Bähungen von Hopfen, Wermuth (*Wormwood*) und Rainfarn (*Tansy*), mit Essig und Wasser gemischt, in der Gegend über der Leber an. Folgendes gebe man gleichzeitig:

Süßer Salpeterspiritus (*Sweet spirits of nitre*)	2	Unzen.
Süßes Mandelöl (*Oil of sweet almonds*)	2	„
Terpentin-Spiritus (*Spirits of turpentine*)	1	Unze.

Mische es und gebe davon alle drei oder vier Stunden einen Theelöffel voll in warmem grünem Münzthee (*Spearmint tea*). Der Kranke trinke öfters und viel Thee von Eibisch- und Wollkraut- (*Mullen*) Blättern, oder Aufguß von Frauenhaar (*Maiden hair*) oder Haarmoos (*Haircap moss*). Bei starkem Schmerz gebe Eisenhut- (*Aconite*) Wurzel-Tinktur in Dosen von zwei bis fünf Tropfen mit Jasmin-Tinktur (*Tincture of gelsemium*), in Dosen von einem halben Theelöffel voll alle halbe Stunden. Die Eisenhut-Tinktur kann mit der Jasmin-Tinktur gemischt werden.

Bei chronischer Entzündung der Nieren sollten die Eingeweide durch ein gelindes Abführmittel, wie zwei Theile pulverisirter Rhabarber (*Rhubarb*) und ein Theil doppelt kohlensaure Potasche (*Bi-carbonate of potassa*) offen gehalten werden, man gebe davon 3 bis 10 Grane, so oft als zu diesem Zwecke nothwendig.

Acute Nierenentzündung sollte stets nur von einem Arzte, wenn ein solcher zu haben ist, behandelt werden.

Blasenentzündung (*Inflammation of the Bladder — Cystitis*).

Diese Krankheit befällt die Schleimhaut der Blase, zuweilen auf deren Muskel-Substanz, oder sie kann auch verschiedene Theile der Blase befallen. Entweder ist sie acut oder chronisch.

Symptome. Brennender, durchdringender Schmerz in der Gegend der Blase, welcher durch einen örtlichen Druck erhöht wird. Der Schmerz zieht sich bis zwischen die Beine hinab, zuweilen bis zu den Hoden und Schenkeln, bei beständigem Verlangen zum Urinablassen, der Urin geht mit großer Schwierigkeit und starkem Schmerze ab, zuweilen nur tropfenweise, oder er stellt sich ganz ein, wodurch ein Anschwellen der Blase und große Noth verursacht wird. Der Urin enthält hin und wieder Schleim, auch Uebelkeit und Erbrechen, Verstopfung, großer Durst und heiße, trockene Haut sind vorhanden.

Chronische Blasenentzündung

kann allmählig eintreten und in der Regel ist das erste Symptom Schleim im Urin, welcher erst, nachdem der Urin eine Zeit lang gestanden hat, bemerkt wird; ein leichter Schmerz, mit einem Gefühl von Hitze in der Blase, Empfindlichkeit zwischen den Beinen und häufiges Verlangen, das Wasser abzulassen, sind vorhanden. Der Appetit ist gestört und in einigen Fällen ist ein leichtes Fieber, belegte Zunge, Unruhe u.s.w. vorhanden.

Ursachen. Blasenentzündung kann verursacht werden durch die Anwendung von spanischen Fliegen (*Canthariden*) und Terpentin, durch säuerliche Substanzen, vermittelst einer Spritze in die Blase gebracht, Steine in der Blase, äußerliche Verletzungen, Reiten, Tripper, Erkältung der Füße.

Behandlung.

Allöopathisch. Wird der Urin zurückgehalten, so muß er so bald als möglich vermittelst eines Katheters abgelassen werden, was aber nur von einem Arzte gethan werden sollte. Man setze über den unteren Theil der Eingeweide und zwischen die Beine Blutegel an und mache, nachdem dieselben entfernt sind, warme Umschläge. Einspritzungen von warmem Wasser, mit einigen Tropfen von Arnica-Tinktur, sind in einzelnen Fällen sehr zuträglich. Durch Nießwurz- (*Veratrum viride*) Tinktur, in Dosen von 5 bis 10 Tropfen, oder die zusammengesetzte Tinktur der Virginischen Schlangenwurzel (*Virginia snake root*) rufe man Schweiß hervor. Getränke von Leinsamenthee oder Eibisch- (*Marsh mallow*) und Pfirsichblättern mögen genommen werden.

Gegen die chronische Blasenentzündung gebe man jeden Abend ein Senfpflaster oder Krotonöl. Zu Getränken diene Aufguß von Buchu, Grundstrauch (*Trailing arbutus*), Bärentraube (*Uva Ursi*).

Folgendes mag in einigen Fällen gut sein:

Pulverisirtes Gummi Arabicum	1	Skrupel.
Wasser	2	Unzen.
Süßer Salpeter-Spiritus (*Sweet spirits of nitre*)	½	Unze.
Nießwurz- (*Veratrum viride*) Tinktur	20	Tropfen.

Mische es. Dosis: alle halbe Stunden einen Theelöffel voll.

Einspritzungen von Kalkwasser und Glycerin oder einer schwachen Auslösung von salpetersaurem Silber (*Nitrate of silver*) mag in einigen Fällen gut sein.

Homöopathisch. Die unter Nierenentzündung empfohlenen Heilmittel mögen auch gegen dieses Leiden angewendet werden. Ferner kann auch folgendes gegeben werden: *Hyosciamus*, bei Krämpfen im Blasenhalse. Wenn *Canthárides* das Brennen während des Urinablasses nicht mindert, gebe man *Arsenicum* und *Carbo vegetabilis* abwechselnd. *Sulphur* und *Calcarea* mögen bei der chronischen Form gegeben werden.

Wegen Verordnung der Heilmittel siehe Nierenentzündung.

Harnverhaltung (*Retention of Urine — Ischuria*).

Bei dieser Krankheit wird der Harn in Folge der Unfähigkeit, denselben abzulassen, in der Blase zurückgehalten, in der Regel bei Vollsein des unteren Theiles des Unterleibes, welcher schmerzhaft beim Druck ist; der Schmerz erstreckt sich bis zu den Lenden und Schenkeln und die Blase fühlt sich hart und angeschwollen an, zuweilen, nach heftigem Drängen zum Wasserablassen, werden nur einige Tropfen abgehen. Schreitet die Krankheit vor, so werden die Eingeweide hart, das Gesicht geröthet und die Haut heiß. Kann keine Linderung verschafft werden, so ist Gefahr vorhanden, daß die Blase springt oder Entzündung des Bauchfelles eintritt.

Ursachen — mögen eine Lähmung der Blase, Verletzungen derselben, Entzündung des Blasenhalses, Drüsenanschwellung zuzuschreiben sein.

Behandlung.

Eclectische und Kräuterkur. Folgendes soll in den meisten Fällen wirksam sein:

Man mache ein Pint starken grünen Münz- (*Spearmint*) Thee, füge eine halbe Gill holländischen Wachholder-Branntwein (*Holland gin*) und eine Unze Salpeter-Spiritus (*Spirits of nitre*) hinzu. Der Kranke sollte das Ganze innerhalb einer Stunde auf verschiedene Male trinken. Ist die erste Dosis nicht hinreichend, so sollte es innerhalb der nächsten 2 Stunden wiederholt werden.

Wenn die Harnverhaltung der Entzündung des Blasenhalses zuzuschreiben ist, so bringe man den Kranken in ein warmes Bad, lasse ihn dort 15 bis 20 Minuten verbleiben und wende nach diesem eine Bähung von gleichen Theilen von Hopfen- und Lobelia-Blättern zwischen den Beinen an.

Ein Thee von Wassermelonen- oder Kürbis- und Gurkenkörnern öfters getrunken ist hin und wieder zuträglich. Bei starkem Schmerz gebe man alle halbe Stunden 20 Tropfen Laudanum.

Ist eine Blasenlähmung Ursache der Harnverhaltung, so wende man folgendes an:

Strychnin	1/16	Gran.
Spanische Fliegen (*Canthariden*)	1/8	„
Pulverisirte Arnicablätter (*Powdered arnica leaves*)	3 bis 5	Grane.

Mische es zu einer Dosis. Drei von diesen Pulvern gebe man im Verlauf von 24 Stunden.

Uebt das Strychnin eine unangenehme Wirkung auf den Patienten aus, so sollte diese Medizin eingestellt werden.

Wenn kein anderes Mittel erfolgreich ist, so muß der Urin vermittelst des Katheters entzogen werden. Man lasse den Fall nicht lange anstehen, ehe dieses gethan wird.

Homöopathisch. Ist der Gebrauch von spanischen Fliegen (*Canthariden*) Ursache der Harnverhaltung, so gebe man *Camphor*, *Pulsatilla*, *Apis* und *Aconitum*.

Wenn durch Erkältung zugezogen: *Nux Vomica*, *Mercurius*, *Dulcamara*, *Pulsatilla*, *Belladonna*, *Apis*.

Wenn die Folge von Schreck: *Aconitum*.

Nach einem Fall oder Schlag: *Arnica.*

Bei krampfartiger Harnverhaltung: *Chamomilla, Belladonna, Nux Vomica, Opium, Hyosciamus.*

Gegen Blasenlähmung: *Agnus Castus, Nux Vomica, Hyosciamus, Arsenicum, Dulcamara.*

Wenn in Folge von Blasenentzündung: *Aconitum, Cantharides, Belladonna, Nux Vomica, Pulsatilla.* (Siehe Blasenentzündung.)

Tritt sie bei schwangeren Frauen ein: *Pulsatilla, Nux Vomica, Cocculus.*

Verordnung der Heilmittel. Dieselbe wie bei Nierenentzündung.

Das Trinken von vielem kalten Wasser oder Gummi Arabicum Wasser, ebenso Bäder von warmem oder kaltem Wasser wird zuträglich gefunden werden.

Der Harnfluß (*Incontinence of Urine — Enuresis*)

wird meistens bei Kindern gefunden und besteht in einem Unvermögen, den Harn zu halten, der in der Regel während der Nacht im Bette abfließt. Auch bei alten Leuten wird dieser Zustand häufig gefunden.

Ursachen. Lähmung der Blase, Verletzung der Rückgratsnerven, welche mit der Blase in Verbindung stehen, Schwäche des Nervensystems, Würmer, Hämorrhoiden, Gries oder Steine in der Blase.

Behandlung.

Homöopathisch. Von *Silicea* kann jeden Abend eine Dosis gegeben werden. Wenn innerhalb zwei Wochen nicht besser, gebe *Sepia* in derselben Weise.

Sulphur, Arsenicum und *Carbo Vegetabilis* können abwechselnd gegeben werden, wenn die obigen Mittel nicht anschlagen.

Andere Heilmittel sind: *Belladonna, Hyosciamus, Cantharides, Nux Vomica, Ignatia, Pulsatilla, Rhus, Mercurius, Cina.*

Ist die Entzündung Folge der Lähmung: *Cantharides, Nux Vomica, Rhus, Uva Ursi.*

Verordnung der Heilmittel. Von dem gewählten Mittel gebe Morgens und Abends eine Dosis. Werden die Kügelchen gebraucht, gebe 4 bis 6 auf eine Dosis.

Allöopathisch. Man gestatte dem Kind das Wassertrinken vor dem zu Bett Gehen nicht, und nehme es des Nachts mehrere Male auf, damit es den Urin abläßt.

Folgendes kann mit Vortheil angewendet werden:

Benzoesäure (*Benzoic acid*)	2	Drachmen.
Zimmetwasser (*Cinnamon water*)	6	Unzen.

Mische es. Dosis: Dreimal des Tages einen Theelöffel voll.

Eclectische und Kräuterkur. Folgendes kann mit gutem Erfolg angewendet werden:

Salzsaure Eisen-Tinktur (*Muriated tincture of iron*)	1	Unze.
Spanische Fliegen-Tinktur (*Tincture of cantharides*)	½	„

Mische es und gib dem Kinde drei Tropfen für jedes Jahr seines Alters dreimal des Tages.

Man lasse öfters und viel kalten Thee von Kirschbaumrinde (*Cherry tree bark*) oder Löwenzahn- (*Dandelion*) Wurzel trinken.

Folgendes mag angewendet und wird bei Kindern von Erfolg gefunden werden:

Man nehme Hausenblase (*Isinglass*) eine Rolle, koche sie in einem Pint Wasser, bis sie aufgelöst ist, füge ein Pint süße Milch hinzu, stelle es zum Feuer bis es leicht kocht, versüße es dann mit Stückzucker und reibe Muskatnuß (*Nutmeg*) darauf. Wenn es ordentlich gemacht ist, ähnelt es Eierrahm (*Custard*). Einem Erwachsenen mag dreimal täglich ein Bierglas voll gegeben werden, Kindern weniger. Spanische Fliegen- (*Cantharides*) Tinktur gebe man einem Erwachsenen zweimal täglich in Dosen von 15 Tropfen; Kindern verhältnißmäßig weniger.

Harnträufeln, auch Harnruhr (*Diabetes*)

ist eine Krankheit, bei welcher große Quantitäten von Urin abgehen, zuweilen bis zu mehreren Gallonen innerhalb 24 Stunden.

Symptome. Der Appetit ist außerordentlich stark, bei großem Durst, trockener Haut, Verdauung gestört, Zahnfleisch geschwollen und entzündet, trockener und aufgesprungener Mund, Abzehren des Fleisches, Hinfälligkeit, Schmerz und Schwäche in den Lenden, ohne allen Geschlechtstrieb, häufige

Anfälle von Schwindel und Schmerz im Kopfe, der Urin enthält eine große Masse Zuckerstoff, was mehrfach bestätigt worden ist.

Ursachen. Dieselben mögen in irgend etwas bestehen, was die Verdauung stört, Unmäßigkeit, große Ermüdung, beständiger Gebrauch von säuerlichen Getränken, Anwendung des Quecksilbers (*Mercury*), Erkältung.

Behandlung.

Allöopathisch. Alaun (*Alum*) in Dosen von 3 Granen dreimal täglich wird zuträglich gefunden werden, ebenso Kreosot in Dosen von 1 bis 2 Tropfen dreimal täglich.

Auch spanische Fliegen-Tinktur (*Tincture of cantharides*) kann angewendet werden. Folgendes wird für einige Fälle empfohlen:

Chinarinde (*Peruvian bark*)	1	Skrupel.
Wilde Preiselbeerblätter (*Wild cranberry bark*)	1	„
Opium	½	Gran.

Mische und nimm es dreimal des Tages.

Man lasse den Patienten nichts essen, was Zucker- oder Stärkestoff enthält, wie Kartoffeln, rothe Rüben (*Beets*), Pastinaken (*Parsnips*) und anderes Gemüse.

Eclectische und Kräuterkur. Die Eingeweide sollten vermittelst kleinen Dosen von Rhabarber (*Rhubarb*) dreimal des Tages oder durch andere gelinde Abführmittel in Ordnung gehalten werden.

Ein Aufguß aus gleichen Theilen von *Unicorn root* und Wasserandorn (*Bugle weed*) mag öfters und viel getrunken von gutem Erfolg sein. Folgende Zusammensetzung kann als ein stärkendes Mittel angewendet werden:

Kurzblätteriges Dreiblatt (*Beth root*)	4	Unzen.
Schlangenwurzel (*Black cohosh root*)	4	„
Storchschnabel- (*Geranium-*) Wurzel	4	„
Kirschbaumrinde (*Cherry tree bark*)	4	„

Pulverisire das Ganze und mische es; nehme dann eine halbe Unze der Mischung und gieße ein Pint kochendes Wasser darauf, wenn kalt trinke das Ganze und wiederhole es mehrere Male während des Tages.

Folgende Pillen wirken auf die Leber und Absonderungen:

Entenfuß (*Podophyllin*)	10	Grane.
Blutwurzel (*Sanguinarin*)	10	„
Cayennepfeffer (*Cayenne*)	40	„
Brechwurz (*Ipecac*)	20	„

Mache mit Löwenzahn- (*Dandelion*) Extrakt 40 Pillen daraus und nimm Morgens und Abends eine.

Homöopathisch. Die Hauptmittel sind: *Acidum Phosphoricum*, *Carbo Vegetabilis*, *Conium*, *Acidum Muriaticum*, *Mercurius*, *Belladonna*, *Rhus*, *Opium*.

Werden *Mercurius* und *Sulphur* gegeben, so gebe man sie abwechselnd.

Verordnung der Heilmittel. Von den gewählten Heilmitteln gebe man Morgens und Abends eine Dosis und fahre damit eine Woche lang fort, bevor zu einem anderen Heilmittel gegriffen wird.

Werden die Kügelchen angewendet, so gebe man 6 auf eine Dosis. Oefteres Waschen des Körpers mit kaltem oder lauwarmem Wasser wird zuträglich gefunden werden.

Blasenpolyp, auch Blasenstein (*Gravel, or Stone in the Bladder — Calculus*).

Diese Krankheit wird durch eine Ansammlung von Sand, sowie die Bildung von Gries oder Stein in den Nieren oder der Blase verursacht.

Symptome. Plötzliche Anfälle von Schmerz von acuter und heftiger Natur in der Gegend der Nieren, derselbe zieht sich in die Schenkel hinab und verursacht eine Erstarrung der angegriffenen Seite, ein in die Höheziehen der Hode, häufiges Verlangen zum Urin lassen; befindet sich der Stein in der Blase, so ist ein Schmerz am Ende des Penis vorhanden, begleitet von mehr oder weniger Entzündung und Schwierigkeit des Harnlassens, während des Letzteren wird dasselbe plötzlich abbrechen und ein heftiger Schmerz wird gefühlt werden, der durch den Stein, welcher sich über den Blasenmund geschoben hat, hervorgerufen wird; ein Wechsel der Stellung verschafft zuweilen Linderung.

Behandlung.

Diese Krankheit ist zu wichtig und zu gefährlich, als daß sie nach einem Buche behandelt werden könnte, der Fall sollte dahingegen in die Hände eines geschickten Arztes gelegt werden.

Sarsaparilla in Dosen von einem Tropfen auf ein Stück Zucker alle Abend wird zuweilen Anfälle lindern.

Blutharnen (*Blood with the Urine — Hæmaturia*)

meint einen Blutfluß oder eine Blutung aus der Harnröhre, ob nun aus der Blase, den Nieren, dem Harnweg oder der Harnröhre.

Symptome. Dem Blutfluß geht gewöhnlich Schmerz in der Blase oder den Nieren und Schwäche voraus, in der Regel große Empfindlichkeit gegen Druck auf die Gegend über den Nieren oder der Blase; kommt das Blut aus den Nieren, so ähnelt der Urin Blutwasser oder dunklem Biere; kommt es aus dem Harnweg (dem Canal, welcher von den Nieren nach der Blase führt), so wird beträchtlicher Schmerz vorhanden sein; der abgehende Urin wird jenem von der Blase ähneln, nur werden die Fasern länger sein; kommt es aus der Blase, so ist es nicht mit dem Urin gemischt, sondern in der Form von kleinen, faserartigen Klümpchen; fließt es aus der Harnröhre (der Ausgang, welcher von der Blase führt), so kommt es tropfenweise und mischt sich nicht mit dem Urin; zuweilen wird Eiter oder eine faulige Masse im Urin gefunden, was den Beweis liefert, daß irgendwo eine Eiterung stattfindet.

Ursachen. Verletzungen in Folge von Fallen, Schlägen, Heben oder Springen, auch kann es durch Steine in der Blase oder Entzündung dieses Organs, sowie die Anwendung von Terpentin- (*Turpentine*) Spiritus oder spanische Fliegen (*Canthariden*) verursacht werden.

Behandlung.

Eclectische und Kräuterkur. Man lasse den Kranken öfters und viel von einer Eibisch- (*Marsh mallow*) Abkochung, oder auch von gleichen Theilen *Queen of the meadow* und Pfirsichblättern trinken. Ist der Schmerz heftig, so mache man eine Bähung von Hopfen oder Stechapfel- (*Stramonium*) Blättern über den Sitz der Krankheit; ein Aufguß von Grundstrauch (*Trailing arbutus*) mag zuweilen mit Vortheil angewendet werden.

Homöopathisch. *Arsenicum* ist in einigen Fällen zuträglich, besonders wenn Symptome von Wassersucht vorhanden sind.

Andere Heilmittel sind *China*, *Ipecacuanha*, *Pulsatilla*, *Arnica*, *Lycopodium*.

Verordnung der Heilmittel. Von dem gewählten Mittel gebe alle Stunde, alle 2, 3 oder 4 Stunden, der Strenge der Symptome angemessen, eine Dosis (6 Kügelchen).

Allöopathisch. Blutegel mögen in der Gegend über dem Magen mit Vortheil angesetzt werden.

Folgendes wird als äußerst zuträglich empfohlen:

Bleizucker (*Sugar of lead*)	24	Grane.
Essig	1	Drachme.
Mohnsyrup (*Syrup of poppies*)	1	Unze.
Rosenwasser	3	Unzen.
Weiches Wasser	4	„

Mische es. Dosis: alle 2 Stunden, bis 5 oder 6 Dosen genommen sind, ein bis zwei Eß-Löffel voll. Galläpfel-Säure (*Gallic acid*) soll bei dieser Krankheit eine große Kraft besitzen. Sie kann in Dosen von 5 Granen mit 10 Tropfen Bilsenkraut-Tinktur (*Tincture of henbane*) in einem Theelöffel voll Gummi Arabicum Schleim gegeben werden.

Selbstbefleckung, Onanie (*Masturbation — Onanism*).

Dies ist eine sehr erniedrigende und schädliche Gewohnheit, welcher sich die Jugend beiderlei Geschlechts ergiebt. Es giebt wohl kaum ein Laster, welches für Geist und Körper schädlicher ist und gefährlichere Folgen hat, als dieses. Gewöhnlich wird damit sehr frühzeitig begonnen, ehe noch dessen übler Einfluß wahrgenommen wird, und ist schließlich so eingewurzelt, daß der Betreffende nur mit großer Schwierigkeit mit dieser Gewohnheit brechen kann.

Symptome, welche dieses Laster zeigen, sind zahlreich. Beginnt die Gewohnheit in der frühen Jugend, so wird dadurch das Wachsthum verzögert, die geistigen Fähigkeiten vermindert und das Opfer verfällt in einen beklagenswerthen Zustand. Die damit gequälte Person sucht die Einsamkeit und wünscht nicht an der Gesellschaft seiner Freunde Theil zu nehmen, ist mit Kopfschmerzen geplagt, Schlaflosigkeit und Unruhe des Nachts, Schmerz in verschiedenen Theilen des Körpers, Trägheit, Tiefsinn, Verlust des Gedächtnisses, Schwäche im Kreuz und den Geschlechtsorganen, veränderlicher Appetit, Feigheit, Unfähigkeit Jemandem ins Gesicht zu schauen, Mangel an Vertrauen in seine eigenen Fähigkeiten.

Wird das Laster mehrere Jahre hindurch getrieben, so tritt ein reizbarer Zustand des Organismus ein, Hitze fliegt plötzlich über das Gesicht, das Gesicht wird blaß und klebrig, der Blick ist stumpf und blöde, das Haar wird locker und spaltet sich an den Enden; zuweilen tritt Schmerz in der Gegend des Herzens ein, Kurzathmigkeit, Herzklopfen, Symptome von Verdauungsschwäche (*Dyspepsia*) zeigen sich, der Schlaf wird unruhig, Verstopfung, Husten, Halsentzündung sind vorhanden, bis schließlich der Mensch physisch, moralisch und geistig als Wrack dasteht.

Einige von den Folgen der Selbstbefleckung sind Epilepsie, Schlagfluß, Lähmung, frühzeitiges Altern, unfreiwillige Samenentleerungen, welche in der Regel währen des Schlafens oder nach dem Urinablassen, auch während des Stuhlganges stattfinden. Bei dem weiblichen Geschlechte finden wir außerdem in Folge dessen noch Hysterie, Starrsucht, Störung der monatlichen Reinigung und starke nervöse Symptome.

Behandlung.

Allgemeine. Zuerst muß die Gewohnheit aufgegeben werden, denn ohne dies kann nichts gethan werden, ohne dies bleibt jede andere Behandlung erfolglos. Alles muß geschehen, um das sittliche Gefühl des Kranken zu stärken und die Selbstachtung zu heben. Er sollte die Gesellschaft tugendhafter und geistreicher Frauen aufsuchen und alles von schlüpferigem Charakter vermeiden. Sein Geist sollte einer Beschäftigung oder Unterhaltung, die seine ganze Aufmerksamkeit ohne Ermüdung in Anspruch nimmt, zugewandt werden, die Einsamkeit ist zu vermeiden und der Patient ist nicht mehr als eben unbedingt nothwendig allein zu lassen, und vor allem lasse man ihn nicht allein schlafen. Eine Matratze, mit leichter Decke zum Zudecken, ist am geeignetsten. Häufige Bäder und Waschungen der Geschlechtstheile, ebensowohl Sitzbäder als Baden des ganzen Körpers sind sehr zuträglich. Die Behandlung sollte nur von einem geschickten Arzt geleitet werden.

Homöopathisch. *Mercurius*, *Phosphorus*, *Aurum*, *Nux vomica*, *Cuprum*, *Cantharides*, *Conium*, *Cannabis* sind Hauptmittel gegen dieses Leiden.

Verordnung der Heilmittel. Von dem gewählten Mittel nehme man Morgens und Abends eine Dosis (6 Kügelchen).

Allöopathisch. Stärkende Mittel sind anzuwenden und wird zu diesem Behufe folgendes empfohlen:

Verdünnte Salpetersäure (*Diluted nitric acid*)	4 Drachmen.

Verdünnte Salzsäure (*Diluted muriatic acid*)	4	„
Orangenschalen-Syrup	1	Drachme.
Wasser	1½	Unzen.

Mische es. Dosis einen Theelöffel voll in einem Weinglas mit Wasser vor jeder Mahlzeit.

Oder auch:

Schwefelsaures Chinin (*Sulphate of quinine*)	15	Grane.
Verdünnte Schwefelsäure (*Diluted sulphuric acid*)	15	Tropfen.
Zusammengesetzte Cardamon-Tinktur (*Compound tinct. of cardamon*)	3	Drachmen.
Hopfen-Tinktur (*Tinct. of hops*)	3	„
Zusammengesetzter Rosenaufguß (*Compound infusion of roses*)	6	Unzen.

Mische es. Dosis einen Theelöffel voll zwei- oder dreimal des Tages.

Oder:

Salzsaure Eisen-Tinktur (*Muriated tincture of iron*)	1	Unze.
Rosen-Wasser	6	Unzen.
Orangenschalen-Syrup	1	Unze.

Mische es. Dosis: für einen Erwachsenen einen Theelöffel voll in einem Weinglas mit Wasser nach jeder Mahlzeit.

Hypophosphites-Syrup wird empfohlen und sollte eine beträchtliche Zeit genommen werden.

Eclectische und Kräuterkur. Folgendes stärkende Mittel mag, wenn nur wenig Schwäche vorhanden ist, genommen werden:

Rothe Chinarinde (*Red peruvian bark*)	2 Unzen.
Kamillenblüthe (*Chamomile flowers*)	1 Unze.
Portwein	1 Quart.

Mische und lasse es, bei öfterem Umschütteln einige Tage stehen. Dosis: drei- oder viermal des Tages ein Weinglas voll.

Bei Hinfälligkeit, Nervenschwäche, Verstopfung, Niedergeschlagenheit möge folgendes gegeben werden:

Chloroform	½ Unze.
Ingwer- (*Ginger*) Tinktur	½ „
Aromatischer Ammoniak-Spiritus (*Aromatic spirits of ammonia*)	2 Drachmen.

Mische es. Dosis: 25 Tropfen in einem Weinglas mit Milch dreimal des Tages.

Bei Spermatorrhöa oder Samenfluß werden folgende Pillen gut gefunden werden:

Kampher (*Camphor*)	24 Grane.
Belladonna-Extrakt	4 „
Cubeben- (*Cubebs*) Oel	20 Tropfen.

Mische es in eine Masse von gleichen Theilen Magnesia und Gummi Arabicum und theile es in 24 Pillen. Dosis: dreimal des Tages eine Pille.

Lustseuche, Venerie (*Pox — Syphilis*).

Dies ist eine lästige Krankheit und entsteht in Folge unreinen geschlechtlichen Verkehrs. Sie kennzeichnet sich durch das Erscheinen von einer Finne, von einer leichten Entzündung eingefaßt, und die Bildung eines Eiters oder des Schankers. Die Eiterung tritt in der Regel nach dem fünften bis vierzehnten Tage nach der Ansteckung ein.

Es giebt verschiedene Gattungen von Schanker, die sehr störend auf den Organismus einwirken, gewöhnlich begleitet ihn ein Anschwellen — *Bubo* genannt — in den Lenden, welcher einige Tage nach den Eiterbeulen eintreten und fortdauern kann, bis sich Eiter bildet und derselbe aufbricht oder geöffnet werden muß.

Greift die Syphilis den Organismus an, so wird sie secundäre genannt, und tertiäre, wenn sich Ausschläge, böser Hals und Eiterbeulen an verschiedenen Stellen des Körpers bilden.

Der Ausschlag erscheint gewöhnlich auf der Stirn, dem Rücken, den Beinen und Armen, er ist kupferfarben und von leichtem Jucken begleitet, auch füllt sich die Pustel zuweilen mit einer blassen Flüssigkeit. Sind Mund und Hals angegriffen, so schwellen sie an, werden böse, roth und mit einer weißen Schleimhaut bedeckt, auch kann ein blaßgelber Eiter des Halses oder der Mandeln oder auch ein schwarzgelber und morastartiger Eiter vorhanden sein, welcher sich auf verschiedene Stellen des Halses und der Nase erstreckt und die Knochen des Gesichts zerstört.

Behandlung.

Allöopathisch. Sobald sich Eiter am Penis zeigt, sollte derselbe sogleich aufgeätzt werden. Zu diesem Behufe bediene man sich des schwefelsauren Silbers (*Nitrate of silver*), Salpetersäure (*Nitric acid*), Aetz-Potasche (*Caustic potassa*), Zink-Chlorid (*Chloride of zinc*). Schwefelsaures Silber (*Nitrate of silver*) wird in der Regel angewandt und die Finne sollte damit gehörig gebrannt werden. Nachdem das Geschwür weggebeizt ist, befeuchte man Charpie in einer Auflösung von Opium, im Verhältniß von einer Drachme Opium auf 4 Unzen Wasser, lege es auf, wickle den Penis in ein Stück Leinwand und bedecke ihn mit eingeölter Seide.

Anstatt des Opiums kann auch folgende Auflösung angewendet werden:

Schwefelsaures Kupfer (*Sulphate of copper*)	1 Gran.
Wasser	1 Unze.

Dies sollte öfters angewendet und die Theile zweimal des Tages mit spanischer Seife (*Castile soap*) und Wasser gewaschen werden.

Folgendes ist für den innerlichen Gebrauch:

Protiodide of mercury	12 Grane.
Rosenkonserve (*Conserve of roses*)	1 Skrupel.

Theile es in 12 oder 24 Pillen und nimm zweimal des Tages eine.

Folgendes wird in einigen Fällen von gutem Erfolg sein:

Blaue Pillen (*Blue pill*)	½	Drachme.
Bilsenkraut-Extrakt (*Extract of henbane*)	1	Skrupel.

Mache 10 Pillen daraus. Dosis: Eine Pille des Nachts. Oder:

Aetzsublimate (*Corrosive sublimate*)	4	Grane.
Opium-Extrakt (*Extract of opium*)	5	„

Mische es und mache 20 Pillen daraus. Dosis: Morgens und Abends eine Pille.

Diese Quecksilber-Präparate sollten nicht länger als fünf Tage hinter einander gebraucht werden, da Gefahr vorhanden ist, dadurch Speichelfluß hervorzurufen. Ist das letztere der Fall, gebrauche man folgendes:

Chlorinirte Soda (*Chlorinated soda*)	1	Unze.
Wasser	2	Unzen.

Mische es. Der Mund sollte damit mehrere Male des Tages ausgespült werden, aber man vermeide vorsichtig etwas davon zu verschlucken.

Ricord empfiehlt im Verhältniß von einem Theile weinsteinsaure Eisen-Potasche (*Potassio-tartrate of iron*) auf sechs Theile Wasser. Zwei Theelöffel voll dreimal des Tages zu geben. Dasselbe Präparat ist auch gegen das Geschwür angewendet worden. Der *Bubo*, die Anschwellung in der Lende, sollte mit einem Verbande versehen werden. Wenn sich aber Eiter bildet, so sollte das Geschwür geöffnet und Umschläge gemacht werden. Im Falle eines Ausschlags auf der Haut, oder wenn sich die Krankheit im Halse oder an irgend einem anderen Theile des Körpers zeigt, mag Potaschen-Jodid wie folgt gegeben werden:

Zusammengesetzter Sassaparillen-Aufguß (*Compound Infusion of sarsaparilla*)	1	Pint.
Potaschen-Jodid (*Iodide of potassium*)	½	Unze.

Mische es. Dosis: Einen Theelöffel voll nach jeder Mahlzeit.

Das Präparat, unter „*Donovan's solution*" bekannt, mag dazwischen in Dosen von 3 bis 5 Tropfen gegeben werden.

Die Kost muß genau geordnet werden, der Patient darf weder reizende Nahrungsmittel zu sich nehmen, noch Spirituosen trinken.

Eclectische und Kräuterkur. Das Geschwür sollte mit salpetersaurem Silber (*Nitrate of silver*) oder einigen Tropfen von Salpeter- oder Salzsäure betupft werden. Darauf kann man vermittelst Charpies salzsaures Eisen (*Muriate of iron*) auflegen. Behufs Erhaltung eines gehörigen Stuhlgangs diene folgendes:

Blue Mass	60	Grane.
Entenfuß (*Podophyllin*)	20	„

Mache 20 Pillen daraus und nimm Morgens und Abends eine. Zeigt sich die Wirkung auf die Eingeweide, so nimm jeden Tag eine.

Erscheint ein *Bubo*, so verbinde ihn mit Tüchern, welche mit folgendem angefeuchtet sind:

Jod (*Iodine*)	1	Skrupel.
Potaschen-Jodid (*Iodide of potassium*)	2	„
Wasser	1	Unze.

Zweimal täglich anzuwenden. Kermesbeer- (*Poke root*) Umschläge sollten gleichzeitig angewendet werden, indem man die frische Wurzel in heißer Asche erweicht und dann zerdrückt. Bildet sich Eiter, so ist es am besten, den *Bubo* durch Aetzmittel zu öffnen, da es weit besser heilt, als wenn derselbe vermittelst eines Messers geöffnet wurde. Reinige ihn einmal des Tages mit spanischem Seifenwasser (*Castile soap suts*) und spritze ihn ebenso damit aus.

Dr. King empfiehlt folgendes als ein ausgezeichnetes Mittel gegen Syphilis in allen Formen:

Zusammengesetzter Stillingia-Syrup (*Compound syrup of stillingia*)	4	Unzen.
Saturirte Kermesbeer-Tinktur (*Saturated tincture of poke root*)	4	„
Saturirte Schafampfer-Tinktur (*Saturated tincture of sheep sorrel*)	4	„

Mische es. Dosis: Einen Theelöffel bis einen halben Eßlöffel voll dreimal des Tages.

Gegen constitutionelle Syphilis bei Eiterungen im Halse mag eine starke Abkochung von Weißeichenrinde (*White oak bark*) mit ein wenig Borax und Alaun (*Alum*) gegeben werden; bei innerem Gebrauche gebe man dasselbe ohne Borax zwei- oder dreimal des Tages einen Eßlöffel voll.

Wenn Hautausschläge vorhanden sind, so sollte der Körper ein- oder zweimal des Tages mit einer Mischung von Salpeter- oder Salzsäure, je ein Theelöffel voll auf zwei Quart warmes Wasser, gewaschen werden. Folgendes möge als Thee dienen:

Entenfußwurzel (*May apple*), Kalmuswurzel (*Blue flag root*), Kermesbeere (*Poke root*), Ampferwurzel (*Yellow dock root*), Sassafras, Stillingia, Sassaparilla, Bitterwurzel (*Bitter root*). Eine Abkochung kann von einem oder dem andern hiervon oder von allen gemacht werden, und zu jedem Pint einer solchen Abkochung füge man eine Drachme Potaschen-Jodid (*Iodide of potassa*) hinzu. Der zusammengesetzte Stillingia-Spiritus mag in einigen Fällen angewendet werden.

Die Eiterbeulen, welche sich an dem Körper zeigen, mögen mit der salzsauren Eisentinktur (*Tincture of the muriate of iron*) und Umschlägen von pulverisirtem Alaun (*Powdered alum*) und Kermesbeere (*Poke root*), während des Nachts ausgelegt, behandelt werden.

Schmerzen in den Knochen mögen durch die folgenden Pillen gelindert werden:

Inspissirter Brechwurz-Saft (*Inspissated juice of Ipecac*)	1 oder 2	Drachmen.
Stechapfel- (*Stramonium*) Extrakt	¼ oder ½	Gran.

Man mache daraus eine Pille und wiederhole es zwei- bis dreimal des Tages.

Schwefelsaures Kupfer (*Sulphate of copper*) diene zu Waschungen des Halses. 30 Grane Kupfer kommen auf eine bis zwei Unzen Wasser; wasche damit vermittelst eines Stückchen Schwammes zwei- oder dreimal des Tages den Hals.

Homöopathisch. Sobald das Geschwür erscheint, ätze man es mit salpetersaurem Silber (*Nitrate of silver*), Salpetersäure (*Nitric acid*), oder rothem Präcipitat (*Red precipitate*). Innerlich gebe man: *Mercurius*, *Hydriodate of Potassa*, *Mercur. precipit. ruber*, *Sulphur*, *Silicea*, *Aurum*, *Mezerium*.

Bei sekundärer Syphilis, wo Schmerzhaftigkeit und Eiterung des Halses vorhanden ist, möge vermittelst eines Kameelhaarpinsels Benzoe-Tinktur immer nach einigen Tagen angewendet werden. Die Mittel, welche zu geben sind, sind *Biniodide of Mercury*, *Kali Hydriodicum*. Eine Woche kann *Mercurius* und die nächste Woche *Kali* — und so abwechselnd fort — gegeben werden.

Andere Mittel sind: *Acidum Sulphuris*, *Lachesis*, *Phosphorus*, *Hepar Sulphuris*, *Borax*.

Verordnung der Heilmittel. Von dem gewählten Mittel gebe alle 2, 3 oder 4 Stunden eine Dosis. Ist das Mittel in Kügelchen, gebe 6 auf eine Dosis, wenn in Pulvern, 2 Grane. Bei constitutioneller Syphilis gebe dreimal des Tages eine Dosis.

Samenfluß, Tripper (*Gonorrhœa — Clap or Gleet*)

ist eine Entzündung der Schleimhaut des Harnwegs, begleitet von einem Ausfluß und rührt von unreinem geschlechtlichem Verkehr her.

Symptome. Der Tripper stellt sich in der Regel am dritten oder achten Tag nach der Ansteckung ein. Er beginnt mit einem unangenehmen Gefühle am Ende des Penis und ist gewöhnlich von etwas Röthe und Schwierigkeit des Wasserablassens begleitet; nach ein oder zwei Tagen nimmt der Ausfluß von Eiter zu, wird dünner und von einer grünlichen oder gelblichen Farbe, zuweilen mit Blut gestreift. Die Eichel ist roth und entzündet und der Urin verursacht einen brennenden Schmerz. Dehnt sich die Entzündung auf die Blase aus, so tritt ein quälendes Verlangen, das Wasser abzulassen, mit einem beständigen, unangenehmen Gefühle in der Gegend der Hoden und zwischen den Beinen, ein. Wenn die Entzündung stark ist, so tritt die sogenannte *chorda venerea*, während welcher der Penis steif und nach unten gekrümmt ist, hinzu, verursacht heftigen Schmerz und befällt den Patienten in der Regel im warmen Bette. In Folge der Entzündung kann *Phimosis* entstehen, bei welcher die Vorhaut hart und geschwollen ist und nicht zurückgezogen werden kann; oder wenn die Anschwellung hinter der Eichel eintritt, kann sie nicht vorgezogen werden und wird *paraphimosis* genannt. Die Drüsen der Lenden und ebenso die Hoden schwellen an und entzünden sich zuweilen.

Tripper ist die Folge der *Gonorrhœa* und nimmt eine chronische Form an, nachdem die Entzündung nachgelassen hat. Hin und wieder ist er sehr hartnäckig. Eine andere Folge des Trippers sind Stricturen, welche die Harnröhre oder den von der Blase führenden Harnweg theilweise schließen, was an dem platten oder gedrehten Wasserstrahl, ähnlich einem Bohrer, oder gabelförmig, erkannt werden kann.

Behandlung.

Allgemeine. Der Patient sollte sich der Reinlichkeit befleißigen und die Theile öfters waschen. Die Kost muß einfach und nahrhaft sein und Spirituosen, fettes Fleisch, Pasteten &c. müssen vermieden werden.

Eclectische und Kräuterkur. Wenn zu Anfang genommen, mag die Krankheit kurz abgeschnitten werden, indem 20 Grane salpetersaures Silber (*Nitrate of silver*) in einer Unze Wasser und davon 2 Theelöffel voll in den Penis eingespritzt und dort ungefähr eine halbe Minute zurückgehalten wird, was zwei- oder dreimal des Tages zu wiederholen ist. Hierzu bediene man sich einer sogenannten *P. P.* Spritze (*Syringe*). Gleichzeitig nehme man 3 bis 4 Grane Entenfuß (*Podophyllin*) mit einem Theelöffel voll Cremor Tartari (*Cream of tartar*) oder eine Dosis Salz. Eine andere Einspritzung ist folgende:

Zinkchlorid (*Chloride of zinc*)	1 bis 3	Grane.
Destillirtes Wasser (*Distilled water*)	1	Unze.

Mische es und spritze davon alle 6 bis 8 Stunden einen Theelöffel voll ein.

Oder:

Abkochung von Gelbwurz (*Decoction of golden seal*)	1	Unze.
Schwefelsaures Zink (*Sulphate of zinc*)	3	Grane.

Mische und gebrauche wie das vorhergehende.

Die Einspritzungen sollten stets nach dem Uriniren gegeben werden und der Patient sollte nicht vor wenigstens einer halben Stunde darauf den Urin ablassen.

Bei dem weiblichen Geschlechte muß die Scheide mit einem von den obigen Präparaten drei- oder viermal des Tages gebadet und Einspritzungen von demselben gemacht werden.

Folgendes wird mit ausgezeichnetem Erfolge innerlich angewendet:

Canadischer Balsam (*Canada balsam*)	1	Unze.
Süßer Salpeter-Spiritus (*Spirits of sweet nitre*)	4	Unzen.

Terpentinöl (*Oil of turpentine*)	2 Drachmen.
Pulverisirter Kampher (*Powdered camphor*)	1 Drachme.

Mische es. Dosis: dreimal des Tages einen Theelöffel voll.

Wenn die Entzündung nachgelassen, so füge dem obigen noch eine Drachme pulverisirten Kino bei. Gleichzeitig mag der Patient einen Aufguß von Eibisch (*Marshmallow*) und Klette (*Burdock root*) trinken.

Folgendes mag in einigen Fällen angewendet werden:

Cubebenöl (*Oil of Cubebs*)	1 Unze.
Anisöl (*Oil of anise*)	1 „
Copaiva-Balsam (*Balsam of copaiva*)	1 „
Laudanum	1 „
Salzsaure Eisen-Tinktur (*Tinct. of muriate of iron*)	1 „

Mische es. Dosis: dreimal des Tages einen Theelöffel voll.

Bei Eintreten der *Chorda venerea* des Nachts nehme 30 oder 40 Tropfen Laudanum beim Zubettgehen oder folgendes:

Pulverisirtes Opium (*Powdered opium*)	1½ Grane.
Kampher (*Camphor*)	10 „

Mische und nimm es als eine Dosis.

Wird die Krankheit chronisch oder nimmt sie die Form eines Samenflusses an, so bediene man sich einer Einspritzung von gewöhnlichem grünem Thee mit je 5 oder 6 Tropfen Bleizucker (*Sugar of lead*) und schwefelsaurem Zink (*Sulphate of zinc*) auf jede Einspritzung. Gleichzeitig nehme man folgendes:

Gehärteter Copaiva-Balsam (*Solidified balsam of copaiva*)	1 Drachme.
Venetianischer Terpentin (*Venice turpentine*)	30 Grane.

Entenfuß (*Podophyllin*)	10 „

Mische es, bringe soviel als möglich pulverisirten Rhabarber (*Pulverized rhubarb*) hinein und theile es in 30 Pillen. Dosis: zwei oder drei Pillen zweimal des Tages, bis sie auf die Eingeweide wirken, dann täglich zweimal eine Pille.

Homöopathisch. Während des ersten Stadiums wird salpetersaures Silber (*Nitrate of silver*), im Verhältniß von zwei oder drei Granen auf eine Unze Wasser, oder schwefelsaures Zink (*Sulphate of zinc*), im Verhältniß von vier Granen auf eine Unze Wasser, als Einspritzung gebraucht, einen Anfall kurz abschneiden. Der Patient muß während dieser Zeit große Mäßigkeit beobachten und Ruhe pflegen. *Aconitum* kann zu derselben Zeit, alle zwei oder drei Stunden eine Dosis, gegeben werden.

Cantharides oder *Cannabis* gebe man abwechselnd mit *Aconitum.*

Aufguß von *Hydrastis Canadensis* wird als Einspritzung empfohlen und zwar im Verhältniß von einer Unze der pulverisirten Wurzel auf ein Pint Wasser. Sollte jeden Abend in die Harnröhre gespritzt werden.

Cantharis mag gegeben werden, wenn sich die Entzündung auf die Blase ausdehnt und ein Brennen längs der Harnröhre, sowie ein häufiges Drängen zum Urinlassen vorhanden ist. Kann abwechselnd mit *Aconitum* gegeben werden.

Chlorsaure Potasche (*Chlorate of potash*) wird als Einspritzung empfohlen. Löse eine Drachme in einer Unze Wasser und gebe während 12 Stunden jede Stunde eine Einspritzung. Dies wird in den meisten Fällen erfolgreich sein.

Andere innerliche Mittel sind: *Mercurius*, *Nux Vomica*, *Cubebae*, *Pulsatilla*, *Copaiva*, *Sulphur.*

Verordnung der Heilmittel. Von dem gewählten Mittel gebe alle 2, 3 oder 4 Stunden 6 Kügelchen.

Allöopathisch. Zu Anfang der Krankheit gebe man eine Einspritzung von salpetersaurem Silber (*Nitrate of silver*), im Verhältniß von 5 bis 10 Granen auf eine Unze Wasser. Dies wird gewöhnlich hinreichen. Zur Erhaltung eines gehörigen Stuhlganges sollte Bittersalz (*Epsom salts*) genommen und Leinsamenthee getrunken werden. Wenn die Krankheit dennoch weiterschreitet, möge folgendes angewendet werden:

Balsam Copaiva	1 Unze.
Cubebenöl (*Oil of cubebs*)	2 Drachmen.
Laudanum	1 Drachme.

Gummi Arabicum Schleim (*Mucilage of Gum Arabic*)	2 Unzen.
Süßer Salpeter-Spiritus (*Sweet spirits of nitre*)	½ Unze.
Zusammengesetzter Lavendel-Spiritus (*Compound spirits of lavender*)	3 Drachmen.
Kampherwasser	4 Unzen.
Weißer Zucker	2 Drachmen.
Mitchellöl (*Oil of partridge berry*)	5 Tropfen.

Mische es. Dosis: drei- oder viermal des Tages einen Eßlöffel voll.

Die folgende Einspritzung ist gut:

Balsam Copaiva	5 Drachmen.
Gummi-Extrakt von Opium (*Gum of ext. of opium*)	1 Gran.
Wasser	7 Unzen.
Ein Eidotter.	

Mische und wende es mehrere Male des Tages an.

Gegen die *Chorda venerea* nehme beim Zubettgehen eine Pille von Kampher und Belladonna, im Verhältniß von 5 Granen des ersteren auf ein Gran des letzteren.

Bei Samenfluß bediene man sich folgender Einspritzung:

Salpetersaures Silber (*Nitrate of silver*)	1 bis 4 Grane.
Wasser	1 Unze.
Schwefelsaures Zink (*Sulphate of zinc*)	8 Grane.
Gerbersäure (*Tannin*)	1 Skrupel.

Wasser	5 Unzen.

Mische es.

Zweiter Theil.
Frauenkrankheiten.

Erstes Kapitel.
Menstruation oder monatliche Reinigung.

Ehe wir darüber reden, auf welche Weise Störungen in der Menstruation zu behandeln seien, sollten wir uns klar darüber werden. 1) Was man unter Menstruation versteht. 2) Durch welche Ursachen dieselbe erzeugt wird. 3) Welchen Zweck sie im weiblichen Organismus hat. Vielleicht wird keine körperliche Funktion von den Frauen weniger verstanden als diese. Sie können zwar angeben, wie oft die Menstruation eintritt und wie lange sie währt, aber über die Ursache sind die meisten im Unklaren, worüber man sich nicht zu wundern hat, wenn man bedenkt, daß selbst die Aerzte darüber in früherer Zeit im Dunkeln waren und erst neuerdings zum vollen Verständniß kamen. Seit Alters bis auf unsere Tage wurden zahllose Theorien aufgestellt; jede derselben aber mußte der in ihr enthaltenen Widersprüche wegen wieder aufgegeben werden; bis man zuletzt zu einer klaren, unzweifelhaften Anschauung gekommen ist. Unter den Alten herrschte bezüglich der Menstruation viel Aberglauben. Weil sie regelmäßig jeden Monat eintritt, so nahm man an, daß der Einfluß des Mondes dieselbe regulire. Daß diese Behauptung durchaus nicht stichhaltig ist, liegt auf der Hand, denn wäre auch nur einige Wahrheit daran, so müßten alle Frauen eines Erdtheils wenigstens zugleich menstruiren. Professor E. G. Meigs von Philadelphia hat sich um die Darstellung der Ursachen dieser eigenthümlichen Funktion große Verdienste erworben, und ihm sind wir für die in diesem Artikel niedergelegten Thatsachen und Beobachtungen zum Dank verpflichtet.

„*Omne vivum ex ovo*,“ (alles Lebendige entspringt aus einem Ei oder Keim), dies ist das allgemein gültige Zeugungsgesetz, welches sich sowohl in der Pflanzen- als Thierwelt bewährt. Die stämmige Eiche, die der Eichel entsprost, das Welschkorn, das aus dem Korn hervorwächst, das Rothkehlchen und der Elephant — alle entstehen aus Keimen und beweisen die Wahrheit des obigen Satzes. Jeder Same und jedes Ei enthält einen Keim, welcher, wenn auf die rechte Weise beeinflußt, seinesgleichen erzeugen wird. So klar diese Thatsache ist, frägt es sich nun, wo diese Keime ihren Ursprung haben. Es steht fest, daß jedes Thier und jede Pflanze mit einem Organ zur Erzeugung und Abwerfung dieser Zellen und Keime versehen ist. Dieses Organ ist bei den Frauen das Ovarium (Eierstock) und zwar gibt es derselben zwei. Es sind kleine, länglich-runde Körper, etwa einen Zoll lang, ein wenig über einen halben Zoll breit und einen drittel Zoll dick. Manchmal mag die Größe der Ovarien von der hier angegebenen abweichen, wird aber meistens zutreffen. Jeder dieser Eierstöcke ist etwa einen Zoll vom oberen Theil der Gebärmutter mittelst eines Bandes befestigt und die physiologische Funktion derselben ist, das Ei zu „reifen" und alle achtundzwanzig Tage abzusondern, und zwar geschieht dies vom fünfzehnten bis fünfundvierzigsten Jahre und wird nur während der Schwangerschaft und des Säugens, und oft auch dann nicht, unterbrochen; denn in vielen Fällen haben Frauen, während sie schwanger waren, regelmäßig menstruirt, und bei einer großen Anzahl derselben wird durch Säugung die Menstruation gar nicht gestört. Während der Zeitigung oder dem Reifwerden des Eis bis zur Absonderung desselben in die Scheide (*Tube*), durch welche es in die Gebärmutter gelangt, sind die Geschlechtsorgane mehr oder weniger angeschwollen (*congested*) und haben das Ansehen, als ob sie entzündet seien. Diese Anhäufung (*Congestion*) wird endlich so bedeutend, daß ein Blutausfluß aus den Zeugungstheilen (*Genitalia*) dadurch entsteht. Sobald der Ausfluß beginnt, läßt die Hitze und das Jucken in der Nähe der Eierstöcke und das schwere Gefühl nach und verschwindet allmählig. Somit ist die Menstruation nichts anderes als die Zeitigung und Absonderung des Ei's, welches, wenn es nicht geschwängert wird, durch den von den Gefäßen der Gebärmutter herrührenden Blutausfluß abgeführt wird. Hieraus geht auch hervor, daß eine Frau nur während oder nahe zur Zeit der Menstruation schwanger werden kann. Die Regelmäßigkeit, mit der diese Funktion vor sich geht, war immer Veranlassung zur Verwunderung. Aber weshalb? Um uns blickend gewahren wir, daß die Pflanzen- und Thierwelt festgesetzte Zeiten zur Keimerzeugung hat. Dies ist ein Naturgesetz, und weshalb sollte nicht auch das Weib dasselbe auszuführen haben? Da wir nun gezeigt haben, daß die Menstruation in der Zeitigung und Absonderung eines Eis besteht, wovon der Blutausfluß nur das äußerliche Zeichen ist, so ist es möglich, daß eine Frau regelmäßig jeden Monat menstruiren kann, ohne diese Kundgebung, nämlich den Blutausfluß. Dieses zu beweisen, können viele Fälle angeführt werden, wo Frauen geheirathet haben und schwanger wurden, ohne daß das geringste Zeichen des Blutausflusses sich bei ihnen gezeigt hätte; aber ihre Schwangerschaft wäre ohne Menstruation nicht möglich geworden. So mag eine sonst regelmäßig menstruirende Frau mehrere Kinder bekommen, ohne daß sich in der Zwischenzeit die monatliche Reinigung zeigt; was man dahin erklären kann, daß sie während der Säugung ihres ersten Kindes schwanger und nach der Geburt des zweiten wieder Mutter wurde, und so fort, bis sie nicht mehr geschwängert von nun an regelmäßig menstruirt. Wie schon oben bemerkt, tritt in diesem Lande die Menstruation im vierzehnten oder fünfzehnten Jahre ein; in wärmeren Ländern früher, in kälteren später. Menstruation, monatliche Reinigung, Regel, Katamenien, monatliche Periode und Unwohlsein, dies sind welche der zur Bezeichnung dieser Funktion gebräuchlichen Ausdrücke. Bei denjenigen Mädchen, die in Ueppigkeit aufwachsen und deren sittliche und körperliche Erziehung der Art ist und war, daß das Nervensystem dadurch empfindsam wird, tritt die „Monatsregel" viel bälder ein, als bei denen, die an Hausmannskost und

Arbeitsamkeit gewohnt sind. Zeigt sich die Menstruation vor dem vierzehnten Jahr, so wird dies als ein schlimmes Anzeichen betrachtet und deutet auf zu frühe Reife der Organe, während das Eintreten der monatlichen Reinigung nach dem sechzehnten Jahr von allgemeiner Schwäche oder von Störung in den Zeugungsorganen zeugt. Ist jedoch die betreffende Person gesund und alle ihre anderen Funktionen sind regelmäßig, ist sie froh, geistesmunter und nicht trüb- oder schwachsinnig, so sollte man nichts zur Herbeiführung der Menstruation unternehmen, indem durch angewandte Mittel unverbesserlicher Schaden herbeigeführt werden kann. Wenn die Monatsreinigung zum erstenmal eintritt, so zeigt sich dies gewöhnlich durch folgende Symptome an: Kopfweh, Gefühl von Schwere, Mattigkeit, Schmerz im Rücken und den Lenden und Unlust zur Arbeit. Die Hautfarbe ist eigenthümlich dunkel, namentlich unter den Augen, und zeitweilig verspürt die Betreffende ein Gefühl der Unruhe und des Verstopftseins im Halse. Die Ausdünstung hat einen kränkelnden Geruch und der Geruch des Athems ist eigenthümlich. Die Brüste sind erweitert, weich und empfindsam. Bezüglich der Speisen ist die Betreffende wählerisch und launig und die Verdauung ist gestört. Diese Symptome währen einen, zwei, drei Tage und verschwinden mit dem Eintreten der Menstruation. Die Monatsreinigung dauert drei, fünf oder sieben Tage, je nach der Körperorganisation der Frau. Ebenso ist die Quantität des ausgesonderten Blutes verschieden bei verschiedenen Frauen. Im Alter von etwa fünfundvierzig Jahren hört die Menstruation auf, und dies ist die Periode, vor welcher sich die Frauen gewöhnlich fürchten. Manchmal hält man die alsdann eintretenden Symptome, als da sind: Uebelkeit, launiger Appetit, Anschwellen und Schmerzen in den Brüsten für Anzeichen der Schwangerschaft. Die Veränderung tritt allmählig ein. Der Blutausfluß mag sich alle zwei bis drei Wochen einstellen, sodann zwei oder mehr Monate ausbleiben, darnach mehrere Monate so regelmäßig als je wiederkehren und endlich ganz aufhören. Während der Menstruation ist der Organismus, namentlich der jüngeren Personen, geistigen und physischen Einflüssen mehr zugänglich als sonst. Auf die regelmäßige und gesunde Verrichtung dieser Funktion kommt sehr viel an, denn ihr dankt die Frau ihre weibliche Schönheit und Vollkommenheit; deshalb sollte man sehr vorsichtig sein, daß die Menstruation nicht gestört wird. Eine plötzliche Unterdrückung derselben ist immer gefährlich, und unter den Ursachen, durch welche solche hervorgerufen wird, sind zu nennen: Plötzliche Furcht, Aerger, große Besorgniß und mächtige Gemütsbewegungen. Uebermäßige Anstrengung, lange Spaziergänge oder Fahrten, namentlich über rauhe Wege, Tanzen, vieles Stiegenauf- und ablaufen, veranlassen nicht blos vermehrten Ausfluß, sondern oft auch Vorfall der Gebärmutter. Patentmedizinen und Geheimmittel, die gegen Frauenkrankheiten empfohlen werden, Abführungs- und Brechmittel, sowie Liquöre mögen den Ausfluß vermehren oder demselben Einhalt thun. Ebenso schädlich sind während der „Periode" kalte und warme Bäder, Fußbäder und Naßwerden der Füße, indem man dünnbesohlte Schuhe trägt. Eine junge Dame, die, weil sie gerne während ihres Unwohlseins auf den Ball gehen möchte, ein „Hüftbad" nimmt, begeht eine wahnsinnige Handlung. Welch Elend kann angerichtet werden; wie viele Schmerzen bereiten sich solche Thörinnen! Behandlung ist während der Monatsreinigung nicht nöthig, es seien denn gewisse Störungen eingetreten, worüber wir uns in dem Folgenden aussprechen werden.

Zweites Kapitel.
Störungen der Menstruation.

Verzögerte und unterdrückte Menstruation.

Wenn die Monatsreinigung nicht zu rechter Zeit eintritt, so heißt man dies verzögerte oder unterdrückte Menstruation. Man hat jedoch die Entwicklung des betreffenden Mädchens in Anschlag zu bringen, auch wenn sie das Alter erreicht hat, wo das Auftreten dieser Funktion erwartet werden kann, denn die Körperentwicklung ist eine Bedingung der Monatsperiode. So lange das Mädchen nicht körperlich zugenommen hat, wenn sie über die Hüfte nicht weiter geworden, wenn ihre Brüste nicht weiter geworden, und sie keine dieser Periode vorangehenden Veränderungen wahrgenommen hat, wird es nur schädlich wirken, wenn man der Natur Gewalt anthut. In solchem Falle ist eine „allgemeine" Behandlung nöthig. Man lasse die Betreffende sich viel in freier Luft bewegen, sie gehe frühzeitig zu Bett und stehe Morgens frühe auf. Geht sie noch zur Schule, so sollte man sie während der Zeit nicht in dieselbe senden. Ihre Kost muß nahrhaft aber nicht reich sein, sonst werden Magenstörungen entstehen. Ist sie jedoch vollkommen entwickelt, und leidet zeitweilig an Blutandrang im Kopf, in der Brust, oder im Unterleib, dann wird das Einschreiten nöthig. Folgende Symptome werden sich gewöhnlich in diesen Fällen einstellen.

Symptome. Kopfweh, Schwere, Vollheit, Pulsiren in der Mitte der Hirnschale und im Hinterkopf, Schmerzen im Rücken und den Lenden, kalte Füße und Hände, die zuweilen sehr heiß werden, trockene, rauhe Haut, langsamer Puls und nicht selten Fallsucht (Epilepsie).

Behandlung.

Homöopathisch. Einige Tage vor der Periode sollte die Patientin ein warmes Hüften- oder Fußbad nehmen, zweimal des Tages und Abends beim zu Bett Gehen mit warmem Wasser benetzte Tücher auf den Unterleib legen.

Ein sehr gutes Rezept wird von Prof. Cooke vom Hahnemannischen medizinischen Collegium in Chicago empfohlen, nämlich: Etwa zwei Wochen vor der Periode nehme eine Dosis *Gelseminum* jeden Abend, und eine Dose *Belladonna* jeden Morgen. Kurz vor Eintritt der Menstruation nehme diese zwei Heilmittel abwechselnd alle zwei oder vier Stunden.

Pulsatilla. — Wenn die Patientin melancholisch und traurig und zum Weinen geneigt ist; Blässe mit abwechselnder Hitze, Appetitlosigkeit mit Lust für saure Speisen, Uebelsein und Erbrechen.

Bryonia. — Blutandrang im Kopf, geröthetes Gesicht, häufiges Nasenbluten, Hartleibigkeit, Herzklopfen.

Lycopodium. — Anwendbar bei ähnlichen Symptomen.

Phosphorus. — Wenn die Patientin zu Lungenkrankheiten geneigt ist, schwache Brust, Husten, Brustschmerzen, Blutspeien.

Arsenicum. — Wassersuchtartige Anschwellungen um die Augen oder der Füße oder anderer Gliedmaßen, blasse Gesichtsfarbe, gelbsüchtig.

Sulphur. — Wenn obige Heilmittel nicht wirken.

Verordnung der Heilmittel. Gebe eine Dosis (6 Kügelchen) alle Morgen von irgend einem dieser Mittel eine Woche oder zehn Tage lang. Wird die Patientin besser, so setze vier Tage lang aus und gebe eine Woche lang jeden Morgen *Sulphur.*

Allöopathisch. Hier wie in der homöopathischen Behandlung wird das Wasser in gleicher Weise gebraucht. Der Stuhlgang sollte durch ein mildes Reinigungsmittel, z. B. Castoröl und Aloepillen (*Pill of aloes*), regelmäßig erhalten werden. Fühlt die Patientin während oder vor dem Blutausflusse Schmerz und Vollheit im Kopfe, so gebrauche man folgendes:

Eisenhut- (Sturmhut) Blätter-Tinktur (*Tincture of aconite leaves*)	2 Drachmen.
Belladonna-Tinktur	1 Drachme.
Spanische Fliegen- (*Canthanides*) Tinktur	1 „
Morphium	3 Grane.
Syrup	4 Unzen.

Dosis: Einen Theelöffel voll dreimal des Tages. Wenn die Schmerzen heftig sind, so mag alle zwei Stunden eine Dosis genommen werden.

Ist der Körper geschwächt, so mag zwischen den Perioden folgendes gebraucht werden:

Kohlensaurer Eisen-Niederschlag (*Precip. carbonate of iron*)	5 Drachmen.
Sturmhut- (Eisenhut) Extrakt (*Extract of conium*)	2 „

Peru-Balsam	1	Drachme.
Alcohol	4	Unzen.
Wintergrünöl (*Oil wintergreen*)	20	Tropfen.
Syrup	8	Unzen.

Dosis: Zwei Theelöffel voll dreimal des Tages. Schüttle die Mischung vor dem Gebrauch.

Oder:

Orangenschalen-Syrup (*Syrup of orange peel*)	1	Unze.
Rosenwasser	7	Unzen.
Salzsaure Eisentinktur	1	Unze.

Mische es. Dosis: Einen Theelöffel voll in ½ Glas voll Wasser dreimal des Tages.

Eclectische und Kräuterkur. Wenn die Patientin robust ist, so gebe zeitweilige Dosen von zusammengesetztem Leptandrin-Pulver (*Compound powder of leptandrin*). Ist sie jedoch schwach und nervös, so erhalte den Stuhlgang regelmäßig mit folgendem:

Pulverisirter Rhabarber	1½	Unze.
Doppeltkohlensaures Kali (*Bicarbonate of potassa*)	1	„

Hiervon gebe man eine kleine Dosis dreimal des Tages, genügend um regelmäßige Oeffnung zu erhalten. Als ein Stärkemittel gebrauche man zusammengesetzten Wallwurzwein (*Compound wine of comfrey*). Zur selben Zeit verordne, wenn Kopfweh und Schmerzen im Kreuz und den Lenden vorhanden sind, warme Am. Ysop- (*Penny royal*), Rainfarn- (*Tansy*), schwarzen Schlangenwurzel- (*Black cohosh*) oder Raute- (*Rue*) Thee. Manchmal mildert ein warmer, aus Hopfen und Rainfarn zubereiteter und auf den Unterleib gelegter Umschlag die Schmerzen. Wenn, obgleich die Gesundheit durch obige Mittel besser geworden, die Menstruation noch nicht eingetreten ist, so verordne man:

Wiesenrauten-Stammblatt (*Caulophyllin*)	10	Grane.
Aletridin	8	„
Belladonna-Extrakt	1	Gran.

Mische dieses und bereite zehn Pillen daraus, von welchen eine dreimal des Tages zu nehmen ist.

Oder:

Kohlensaures Eisen (*Carbonate of iron*)	7	Grane.
Cimicifugin	3	„
Entenfuß (*Podophyllin*)	1	Gran.

Genügend weißen Terpentin, um aus dieser Masse Pillen zu bereiten. Man mache 4 Pillen und nehme eine dreimal des Tages.

Mit gutem Erfolg mag Sabenbaumöl (*Oils of savin*) und Rainfarn (*Tansy*), gleiche Theile von jedem, angewandt werden. Man gebe 5 oder 10 Tropfen der Mischung zweimal des Tages, und beginne damit eine Woche, ehe die Menstruation eintreten soll.

Die Bleichsucht (*Chlorosis or Green Sickness*).

Junge, unverheirathete, schwächliche Frauenzimmer sind es gewöhnlich, die von dieser Krankheit zu leiden haben. Sie stellt sich gewöhnlich zur Zeit der Mannbarkeit (*Puberty*) ein und äußert sich durch Appetitlosigkeit und Unverdaulichkeit. Die Menstruations-Blutung ist entweder gar nicht vorhanden, oder sehr gering.

Ursachen. Alles, was die Lebensfunktionen stört, z. B. unnahrhafte Speisen und Aufenthalt in feuchten, schlechtgelüfteten Zimmern; die Krankheit kann sich auch vererben, so daß alle Frauenzimmer derselben Familie damit behaftet sind. Diejenigen, die viel Thee, Kaffee, verdünnte Säuren und schlechte Weine trinken und sich sehr fest schnüren, sind dieser Krankheit leicht ausgesetzt. Unter anderen veranlassenden Ursachen mögen genannt werden: Störende Gemüthsbewegungen, unerwiederte Liebe, Heimweh, Trübsinn &c.

Symptome. Die Symptome, welche diese Krankheit kennzeichnen, äußern sich nicht alle zugleich, sondern treten nach und nach auf, so daß sich die Kranke deren kaum bewußt wird. Sie klagt gewöhnlich erst über Ermüdung und Widerwillen gegen geistige und körperliche Anstrengung. Die Hautfarbe ist eigenthümlich, nicht besonders weiß, aber blaß mit gelben und grünlichen Streifen. Die Lippen sind manchmal beinahe ganz weiß, die Augenlider bleifarbig und angeschwollen. Die Haut ist kalt. Der Gaumen wird weiß und die Haut ist gewöhnlich mit einer weißen Masse bedeckt und des Morgens fühlt die Kranke ein klebriges Gefühl im Munde. Der Athem ist übelriechend. Die Patientin ist sehr schwach und ermüdet bei jeder kleinen Anstrengung. Sie athmet schnell, nicht weil die Lungen krank sind, sondern weil sie nicht Kraft genug hat, die Brust gehörig zu erheben. Der Schlaf wird oft gestört und ist nicht stärkend. Hartleibigkeit ist vorhanden und zuweilen auch Uebelsein und Erbrechen. Der Puls ist schwach und schnell. Die Kranke ist traurig, weint oft plötzlich und ist gerne allein. Der Appetit ist verringert und dyspeptische Symptome, z. B. Sodbrennen, saurer Magen, Schmerz in demselben mit Nausea, zeigen sich. Sie begehrt unverdauliche Substanzen, wie Griffel, Kreide, Holzkohle &c. Auf außerordentliche Hartleibigkeit folgt Diarrhöe schlecht verdauter Substanzen. Mit dem Fortschreiten der Krankheit schwellen die untern Gliedmaßen an, hektischer Husten tritt ein, welcher manchmal von Blutspeien begleitet ist. Der Unterleib wird fest und schwillt und zwar oft so stark, daß man die Kranke für schwanger hält. Die Menstruations-Blutung, wenn sie überhaupt eingetreten, wird sehr schwach und schmerzhaft, hält nur kurze Zeit an, ist blaß, wässerig und hört endlich ganz auf. Manchmal fühlt die Kranke heftige Schmerzen in der linken Brust. In manchen Fällen äußern sich nervöse Symptome, z. B. hysterische Anfälle, Krämpfe &c. Man mag die Bleichsucht für Herzkrankheit oder Auszehrung halten, und ich habe deshalb eine genaue Beschreibung derselben gegeben, damit man sie gleich von Anfang an zu erkennen vermag. Jedoch treten an ein und derselben Person nicht alle hier angegebenen Symptome auf; jedoch wird man immer die Mehrzahl derselben finden.

Behandlung.

Allgemeine. Die Thatsache in Betracht ziehend, daß die Ursache „Blutverarmung" ist, wird die Behandlung verhältnißmäßig nicht sehr schwierig werden. Die Kranke bewege sich viel in der frischen Luft, verwahre den Körper gegen Kälte vermittelst warmer Kleidung und halte sich in einem gut gelüfteten Zimmer auf. Die Kost sollte nahrhaft, nicht aber stimulirend sein. Regelmäßige Gewohnheiten in jeder Beziehung und Herbeiführung heiterer Gemüthsstimmung durch Gesellschaft und unschuldige Vergnügungen — dies ist bei der Behandlung sehr wichtig. Ehe man der Kranken Arznei giebt, müssen die veranlassenden Ursachen entfernt werden. Die Lebensweise der Patientin muß total verändert werden. Ging sie beständig zur Schule, so muß sie nun aus derselben bleiben, ist sie geneigt, immer zu Hause zu sein, so sende man sie aufs Land. Man stelle ihr die

Gefahr vor, der sie sich aussetzt, wenn sie sich nicht im Freien bewegt, und verschaffe ihr alle mögliche Bewegung. Die Entfernung der sittlichen und geistigen Ursachen ist die schwierigste Aufgabe; aber auch in dieser Beziehung werden Luft- und Scenerieveränderung, neue Freundschaften u.s.w. eine gute Wirkung ausüben. Diejenigen, die in Fabriken arbeiten oder in ruhiger Körperstellung irgend einem Berufe nachgehen, müssen andere Beschäftigung aufsuchen. Ein lauwarmes Morgenbad, nach welchem der Körper tüchtig gerieben wird, ist von guten Diensten, ebenso das „Sitzbad“ oder das Abwaschen und Baden mittelst des Schwammes am Abend. Vor und nach dem Baden sollte die Patientin spaziren gehen oder sich mit Arbeit Bewegung verschaffen. Während der Menstruation muß alle Behandlung mittelst des Wassers eingestellt werden.

Allöopathisch. Die folgende Vorschrift wird von Dr. Pancoast von Philadelphia empfohlen. Man wechselt mit den Mischungen jeden Tag ab; das heißt, man nimmt No. 1 den einen und No. 2 den nächsten Tag u.s.w.

No. 1. —	Kohlensaurer Eisen-Niederschlag (*Precip. carbonate of iron*)	5	Drachmen.
	Sturmhut- (*Conium*) Extrakt	2	„
	Peru Balsam	1	Drachme.
	Zimmetöl	20	Tropfen.
	Syrup	8	Unzen.
	Pulverisirter Gummi Arabicum	2	Drachmen.

Mische. Dosis: 2 Theelöffel voll dreimal des Tages, jeden andern Tag nach den Mahlzeiten. Schüttle die Mischung vor dem Gebrauch.

No. 2. —	Brechnuß-Tinktur (*Tinct. of Nux Vomica*)	1	Drachme.
	Eisen-Iodide-Syrup (*Syrup iodide of iron*)	1	Unze.
	Syrup	4	Unzen.

Mische dieses. Dosis: ein Theelöffel voll dreimal des Tages, jeden andern Tag in Wasser nach den Mahlzeiten. Eine andere Behandlung:

Man reinige die Eingeweide mit der folgenden Mischung:

Schwefelsaure Magnesia (*Sulphate of magnesia*)	1	Unze.
Salpetersaures Kali (*Nitrate of potash*)	10	Grane.
Lakritzen-Extrakt (*Extract of liquorice*)	1	Skrupel.
Zusammengesetzter Senna-Aufguß (*Compound infusion of senna*)	5½	Unzen.
Jalappen-Tinktur (*Tinct. of jalap*)	3	Drachmen.
Flüchtiger Salzgeist (*Spirits of sal volatile*)	1	Drachme.

Mische dieses. Dosis: zwei oder drei Eßlöffel voll zu einer Zeit, mit Zwischenräumen von zwei Stunden, bis die Wirkung eintritt.

Auf dieses verordne man schwefelsaures Eisen 5 Grane, Enzian- (*Gentian*) Extrakt 10 Grane.

Bereite hieraus 3 Pillen und nehme 1 Pille zweimal des Tages mit zusammengesetzten Aloe- oder Rhabarber-Pillen jeden Abend.

Homöopathisch. *Pulsatilla.* — Für Frauen mit mildem, ruhigem Temperament, welche oft traurig sind und viel weinen, oder wenn Erkältung und Bloßstellung in der Witterung die Krankheit verursachten. Die folgenden Symptome deuten auf die Verordnung dieser Arznei hin: Fahle Farbe mit Röthe und Hitze abwechselnd, Herzklopfen, kalte Hände und Füße, Schwerathmen, mit einem Erstickungsgefühl nach jeder Anstrengung, öfterer Stuhlgang und Weichheit desselben, Uebelkeit und Erbrechen, Anschwellen der Füße, Frösteln, Ohrensausen und Gesichts-Neuralgie.

Bryonia. — Mag abwechselnd mit *Pulsatilla* gegeben werden, wenn Blutanhäufungen in der Brust vorkommen, Hartleibigkeit, Nasenbluten, Hitze abwechselnd mit Frösteln, Husten, wobei Klumpen schwarzen Blutes abgehen, Schmerzen im Kreuz.

Ferrum. — Bei großer Schwäche, Appetitlosigkeit, Uebelsein und hektischem Husten, wassersuchtartige Anschwellungen um die Augen, Fahlheit der Haut, die Lippen sind beinahe blutlos, Schwierigkeit beim Athmen, Mangel an Lebenswärme.

Sulphur. — Gegen hartnäckige Fälle, namentlich wenn die obigen Heilmittel nicht wirkten. Klopfende Schmerzen im Kopf, Ohrensausen, saures Aufstoßen vom Magen, Hartleibigkeit mit harten Stuhlabgängen, große Bedrückung nach dem Sprechen, Schwierigkeit beim Athmen mit Druck in der Brust.

Calcarea Carbonica. — Kann nach *Sulphur* gebraucht werden, namentlich wenn die Abzehrung sehr bedeutend ist und die Patientin Schwierigkeit beim Athmen hat.

China und *Carbo Vegetabilis.* — Eine Dosis abwechselnd jeden Abend 5 oder 6 Wochen lang, wenn das Uebel nach einer heftigen Krankheit oder nach Hämorrhoiden eingetreten ist.

Verordnung der Heilmittel. Man verordne vom gewählten Heilmittel 5 oder 6 Kügelchen — trocken — einmal in 4 Stunden. Sobald Besserung eintritt, so gebe man die Arznei alle 12 Stunden oder alle 2 oder 3 Tage.

Kost. Diese sollte ganz einfach, aber nahrhaft sein. Man vermeide alle Stimulanten und hochreifen Früchte &c. Kaffee, grüner Thee und Liquöre dürfen nicht genossen werden.

Eclectische und Kräuterkur. Um den Stuhlgang regelmäßig zu erhalten, gebrauche man zusammengesetzte Leptandrin-Pillen (*Compound pill of leptandrin*), jeden Abend zu nehmen. Wirkt diese Dosis nicht, so füge zu jeder Pille 1/20 Gran Brechnuß (*Nux Vomica*) hinzu. Ist der Magen sauer, so gebe kohlensaures Natron (*Carbonate of soda*), oder kohlensaures Kali (*Carbonate of potash*), oder kohlensaure Magnesia (*Carbonate of magnesia*), mit Gelbwurz- oder Quassia-Thee. Zur Verbesserung des Blutes brauche folgendes:

Kohlensaures Eisen (*Carbonate of iron*)	5	Drachmen.
Assafötida	3½	Skrupel.
Entenfuß (*Podophyllin*)	8	Grane.

Mische dieses und bereite 24 Pulver daraus und verordne 1 Pulver dreimal des Tages.

Oder dieses:

Myrrhen-Tinktur, Aloe-Tinktur, von jedem 1½ Unzen, Blutwurzel- (*Blood root*) Tinktur, salzsaure Eisen-Tinktur (*Muriated tinct. of iron*), von jedem eine Unze. Mische dieses und verordne einen Theelöffel dreimal des Tages.

Oder die folgenden Pillen:

Schwefelsaures Eisen (*Sulphate of iron*), zu pulverisiren und an die Luft zu setzen, bis es trocken und weiß wird	1	Drachme.
Chinin (*Quinine*)	30	Grane.
Myrrhen (*Gum Myrrh*)	30	„
Entenfuß (*Podophyllin*)	20	„

Hiervon bereite man 60 Pillen mit Enzian-Extrakt (*Extract of gentian*) und nehme eine Pille Abends und Morgens.

Die zusammengesetzten Pillen von blausaurem Eisen (*Compound pills of ferrocyanuret of iron*) werden ebenfalls empfohlen. Man nehme dieselben Morgens und Abends. Man sollte eines dieser Präparate mehrere Wochen lang hinter einander nehmen und alsdann ein anderes.

Uebermäßige Menstruation (*Profuse Menstruation — Menorrhagia*).

Dies ist, wie der Name angiebt, ein übermäßiger Blutfluß während der Menstruation. Die Quantität Blut, die während der Monatsperiode ausfließt, ist bei verschiedenen Frauen verschieden, beträgt aber gewöhnlich zwischen vier und acht Unzen. Die Quantität mag an der Zahl der gebrauchten Tücher (*Napkins*) geschätzt werden. Jedes derselben enthält etwa ½ Unze oder einen Theelöffel voll, so daß 8 Napkins 4 Unzen enthalten würden, 20 zehn Unzen u.s.w. Bei manchen Frauen mag der Blutausfluß sehr reichlich sein, ohne daß dadurch die Gesundheit beeinträchtigt würde.

Ursachen. Dieses Uebel mag durch einen schwachen Zustand der Gebärmutter, durch vieles Kinderzeugen, Frühgeburten, üppiges Leben und zu langes und zu vieles Säugen, oder durch Gemüthsbewegungen, übermäßige Anstrengung, Tanzen, Fälle, schweres Heben, Erkältungen und geistige Aufregung erzeugt werden.

Symptome. Erschöpfung der Körperkräfte, Schwäche und Schmerz im Rücken, der sich bis zu den Hüften und über die Lenden zieht, fahles, eingesunkenes Gesicht, Kopfweh mit Klopfen in den Schläfen, Schmerz in der linken Seite, im Magen und in den Gedärmen, manchmal Diarrhöe mit großer Nervenschwäche.

Behandlung.

Allgemeine. Die Patientin muß sich auf ein hartes Lager niederlegen und keinerlei stimulirende Speisen und Getränke genießen. Das Zimmer sollte kühl und sie sollte mit leichten Decken bedeckt sein. Man bade die Füße in warmem Wasser, und wenn der Ausfluß sehr stark ist, so lege Tücher, gut mit Essig und Wasser getränkt, auf den Unterleib. Die Hüften müssen höher zu liegen kommen als der Kopf, und nur in den äußersten Fällen sollte man zum Verstopfen greifen. Muß es aber geschehen, so nehme man ein etwa 4 Zoll im Quadrat großes Stück Linnenzeug und bringe dasselbe in die Scheide, so daß diese angefüllt wird, worauf man eine Binde zwischen den Beinen befestigt. Kalte Hüftenbäder, sowie das Einspritzen von kaltem Wasser in die Scheide werden, falls die Blutung nicht heftig ist, dienlich sein.

Eclectische und Kräuterkur. Man nehme gleiche Theile pulverisirten Alaun, Geranium und Holzkohle, mische dieses und gebe davon 15 Grane alle 10–20 Minuten; oder je einen Theelöffel voll Salpeter und Alaun; mische dieses und vertheile die Masse in 6 Pulvern, von welchen eins alle 2–4 Stunden zu geben ist. Ein aus ganzem Zimmet (*Cinnamon bark*), oder ganzem Zimmet und den Blättern der rothen Himbeerstaude bereiteter Thee wird wohlthätig wirken, wenn die Patientin viel davon trinkt. Auch wird ein aus gleichen Theilen kurzblätterigem Dreiblattklee (*Beth root*), blauer Schlangenwurzel (*Blue cohosh*) und mehliger Aletris bereiteter Thee, von welchem je eine halbe Unze mit einem Pint kochenden Wasser vermischt wird, sehr empfohlen. Hiervon mag während eines Tages ein Pint getrunken werden. Zur selben Zeit nehme man alle Stunde oder 2 Stunden ein aus 5 Granen span. Pfeffer (*Cayenne*), ½ Gran Opium und 1 Gran Ipecacuanha (*Ipecac*) zusammengesetztes Pulver. Sind bedeutende Schmerzen vorhanden, so kann das folgende alle zwei oder drei Stunden verordnet werden: ½ Gran Morphium, 4 Grane spanischen Pfeffer, 4 Grane Harz (*Rosin*) in Brombeerensyrup zu geben. In manchen Fällen wird salzsaure Eisentinktur (*Tincture of muriate of iron*) in Dosen von 15 Tropfen alle halbe Stunde oder mehr, je nach Heftigkeit der Symptome, gute Dienste leisten. Zwischen den „Perioden“ gebe man zur Verhütung der Ueberblutung zusammengesetzten Wallwurzwein (*Compound wine of comfrey*) ein- oder zweimal des Tages und lasse die Patientin viel Thee von Brombeerwurzel oder kurzblätterigem Dreiblattklee trinken.

Homöopathisch. *Ipecac.* — Wenn der Ausfluß hellroth und die Menstruation zu oft eintritt. Man mag *Sabina* darauf folgen lassen.

Belladonna. — Wenn die Menstruation zu frühe wieder eintritt und die Patientin drückende Schmerzen mit heftigem Kopfweh empfindet, geröthetes Gesicht und kalte Gliedmaßen.

Orocus. — Ist ein wichtiges Heilmittel und ist zu gebrauchen, wenn der Ausfluß aus dunkeln Klumpen besteht.

Chamomilla. — Wenn der Ausfluß dunkelroth und verbunden ist mit kolikartigen Schmerzen, die den Wehen ähnlich sind, heftiger Durst, Kopfweh, mit geschwächtem Augenlicht und Ohrensausen.

Nux Vomica. — Wenn der Ausfluß plötzlich heftig ausströmt, eine Zeitlang aufhört und dann wieder beginnt. Unterleibskrämpfe, Uebelkeit, Erbrechen, Ohnmachten; ein Gefühl der Schwere und des Wundseins, als ob dasselbe von einer Quetschung herrühre.

Calcarea Carbonica — ist gegen hartnäckige Fälle sehr gut, wo der Ausfluß lange Zeit stattgefunden und bedeutende Störungen im Organismus veranlaßt hat. Geeignet für Personen mit schwachen, schlaffen Muskeln und skrophulösem Organismus.

Secale. — Bei sehr starkem Ausfluß mit heftigem Krampf, krampfhaftem Jucken in den Füßen und Kälte der äußeren Gliedmaßen.

Verordnung der Heilmittel. Löse von dem gewählten Heilmittel 12 Kügelchen in 12 Theelöffel voll Wasser auf und nehme alle halbe Stunde, oder jede Stunde oder zwei Stunden einen Theelöffel voll, je nach der Heftigkeit der Symptome.

Allöopathisch.

Essigsaures Blei (*Acetate of lead*)	10 Grane.
Pulverisirtes Opium	6 „

Bereite hieraus 10 Pillen und nehme eine Pille alle eine oder zwei Stunden, bis sich der Ausfluß vermindert. Das folgende wird sich als sehr wirksames Mittel erweisen:

Zimmetöl (*Oil cinnamon*)	2 Drachmen.
Berufskraut- (Can. Flöhkraut) Oel (*Oil erigeron*)	2 „
Pulverisirtes Gummi Arabicum	1 Drachme.
Wasser	4 Unzen.

Dosis: Einen oder zwei Theelöffel voll alle 1, 2 oder 3 Stunden in versüßtem Wasser.

Wenn die Patienten robust und alle anderen Funktionen in Ordnung sind, so werden Blutungen an den Lenden mittelst Blutegel gute Dienste leisten, dabei verordne das Folgende:

Galläpfel-Säure (*Gallic acid*)	20	Grane.
Rother Mohnsamen-Syrup (*Syrup of red poppies*)	2	Drachmen.
Gummi Arabicum-Schleim (*Mucilage of gum arab.*)	2	„
Wasser	3½	Unzen.

Dosis: Einen Theelöffel voll alle 3 oder 4 Stunden.

Zwischen den Monatsperioden muß man den Körper durch ein Eisenpräparat zu stärken suchen; eines der besten ist das folgende:

Kohlensaurer Eisenniederschlag (*Prec. carb. of iron*)	5	Drachmen.
Eisenhut-Extrakt (*Extract conium*)	2	„
Peruanischer Balsam (*Balsam Peru*)	1	Drachme.
Zimmetöl (*Oil cinnamon*)	20	Tropfen.
Syrup	8	Unzen.
Pulverisirtes Gummi Arabicum	2	Drachmen.

Dosis: Zwei Theelöffel voll drei- oder viermal des Tages in Wasser. Schüttle die Mischung vor dem Gebrauch.

Das folgende wird sehr geschätzt:

Ammoniakcitronensaures Eisen (*Ammonia citrate of iron*)	2	Drachmen.
Zusammengesetzte Cardamon-Tinktur (*Compound tincture of cardamons*)	2	„
Chirayta-Aufguß (*Infusion of chiretta*)	5½	Unzen.

Dosis: Einen Eßlöffel voll dreimal des Tages.

Eine andere erfolgreiche Arznei wird von Prof. Meigs in Philadelphia empfohlen:

Pulverisirter Alaun (*Pulv. Alum*)	5 bis 20	Grane.
Geriebene Muskatnuß (*Grated nutmeg*)	2	„

Bereite hieraus ein Pulver und gebe dasselbe in aus weißem Zucker, den man kochen läßt, bereitetem Syrup alle Stunden.

Schwere Menstruation (*Menstrual Colic, Painful Menstruation — Dysmenorrhœa*).

Dieses Uebel ist durch den Namen gekennzeichnet, welcher eine mit Schwierigkeiten verknüpfte Monatsperiode bedeutet, mit vorhergehenden heftigen Schmerzen im Rücken und dem Unterleib.

Ursachen. Erkältungen, die sich Frauen während der Menstruation zuziehen, Erschrecken, heftige Geisteserregungen, hartnäckige Hartleibigkeit, sitzende Lebensweise, kleiner Mund und Hals der Gebärmutter. Frauen, welche mit diesem Uebel behaftet sind, werden gewöhnlich von demselben durch Heirath befreit.

Symptome. Heftige, drückende Schmerzen in der Gegend der Gebärmutter, wehenartige Schmerzen, Ruhelosigkeit, Frösteln abwechselnd mit Hitze, Kopfweh, Schmerz im Kreuz (*Small Back*) im Unterleib und den Lenden. Der Ausfluß ist gering und enthält Fasern und Blutklumpen.

Behandlung.

Allgemeine. Die Patientin sollte sogleich ins Bett gehen und sich warm zudecken. Sie darf keine stimulirenden Speisen und Getränke gebrauchen; soll aber warme Fußbäder, Sitzbäder und Aufschläge von Hopfen oder Tüchern, die in warmes Wasser getaucht wurden, anwenden.

Homöopathisch. *Belladonna.* — Wenn die Schmerzen im Unterleib derart sind, als ob die dortigen Theile fest umspannt wären, heftige Schmerzen im Rücken, drückende Schmerzen, als ob die Theile herausfallen wollten. Die Schmerzen treten vor dem Blutausfluß ein und sind mit Blutandrang nach dem Kopf und Kopfweh begleitet; erschreckende Visionen, rothes, aufgedunsenes Gesicht und heftiger Durst.

Pulsatilla. — Unterleibskrämpfe mit Abgang von Klumpen dunkeln oder blassen Blutes, drückende Schmerzen im Unterleib, im Kreuz und in den

Seiten, Uebelkeit und Erbrechen, häufige Neigung zum Stuhlgang und Urinmachen.

Coffea. — Große Nervenaufregung, Zähneknirschen, Schreien, Kolik, Vollheit und Druck im Unterleib, Kälte des Körpers. Mag abwechselnd mit *Pulsatilla* verordnet werden.

Chamomilla. — Wehenartige Schmerzen, Menstruation zu stark, zu frühe und mit heftigen Unterleibskrämpfen verbunden.

Nux Vomica. — Gebärmutterkrämpfe, zerrende Schmerzen im Unterleib und Schmerzen im Rücken, als ob dieser gebrochen wäre, Uebelkeit und Neigung zum Urinmachen.

Secale Cornutum. — Schneidende, reißende Kolik mit starkem, lang anhaltendem Ausfluß, blasses Gesicht, kalte Gliedmaßen und kalter Schweiß.

Veratrum. — Kolik mit Uebelsein und Erbrechen, nervöses Kopfweh, Kälte der Füße, Nase und Hände, Ohnmachtanfälle.

Allöopathisch. Das folgende wird sehr empfohlen:

Sturmhutblätter-Tinktur (*Tinct. of aconite leaves*)	2 Drachmen.
Süßer Salpetergeist (*Sweet spirits of nitre*)	1 Unze.
Morphium	3 Grane.
Syrup	4 Unzen.

Dosis: Einen Theelöffel voll alle halbe Stunde, bis Linderung eintritt.

Oder „Dover's Pulver," 10 oder 15 Grane auf einmal zu geben und 5 Grane in einer Pille alle 3 bis 4 Stunden; nach jeder Pille gebe man eine Dosis der folgenden Mischung:

Essigsaure Ammoniak-Auflösung (*Solution of acetate of ammonia*)	1½ Unze.
Süßer Salpetergeist (*Sweet spirits of nitre*)	2 Drachmen.
Syrup	2 „

Kampher-Mischung (*Camphor mixture*)	4 Unzen.

Mische dies. Dosis: Den vierten Theil.

Zwischen den Perioden hat sich die Patientin viel Bewegung zu machen; ein warmes Hüftbad drei Abende in der Woche zu nehmen, wobei Wasser tief in die Scheide einzuspritzen ist. Man halte den Stuhlgang mit Aloe- oder Myrrhen-Pillen regelmäßig und nehme einen kleinen Theelöffel voll flüchtige Guajack-Tinktur (*Volatile tincture of guaicum*) dreimal des Tages in Wasser. Kurz vor der Zeit, da die Periode eintritt, nehme man folgendes am Abend:

Calomel (geläutertes Quecksilber)	3 Grane.
Opium	1 Gran.

Morgens nehme man eine Dosis Castoröl und beim Eintritt der Periode Dover's Pulver und Mischung, wie oben angegeben. Diese Behandlung ist jedesmal zwischen den Perioden zu wiederholen, bis Besserung eintritt.

Das folgende sollte nach der Empfehlung von Prof. Meigs einige Tage vor dem Eintritt der Menstruation verordnet werden:

Säuerliche Zeitlosen-Tinktur (*Acetous tincture of colchicum*)	3 Drachmen.
Magnesia	1 Drachme.
Schwefelsaure Magnesia (*Sulphate of magnesia*)	3 Drachmen.
Distillirtes Münz- oder Zimmet-Wasser	4 Unzen.

Mische dieses. Dosis: Ein kleines Weinglas voll alle zwei oder drei Stunden, bis die Medizin wirkt. Ehe man dieses Mittel einnimmt, sollte den Abend zuvor eine kleine Dosis Blaupillen (*Blue pills*) verordnet werden.

Eclectische und Kräuterkur. Schaffe Stuhlgang-Oeffnung durch folgendes:

Pulverisirte Aloe	30 Grane.
Gummigutt (*Gamboge*)	30 „

Entenfuß (*Podophyllin*)	20 „
Spanischer Pfeffer (*Cayenne*)	10 „

Bereite daraus mittelst Gummi Arabicum Schleim 30 Pillen, nehme 3 Pillen für eine Dosis alle 4–6 Stunden, bis sie wirken. Ein heißer Hopfen-, Rainfarn- (*Tansy*) oder Wasserdost- (*Boneset*) Umschlag mag auf den Unterleib gelegt werden. Zu gleicher Zeit nehme das folgende:

Pulverisirter Kampher	
Macrotin	} je 25 Grane.
Brechwurz	
Spanischer Pfeffer	
Opium	} je 12 „

Bereite hieraus 25 Pillen mittelst Bilsenkraut- (*Hyosciamus*) Extrakt und nehme alle 2, 3 oder 4 Stunden eine Pille, je nach den Symptomen. Ein Dunstbad (*Spirits vapor bath*) leistet in manchen Fällen ausgezeichnete Dienste. Auch wird Gelsamin-Tinktur (*Tinct. of Gelseminum*) in Dosen von ½ Theelöffel voll alle Stunden oder öfters zu nehmen, empfohlen. Sind die Schmerzen sehr heftig, so füge man 5 Tropfen Sturmhut-Tinktur (*Tinct. of Aconite*) zu jeder Dosis. Zwischen den Perioden gebrauche folgendes:

Kampher	1½ Skrupel.
Schwefelsaures Chinin (*Sulphate of Quinine*)	35 Grane.
Stechapfel-Extrakt (*Extract of Stramonium*)	20 „

Bereite hieraus mittelst Aletridin 80 Pillen und nehme 1 Pille alle 4–5 Stunden.

Der zusammengesetzte Syrup der Mitchella (*Partridge berry*) wird für hartnäckige Fälle sehr empfohlen und muß lange Zeit damit fortgefahren werden.

Unterdrückte Menstruation (*Supression of the Menses — Amenorrhœa*).

Hierunter versteht man ein Ausbleiben der Monatsperiode, nachdem dieselbe bereits eingetreten, und mag dieses Uebel entweder acut oder chronisch sein.

Ursachen. Erkältungen, die sich die Betreffende während des Blutausflusses durch nasse Füße &c. zugezogen hat, Furcht, Erschrecken, Gemütsbewegungen, Angst, Fieber und andere acute Krankheiten. Chronische unterdrückte Menstruation kann entweder durch die acute herbeigeführt, oder durch geschwächten Körperzustand und Krankheiten des Eierstocks und der Gebärmutter verursacht werden. Auch mag dieses Uebel durch ein verschlossenes Hymen entstehen, in welchem Falle es von einem Arzte aufgeschnitten werden muß.

Symptome. Folgende Symptome zeigen sich bei solchen Frauen, deren Körper und Geschlechtsorgane vollkommen entwickelt sind: Kopfweh, Fieber, heiße Haut, schneller Puls, Durst, Schwere, Vollheit und Pochen im Mittel- und Hinterkopf, Schmerzen im Rücken und den Lenden, kalte Füße und Hände. Frauen, die nervös und von zartem Körperbau sind, haben hysterische Anfälle und selbst Epilepsie. Die Symptome der chronischen Periodenunterdrückung sind: Abnahme der Gesundheit, Appetitlosigkeit, Fahlheit der Haut, Schmerzen im Rücken und den Seiten, Hartleibigkeit und Kopfweh.

Behandlung.

Allgemeine. Ist die Periodenunterdrückung durch eine Krankheit verursacht, so muß diese gehoben werden, ehe die Menstruation wieder eintreten kann. Gegen plötzliche Unterdrückung gebrauche man warme Sitz- oder Fußbäder. Auf den Unterleib lege man in warmes Wasser getauchte Tücher und trinke viel warmes Wasser. Ist die Unterdrückung chronisch und die Patientin von zartem Körperbau, so gebrauche man zwischen den Perioden das Sturzbad oder den Badzuber (*full bath*) und verwende dazu kaltes oder lauwarmes Wasser und reibe den Körper mittelst eines rauhen Handtuchs tüchtig ab, namentlich am Unterleib, den Lenden und den Geschlechtstheilen.

Allöopathisch. Ein warmes Hüftbad wird den Blutausfluß gewöhnlich herbeiführen. Ist die Gebärmutter entzündet, so verordne das folgende:

Sturmhutblätter-Tinktur (*Tinct. of Aconite leaves*)	2 Drachmen.

Süßer Salpeter-Spiritus (*Sweet spirits of nitre*)	1 Unze.
Syrup	3 Unzen.

Dosis: einen Theelöffel voll alle 2 oder 3 Stunden.

Kann der Ausfluß nicht herbeigeführt werden, so warte, bis die Zeit kommt, wo die nächste Periode eintreten sollte. Einige Tage vor derselben sollten die Eingeweide vollkommen geöffnet werden und in diesem losen Zustand bis zur Zeit bleiben, wo der Ausfluß beginnen sollte. Die Aloe- und Eisen- (*Aloes and Iron*) Pillen vom Vereinigten Staaten Dispensatorium sind hierfür eines der besten Mittel. Man verwende von 1 zu 3 Pillen täglich. Wenn keine Ursache für die Unterdrückung der Monatsregel — z. B. Schwangerschaft, Entzündung des Mutterhalses, und die Frau leidet durch die Unterdrückung, so verordne das folgende:

Caulophyllin (Wiesenrautenstammblatt)	1 Drachme.
Sturmhut-Extrakt	8 Grane.
Aloe	10 „
Schwefelsaures Eisen (*Sulphate of iron*)	10 „

Hieraus bereite 40 Pillen. Dosis: 2 oder 3 Pillen Morgens und Abends.

Oder dies:

Aloe	1 Drachme.
Myrrhen	1 „
Schwefelsaures Eisen (*Sulphate of Iron*)	1 „
Schwarzer Nieswurz-Extrakt (*Extract black hellebore*)	1 „
Sabinöl (*Oil of savine*)	1 „

Mache 30 Pillen daraus. Dosis: 1 Pille drei- bis sechsmal täglich.

Diese Mittel sollten immer einige Tage vor der Zeit, wo die Periode eintreten sollte, genommen werden. Ist die chronische Unterdrückung die Folge irgend einer acuten Krankheit, so muß immer die Gesundheit zuerst wieder hergestellt werden, denn bei geschwächtem, kränklichem Körperzustand die Menstruation mit Gewalt herbeizuführen, ist schädlich. Ist die Gesundheit wieder fest, so nehme man unmittelbar vor der Rückkehr der Periode ein warmes Hüftbad alle Abend, sechs Abende hinter einander, und eine der folgenden Pillen dreimal des Tages:

Frisch pulverisirtes Roggenmutterkorn (*Fresh powd. ergot of rye*)	50 Grane.
Barbadös Aloe	12 „
Wesentliches Wachholderbeerenöl (*Essential oil of juniper*)	12 Tropfen.

Mache mittelst Schleim oder Syrup hieraus 12 Pillen und verschlucke jede mit einer Theetasse voll am. Ysop-Thee (*Pennyroyal*).

Eclectische und Kräuterkur. Ist die Patientin hartleibig, so gebrauche das Jalappenpulver (*Powder of jalap*). Lege auf den Unterleib Umschläge von Hopfen oder Rainfarn (*Tansy*). Amerikanischer Ysop-, Rainfarn-, Ingwer- (*Ginger*) oder Mutterkraut- (*Motherwort*) Thee kann oft getrunken werden. Auch mag in kurzen Zwischenräumen die zusammengesetzte Tinktur von Virginischer Schlangenwurzel (*Compound tincture of Virginia snake root*) gegeben werden. Gegen Hartleibigkeit mögen die bei schwerer Menstruation empfohlenen Pillen aus Aloe, Gummigutt und Entenfuß gegeben werden. Einige Tage vor der Zeit der Periode ist dreimal des Tages eine halbe Theetasse voll Thee aus Eisenhand (auch Eisenkraut, englisch *Vervine*) zu trinken. Dies wird sehr empfohlen.

Homöopathisch. *Aconitum.* — Wenn die Unterdrückung durch Schreck oder Erkältung herbeigeführt worden, mit Blutandrang im Kopf und der Brust, geröthetes Gesicht, Uebelsein, Ohnmachtanfälle, Schwindel. Dies Mittel mag abwechselnd mit *Bryonia* gegeben werden. Bewirken die Arzneien nur theilweisen Erfolg, so gebe man *Opium.*

Belladonna. — Für robuste Patientinnen, bei denen alle andern Funktionen in Richtigkeit sind. Kopfweh und Pulsiren im Kopfe, geröthetes Gesicht, Blutandrang im Kopf und der Brust, großer Durst.

Bryonia. — Kopfweh und Schwindel, welche durch Bewegung, und wenn die Patientin mit der Bewegung aufhört, vermehrt werden, Schmerz im Magen, saures Aufstoßen, Hartleibigkeit, Nasenbluten.

Pulsatilla. — Dies ist gegen die Krankheit das wichtigste Heilmittel und wird angewandt, wenn die Unterdrückung durch Erkältung verursacht ist, heftiges Kopfweh, namentlich an einer oder der andern Seite des Kopfes, mit schießenden Schmerzen, die sich ins Gesicht, zu den Ohren und Zähnen ziehen; Schwindel mit Ohrensausen, Herzklopfen, kalte Hände und Füße, Hitze, Uebelsein und Erbrechen, Druck im Unterleib, Erstickungsgefühl bei der geringsten Anstrengung, häufige Neigung zum Urinlassen, weißer Fluß, Traurigkeit.

Sepia. — Nervöses Kopfweh mit abwechselndem Frösteln und Hitze, Kolik und Schmerzen in den Seiten, blasse Hautfarbe oder gelbe Flecken im Gesicht, Weinen, hysterische Störungen; namentlich dann anzuwenden, wenn weißer Fluß vorhanden ist.

Veratrum. — Nervöses Kopfweh, Uebelsein und Erbrechen, kalte Hände und Füße, Schwäche und Ohnmachtanfälle.

Sulphur. — Kopfweh, namentlich im Hinterkopf, Gefühl der Schwere und des Vollseins im Kopf, Pulsiren, fahle Gesichtsfarbe mit rothen Flecken im Gesicht, saurer Magen, Druck im Unterleib, Hartleibigkeit, unerfolgreiche Anstrengungen zum Stuhlgang, oder Diarrhöe mit schleimigem Abgang, Hämorrhoiden, weißer Fluß mit Jucken an den Geschlechtstheilen, Schmerzen in den Lenden, Schwerathmen, aufgeregter Gemüthszustand und Traurigkeit. Bei chronischen Fällen, wenn die Patientin sehr schwach ist, gebe entweder *China*, *Graphites*, *Arsenicum* oder *Natrum Muriaticum.*

Verordnung der Heilmittel. Löse 12 Kügelchen in 12 Theelöffel voll Wasser auf und gebe 1 Theelöffel voll alle 1 oder 2 Stunden, je nach den Symptomen. Wenn der Ausfluß sich nicht einstellt, wohl aber die Symptome gehoben sind, so höre mit der Medizin auf und beginne wieder einige Tage vor der nächsten Periode.

Aufhören der Menstruation oder Uebergangszeit (*Cessation of the Menses — Change of Life*).

Unter dem Ausdruck „Uebergangszeit oder kritische Periode“ versteht man das Aufhören der Menstruation. Dieses tritt gewöhnlich zwischen dem 40. und 50. Lebensjahre ein, obgleich es in einigen Fällen auch schon in den dreißiger und in anderen erst mit den sechziger Lebensjahren stattfinden mag. Gewöhnlich aber zeigt sich die Lebensveränderung um das 45. Lebensjahr. Die Symptome sind je nach der Körperorganisation der betreffenden Frau verschieden. Bei manchen äußert sich das Aufhören der Menstruation durch verringerte Menge des Blutausflusses, bei andern dadurch, daß es länger als gewöhnlich ansteht, bis die Periode wieder eintritt. Eine Frau mag in dieser Zeit weiter nichts fühlen als einen zeitweiligen Blutandrang nach dem Kopfe und Kopfweh. Bei andern aber zeigen sich ernstliche Symptome, welche die Behandlung eines geschickten Arztes erfordern. Den in dieser Lebensperiode sich äußernden körperlichen Uebelständen sollte gehörige Aufmerksamkeit geschenkt werden, und man darf sich nicht damit beruhigen, daß dieselben eben vom Aufhören der Menstruation herrühren und von selbst gehoben würden, sobald der kritische Zeitpunkt überstanden sei; denn in dieser Zeit mögen bedeutende Krankheiten verursacht werden, welche der Frau das Leben zur Zeit der Qual machen, während sie andernfalls sich eines glücklichen Alters hätte erfreuen können. Während der Uebergangszeit wird die Gesundheit der meisten Frauen mehr oder weniger gestört sein; aber zu sagen, was und wo das vorhandene Uebel sei, dies ist manchmal unmöglich, und man gewahrt eben nur Unwohlsein. Folgendes sind die Symptome, die zu Tage treten mögen:

Symptome. Kopfweh, Schwindel, Gallsucht, saurer Magen, Unverdaulichkeit, Diarrhöe, Hartleibigkeit, Hämorrhoiden, Jucken der Geschlechtsteile, Krämpfe und Kolik im Unterleib, Herzklopfen, Anschwellen der Gliedmaßen und des Unterleibes, Schmerz im Rücken, den Lenden, Blässe und Schwäche.

Behandlung.

Allgemeine. Man sei im Essen und Trinken mäßig und schlafe in geräumigen, gut ausgelüfteten Zimmern, genieße keine Stimulanten, bewege sich täglich in der frischen Luft, entweder durch Gehen oder Reiten, vermeide heftige Gemüthsbewegung und das sich nasser und stürmischer Witterung Aussetzen, nasse Füsse &c.

Eclectische und Kräuterkur. Gegen Schwindel und Kopfschmerz gebe das zusammengesetzte Jalappen-Pulver (*Compound powder of jalap*) oder das zusammengesetzte Leptandrin-Pulver (*Compound powder of leptandrin*).

Homöopathisch. Die am meisten zu benützenden Mittel sind *Pulsatilla*, *Lachesis*, *Bryonia*, *Cocculus*, *Ignatia* und *Sulphur*. Gewöhnlich kann die Behandlung mit *Pulsatilla* und *Lachesis* begonnen werden. Man verordne 1 Dosis (6 Kügelchen) von *Pulsatilla* vier Tage lang; sodann höre mit Medizingeben vier Tage lang auf und darnach gebe *Lachesis* in derselben Weise. Werden die Symptome schwächer, so gebe keine Medizin, so lange sich die Patientin auf der Besserung befindet. *Bryonia* giebt man, wenn Blutandrang nach dem Kopf, Schwindel &c. vorhanden sind, und *Ignatia*, wenn die Patientin erregt und nervös ist.

Allöopathisch. Halte den Stuhlgang regelmäßig mit folgendem offen:

Mercurial-Pillen	1	Gran.
Brechwurz-Pulver (*Ipecac powder*)	½	„
Zusammengesetzte Rhabarber-Pillen (*Compound rhubarb pill*)	3	Grane.

Mische dieses und bereite eine Pille daraus und nimm solche jeden Abend.

Oder eine Unze *Hicra Picra*, oder pulverisirte Aloe und Castella mit einem Pint Wachholderbeeren-Branntwein (*Gin*) vermischt. Die Mischung sollte von 4 zu 5 Tagen stehen bleiben, worauf ein Eß-Löffel voll in ein Glas Wasser jeden Morgen oder alle andern Morgen, je nachdem, zu nehmen ist.

Ist die Patientin korpulent, feist und robust, so wird das folgende empfohlen:

Schwefelsaure Magnesia (*Sulphate of magnesia*)	1½	Unzen.
Zusammengesetzter Rosenaufguß	5	„
Zimmetwasser	1	Unze.

Mische dieses. Dosis: zwei Eßlöffel voll einmal täglich.

Sind nervöse Symptome vorhanden, so gebe:

Baldriansaures Zink (*Valerianate of zinc*)	8	Grane.
Baldrian-Tinktur (*Tincture of Valerian*)	2	Drachmen.
Orangenblumen-Wasser	3½	Unzen.
Rother Mohn-Syrup (*Syrup of red poppies*)	2	Drachmen.

Mische dieses. Dosis: ein Eßlöffel voll alle 6 Stunden.

Drittes Kapitel.

Vorfall der Gebärmutter (*Falling of the Womb — Prolapsus Uteri*).

Zum besseren Verständniß dieser Krankheit ist einige Kenntniß von dem Bau dieses Organs nöthig. Die Gebärmutter hat die Form einer Birne und ist zwei und einen halben bis drei Zoll lang, einen und dreiviertel Zoll weit und endigt nach unten in den Muttermund, oder Mutterhals, welcher etwa einen halben Zoll weit ist. Das Gewicht der Gebärmutter beträgt ungefähr 1½ Unze. Dieselbe liegt im unteren Theile des Unterleibs, im sogenannten Becken zwischen der Blase und dem Mastdarm. Gehalten wird die Gebärmutter theils dadurch, daß sie auf dem oberen Ende der Scheide ruht und nebstdem an vier Bändern befestigt ist. Die Bänder sind etwa 2½ Zoll lang und sie sind dazu vorhanden, um dieses Organ in richtiger Lage zu erhalten. Vorfall der Gebärmutter ist ein Sinken derselben und kann dieses so gering sein, daß es gar nicht bemerkt wird, oder so stark, daß sich das Organ durch die Oeffnung der Scheide zwischen die Beine drängt.

Ursachen. Es ist dies nicht sowohl eine Krankheit der Gebärmutter selbst, als vielmehr eine Krankheit der Theile, die sie zu stützen und in Lage zu erhalten haben. So lang als die Scheide ihre natürliche Größe beibehält und die Bänder nur 2½ Zoll lang sind, wird dieses Organ nicht aus seiner Lage verrückt werden. Alles, wodurch der Körperorganismus geschwächt und schlaff wird, mag dieses Uebel herbeiführen. Wenn z. B. die Muskeln des Unterleibs, welche die Eingeweide halten und stützen, aus irgend welcher Ursache erschlaffen, so werden die Eingeweide auf die Gebärmutter und deren Bänder Druck ausüben, welcher endlich ein Nachgeben derselben veranlaßt. Eine andere Ursache ist in zu früher Leibesbewegung nach dem Kindbett zu suchen. Ebenso wird starker Blutabfluß oder weißer Fluß, wenn diesen Uebeln kein Einhalt gethan wird, diese Krankheit erzeugen. Beständiges Stiegenauf- und absteigen von Seiten zartgebauter Frauen, enges Schnüren, Tanzen, Hüpfen und Springen, namentlich während der Monats-Periode, wo die Gebärmutter schwerer ist als sonst, weil sie mehr Blut enthält, sowie der Gebrauch solcher Medizinen, welche den „Stuhlgang öffnen“ und die von Vielen angewandt werden, sind die veranlassenden Ursachen von Gebärmutter-Vorfall.

Symptome. Die Symptome sind, je nachdem das Organ mehr oder weniger aus der Lage verrückt ist, verschieden. Jedoch wird die Patientin mehr oder weniger Druck im unteren Theil des Unterleibs, mit Schmerzen im Kreuz, sowie Druck in den Geschlechtstheilen verspüren, und zwar vermehren sich die Symptome durch körperliche Bewegung, oder wenn die Betreffende lange Zeit steht, und sie sind weniger heftig, wenn sie liegt. Auch in den Schamleisten und den Lenden werden Schmerzen gefühlt, die durch den Druck auf die Nerven entstehen; ebenso findet sich ein Geneigtsein zum

Urinlassen, ohne daß die Patientin fähig wäre, so zu thun, es sei denn Tropfen bei Tropfen. Der Urin ist sehr heiß. Der Schmerz ist manchmal so bedeutend, daß sich die Kranke nach vorwärts krümmen oder sich dadurch unterstützen muß, daß sie die Hände gegen die Lenden stemmt, wenn sie geht. Diese Symptome verschwinden jedoch, sobald sie niederliegt, woraus man leicht auf die Natur der Krankheit schließen kann. Die Kranke hat Kopfweh, leidende Gesichtszüge, Dyspepsie, Herzklopfen und Schmerzen in der linken Seite.

Behandlung.

Allgemeine. Die meisten mit Gebärmuttervorfall behafteten Frauen meinen, es sei nöthig, daß sie einen Träger zur Stütze des Unterleibs nöthig hätten. Diese Träger (*Supporters*) richten jedoch viel Schaden an; denn da man sie eng um den Unterleib gebunden trägt, vermehren sie den Druck auf die Eingeweide und drücken so die Gebärmutter und deren Bänder immer weiter herab. Es ist blos nöthig, die Gebärmutter wieder in ihre natürliche Lage zu bringen und daselbst zu erhalten. Zu diesem Behufe gebraucht man ein Instrument — Mutterkranz (engl. *Pessary*, lat. *Pessarium*) genannt. Dasselbe ist ein aus Gold, Silber, Elfenbein, Holz oder Guttapercha verfertigter Ring und wird in der Scheide zur Unterstützung der Gebärmutter angebracht. Täglich sollte ein kaltes Hüftbad genommen werden, während man zu gleicher Zeit kaltes Wasser mittelst einer Spritze (*Syringe*) in die Scheide einspritzt. Die Patientin liege so viel als möglich und vermeide es, erschöpft zu werden. Auf den Unterleib lege beim Schlafengehen kalte Umschläge. Schnürleiber und schwere Röcke dürfen nicht getragen werden und die Kleider sollten los am Körper hinunterhängen. Allen diesen Vorschriften hat man genau nachzukommen und die Kost muß nahrhaft, einfach, aber nicht stimulirend sein.

Homöopathisch. *Belladonna.* — Wenn die Kranke im Unterleib ein Gefühl verspürt, als ob dessen Inhalt sich entleeren wollte, Schwere in den Lenden, mit krampfhaften Schmerzen im Unterleib, große Empfindlichkeit und Aufgeregtheit, weißer Fluß und starke Menstrualblutung.

Sepia. — Wenn die Monatsperiode zu früh eintritt, zu schwach oder unterdrückt ist, Schmerzen im Rücken und Unterleib, welche sich beim Gehen vermehren, öftere Geneigtheit zum Urinlassen, drückende Schmerzen im Unterleib, als ob der ganze Inhalt desselben sich entleeren wolle, Brennen, Jucken, weißer Fluß, mit gelblichem, röthlichem oder fauligem Ausfluß.

Nux Vomica. — Druck abwärts, namentlich während oder nach dem Gehen, Hitze und Schwere in den Gedärmen und in der Scheide, ziehende Schmerzen im Rücken, dem Unterleib und den Lenden. Während der

Periode Kolik, Kopfweh; die Menstruation tritt zu frühe ein und ist zu stark, weißer Fluß mit gelbem stinkendem Abgang.

Calcarea Carbonica. — Ausgezeichnet für Personen mit schwachem Muskelsystem oder skrophulöser Anlage, und namentlich wenn die Monatsperioden die Körperkräfte sehr erschöpfen und dieselben zu starke Blutungen erzeugen und zu oft eintreten.

Man beginne die Behandlung mit einer Dosis *Nux Vomica* alle 4 Stunden und fahre damit eine Woche lang fort. Die folgende Woche setze aus und die dritte verordne eine Dosis *Sepia* Morgens und Abends. Deuten die Symptome auf den Gebrauch von *Belladonna* hin, so verordne dieses anstatt *Nux Vomica.*

Eclectische und Kräuterkur. Gebrauche einen Aufguß von Weißeichenrinde oder Geranium, oder eine Dosis Alaunauflösung im Verhältniß von einer Unze zu einem Pint Wasser. Die Entzündung der Gebärmutter muß geheilt werden, wenn diese Krankheit vorhanden ist, ehe der Mutterkranz angewandt werden kann. Man gebe Sturmhut-Tinktur (*Tincture of aconite*), zusammengesetzte Pulver von Brechwurz und Opium (*Compound powder of Ipecac and Opium*) mit Einspritzung von Lobelia- und Hopfen- oder von Belladonna-Aufguß.

Ein ausgezeichnetes Einspritzmittel läßt sich aus gleichen Theilen Pfirsichblätter, Smilacine (*Solomon's seal*) und Hopfen bereiten. Ist Hitze und Schwierigkeit beim Urinlassen vorhanden, so trinke man einen aus Eibisch (*Marsh mallow*) und Münze (*Spearmint*) bereiteten Aufguß. Ist die Patientin schwach, so verordne man ein Eisenpräparat, z. B. citronensaures Eisen (*Citrate of iron*) und Chinin (*Quinine*), oder den zusammengesetzten Wallwurzwein (*Compound wine of comfrey*).

Allöopathisch. Gebrauche das folgende Stärkemittel (*Tonic*):

Schwefelsaures Chinin (*Sulphate quinine*)	25 Grane.
Citronensaures Eisen (*Citrate of iron—soluble*)	35 „

Bereite hieraus 24 Pulver und nehme eins derselben dreimal täglich nach jeder Mahlzeit in süßem Wein, oder gebrauche das schwefelsaure Eisenniederschlag-Präparat, welches unter „übermäßiger Menstruation" angegeben ist.

Der weiße Fluß (*Whites — Flour Albus — Leucorrhœa*).

Der Name dieser Krankheit in den verschiedenen hier angegebenen Sprachen bezeichnet dieselbe. Sie besteht aus einem Ausfluß aus den Geschlechtsorganen, der manchmal weiß, gelb, hellgrün, hellroth oder auch bräunlich ist, und öfters dünnem Wasser ähnlich aber öfters auch dick und zäh ist. Manchmal ist die Quantität der Aussonderung nicht größer, als die bei gesunder Menstruation, oft aber auch vermehrt sie sich auf mehrere Unzen in 24 Stunden. Der weiße Fluß tritt gewöhnlich zwischen dem fünfzehnten und fünfundvierzigsten Jahre, selten aber in der Kindheit oder im Alter auf. Wenn junge, unentwickelte Mädchen davon befallen werden, so sind die Ursache nicht selten kleine Würmer, die vom Mastdarm in die Scheide gelangen, welche mittelst eines Stück Zeugs entfernt werden können.

Diese Krankheit kann acut oder chronisch auftreten. Die acute Form ist gewöhnlich die Folge einer Erkältung und nichts anderes als eine catarrhalische Entzündung der Scheideschleimhaut. Die chronische Form ist eine Fortsetzung der acuten und wird durch Vernachlässigung oder schlechte Behandlung des acuten weißen Flusses veranlaßt. Manchmal tritt Eiterung des Mutterhalses ein. Es gibt zwei Arten Leucorrhöa — die Scheide-Leucorrhöa, wenn der Ausfluß von der Scheide herrührt, und Mutterhals-(cervicale) Leucorrhöa, wenn der Abgang von dem Hals der Gebärmutter kommt.

Ursachen. Erkältungen, durch Sitzen auf kaltem Boden oder Bloßstellung des Nackens und der Schultern herbeigezogen, übermäßige geschlechtliche Aufregung und Geschlechtsgenuß, enges Schnüren, Hämorrhoiden, Fehlgeburten und Frühgeburten, Verrückung der Gebärmutter, Purganzen, untaugliche Kost, warme Einspritzungen oder Einspritzungen irgend welcher Art, spätes zu Bett Gehen u.s.w. Dieses Uebel kann sich auch vererben.

Symptome. Wo nur eine durch Erkältung herbeigeführte catarrhalische Entzündung ist, werden die Theile heiß und wund sein, mit einem Gefühl der Schwere oder abwärts drückenden Schmerzen und Ermüdung. Auch wird die Patientin leichtes Frösteln, Rückenschmerz und Durst verspüren. Der Puls ist schnell, der Urin dunkel. In diesem Stadium der Krankheit wird die Kur derselben wenig Schwierigkeit machen, wenn man eine zweckmäßige Behandlung einschlägt. Rührt der Ausfluß von der Gebärmutter her, so ist derselbe dick, ätzend, brennend und stinkend, und hat eine bräunliche oder grünliche Farbe und macht die Lippen der Scheide und die umliegende Haut wund. Die Verdauung wird geschwächt werden und die Kranke fühlt Uebelsein, Kopfweh, Schwindel, Schwäche und beständigen Rückenschmerz, der sich herunter bis zwischen die Lenden zieht, und ist appetitlos. Das Gesicht magert ab und ist blaß, die Augen sind eingesunken und mit dunklen Ringen umgeben.

Behandlung.

Allgemeine. Soll die Behandlung eine erfolgreiche sein, so muß man alles entfernen, was die Krankheit befördern könnte, z. B. unregelmäßige Lebensweise, späte Abendmahlzeiten u.s.w. Die Kost muß einfach und nahrhaft, aber nicht stimulirend sein und sollte ganz regelmäßig genossen werden. Bewegung, aber nicht bis zur Erschöpfung, wird sehr gute Dienste leisten. Die Kleider sollten warm sein und lose, namentlich um die Hüften herum getragen werden. Das Wasser ist gegen dieses Uebel von großer Wichtigkeit. Man mag das Sitzbad täglich gebrauchen und Einspritzungen von kaltem oder warmem Wasser sollten je nach der Heftigkeit des Anfalles drei- oder viermal des Tages vorgenommen werden. Gegen milde Anfälle wird eine Einspritzung mit grünem Thee, oder süßem Cider, oder einer schwachen Alaunauflösung gute Dienste leisten.

Eclectische und Kräuterkur. Das folgende wird sich als werthvoll erweisen, falls der Ausfluß und der Schmerz brennend sind:

Copaiva-Balsam	1 Unze.
Süßer Salpetergeist (*Sweet spirits of nitre*)	2 Unzen.
Süßes Mandelöl (*Sweet almond oil*)	2 „
Terpentingeist (*Spirits of turpentine*)	1 „
Pulverisirter Kampher	1 Skrupel.

Mische dieses in einem Achtel-Unzen Bottel. Dosis: Einen Theelöffel voll in einer halben Theetasse voll Ulmenthee (*Slippery elm*) drei- oder viermal täglich. Eines der besten Stärkemittel ist die salzsaure Eisentinktur (*Muriated tincture of iron*), von welcher 20 bis 25 Tropfen in einem halben Glas voll Wasser drei- oder viermal des Tages zu nehmen sind. Ein gutes Einspritzungsmittel wird von einem Pint Mohnsamenthee (*Tea of poppy heads*), wozu 1½ Unzen pulverisirter Borax beigefügt wird, bereitet. Ebenfalls sind 3 Drachmen Gerbersäure (*Tannic acid*) und 1 Unze Alaun (*Alum*), in einem Quart Wasser aufgelöst, ein treffliches Einspritzmittel. Man spritze ein Drittel dieser Mischung dreimal täglich ein. Die Stuhlöffnung sollte mittelst Rochelle- oder Bittersalz oder Seidlitzpulver regelmäßig erhalten werden. Sind die Organe sehr schwach, oder ist die Krankheit durch Erkältung, Schwangerschaft oder Frühgeburt u.s.w. entstanden, so wird sich das folgende als sehr wirksam beweisen:

Aloe-Tinktur	2 Unzen.

Salzsaure Eisentinktur (*Muriated tincture of iron*)	4 Drachmen.

Mische dieses. Dosis: 35 Tropfen in Wasser dreimal täglich. Zur selben Zeit gebrauche das folgende Einspritzmittel:

Schwefelsaures Zink (*Sulphate of zinc — White vitriol*)	2 Drachmen.
Bleizucker (*Sugar of lead*)	2 „

Mische dieses in einem Quart Wasser und gebrauche ¼ der Mischung für eine Einspritzung.

In manchen Fällen wird das folgende gute Dienste leisten:

Sokotara Aloe-Tinktur (*Tincture of socotrine aloes*)	4 Unzen.
Salzsaure Eisen-Tinktur (*Tincture of muriate of iron*)	1 „

Mische dieses. Dosis: 35 Tropfen dreimal täglich in Wasser. Zur selben Zeit gebrauche die obige Einspritzung.

Ein anderes ausgezeichnetes Einspritzmittel wird aus einer schwarzen Schlangenwurzel- (*Black cohosh root*) Abkochung, wozu Gerbersäure (*Tannic acid*) beigefügt wird, bereitet. Als innerliches Heilmittel mag das folgende manchmal verordnet werden: Gleiche Theile geriebene Muskatnuß (*Grated nutmeg*) und pulverisirten Alaun (*Powd. alum*). Mische es. Dosis: Einen Theelöffel voll dreimal täglich in Molasses.

Allöopathisch. Das folgende Stärkemittel (*Tonic*) wird sehr empfohlen:

Schierling-Tinktur (*Tincture conium*)	1 Unze.
Sturmhutblätter-Tinktur (*Tincture aconite leaves*)	3 Drachmen.
Ammoniak-eisensaurer Alaun (*Ammoniated iron alum*)	3 „
Syrup	8 Unzen.

Dosis: Einen Theelöffel voll dreimal täglich in Wasser nach den Mahlzeiten. Kommt der weiße Fluß vom Gebärmutterhals oder der Gebärmutter her, so wird das folgende erfolgreich wirken:

Gerbersäure (*Tannic acid*)	1 Drachme.
Pulverisirter Alaun (*Powd. alum*)	½ Unze.
Wasser	1 Quart.

Spritze die Hälfte der Mischung Morgens und Abends in die Scheide ein.

Oder:

Alaun	1 Drachme.
Rosenhonig (*Honey of roses*)	1 Unze.
Wasser	3 Unzen.

Spritze einen Eßlöffel voll der Mischung mit einer Tasse voll Wasser vermischt zweimal des Tages ein.

Hat die Kranke heftige Schmerzen, so wird das folgende gute Dienste leisten:

Laudanum	2 Drachmen.
Essigsäuerliche Bleiauflösung (*Solution sub-acetate of lead*)	1 Drachme.
Wasser	1 Pint.

Spritze die Hälfte der Mischung Morgens und Abends ein.

Rührt der weiße Fluß von der Scheide her, so werden kalte Wassereinspritzungen große Dienste leisten, namentlich wenn Vorfall der Gebärmutter vorhanden ist. Ebenso die folgende Einspritzung:

Doppeltkohlensaure Soda (*Bicarbonate of soda*)	½ Unze.
Doppeltkohlensaures Kali (*Bicarbonate of potash*)	½ „
Wasser	1 Quart.

Spritze die Hälfte der Mischung Morgens und Abends ein. Oder:

Essigsäuerliche Bleiauflösung (*Solution sub-acetate of lead*)	2 Drachmen.
Wasser	1 Quart.

Spritze die Hälfte der Mischung Morgens und Abends ein.

Bringen diese Einspritzungen nicht die gewünschte Wirkung hervor, so gebrauche man die folgende innerliche Arznei:

Fowler's Auflösung (*Fowler's solution*)	2 Drachmen.
Schierling-Tinktur (*Tincture conium*)	½ Unze.
Sturmhutblätter-Tinktur (*Tincture aconite leaves*)	2 Drachmen.
Syrup	4 Unzen.

Dosis: Einen Theelöffel voll dreimal täglich jeden andern Tag.

Homöopathisch. *Pulsatilla.* — Wenn der Ausfluß dünn und scharf ist, so daß die Theile wund werden, mit geschwollener Vulva, oder wenn der Ausfluß rahmartig ist und die Ausscheidung desselben schneidende Schmerzen im Unterleib verursacht. *Pulsatilla* paßt am besten für Frauen mit sanftem Gemüthe und zartem Muskelbau, hellen Haaren und blasser Farbe.

Sepia. — Geeignet für empfindsame, zarte Frauen. Der Ausfluß ist gelblich oder grünlich, manchmal mit Materie und Blut vermischt, brennende Schmerzen in der Scheide und den andern Geschlechtstheilen, Gebärmuttervorfall.

Alumina. — Wenn der weiße Fluß nach der Menstruation eintritt, bedeutender Schleimabgang während des Tages, der Ausfluß ist so dick und zäh, daß er die Wäsche „steift," Brennen und Hitze, Wundheit und Jucken der Geschlechtstheile.

Calcarea Carbonica. — Wenn der weiße Fluß vor der Menstruation eintritt, mit Jucken, Brennen, in Zwischenräumen oder beim Urinlassen. Geeignet für Frauen von heller Hautfarbe, leichtem Muskelbau und träger Blutcirkulation.

Nitric Acid. — Gegen stinkenden, bräunlichen, grünlichen oder fleischfarbenen Ausfluß.

Mercurius. — Eiteriger Ausfluß mit Brennen.

Cocculus. — Wässeriger, blutiger Ausfluß während der Schwangerschaft. Geringe Menstrual-Blutungen mit Leucorrhöa zwischen den Perioden.

Sulphur. — Gegen hartnäckige Fälle, schleimige oder gelbliche, schmerzende und aufschärfende Leucorrhöa, welcher Kolik vorangeht.

Verordnung der Heilmittel. Man gebe von dem gewählten Heilmittel 6 Pillen Morgens und Abends 5 Tage lang. Wird die Patientin nicht besser, so gebe man eine Dosis Sulphur und setze 4 Tage lang aus, worauf mit dem vorhergehenden Heilmittel wie zuvor fortzusetzen ist. Tritt hierauf keine Besserung ein, so muß man eine andere Arznei wählen.

Viertes Kapitel.
Schwangerschaft.

Schwangerschaft ist derjenige Zustand, welcher mit der Empfängniß eintritt und bis zur Entbindung dauert. Sie kann erst nach dem ersten Auftreten der monatlichen Reinigung eintreten und hört auf mit dem Wechsel des Lebens, oder wenn das Weib aufhört zu menstruiren.

Während dieser Zeit müssen mancherlei Dinge, welche, wenn sie nicht gehörig überwacht werden, einen schädlichen Einfluß auf den Sprößling ausüben, im Auge behalten werden. Eine ruhige Gemüths-Stimmung ist von wesentlichem Einfluß, denn Jähzorn, Eifersucht und Schreck haben fast immer üble Folgen, und durch heftige geistige Erregungen wird nicht selten eine Fehlgeburt (*Abortus*) veranlaßt. Eine Frau von übler Laune, leidenschaftlichem Charakter und reizbarem Gemüthe kann kaum erwarten, daß sie einem Kinde von sanftem und gütigem Charakter das Leben schenken wird. Wir wissen alle, wie sehr sich die Sinnesart der Eltern auf die Kinder vererbt, und von welch' großem Einfluß ist es dann, daß die Mutter ein sanftes und liebreiches Herz, eine gütige und nachsichtige Denkart pflegt, damit ihre Kinder zu ihrer Ehre und nicht zu einer Quelle des Unglückes und Elendes für sie heranwachsen. Die Gebärmutter hat einen bedeutenden Einfluß auf das Nervensystem des ganzen Körpers, so daß also, wenn sie den Keim eines menschlichen Wesens enthält, mehr oder weniger der gesammte Organismus des Weibes dadurch berührt werden muß. Die hierdurch verursachten Symptome sind die Zeichen der Schwangerschaft. Es gibt aber viele von jenen Merkmalen, welche auch bei anderen Zuständen gefunden werden, so daß keines dieser Zeichen verläßlich ist, und andererseits gibt es Frauen, deren Organismus nur wenig durch die Schwangerschaft gestört wird. Die erste Folge der Schwangerschaft ist gewöhnlich vermehrte Aufregung und Fieberhaftigkeit. Der Puls schlägt stärker und schneller, der Appetit wird gestört und die Haut ist bleich und öfters entfärbt. Die folgenden Kennzeichen sind die meist verläßlichen:

Zeichen der Schwangerschaft. Das erste Zeichen ist das Aufhören der monatlichen Reinigung. Dies kann aber auch von anderen Ursachen herrühren, so daß es an und für sich nicht als ein sicheres Zeichen betrachtet werden kann; wenn aber der Gesundheitszustand keine andere denkbare Ursache dafür gibt, mag es für ein starkes Anzeichen gehalten werden.

Uebelsein am Morgen. Dies — in Verbindung mit anderen Merkmalen — ist ein beachtenswerthes Symptom. In der Regel ist der Magen reizbar und die Frauen leiden an Uebelsein und Erbrechen, die sich besonders des Morgens einstellen. Es stellt sich bald nach der Empfängniß ein und hört nach dem dritten Monat wieder auf.

Anschwellen der Brüste. Ungefähr nach zwei Monaten wird die Aufmerksamkeit des Weibes auf den Zustand der Brüste gelenkt. Sie empfindet einen unbehaglichen Eindruck des Vollseins mit einem prickelnden und stechenden Schmerz im Innern und an den Warzen. Sie nehmen an Größe und Festigkeit zu und fühlen sich eigenthümlich und drüsenartig an. Die *Areola* oder Warzenring (ein gefärbter Kreis um die Warze) verdunkelt sich und nach einiger Zeit wird Milch abgesondert. Aber es muß erinnert werden, daß das Anschwellen der Brüste auch anderen Ursachen zugeschrieben werden kann; bei einigen Frauen ereignet es sich, daß sich bei jedesmaliger monatlichen Reinigung, wenn deren Verlauf unterbrochen oder sie sich ganz einstellt, zu solchen Zeiten eine milchige Flüssigkeit absondert (*Churchill*).

Anschwellen des Unterleibes. Dieses Kennzeichen, mit anderen vereinigt, befähigt uns, mit annähernder Sicherheit die Dauer der Schwangerschaft zur Zeit, wo wir diese Wahrnehmung machen, zu bestimmen. Während der ersten vier Monate bleibt die Gebärmutter in der Höhle des Beckens oder im tieferen Theile des Unterleibs, wird aber bald nachher über dem Schambein — am Rande des Beckens gefühlt. Im fünften Monat steigt sie in den Raum zwischen Schambein und Nabel bis zur Hälfte, im sechsten gleitet sie bis zum Nabel hinauf, den sie hervordrängt. Während des siebenten und achten Monats füllt sie den ganzen Unterleib bis zum Magen. Die Eingeweide sind über und hinter sie gedrängt.

Bewegungen des Kindes. Ungefähr gegen den fünften Monat nach der Empfängniß fühlt die Mutter die erste Regung des Kindes im Leibe. Einige fühlen es früher; Andere wieder nicht vor dem sechsten oder siebenten Monat. Manche meinen, daß das Kind bis zu dieser Zeit nicht am Leben sei, was aber eine ganz irrige Annahme ist, denn von dem Augenblick der Empfängniß ist es gerade ebenso ein lebendes Wesen, wie zu irgend einer Zeit nachher. Tritt diese Bewegung plötzlich ein, so sind die Schwangeren sehr zum Erbrechen geneigt, zuweilen Ohnmachten unterworfen. Die Lebens-Empfindung ist zuerst eine leichte, nimmt aber allmählig zu, bis die Bewegungen an den verschiedenen äußeren Theilen gefühlt werden können.

Es gibt noch manche andere Zeichen, welche den einzelnen Frauen eigenthümlich sind, und durch welche, in Verbindung mit anderen Zeichen, diese nach dem ersten Kindbett im Stande sind zu sagen, ob sie schwanger sind oder nicht. Hierher gehören die sogenannten Gerstenkörner an den Augenlidern, Zahnschmerzen, schwarze Flecken — gleich Sommersprossen — im Gesicht und Nacken, starke, hartnäckige Speichelabsonderung, ähnlich jener, die durch das Merkur (Quecksilber) hervorgerufen wird, nur mit dem Unterschied, daß hier die Schleimhäute vollkommen gesund sind. Es sind dies aber zufällige Zeichen, welche eben nur in vereinzelten Fällen gefunden werden.

Die Erhaltung der Gesundheit während der Schwangerschaft.

Die alten Römer hatten ein Gesetz, zufolge dessen alle schwangere Frauen weite, lose Kleider tragen mußten. Würde heutzutage ein derartiges Gesetz bestehen, es würden weit weniger Frühgeburten, Gebärmutter-Vorfall, wunde Brüste und andere derartige Krankheiten vorkommen. Kleider sollten warm, lose, leicht und in keinem Theile beengend sein. Schnürleiber müssen ganz bei Seite gelegt werden, und sogar der Gebrauch der Strumpfbänder sollte unterbleiben. Die Kleider müssen so zugerichtet sein, daß sie frei von den Schultern herabfallen, ohne daß sie um die Taille gebunden werden. Das Blut muß einen ungehinderten Umlauf haben, sonst werden sich früher oder später während der Schwangerschaft nachtheilige Folgen einstellen. Große Sorgfalt muß beobachtet werden, daß das Kleid um die Brüste lose sitzt, denn es kann sich leicht zutragen, daß die Brüste, wenn das Kind geboren wird, so flach werden, daß die Warzen nicht gefunden werden können. Pflegte die Schwangere vor der Empfängniß kalte oder warme Bäder zu nehmen, so mag sie dieselben fortsetzen, wenn nicht ein fühlbarer Nachtheil wahrgenommen wird.

Bewegung ist für die Erhaltung der Gesundheit sehr wichtig. Einige sind der Ansicht, daß sich schwangere Frauen keine Bewegung machen sollen, aber das ist ein Irrthum. Gerade dadurch bewahrt sie ihre Gesundheit und Stärke und erhält damit den gesunden Zustand des Kindes. Bewegung — sogar bis zur Ermüdung — kann viel leichter als geistige Aufregungen ertragen werden, und letztere sollten, da sie so sehr nachtheilig sind, so viel als möglich vermieden werden. Die Schwangere sollte täglich Bewegung haben, und zwar körperliche; sie muß gehen, nicht fahren, denn Fahren ist nicht hinlänglich. Die beste Bewegung ist die Verrichtung ihrer Haushaltungsgeschäfte, und sie sollte damit, so lange als sie fähig ist, fortfahren. Fühlt sie sich nicht wohl, oder steht eine Fehlgeburt zu befürchten, so muß sie alle Thätigkeit einstellen. Ueberhaupt müssen schnelle und heftige Bewegungen, wie das Heben schwerer Gegenstände, plötzliches Anspannen der Muskeln, Springen, Tanzen, sich Strecken, um einen entfernter liegenden Gegenstand zu erfassen, vermieden werden.

Die Nahrung. Die Kost sollte einfach und nahrhaft sein. Nicht selten stellt sich ein Verlangen nach Speisen ein, die nicht nur der Mutter, sondern auch dem Kinde schädlich sind. Die Frau muß am besten wissen, was sie essen kann, und es können durchaus keine besonderen Vorschriften zur Regelung der Kost gegeben werden. Stark gewürzte Speisen, Spirituosen, starker Thee und Kaffee sollten aber immer vermieden werden.

Krankheiten während der Schwangerschaft.

Uebelsein am Morgen. Dies ist ein sehr lästiges Unwohlsein und schwer einzuschränken. Es stellt sich in der Regel gleich bei Beginn der

Schwangerschaft ein, und dauert bis zum dritten Monat. Die Anfälle kommen des Morgens und dauern nur eine kurze Zeit.

Behandlung.

Allgemeine. Es kann zuweilen dadurch vermieden werden, daß die Patientin im Bett, bevor sie des Morgens aufsteht, eine Tasse Kaffee und eine kleine geröstete Brodschnitte zu sich nimmt. Starkes Trinken von Champagner soll hin und wieder von wohlthätiger Wirkung sein. Ale, Limonade, Sardinen und geräucherte Häringe werden hie und da Erleichterung verschaffen.

Allöopathisch. Die folgende Mischung wird sehr wohlthuend wirken:

Doppeltkohlensaures Kali (*Bicarbonate of potash*)	2 Drachmen.
Gewöhnlicher Syrup	2 „
Destillirtes Wasser	6 Unzen.

Mische dies. Dosis: Zwei Eßlöffel voll, und zu jedem derselben einen Eßlöffel voll frischen Citronensaft oder 15 Grane Citronensäure beigegeben, nachdem es in einem Eßlöffel voll Wasser aufgelöst worden. Muß während des Aufbrausens getrunken werden.

Wenn keine Diarrhöe vorhanden, kann auch das Folgende mit Vortheil angewendet werden:

Schwefelsaures Magnesium (*Sulphate of magnesia*)	1 Unze.
Kohlensaures Magnesium (*Carbonate of magnesia*)	1 Drachme.
Pfeffermünz-Wasser (*Peppermint water*)	4 Unzen.
Zusammengesetzter Enzian-Aufguß (*Compound infusion of gentian*)	4 „

Mische dies. Dosis: Zwei Eßlöffel voll dreimal täglich.

Homöopathisch. *Ipecacuanha.* — Galliges Erbrechen; Uebelsein und Erbrechen mit Magenbeschwerden; Erbrechen unverdauter Speisen; schlaffe Eingeweide.

Tabacum. — Ein erfolgreiches Mittel, wo das Uebelsein mit Ohnmacht und tödtlicher Blässe des Gesichts verbunden ist; der Aufenthalt in frischer Luft zu empfehlen; Erbrechen von Wasser oder saurer Flüssigkeit und Schleim.

Arsenicum. — Außergewöhnliches Erbrechen nach dem Essen und Trinken, bei Ohnmacht und großen Schmerzen.

Nux Vomica. — Uebelsein und Erbrechen des Morgens; ein säuerlich bitterer Geschmack im Halse; Sodbrennen; Verstopfung.

Sepia. — Wenn das Uebelsein eine Zeitlang gedauert und in der Regel des Morgens erscheint, und wenn des Abends ein schmerzhaftes Gefühl von Leere im Magen mit Brennen und Stechen in der Herzgegend sich kund gibt.

Camphor. — Wenn ein kalter Schweiß bei heißem Kopf und kalten Füßen vorhanden.

Pulsatilla. — Falls *Ipecacuanha* und *Nux Vomica* sich unzureichend erwiesen haben, und besonders wenn sich Erbrechen am Abend oder in der Nacht einstellt; verdorbener Appetit; Sehnsucht nach Bier, Säuren, Wein &c.; Durchfall abwechselnd mit Verstopfung.

Eclectische und Kräuterkur. Ein Thee von hellrothem Hartriegel (engl.: *Red rose willow bark*, *rose willow*; lat.: *Cornus sericea*) verschafft zuweilen Erleichterung, oder eine Tasse Kamillen- oder Pfeffermünzthee, ungefähr eine Stunde vor Aufstehen des Morgens genossen. Wiederholen sich jene Uebelkeiten in Zwischenräumen am Tage, so sollte der folgende Trank mehrere Male des Tages genommen werden:

Calcinirtes (verkalktes) Magnesium	1 Drachme.
Aromatische Ratanhia-Tinktur (*Aromatic tincture of rhatany*)	1 Unze.
Reines Ammoniakwasser (*Water of pure ammonia*)	2 Drachmen.
Distillirtes Wasser	6 Unzen.

Mische es. Dosis: Einen Theelöffel voll.

Schamjucken (*Pruritis — Itching of the Private Parts*).

Dies ist ein sehr peinliches Gefühl. In einigen Fällen tritt es so heftig auf, daß es alle Ruhe und Schlaf stört und geradezu unerträglich wird. Es ist sehr zweifelhaft, welcher Ursache es zuzuschreiben ist, möglicherweise einem ungesunden Ausfluß aus der Scheide, oder, wenn es von Hitze des Kopfes, Röthe, Trockenheit und Geschwulst begleitet ist, einer Art Ausschlag wie das Mundschwämmchen bei Neugeborenen. Die Theile müssen vollkommen rein gehalten werden, wozu warmes Wasser am besten zu verwenden ist.

Behandlung.

Homöopathisch. Das beste Mittel ist *Conium*, von welchem eine Dosis (6 Kügelchen) dreimal des Tages zu nehmen ist. Bleibt dies ohne Wirkung, so wende man eines der folgenden Mittel an (Dosis wie oben): *Arsenicum*, *Bryonia*, *Rhus*, *Silicea*, *Pulsatilla*, *Sulphur*, *Lycopodium* oder *Graphitis*. Als Umschlag benutze man eine Unze Borax in einem Pint Rosen- oder Regenwasser aufgelöst. Erstreckt sich der Kitzel bis in die Scheide, spritze ein wenig von der Auslösung ein. Ein schwacher Aufguß von grünem Thee, oder eine schwache Lösung von Alaun wird zuweilen von wohlthuendem Einfluß sein.

Eclectische und Kräuterkur. Das folgende wird empfohlen:

Pulverisirter Borax (*Powd. borax*)	2	Drachmen.
Schwefelsaures Morphium (*Sulphate of morphia*)	3	Grane.
Eine Abkochung der Gelbwurz (*Golden seal*)	4	Unzen.

Das Pulver soll in der Abkochung aufgelöst mehrere Male des Tages angewendet werden.

Allöopathisch.

Pulverisirter Borax	½	Unze.
Schwefelsaures Morphium	6	Grane.
Destillirtes Rosenwasser	6	Unzen.

Mische es. Mehrere Male des Tages anzuwenden.

Oder:

Bleiauflösung (*Diacetate of lead — Goulard's Extract*)	2	Drachmen.
Wein-Spiritus	2	„

Mit so viel Wasser, daß das Ganze ein Pint macht.

Mische es.

Krampf-varicöse (unnatürlich erweiterte) Adern (*Varicose Veins*).

Verursacht durch den Druck der Gebärmutter auf die Adern im Unterleib, wodurch eine freie Rückkehr des Blutes zum Herzen verhindert wird. Das Anschwellen beginnt in der Regel am Knöchel und geht bis zum Schenkel aufwärts; hin und wieder geht es aber nicht über das Knie hinaus. Die Geschwulst verringert sich, sobald sich die Kranke niederlegt. Dieses Leiden verschwindet nach der Entbindung.

Behandlung.

Allgemeine. Ein freier Gebrauch des kalten Wassers oder verdünnter Alcohol verschafft beim Beginn Erleichterung. Werden die Adern groß und schmerzhaft, so muß ein Verband, an den Zehen beginnend, sorgfältig angelegt werden, oder es sollte ein Schnürstrumpf getragen werden. Der Verband muß von einem geschickten Arzte angelegt werden.

Allöopathisch. Klette- (*Burdock*) und Wegerich- (*Plantain*) Blätter um das Bein gebunden, leisten gute Dienste, sowie Blei- oder Alaunwasser und ein Aufguß von Weißeichenrinde.

Homöopathisch. Eine schwache Arnica- und Hamamelis-Auflösung wird gute Dienste thun, wenn man vor dem Schlafengehen die Beine von unten nach oben, immer aufwärts reibend, einreibt.

Nux Vomica. — Wenn nebst dieser Krankheit auch Hämorrhoiden vorhanden sind, Hartleibigkeit, häufige drückende Schmerzen und reizbare Gemüthsstimmung.

Pulsatilla. — Dies ist das Hauptmittel, namentlich wenn die Adern und die Beine bedeutend geschwollen und Schmerzen sowie Entzündung vorhanden sind.

Arsenicum. — Wenn die Anschwellung schwärzlich ist und bedeutende brennende Schmerzen verursacht. Wirkt dieses nicht, so gebe *Carbo Vegetabilis.*

Hämorrhoiden oder Goldader (*Piles, or Hemorrhoids*).

Dieser Krankheit sind schwangere Frauen vielfach ausgesetzt, und zwar wird dieselbe gewöhnlich durch Hartleibigkeit verursacht, weshalb es sehr wichtig ist, daß eine schwangere Frau ihren Stuhlgang regelmäßig erhält, so daß weder Hartleibigkeit noch Diarrhöe eintritt und gegen alle Störungen in dieser Hinsicht sogleich einschreitet.

Behandlung.

Allgemeine. Die oftmalige Anwendung des kalten Wassers wird sehr gute Dienste leisten, wenn es sogleich zu Anfang gebraucht wird. Es mag mittelst Sitzbäder, kalter Umschläge oder Einspritzungen in Anwendung kommen. Wenn die Hämorrhoiden bluten oder zu bluten aufhörten und sehr schmerzen, gebrauche warmes Wasser. Die Kost muß sorgsam regulirt werden und man darf nur sehr wenig Fleisch genießen. Wenn nach dem Stuhlgang der Darm oder eine kleine Beule zu Tage tritt, so müssen diese Theile wieder mit dem Finger eingedrückt werden. Viele Arznei einzunehmen, ist nicht rathsam, sondern man lebe in allen Stücken regelmäßig und schaffe sich regelmäßige Bewegung. Die Stuhlgangöffnung kann regelmäßig erhalten werden durch den Genuß von Roggenbrod, Roggenmehl und Molasses, Kartoffeln, reife Früchte, gekochte Pfirsiche und Pflaumen &c.

Homöopathisch. *Nux Vomica* und *Sulphur* sind die hauptsächlichsten Mittel. *Nux Vomica*, namentlich wenn nach jedem Stuhlgang helles Blut ausfließt und eine beständige Neigung zum Stuhlgang vorherrscht. Man gebe *Nux Vomica* Abends (eine Dosis) und *Sulphur* Morgens (eine Dosis). Tritt hierauf nach einigen Tage nicht Besserung ein, so kann man *Ignatia* geben, namentlich wenn heftige stechende Schmerzen vorhanden sind, oder nach jedem Stuhlgang schmerzliche Zusammenziehung und Wundheit eintritt. Ist die Hartleibigkeit sehr hartnäckig, so verordne *Ignatia* und *Opium* alle 2 oder 3 Stunden abwechselnd. Andere zu gebrauchende Heilmittel sind: *Arsenicum*, *Belladonna*, *Carbo Vegetabilis*, *Hepar Sulphuris*, *Hamamelis*, *Virginica*.

Eclectische und Kräuterkur. Um der Hartleibigkeit vorzubeugen, gebe einen Theelöffel voll Cremor Tartari mit Wasser oder Molasses vermischt, oder die zusammengesetzte Rhabarber-Pillen (*Compound rhubarb pill*). Schmerzen die Knoten und sind diese entzündet, so wird ein Ulmenrinde- (*Slippery elm bark*) und Milch- oder Wasser-Umschlag gute Dienste leisten. Zu derselben Zeit gebrauche die folgende Salbe zum einreiben: Zwei Eßlöffel voll frische, ungesalzene Butter und vier Eßlöffel voll Terpentingeist (*Spirits of turpentine*). Dieses ist gut zu mischen und damit die betreffenden Theile zwei- oder dreimal täglich einzureiben. Auch das folgende wird gute Dienste leisten:

Stechapfel-Salbe (*Stramonium ointment*)	1 Unze.
Pulv. Alaun (*Powd. alum*)	2 Drachmen.

Schwefelsaures Morphium (*Sulphate of morphia*)	2 „

Mische dieses und reibe die Knoten (*Tumors*) mittelst eines Stücks Baumwollenzeug ein.

Allöopathisch. Ist Arznei nothwendig, so kann ein Theelöffel voll verzuckerte Senna (*Confection of senna*) oder eine kleine Dosis Castoröl manchmal eingenommen werden, oder das folgende:

Schwefel (*Sulphur*)	½ Unze.
Magnesia	2 Drachmen.
Cremor Tartari	2 „

Mische dieses. Gabe: einen Theelöffel voll in ein Glas voll Wasser. Siehe „Hämorrhoiden," 12. Kapitel, erster Theil.

Anschwellen der Füße und Beine (*Swelling of the Feet and Limbs*).

Dieses wird durch den Druck der größer gewordenen Gebärmutter, den diese auf die lymphatischen Gefäße ausübt, verursacht.

Behandlung.

Homöopathisch. *Bryonia* und *Opium* — kann abwechselnd alle zwei Stunden gegeben werden. Dosis: 6 Kügelchen.

Findet sich ziemlich viel Fieber vor, so gebe *Aconitum* und *Bryonia* abwechselnd. Dosis: 6 Kügelchen.

Allöopathisch. Die Beine sollten mit einem in Wasser und Essig getauchten Schwamm tüchtig abgewaschen und das folgende kann mit Erfolg gegeben werden:

Fingerhut-Aufguß (*Infusion of digitalis*)	4 Unzen.
Essigsaures Kali (*Acetate of potash*)	2 Drachmen.
Süßer Salpeter-Spiritus (*Sweet spirits of nitre*)	2 „
Zimmet-Wasser (*Cinnamon water*)	1½ Unzen.

Mische dieses. Dosis: 1 Eßlöffel voll alle vier oder fünf Stunden.

Eclectische und Kräuterkur. Wasserdost- auch Wiesenkönigin- (*Queen of the meadow*) und *Haircap moss*- oder Eibisch- (*Marshmallow*) Aufguß mag reichlich gebraucht werden.

Hartleibigkeit während der Schwangerschaft.

Einer der während der Schwangerschaft eintretenden unangenehmen Zustände ist die Unthätigkeit der Gedärme, was durch mancherlei Umstände herbeigeführt werden mag und wogegen man sich sorgsam verwahren muß. Gewöhnlich wird es nützlich sein, eine Diätveränderung vorzunehmen. Esse viel reise, süße Früchte, z. B. Aepfel, Pflaumen, Pfirsiche u.s.w. Man meide aber Kaffee und alle Stimulanten. Auch ist es nicht rathsam, heftig wirkende Abführmittel zu geben, da hierdurch leicht Fehlgeburt herbeigeführt werden kann.

Behandlung.

Eclectische und Kräuterkur. Ein aus folgenden Substanzen bereitetes Einspritzmittel wird gut wirken: Bereite einen aus drei Theilen Wasserdost (*Boneset*) und zwei Theilen Senna bestehenden Aufguß. Zu einem Pint und einem halben dieses Aufgusses füge ein halbes Weinglas voll Castoröl. Die Hälfte dieser Mischung gebrauche man als Einspritzungsmittel, und wenn nöthig, so wiederhole dasselbe in etwa 25 bis 30 Minuten. Man wiederhole das Klystier so oft als es zur regelmäßigen Stuhlgangöffnung nöthig ist. Ist ein Abführmittel nothwendig, so gebe folgendes:

Pulverisirter Rhabarber	4 Unzen.
Doppeltkohlensaures Kali (*Bicarbonate of potassa*)	2 „

Mische dieses und gebe eine kleine Dosis (1 Theelöffel voll) dreimal täglich.

Allöopathisch. Das folgende ist ein sehr angenehmes Mittel zur Erhaltung der Stuhlgangöffnung: Koche 1 Unze Senna-Extrakt in ein Pint Wasser zwei Stunden lang. Sodann seihe die Flüssigkeit, füge ein Pfund Pflaumen und eine Handvoll Stückzucker bei, bringe das ganze in eine Pfanne und lasse es kochen, bis die Pflaumen gut gekocht und weich sind. Esse täglich sechs oder acht Pflaumen.

Das folgende wird sehr gute Dienste leisten:

Schwefelsaure Magnesia (*Sulphate of magnesia*)	1½ Unzen.
Zusammengesetzter Rosenaufguß	5 „
Zimmetwasser	1 Unze.

Mische dieses. Dosis: zwei Eßlöffel voll dreimal täglich.

Oder:

Zusammengesetzter Coloquinthen-Extrakt (*Compound ext. of colocynth*)	2 Skrupel.
Bilsenkraut-Extrakt (*Extract of Henbane*)	1 „

Mische dieses, bereite 12 Pillen daraus und nehme eine Pille Morgens und Abends.

Homöopathisch. Nehme eine Dosis *Nux Vomica* jeden Abend und Morgen. Dieses Heilmittel mag abwechselnd mit *Opium* gegeben werden, wenn *Nux Vomica* nicht die gewünschte Wirkung erzeugt. Sind diese beiden Mittel erfolglos und hat die Hartleibigkeit schon lange gewährt, so mag *Lycopodium* oder *Sulphur* verordnet werden. Hat die Patientin Schmerzen im Unterleib so wird *Bryonia* und *Ignatia* oft gut wirken.

Siehe „Hartleibigkeit," 12. Kapitel, erster Theil.

Diarrhöe während der Schwangerschaft

wird weniger häufig gefunden als Verstopfung, ist aber bei weitem gefährlicher, da sie ungemein schwächt, wenn sie nicht rechtzeitig eingehalten wird. Zuweilen ist es nur ein lockerer Stuhlgang, bei dem die Bewegungen häufiger als gewöhnlich gefühlt werden, allein der Appetit bleibt gut und der allgemeine Gesundheitszustand wird dadurch nicht berührt. In solchen Fällen kann durch eine einfache Regelung der Kost abgeholfen werden. Jene Diarrhöe, welche zu fürchten ist, ist die, bei welchen die Entleerungen dunkel gefärbt, schwarzgelb und höchst widrig sind; der Athem ist verdorben und der Geschmack unangenehm, bei wenig oder gar keinem Appetit.

Behandlung.

Allgemeine. Die Kost sollte sorgfältig geregelt werden und mag bestehen in Gerstenwasser, Gummi Arabicum-Wasser, Pfeilwurz (*Arrow root*), Sago,

Tapioca, Isländischem oder Irischem Moose, Zwieback- (*Toast*) Wasser, gekochten Reis mit pulverisirtem Zimmet schmackhaft gemacht.

Allöopathisch. Folgendes mag mit gutem Erfolg angewendet werden:

Kreidemischung (*Chalk mixture*)	5½	Unzen.
Zusammengesetzte Kardamon-Tinktur (*Compound tinct. of Cardamons*)	3	Drachmen.
Katechu-Tinktur (*Tincture of Catechu*)	3	„
Laudanum	20	Tropfen.

Mische es. Dosis: alle 4 Stunden zwei oder drei Eßlöffel voll.

Folgende Salbe möge vermittelst warmen Flanells über den Magen und die Eingeweide gebracht werden:

Seifensalbe (*Soap liniment*)	6	Drachmen.
Zusammengesetzte Kamphersalbe (*Compound camphor liniment*)	6	„
Laudanum	4	„

Mische es.

Homöopathisch. *Chamomilla.* — Gegen heftige Kolik, gelblichem oder grünlichem Stuhl, oder ausgeschlagenen Eiern ähnelnd, Kollern in den Eingeweiden.

Pulsatilla. — Wenn die Stühle wässerig oder grünlich sind und Kolik mit schleimigem, bitterem Geschmack im Munde, Uebelkeit und Erbrechen vorhergeht.

Dulcamara. — Bei Diarrhöe in Folge von Erkältung, schlimmer des Nachts.

Nux Vomica. — Häufige Entleerungen, aber spärlich mit starkem, drängendem und nach unten ziehendem Schmerz im After.

Eclectische und Kräuterkur. Folgendes wird gut gefunden werden:

Zusammengesetzter Syrup von Rhabarber und Potasche (*Compound syrup of rhubarb and potassa*)	4	Unzen.

Pfeffermünz-Essenz (*Essence of peppermint*)	1½ Drachmen.
Paregoricum (*Paregoric*)	4 „

Mische es. Dosis: alle Stunden einen Eßlöffel voll, bis sich das Aussehen des Stuhles ändert und dann alle 2, 3 oder 4 Stunden.

Ist Schmerz und Kneipen vorhanden, möge eine Einspritzung, bestehend aus zwei Eßlöffel voll Castoröl, Molasses und Wasser, von jedem einen Theetassenkopf voll, und 20 bis 60 Tropfen Laudanum angewendet werden. Mische und wiederhole es so oft als erforderlich.

Siehe den Abschnitt über Diarrhöe, Kapitel 12.

Zahnschmerz.

Wegen dessen Behandlung suche man das 9. Kapitel auf.

Speichelfluß

tritt häufig ein und ist ein sehr lästiges Leiden.

Homöopathisch. *Mercurius* — ist das Hauptmittel, wenn nicht *Mercurius* die Ursache des Leidens ist; auch *Lachesis*, *Acidum nitri*, *Hepar Sulphuris*, *Pulsatilla.*

Von dem gewählten Mittel nimm jeden Abend eine Dosis (6 Kügelchen), bis Besserung eintritt.

Dyspepsie, Sodbrennen, saurer Magen.

Ein häufiges und belästigendes Symptom, gegen das Magnesia, Kreide oder Pfirsichkörner angewendet werden mögen.

Eclectische und Kräuterkur. Der zusammengesetzte Syrup von Rhabarber (*Rhubarb*) und Potasche (*Potassa*) wird sehr zuträglich gefunden werden.

Homöopathisch. *Nux Vomica* und *Pulsatilla* sind die Hauptmittel. Sie mögen entweder allein oder abwechselnd gegeben werden. Zuweilen wird ein Stück gezuckerte Citrone im Mund gehalten, oder ein Tropfen *Acidum Sulphuricum* in einem Glas voll Wasser Linderung verschaffen.

Hysterische Anfälle.

Das weibliche Geschlecht wird während der Schwangerschaft häufig von Gemütsbewegungen und hysterischen Anfällen heimgesucht.

Behandlung.

Eclectische und Kräuterkur. Siehe die Behandlung der Hysterie in Kapitel 3, erster Theil.

Homöopathisch. Die Kranke sollte in die frische Luft gebracht und das Gesicht mit kaltem Wasser besprengt werden; Ammoniak halte man unter die Nase. Ist der Anfall vorüber, so gebe man eine Dosis *Coffea* oder *Chamomilla.* Rührt der Anfall von gestörter Verdauung her, so gebe man *Nux Vomica* oder *Pulsatilla.* Ist Aerger die Ursache: *Chamomilla.*

Verordnung der Heilmittel. Man gebe 6 Kügelchen auf eine Dosis und wiederhole diese alle 2, 3 oder 4 Stunden.

Herzklopfen.

Dies mag besonders für zarte Frauen sehr quälend werden.

Behandlung.

Eclectische und Kräuterkur. Folgendes mag mit gutem Erfolg angewendet werden:

Schlangenwurzel-Tinktur (*Tincture of black cohosh*)	2 Unzen.
Schildkraut-Tinktur (*Tincture of skull cap*)	2 „

Mische es. Dosis: Zwei- oder dreimal des Tages einen Theelöffel voll.

Allöopathisch. Zuweilen mögen stärkende Mittel wie das folgende gegeben werden:

Salzsaure Eisen-Tinktur (*Muriated tinct. of iron*)	1 Unze.
Orangenschalen-Syrup	1 „
Rosenwasser	6 Unzen.

Mische es. Einen Theelöffel voll in einem Bierglas voll Wasser nach jeder Mahlzeit.

Homöopathisch. Wenn in Folge von Aerger: *Chamomilla*; in Folge von Furcht: *Veratrum*; in Folge von Freude: *Coffea*; in Folge von plötzlichem Schreck: *Opium.*

Bei nervösen Personen: *Ignatia*, *Coffea*, *Chamomilla.*

Andere Mittel sind: *Belladonna, Nux Moshata, Pulsatilla.*

Verordnung der Heilmittel. Löse von dem gewählten Heilmittel 12 Kügelchen in 12 Theelöffel voll Wasser auf und nimm alle Stunde, auch öfter, wenn es die Strenge des Falles erfordert, einen Theelöffel voll.

Eclectische und Kräuterkur. Ein Theelöffel voll Castoröl-Tinktur (*Tincture of castor oil*) oder Stinkasant (*Asafœtida*) und zusammengesetztem Lavendel-Spiritus (*Spirits of lavender*) mit ein wenig Wasser wird selten verfehlen, zu lindern.

Kopfweh

ist etwas Gewöhnliches bei Schwangeren und eine beträchtliche nervöse Reizbarkeit ist in der Regel vorhanden.

Behandlung.

Homöopathisch. Mittel dagegen sind: *Aconitum, Belladonna, Nux Vomica, Opium, Pulsatilla, Platina.*

Bei Schlaflosigkeit: *Coffea, Ignatia, Nux Vomica, Hyosciamus, Opium.*

Bei Schlafsucht: *Opium, Pulsatilla, Nux Vomica, Crocus.*

Verordnung der Heilmittel. Von dem gewählten Mittel löse 12 Kügelchen in 12 Theelöffel voll Wasser und nimm alle halbe, ganze, zwei oder drei Stunden, der Strenge der Symptome angemessen, einen Theelöffel voll.

Eclectische und Kräuterkur. Ein Aufguß von Schildkraut (*Skull cap*), oder Baldrian (*Valerian*) mag mit gutem Erfolg angewendet werden.

Auch die folgenden Pillen werden wohlthuend wirken:

Schwefelsaures Chinin (*Sulphate of quinine*)	6	Grane.
Belladonna-Extrakt (*Extract of Belladonna*)	1½	„
Schlangenwurzel-Alcohol-Extrakt (*Alcoholic extract of black cohosh*)	18	„

Mische es und mache 12 Pillen daraus. Dosis: Dreimal des Tages eine Pille.

Allöopathisch. Gebrauche folgendes:

Schwefelsaures Morphium (*Sulphate of morphine*)	2 Grane.
Potaschen-Cyanit (*Cyanide of potassium*)	4 „
Baldrian-Extrakt (*Extract of valerian*)	4 „

Mache 24 Pillen daraus. Dosis: Dreimal des Tages eine Pille.

Oder auch:

Chloroform	2 Unzen.
Zusammengesetzter Schwefeläther (*Compound sulphuric ether*)	2 „
Laudanum	2 „
Cayennepfeffer-Tinktur (*Tincture of cayenne*)	1½ „
Verdünnte Hydrociansäure (*Hydrocianic acid, diluted*)	½ Unze.

Mische es. Dosis: Alle drei Stunden einen Theelöffel voll, bis wirklicher Erfolg wahrgenommen wird.

Husten

kann zuweilen recht beschwerlich werden.

Behandlung.

Eclectische und Kräuterkur. Je zwei Theile von der Tinktur von Schildkraut (*Skull cap*) und Hopfenmehl (*Lupuline*) mit einem Theil Bilsenkraut-Tinktur (*Tincture of hyosciamus*) mag in Dosen von einem Theelöffel voll gegeben werden, wenn immer der Husten lästig wird.

Allöopathisch. Folgendes kann mit Erfolg genommen werden:

Blausäure (*Hydrocyanic acid*)	6 Minims.
Bilsenkraut-Tinktur (*Tincture of henbane*)	60 „
Mandelkühltrank (*Almond emulsion*)	6 Unzen.

Mische es. Dosis: Zwei Eßlöffel voll dreimal des Tages.

Krämpfe

stellen sich häufig in den Waden, Hüften, Kreuz oder Unterleib ein und sind sehr lästig.

Behandlung.

Allöopathisch. Erstrecken sie sich auf den Magen, so nehme man folgendes:

Zusammengesetzte Kardamon-Tinktur (*Compound tinct. of cardamon*)	2 Unzen.
Zusammengesetzte Lavendel-Tinktur (*Compound tinct. of lavender*)	2 „
Zusammengesetzte Enzian-Tinktur (*Compound tinct. of gentian*)	2 „

Mische es. Dosis: So oft als erforderlich einen Theelöffel voll.

Homöopathisch. Gegen Krämpfe in den Gliedern: *Veratrum*, *Nux Vomica*, *Colocynthis*, *Chamomilla.*

Gegen Krämpfe im Unterleib und Magen: *Nux Vomica*, *Colocynthis*, *Pulsatilla*, *Belladonna.*

Gegen Krämpfe im Kreuz: *Ignatia*, *Rhus.*

Verordnung der Heilmittel. Von dem gewählten Heilmittel löse man 12 Kügelchen in 12 Theelöffel voll Wasser und gebe einen Theelöffel voll oder 6 Kügelchen als Dosis.

Eclectische und Kräuterkur. Reiben der Beine oder der davon befallenen Theile mit Kampher-Spiritus (*Spirits of camphor*) oder heißem Whiskey und Salz wird zuweilen sofortige Linderung verschaffen. Auch Opodeldoc (*Opodildoc*) ist gut.

Harnfluß (*Incontinence of Urine — Enuresis*)

besteht in einer theilweisen oder gänzlichen Unfähigkeit den Urin zu halten und ist eine große Plage.

Behandlung.

Homöopathisch. Die Hauptmittel dagegen sind: *Pulsatilla*, *Sepia*, *Belladonna*, *Hyosciamus*, *Causticum*.

Verordnung der Heilmittel. Von dem gewählten Mittel nehme man 6 Pillen einmal in 3 oder 4 Stunden.

Eclectische und Kräuterkur. Man lasse viel und oft Thee von Eibisch (*Marsh mallow*), Kürbiß, Wassermelonen-Körner oder Klebekraut (*Cleavers*) trinken.

Harnzwang (*Difficult Urination — Stranguria*).

Dies ist außerordentlich lästig und wird durch den Druck der Gebärmutter auf die Blase verursacht.

Behandlung.

Eclectische und Kräuterkur. Ein Aufguß von Eibischwurzel (*Marsh mallow root*) und Grundstrauch (*Trailing arbutus*) oder ein Aufguß von Eibisch- und Pfirsichblättern mögen genommen werden. Zehn oder zwanzig Tropfen von süßem Salpeter-Spiritus (*Sweet spirits of nitre*) können auch mit gutem Erfolg dem Aufguß beigefügt werden.

Homöopathisch. *Pulsatilla* ist das Hauptmittel. Gewährt dies keine Linderung, so gebe man *Nux Vomica*.

Andere Mittel sind: *Belladonna*, *Canthariden*, *Cocculus*, *Acidum Phosphoricum*.

Verordnung der Heilmittel. Von dem gewählten Mittel nehme man alle 2 Stunden 6 Kügelchen.

Uebermäßiger Geburtsfluß oder Lochien (*Flooding, Hemorrhage*).

Wegen dessen Behandlung siehe Kapitel 5.

Fehlgeburt oder Abortus (*Miscarriage or Abortion*).

Unter Fehlgeburt oder Abortus verstehen wir die Ausstoßung der Frucht zu irgend einer Zeit vor dem sechsten Monat. Tritt dies während dem siebenten oder achten Monat ein, so wird es mit einer Frühgeburt bezeichnet und das Kind kann erhalten werden, während es, wenn die Geburt vor dem siebenten Monat erfolgt, nicht lebensfähig ist. Abortus tritt wahrscheinlicher vor dem dritten Monat und zur Zeit der monatlichen Reinigung ein und eine Frau, die bereits eine Fehlgeburt erfahren hat, ist der Wiederholung derselben mehr ausgesetzt als eine andere, bei der dies noch nicht der Fall war. Fehlgeburten erfolgen meistens zu derselben Zeit als früher stattgefundene, und eine Schwangere sollte daher um diese Zeit besonders achtsam sein. Sie muß zu weite Spaziergänge, Heben von schweren Gegenständen, Treppenauf- und Absteigen, spätes Aufbleiben und starke geistige Erregungen vermeiden. Ich spreche hier nur von dem zufälligen Abortus und setze voraus, daß diejenigen, die diese Zeilen lesen, sich nicht des schändlichen Verbrechens einer Abtreibung der Frucht schuldig gemacht haben, — eines Verbrechens, für das keine Entschuldigung gefunden werden kann und das nicht nur einem menschlichen Wesen das Leben nimmt, sondern auch den Gesundheitszustand der Mutter untergräbt, denn irgend eine Medizin, welche stark genug ist, einen Abortus herbeizuführen, muß den Organismus so vergiften, daß die Folgen davon nie wieder geheilt werden können.

Ursachen. Zu den gewöhnlichen Ursachen des Abortus gehören Schläge, wenn auch nur leicht, auf den Unterleib, heftige Erschütterungen, Fallen, Pressen, Heben von schweren Gegenständen, Auf- und Absteigen von Treppen, Reiten, Fahren über eine holperige Straße, starkes Husten, Aerger, Freude, Furcht, Tanzen, außergewöhnliche und plötzliche Anstrengungen, die Wirkung von Arzneimitteln, welche einige Frauen beständig nehmen, wie Brechmittel, Abführmittel und zwar solche, wie Aloe, Sennesblätter u.s.w., Kräuter-Thees, Patent-Medizinen, der Gebrauch von Blasen- und Senfpflaster u.s.w.

Symptome. Die ersten Symptome bestehen in der Regel in einem Gefühl von Müdigkeit und Unbehaglichkeit, mit Kreuzweh und nach unten ziehenden Schmerzen, die sich allmählig zu Geburtswehen steigern, Schneiden und Ziehen in den Lenden und in dem Unterleib, ein Ausfluß von rothem oder hellem Blute, mehr oder weniger stark.

Behandlung.

Allgemeine. Wo es möglich ist, sollte ein solcher Fall unter die Pflege eines geschickten Arztes gestellt werden, besonders wenn ein starker Fluß vorhanden ist. Vor allem ist es aber von Wichtigkeit, darauf zu sehen, daß die Kranke in die gehörige Lage gebracht wird. Sobald sich die Symptome zeigen, sollte sie sich niederlegen und vollkommen ruhig verhalten. Sie sollte sogleich zu Bett gehen, eine harte Matratze mit leichten Decken in einem luftigen Zimmer sind vorzuziehen. Oeffne Thüren und Fenster, selbst im strengsten Winter und selbst wenn der Schnee ins Zimmer hereinweht. Entferne alle Ursachen zur Aufregung, besonders die Masse von alten Weibern, die sich gewöhnlich bei solchen Gelegenheiten einstellen; halte sie fern vom Hause. Als Getränk reiche man kühle Limonade, Zwieback- oder Eiswasser, und während des Darreichens gestatte man nicht, daß sich die Kranke aufrichtet; es ist von Wichtigkeit, daß eine horizontale Lage nicht verändert wird; man entferne alle Kissen unter dem Kopfe, und es mag nothwendig werden, durch das Unterlegen von Holzstücken unter die Beine das Fußende des Bettes zu erhöhen. Man mache Umschläge von Wasser und

Essig auf den Unterleib, die Hüften und zwischen die Beine. Keine Reizmittel sollten gegeben werden, wenn nicht die Kranke durch Blutverlust sehr geschwächt ist, in welchem Falle ein wenig Wein oder Branntwein gegeben werden mag. Ist der Ausfluß zu stark und kann nicht durch Medizinen eingehalten werden, so ist die Gebärmutter zu verstopfen, was vermittelst Einschiebens eines seidenen Taschentuches, mit süßem Oel getränkt, in die Scheide, oder durch Einlegen von großen Stücken Tuch geschehen kann.

Homöopathisch. *Arnica.* — Wenn durch einen Fall, Schlag, Fehltritt, zu starkes Heben oder durch irgend eine andere große körperliche Anstrengung verursacht.

Cinnamonium. — Wenn Arnica nicht den gewünschten Erfolg hat.

Secale. — Besonders wenn schon Fehlgeburten stattgefunden haben, oder bei schwacher Constitution und großer Erschöpfung, auch bei dunklem Ausfluß, schwarzgelbem Blut und leichten Schmerzen.

China. — Abwechselnd mit *Secale*, wenn der Blutfluß beträchtlich ist und Schwache und Erschöpfung zunehmen, ein nach unten ziehendes Gefühl, Summen in den Ohren, Verdunkelung des Blickes, Ohnmachtsanwandlung bei Erheben von dem Kissen.

Hyosciamus. — Bei Krämpfen oder Verzuckungen des ganzen Körpers.

Ipecacuanha. — Abwechselnd mit *Secale* bei Magenschwäche, Krämpfen, Ausfluß eines hellrothen Blutes, Ohnmachten.

Belladonna. — Abwechselnd mit *Platina* bei starken Schmerzen in den Lenden und im Unterleib, starkem Drängen nach unten, gleichsam als ob die Eingeweide herausgepreßt würden, Schmerz im Kreuz, als ob dasselbe gebrochen wäre, Ausfluß von dickem, dunklem, geronnenem Blute.

Verordnung der Heilmittel. Von dem gewählten Mittel löse man 12 Kügelchen in einem halben Theetassenkopf voll Wasser und gebe bei strengen Fällen alle 15 oder 20 Minuten und bei milderen jede Stunde oder alle zwei Stunden einen Theelöffel voll. Tritt innerhalb zwei oder drei Stunden keine Linderung ein, greife man zu einem anderen Mittel.

Eclectische und Kräuterkur. Sind Symptome eines annähernden Abortus vorhanden, so gebe man jede Stunde oder alle zwei Stunden 2 oder 3 Grane von dem zusammengesetzten Brechwurz- und Opiumpulver (*Compound powder of Ipecac and Opium*). Nehmen die Symptome dennoch zu, so lege man ein Senfpflaster auf den unteren Theil des Rückens. Bei beträchtlichem Ausfluß gebe man 10 oder 15 Tropfen Vitriol-Elixir in einem Weinglas voll

Wasser alle 2 oder 3 Stunden und mache gleichzeitig Umschläge von Tüchern, mit Eiswasser getränkt, auf den unteren Theil des Unterleibes. Flöhkrautöl (*Oil of fleabane*) oder *Oil of fireweed* mag, wenn erforderlich, alle 10 bis 20 Minuten in Dosen von 5 bis 6 Tropfen auf Zucker gegeben werden. Ist der Fluß sehr stark, so gebe man 1½ Grane Bleizucker (*Sugar of lead*) in etwas Essig und Wasser. Wenn viel Schmerz vorhanden ist, gebe man 5 oder 6 Tropfen Laudanum. Die Scheide oder die Geburtsstätte mag mit Tüchern, in einer starken Alaun- (*Alum*) Auflösung oder einer Abkochung von Weißeichenrinde (*Decoction of white oak bark*) getränkt, verstopft werden.

Allöopathisch. Ist die Kranke vollblütig und es stellt sich ein Gefühl von Vollsein ein, so sollten 10 bis 12 Blutegel an den unteren Theil des Unterleibes und Rückens angesetzt und folgende Mischung gegeben werden:

Citronen-Säure (*Citric acid*)	1	Drachme.
Doppeltkohlensaure Potasche (*Bicarbonate of potash*)	4	Skrupel.
Salpeter (*Nitre*)	2	„
Zimmetwasser	2	Unzen.
Wasser	4	„

Mische es. Dosis: Alle 4 Stunden ein Viertel davon. Oder:

Doppeltkohlensaure Potasche (*Bicarbonate of potash*)	2	Drachmen.
Gewöhnlicher Syrup	2	„
Destillirtes Wasser (*Distilled water*)	6	Unzen.

Mische es. Dosis: Zwei Eßlöffel voll; jeder Dosis füge einen Eßlöffel voll frischen Citronensaft oder 15 Grane Citronen-Säure (*Citric acid*), zuvor in einem Eßlöffel voll Wasser aufgelöst, bei. Während des Aufschäumens zu trinken. Wenn die Eingeweide verstopft sind, ist das folgende zu empfehlen:

Schwefelsaure Magnesia (*Sulphate of magnesia*)	1½	Unzen.
Zusammengesetzter Rosenaufguß (*Compound infusion of roses*)	5	„

Zimmetwasser (*Cinnamon water*)	1 Unze.

Mische es. Dosis: Zwei Eßlöffel voll.

Es ist besser, Blutentziehung und das Darreichen obiger Mischungen zu vermeiden und, wenn diese nicht angewendet werden, gebe man 35 bis 40 Tropfen Laudanum und wiederhole dies in Zwischenräumen in kleineren Dosen.

Wenn der Ausfluß sehr stark ist, müssen die folgenden Pillen gegeben werden:

Essigsaures Blei (*Acetate of lead*)	2 Grane.
Mohnkopf-Extrakt (*Extract of poppies*)	2 „

Mache es zu einer Pille, welche alle 3 oder 4 Stunden zu nehmen ist; oder mische 5 Grane pulverisirten Alaun (*Alum*) mit 3 Granen geriebener Muskatnuß (*Nutmeg*), in Honig oder Syrup gemischt, und gebe es alle halbe oder ganze Stunde, der Strenge der Symptome angemessen. Dies wird von Dr. C. D. Meigs in Philadelphia empfohlen.

Bemerkung. Kann der Abortus nicht verhindert werden, so muß man wie bei einer natürlichen Geburt vorgehen.

Falsche Wehen (*False Pains*).

Häufig einige Wochen oder Monate vor der Entbindung wird die Schwangere von sogenannten falschen Wehen belästigt. Diese ähneln den ächten Wehen sehr und verursachen häufig nutzlose Beunruhigung. Sie mögen daran erkannt werden, daß sie unregelmäßig in ihren Wiederholungen sind und sich gewöhnlich auf die Muskeln des Rückens und Unterleibs beschränken, sowie vom Rücken nach den Seiten ziehen.

Behandlung.

Eclectische und Kräuterkur. Wenn die Eingeweide verstopft sind, gebe man folgende Einspritzung:

Warmes Wasser	1 Pint.
Salz	2 Theelöffel voll.

Gewöhnlicher Molasses	2 Eßlöffel voll.

Nachdem Stuhlgang vorhanden ist, gebe man einen kleinen Theelöffel voll Paregoricum (*Paregoric*) und wiederhole dies alle zwei Stunden, wenn nicht früher Linderung eintritt.

Allöopathisch. Folgendes ist eine gute Salbe, welche über dem Sitz des Schmerzes eingerieben werden mag:

Ammoniak (*Ammonia*)	2 Unzen.
Opium-Tinktur (*Tincture of opium*)	2 „
Seifen-Salbe (*Soap liniment*)	1 Unze.

Schüttele es vor dem Gebrauch um.

Homöopathisch. *Bryonia.* — Wenn der Schmerz ziehend und sich in dem Unterleib und den Lenden befindet.

Pulsatilla. — Wenn die Schmerzen ähnlich den vorhergehenden, mit einem Gefühl von Steifheit oder Lahmsein verbunden sind.

Nux Vomica. — Wenn in der Gegend der Blase ein Schmerz, wie von einer Quetschung herrührend, und wenn die Wehen Folge von Verstopfung sind.

Aconitum. — Besonders bei vollblütigen Frauen; heißer Kopf, trockene Haut. *Belladonna* kann abwechselnd mit *Aconitum* gegeben werden.

Verordnung der Heilmittel. Von dem gewählten Mittel löse man 12 Kügelchen in 12 Theelöffel voll Wasser auf und gebe alle halbe, ganze, zwei oder drei Stunden, der Strenge der Symptome angemessen, einen Theelöffel voll.

Behandlung der Brüste (*Preparation of the Breasts*).

Nicht selten finden junge Mütter in Folge früherer Vernachlässigung beim Stillen ihrer Kinder Schwierigkeiten wegen der durch den Druck von zu engen Kleidern, Schnürbrüsten u.s.w. fast ganz verschwundenen Warzen. Die Brüste schwangerer Frauen sollten sorgfältig gegen Druck geschützt werden, da dies leicht üble Folgen nach sich ziehen kann. Wenn aber die Warzen nicht weit genug herausgezogen sind, so daß sie von dem Kinde mit Leichtigkeit gefaßt werden können, so mag dies vermittelst einer gewöhnlichen Brustpumpe geschehen, und nachdem die Pumpe entfernt ist, lege rings um die Warzen einen Ring von Bienenwachs oder einen Warzenschild (*Nipple shield*). Dies sollte beständig getragen werden. Wenn aber das Ausziehen der Brustwarzen einen Schmerz im Unterleib verursacht, so muß es eingestellt werden, da Abortus folgen kann.

Dr. Tracy empfiehlt folgendes zur Erhaltung der einmal herausgezogenen Warzen:

Jede Warze sollte mit einem Stück von einem wollenen Faden oder Garn an der Wurzel zwei- bis dreimal umwunden und mäßig fest gebunden werden, jedoch nicht so fest, daß dadurch der Blutumlauf gehemmt wird.

Die Warzen springen während oder nach der Schwangerschaft leicht auf und entzünden sich, was besonders, nachdem das Kind zu saugen beginnt, eintritt; daher sollten die Brüste mehrere Wochen vor der Entbindung in kaltem Wasser gebadet und mit groben Handtüchern abgerieben werden. Zuweilen ist auch das Baden der Brustwarzen mit Brandy zweimal des Tages mehrere Wochen hindurch vor der Entbindung sehr zuträglich gefunden worden. Ebenso die Anwendung einer Abkochung von grünem Thee, oder Eichenrinde, oder auch von Granatäpfeln (*Pomegranate*). Bei großer Empfindlichkeit oder Schmerzhaftigkeit bade die Warzen und Brüste häufig in einer scharfen Auflösung von Arnica.

Fünftes Kapitel.
Entbindung oder Kindbett.

Geburtswehen (*Labor*).

Unter Geburtswehen verstehen wir die Anstrengung der Natur, durch welche die Gebärmutter ihren Inhalt, bestehend in dem Kinde, der Nachgeburt, den Schleimhäuten und dem Wasser, ausstößt. Sie treten in der Regel zu Ende des neunten Monats nach der Empfängniß oder 280 Tage nach dem Beginn der Schwangerschaft ein. Zuweilen aber tritt es früher oder später ein.

Symptome. Die Symptome der annähernden Geburtswehen bestehen in einem Sinken der Gebärmutter, wodurch die Schwangere um Vieles erleichtert wird; sie fühlt sich leichter und ein Abgang von blutigem Schleim, „Blutanbrechen" (*show*) genannt, stellt sich ein; sie ist bewegt und nervös; eine Reizbarkeit der Blase, sowie öfterer Drang zum Uriniren, zuweilen Uebelkeit und Erbrechen und fliegende Schmerzen durch den Unterleib sind vorhanden.

Die Geburtswehen mögen in natürliche und unnatürliche eingetheilt werden. Sind die Wehen hinlänglich stark genug, den Inhalt der Gebärmutter in einer mäßigen Zeit ohne Gefahr für Mutter und Kind auszutreiben, so werden sie natürlich genannt. Wenn aber schwierig, lang anhaltend und Verzögerungen in Folge einer ungehörigen Lage des Kindes, Verzuckungen oder auch Blutflüsse eintreten, so werden sie widernatürliche genannt. Die Zeit, während welcher die natürlichen Wehen anhalten, beschränkt sich in der Regel auf 6 bis 8 Stunden.

Sobald die ersten Symptome eintreten, muß die Schwangere ihre Vorkehrungen für die bevorstehende Entbindung treffen. Das Bett sollte in einer harten Matratze bestehen (Federbetten sind nicht empfehlenswerth), und über die Matratze sollte, wenn ein Beschmutzen durch die Ausflüsse vermieden werden soll, ein Oeltuch oder eine Kautschuck-Decke, und darüber mehrere Betttücher gebreitet werden, die Decke muß leicht sein, damit die Entbindende dadurch nicht übermäßig erhitzt wird, und das Nachtkleid muß bis unter die Arme aufgestreift werden, so daß es nicht beschmutzt wird. Sie sollte sich auf die linke Seite legen, mit an den Körper gezogenen Knien, zwischen welche man ein zusammengelegtes Kissen bringt. Eine scharfe Scheere und zwei Stücke starke Schnur mögen zum Abschneiden und Verbinden der Nabelschnur des Kindes bereit gehalten werden.

Schmerzen bei den Geburtswehen (*Labor Pains*).

Die Schmerzen der Geburtswehen sind eigenthümlich und bestehen in einem Schneiden oder Schleifen, welches durch eine Zusammenziehung des Muskelgewebes der Gebärmutter über dem Kinde hervorgerufen wird. Während des ersten Stadiums der Geburtswehen geht gewöhnlich das Wasser ab. Letzteres ist die Ansammlung jener Flüssigkeit, welche das Kind umgiebt und das von der Schleimhaut eingeschlossen wird. Es dient zum Schutze des Kindes während der Schwangerschaft.

Das zweite Stadium der Wehen ist der Zeitraum von dem Ausfluß des Wassers bis zur Geburt des Kindes. Nach dem ersten Stadium ist die Entbindende gewöhnlich eine kurze Zeit von Schmerzen frei. Die Wehen des zweiten Stadiums unterscheiden sich von jenen des ersten und sind mehr nach unten drängend.

Entbindung.

Die heftigsten schneidenden Wehen treten unmittelbar vor der Entbindung ein und sind von kurzer Dauer, aber von solcher Art, daß, obgleich sie sehr schmerzhaft sind, sie dennoch die Entbindende zur äußersten Kraftanstrengung stärken. Möglicherweise bricht dieselbe in heftiges Wehklagen aus, was aber die Umgebung nicht beunruhigen sollte, denn es ist ein Zeichen, daß die Wehen unmittelbar darauf ihr Ende erreicht haben werden. Man ermuthige sie daher durch freundliche, tröstende Worte. In dem Augenblicke, wo das Kind erscheint, sollte die Wärterin ihre Hand zwischen die Beine der Entbindenden legen, um das Reißen der straff angespannten Haut an diesem Theile zu verhindern. Ist das Kind geboren, so sollte es fünf oder sechs Zoll von der Mutter entfernt und die Schnur mit den vorher erwähnten Fäden verbunden werden. Der erste Knoten sollte ungefähr zwei Zoll von des Kindes Nabel gemacht werden und der andere vier Zoll weiter, jeder durch einen doppelten Knoten gesichert; nachdem so die Schnur durch die Knoten gesichert ist, schneide man sie mit der Scheere zwischen den Knoten durch. Eins aber sollte beobachtet werden, ehe die Schnur gebunden wird, das ist, ob das Kind athmet oder schreit. Giebt das Kind kein Lebenszeichen, so sollte der Mund geöffnet werden, was die Ansammlung des Schleimes mindern wird, bleibt dies aber ohne Erfolg, so sollte die Schnur gebunden und abgeschnitten und das Kind in ein warmes Bad gebracht werden, wenn auch dieses nach einigen Minuten noch erfolglos ist, so nehme es aus dem Bade und hülle es in eine Flanelldecke. Dann versuche man künstliches Athmen, was auf folgende Weise geschieht:

Man lege Daumen und Zeigefinger so auf die Nasenlöcher, daß diese geschlossen sind, dann lege man den Mund auf den des Kindes und blase in die Lungen, die Brust sollte dabei gepreßt werden, so daß die eingeführte Luft wieder ausgestoßen werden muß. Dieses Verfahren sollte so lange fortgeführt werden, bis keine Hoffnung mehr auf die Belebung des Kindes vorhanden ist. Stellt sich aber allmählig Leben ein, so reibe das Kind mit Alcohol oder Whiskey, durch warmes Wasser verdünnt, ab. Zuweilen wird das Besprengen von Gesicht oder Brust des Kindes mit kaltem Wasser dasselbe erwecken.

Nach der Entbindung erfährt die Mutter große Erleichterung und ist eine Zeitlang gänzlich frei von Schmerzen, bis das dritte Stadium beginnt und die Nachgeburt oder *Placenta* kommt. Starkes Ziehen sollte zur Entfernung der Nachgeburt nicht angewendet werden, da Gefahr vorhanden ist, daß sich die Gebärmutter umdreht, in der Regel reichen einige Wehen hin, dieselbe auszustoßen.

Behandlung nach der Entbindung.

Ein Verband sollte um den Körper der Mutter gelegt werden, genügend fest, um den erschlafften Unterleib zu stützen. Ihre Bekleidung ist, wenn beschmutzt, zu wechseln, und sie selbst sollte in eine angenehmere Lage, in ein dunkles Zimmer gebracht und nicht von Besuchern gestört werden. Tücher sind lose unterzulegen, damit auf diese Weise die stattfindenden Ausflüsse aufgefangen werden.

Verbinden des Nabels (*Dressing the Navel*).

Es sollte vermieden werden, daß der Nabel mit der gesunden Haut in Berührung kommt. Um dies zu verhindern, mache man ein Loch, groß genug, daß die Schnur durchgezogen werden kann, in ein Stück Muslin oder Linnen ungefähr vier Zoll im Geviert, ziehe den Nabel durch und lasse das Stück Zeug auf des Kindes Bauch liegen, dann mache eine Binde um den Körper des Kindes, welche die Schnur auf den Bauch drückt.

Licht, Temperatur und Lüftung.

Das Zimmer der Wöchnerin sollte für die ersten zwei oder drei Tage nach der Entbindung verdunkelt werden; nach dieser Zeit gestatte man dem Licht ungehinderten Zutritt. Der Lüftung muß Aufmerksamkeit geschenkt werden, und indem man frische Luft zuläßt, vermeide man vorsichtig, die Wöchnerin der Zugluft auszusetzen. Die Temperatur des Zimmers muß dem Wohlbefinden der Wöchnerin angemessen und gewöhnlich zwischen fünfundsechzig und fünfundsiebzig Grad sein.

Nachwehen.

Nachdem das Kind geboren und die Nachgeburt erfolgt ist, verursacht das Zusammenziehen der Gebärmutter, das mit mehr oder weniger Kraft vor sich geht, beträchtliche Schmerzen. Sie beginnen gewöhnlich eine halbe Stunde nach der Entbindung und hören nach ein oder zwei Tagen auf, obgleich sie auch länger dauern mögen. Sie verkleinern die Gebärmutter und treiben deren Inhalt aus. Zuweilen sind sie sehr heftig und dauern länger als es wünschenswerth ist.

Behandlung.

Allöopathisch. Folgendes möge gegeben werden:

Eisenhut-Tinktur (*Tincture of aconite*)	30	Tropfen.
Kampherwasser (*Camphor water*)	1	Unze.
Laudanum	1	Drachme.
Gewöhnlicher Syrup	1	Unze.

Dosis: Alle Stunden einen Theelöffel voll in einem Weinglas voll versüßten Wassers.

Homöopathisch. *Chamomilla.* — Mag gegeben werden bei Nervenschwäche und Erregtheit, dem man ungefähr eine Stunde darauf *Nux Vomica* folgen läßt. Wenn erforderlich, gebe man mehrere Dosen.

Coffea und *Aconitum.* — Abwechselnd, wenn die Schmerzen stark sind und Kälte des Körpers vorhanden ist.

Pulsatilla — möge gegeben werden, wenn die Schmerzen nicht zu häufig wiederkehren, aber mehrere Tage fortdauern.

Secale. — Passend bei solchen, die schon viele Kinder geboren haben.

Belladonna. — Wenn die Schmerzen nach unten ziehen, Blutandrang, Kopfhitze, geröthetes Gesicht, kalte Füße; abwechselnd mit *Opium* bei ungewöhnlicher Neigung zum Schlaf, mit schnarchendem Athem begleitet.

Eclectische und Kräuterkur. Umschläge einer Abbrühung von gleichen Theilen von Hopfen und Rainfarn (*Tansy*) mit ein wenig Whiskey oder anderem Spiritus über den Unterleib wird zuträglich gefunden werden. Dies sollte mehrere Male des Tages erneuert werden.

Blutfluß (*Flooding — Hæmorrhage*).

Dies ist eines der gefährlichsten Symptome, welche sich während der Wehen einstellen können. Sein Erscheinen kommt in der Regel ganz unerwartet und erfordert sofortige und kräftige Behandlung. Es erfolgt häufiger nach der Geburt des Kindes und ist zuweilen die Folge geistiger Bewegung, wie Freude oder Sorge.

Die Gegend über der Gebärmutter sollte mit der Hand gerieben werden, bis sich die Nachwehen einstellen, dann gebe die folgenden Mittel:

Belladonna. — Bei nach unten ziehenden Schmerzen, einem Gefühl, als ob etwas aus den Geschlechtstheilen fallen würde.

Chamomilla. — Wenn die Glieder kalt und den Wehen ähnliche Schmerzen vorhanden sind.

China. — Kann abwechselnd mit *Ipecacuanha*, wenn Schwindel und Bewußtlosigkeit, Ohnmacht, Gesichtsblässe, schneidende Schmerzen in dem Unterleib vorhanden sind, gegeben werden. Wird den schlimmsten Fällen entsprechen.

Pulsatilla. — Wenn der Ausfluß gerinnt und in Zwischenräumen erscheint, aufhört und wieder eintritt. Man lasse *Crocus* oder *Sabina* folgen.

Ein Tropfen der Zimmet-Tinktur in einem halben Bierglas voll Wasser und davon alle Minuten einen Theelöffel voll gegeben, wird sich in einigen Fällen sehr zuträglich erweisen. Tücher, in Eiswasser getaucht, oder Eis in Stückchen sollten auf den Unterleib und die Geschlechtsteile gelegt werden. Auch lasse man viel und oft kaltes Wasser trinken.

Verordnung der Heilmittel. Von dem gewählten Heilmittel löse man 12 Kügelchen in 12 Theelöffel voll Wasser und nehme alle 15 Minuten oder halbe Stunde einen Theelöffel voll; sobald sich Besserung zeigt, verlängere die Zwischenräume.

Eclectische und Kräuterkur. Wenn sich der Blutfluß vor der Entfernung der Nachgeburt einstellt, sollten Mittel dagegen gegeben und um die Gebärmutter zur Zusammenziehung anzureizen, sollte fest über derselben gedrückt werden. Kaltwasser-Umschläge mache man äußerlich über den betreffenden Theil. Zimmet-Tinktur (*Tincture of cinnamon*) gebe man in Dosen von einem Theelöffel voll in einem Weinglas voll versüßten Wasser alle 5 bis 15 Minuten oder in längeren Zwischenräumen. Auch kann eine Mischung von gleichen Theilen von Ratanhia (*Rhatany*), Zimmet-Tinktur (*Tincture of cinnamon*) und Terpentin-Spiritus (*Spirits of turpentine*) mit Erfolg angewendet werden.

Allöopathisch. Folgende Pillen mögen genommen werden:

Essigsaures Blei (*Acetate of lead*)	2 Grane.
Mohnkopf-Extrakt (*Extract of poppies*)	2 „

Mache eine Pille daraus, wiederhole es alle 3 oder 4 Stunden und lasse gleichzeitig Essig mit Wasser trinken.

Dauer des Kindbetts.

Es ist rathsam, sechs bis acht Tage nach der Entbindung im Bett zu verbleiben, doch hängt dies von Umständen ab. Viele Frauen sind schon am sechsten Tage besser auf den Füßen als andere nach drei Wochen. Ist die Entbundene schwach, der Gesundheitszustand nicht gut, so sollte die Zeit bis zur vollkommenen Genesung ausgedehnt werden. Nach den ersten acht oder neun Tagen lasse man sie täglich eine kurze Zeit in einem bequemen Stuhl sitzen, gestatte ihr aber nie vor dem zehnten bis fünfzehnten Tag zu gehen.

Diät und Regeln während des Kindbetts.

Durch das Ordnen der Kost kann viel Schlimmes vermieden werden. Man kann größtenteils den Wünschen der Wöchnerin in dieser Richtung Folge leisten, sollte ihr aber durchaus nichts von reizender Wirkung reichen. Auch ist es wichtig, daß die Wöchnerin gehörig rein gehalten wird; jene Theile, die gewaschen werden müssen, sollten mit warmem Wasser gereinigt werden und in den ersten Tagen sollte es immer nach einigen Stunden wiederholt werden. Man lasse sie schwarzen Thee, kaltes Wasser, entweder mit oder ohne Erdbeer- oder Himbeer-Syrup trinken. Cacao ist zuweilen erwünscht und Claret, mit Wasser verdünnt, gibt einen guten Trank.

Lochien oder Geburtsblutfluß.

Nachdem die Nachgeburt vorüber ist, tritt ein Blutfluß ein, der mehrere Tage anhält. Dieser Fluß kommt aus den Oeffnungen der Gefäße in der Gebärmutter, die nach der Entfernung der Nachgeburt blosgestellt sind; in den ersten drei oder vier Tagen ist er von einem rothen Blute und dann wässerig; nach Verlauf von sechs oder sieben Tagen wieder dick und gelblich. Bei Einigen hört er nach etlichen Tagen auf, während er bei Andern wieder Wochen lang anhält. Mit der Unterdrückung dieses Blutflusses ist beträchtliche Gefahr verbunden.

Unterdrückung der Lochien.

Behandlung.

Eclectische und Kräuterkur. Man öffne die Eingeweide vermittelst eines gelinden Abführmittels, wie Castoröl oder Bittersalz (*Epsom salts*), und lasse einen starken Aufguß von Mutterkraut (*Motherwort*) so heiß als möglich und öfters wiederholt trinken. Sind Symptome von Fieber vorhanden, so mache man warme Umschläge von Hopfen und Rainfarn (*Tansy*) auf den Unterleib und gebe eine Mischung, zusammengesetzt aus zwei Theilen der

Schlangenwurzel-Tinktur (*Tincture of black cohosh*) und einem Theil Eisenhutwurzel-Tinktur (*Tincture of aconite root*), 8 Tropfen in einem Theelöffel voll Wasser als eine Dosis, alle Stunde oder zwei Stunden zu wiederholen.

Homöopathisch. *Bryonia.* — Kann gegeben werden bei Vollsein und Schwere des Kopfes, Druck in den Schläfen, klopfendem Kopfschmerz, Kreuzweh. Wenn starkes Fieber, Blutandrang nach dem Kopf und Delirien vorhanden sind, gebe man *Aconitum* und *Belladonna* abwechselnd.

Pulsatilla. — Wenn die Unterdrückung von geistigen Erregungen oder Erkältung herrührt, besonders bei Kopfschmerz, Fieber, Kälte der Füße und häufigem Verlangen zum Uriniren.

Dulcamara und *Pulsatilla.* — Abwechselnd wenn die Unterdrückung die Folge des Aussetzens der Feuchtigkeit und Kälte sein sollte.

Coffea und *Chamomilla* — gebe man abwechselnd, wenn die Patientin sehr erregt, unruhig und nervös ist, und es ist Diarrhöe und Kolik vorhanden. Warme Wasserumschläge sollten auf den Unterleib gemacht und warme Fuß- und Hüftenbäder genommen werden.

Verordnung der Heilmittel. Von dem gewählten Mittel löse 12 Kügelchen in 12 Theelöffel voll Wasser und gebe alle Stunde, oder alle 2, 3 bis 4 Stunden, der Strenge der Symptome angemessen, einen Theelöffel voll.

Uebermäßige und lange anhaltende Lochien.

Wenn die Lochien übermäßig stark sind oder zu lange anhalten, so wird die Kranke sehr leicht dadurch geschwächt.

Behandlung.

Homöopathisch. *Crocus.* — Wenn der Ausfluß dunkel gefärbt, schwarz und klebrig ist, mit einem Gefühl im Unterleib, als ob dort etwas Lebendiges wäre.

China und *Ipecacuanha* — kann abwechselnd gegeben werden, wenn der Ausfluß bei Krampfanfällen, Schwindel, Uebelkeit, Ohnmacht, Kälte der Endglieder, Blässe des Gesichts und Hinfälligkeit stattfindet.

Aconitum. — Wenn der Ausfluß von einer dunkelrothen Farbe ist. Zeigt sich *Aconitum* unzureichend, so gebe man *Calcarea carbonica.*

Rhus. — In Fällen, wo die Lochien zurückkehren, nachdem sie bereits aufgehört hatten.

Silicea. — Wenn sich die Lochien jedesmal dann einstellen, wenn das Kind an die Brust gelegt wird.

Verordnung der Heilmittel. Von dem gewählten Mittel nehme man 6 Kügelchen, alle 4 Stunden, bis es besser wird.

Eclectische und Kräuterkur. Ein Aufguß von Weißeichen-Rinde, Storchschnabel (*Geranium*) und Rüster-Rinde (*Witch hazel bark*) kann angewendet werden, wovon die Kranke oft und viel trinken sollte. Eine Mischung von Caulophyllin und Geranium, je ein Skrupel, mag alle Stunden in Dosen von 2 Granen gegeben werden. Bade die Theile oft in kühlem Wasser.

Milchfieber.

Ungefähr den dritten oder vierten Tag nach der Entbindung füllen sich die Brüste mit Milch und gleichzeitig stellt sich Frost ein, dem ein starkes Fieber und Kopfschmerz folgt, und dies wird das Milchfieber genannt. In der Regel wird das Fieber dadurch, daß man das Kind sobald als möglich an die Brust legt, verhindert. Sollte aber aus irgend einer Ursache das Fieber zunehmen und starker Kopfschmerz, Durst, schneller Puls und Klopfen der Schläfe vorhanden sein, so sollte etwas dagegen gethan werden.

Behandlung.

Allöopathisch. Man verschaffe vermittelst des folgenden Stuhlgang:

Schwefelsaure Magnesia (*Sulphate of magnesia*)	1	Unze.
Salpetersaure Potasche (*Nitrate of potash*)	10	Grane.
Lakritzen-Extrakt (*Ext. of Liquorice*)	1	Skrupel.
Zusammengesetzter Aufguß von Sennesblättern (*Compound infusion of senna*)	5½	Unzen.
Sennesblätter- und Jalappenwurzel-Tinktur (*Tinct. of senna and jalap*)	3	Drachmen.
Spiritus von flüchtigem Salz (*Spirit of Sal volatile*)	1	Drachme.

Mische es. Dosis: zwei oder drei Eßlöffel voll, so oft als erforderlich.

Nachher gebe das folgende:

Schwefelsaure Magnesia (*Sulphate of magnesia*)	1 Unze.
Auflösung von essigsaurem Ammoniak (*Solution of acetate of Ammonia*)	3 Unzen.
Wasser	3 „
Laudanum	½ Drachme.

Mische es. Dosis: einen Eßlöffel voll dreimal des Tages.

Eclectische und Kräuterkur. Man gebe zur Erhaltung des Stuhlganges Seidlitz-Pulver und mache warme Umschläge über die Brüste. In einigen Fällen kann das zusammengesetzte Pulver von Brechwurz (*Ipecac*) und Opium gegeben werden.

Homöopathisch. *Aconitum.* — Bei starkem Fieber, heißer Haut, Durst, Brust hart und knotig, Angst, Unruhe.

Bryonia. — Wenn die Symptome theilweise von *Aconitum* gelindert wurden, oder die Brüste von Milch angeschwollen sind; schmerzhafte Brust, Beklemmung.

Belladonna. — Kann nach *Aconitum* oder abwechselnd mit diesem oder *Bryonia* gegeben werden, wenn die Hauptsymptome, wie betäubender Kopfschmerz, funkelnde Augen, Delirium sehr heftig sind. Sind die Brüste gegen Berührung empfindlich und es ist Unruhe und Aufregung vorhanden, so gebe man *Coffea* und *Chamomilla* abwechselnd.

Pulsatilla. — Mag gegeben werden, wenn die Brüste stark angeschwollen sind, bei Wehsein und Schmerzen, die sich auf die Muskeln der Brust und Schultern erstrecken. Baden der Brüste in heißem Fett, dem ein wenig Arnika-Tinktur beigefügt wurde, wird in einigen Fällen sehr zuträglich gefunden werden.

Verordnung der Heilmittel. Von dem gewählten Mittel löse 12 Kügelchen in 12 Theelöffel voll Wasser und nimm jede Stunde oder alle 2, 3 bis 4 Stunden, der Strenge der Symptome angemessen, einen Theelöffel voll.

Ausbleiben der Milch.

Die Absonderung der Milch kann sich aus verschiedenen Ursachen, wie durch das Aussetzen der Kälte und Feuchtigkeit, geistige Erregung, Diätfehler, plötzlich einstellen. Die Folgen einer solchen Unterdrückung können sehr ernst werden, und es ist daher gut, dieselbe, wenn irgend möglich, zu verhüten.

Behandlung.

Homöopathisch. *Pulsatilla* — wird in der Regel hinreichen, den Milchfluß wieder herzustellen, besonders wenn die Unterdrückung die Folge von Erkältung ist.

Belladonna und *Bryonia* — mag abwechselnd bei Blutandrang nach dem Kopf oder Lungen, Fieber und Gliederschmerzen gegeben werden.

Bei Unruhe, Fieber, Hitze, trockener Haut und Durst gebe man abwechselnd *Aconitum* und *Coffea*, besonders wenn geistige Erregungen Ursache der Unterdrückung waren.

Calcarea Carbonica. — Ist ein ausgezeichnetes Mittel, wenn leichte Veranlassungen die Unterdrückung herbeiführten.

Verordnung der Heilmittel. Von dem gewählten Mittel löse man 12 Kügelchen in 12 Theelöffel voll Wasser und nehme alle zwei oder vier Stunden zwei Theelöffel voll.

Uebermäßige Ansammlung der Milch.

Zuweilen tritt eine übermäßige Milchabsonderung ein, welche ein Anschwellen und eine Entzündung der Brüste verursacht; auch findet ein unfreiwilliges Abfließen der Milch statt, dem Schwäche, Kopfschmerz und andere Störungen des Nervensystems folgen.

Behandlung.

Homöopathisch. *Calcarea Carbonica* oder *Phosphorus* — wird gewöhnlich Linderung gewähren.

Aconitum und *Belladonna* — werden zuträglich gefunden werden, wenn Fieber oder Kopfschmerz, sowie andere Symptome von Blutandrang vorhanden sind.

China. — Bei unfreiwilligem Abfließen der Milch, oder wenn die Betreffende durch den Milchverlust geschwächt wird.

Verordnung der Heilmittel. Man löse 12 Kügelchen von dem gewählten Mittel in 12 Theelöffel voll Wasser und gebe alle 2, 3 oder 4 Stunden einen Theelöffel voll.

Die äußerliche Anwendung von Baumwolle (*Cotton batting*) ist sehr zu empfehlen.

Wunde Brustwarzen

kommen häufig vor und werden zu einer Plage, die durch eine gehörige Pflege der Brüste vor der Entbindung vermieden werden mag; in einigen Fällen aber wird dies von der geringfügigsten Ursache herbeigeführt. Häufiges Baden in kaltem Wasser, sowohl einfach als auch mit einigen Tropfen Arnica-Tinktur oder Branntwein gemischt, wird die Zartheit der Haut heben und dieselbe kräftigen. Dies sollte jedesmal, nachdem das Kind gesaugt hat, wiederholt werden. Ein Warzenschild wird häufig diese Beschwerde verhindern oder entfernen.

Behandlung.

Eclectische und Kräuterkur. Wenn die Entzündung beträchtlich ist, mache man Umschläge von Ulmenrinde (*Elm bark*) oder Ulmen und Hopfen. Zuweilen mag eine Auflösung von vier bis fünf Granen salpetersaurem Silber (*Nitrate of silver*) auf eine Unze Wasser mit Vortheil angewendet werden. Nachdem die starke Entzündung nachgelassen hat, gebrauche man folgendes:

Schöpsenfett (*Mutton tallow*)	½ Unze.
Peruvianischer Balsam (*Balsam of peru*)	½ Drachme.
Glycerin	½ „
Honig	½ „

Zerlasse das Fett, seihe es durch und mische es dann mit den übrigen Bestandtheilen. Mache davon vier- bis fünfmal des Tages Umschläge auf die Brustwarzen.

Homöopathisch. In allen Fällen sollten die Warzen, nachdem das Kind die Brust verlassen hat, mit kaltem Wasser, dem einige Tropfen Arnica-Tinktur beigefügt sind, gewaschen, dann gehörig abgetrocknet, die Milch aus denselben gedrückt und mit pulverisirter Stärke bedeckt werden.

Dr. H. R. Stout von Chicago spricht günstig von pulverisirtem Gummi-Arabicum, der auf die wehe Warze nach jedesmaligem Stillen gestreut wird, ebenso von Benzoe- (*Benzoin*) oder Benjamin-Tinktur vermittelst eines Kameelhaarpinsels aufgetragen.

Dr. Herring von Philadelphia empfiehlt pulverisirten weißen Zucker als ein ausgezeichnetes Mittel. Borax in dem Schleim der schlüpferigen Ulme (*Slippery elm*) aufgelöst ist eine vorzügliche Waschung. Töpferthon (*Potters clay*) auf die Warzen gestreut, wird öfters zuträglich gefunden werden. Innerliche Heilmittel sind folgende:

Chamomilla. — Mag gegeben werden, wenn die Warzen geschwollen und entzündet sind. Gewährt dies keine Linderung, gebe folgende Mittel der Reihe nach, jeden Tag eine Dosis und zwar eine Woche hindurch:

Nux vomica, Mercurius, Sulphur, Silicea, Lycopodium, Graphites, Sepia, Calcarea Carbonica. Von *Chamomilla* mag alle vier oder sechs Stunden eine Dosis (6 Kügelchen) gegeben werden.

Allöopathisch. Folgende Waschungen werden zuträglich gefunden werden:

Löse entweder Alaun (*Alum*), Borax, schwefelsaures Zink (*Sulphate of zinc*) oder Kupfer in Rosenwasser auf, im Verhältniß von einem Gran auf eine Unze, und mache davon Umschläge auf die Warze. Auch eine Auflösung von Gerbersäure (*Tannic acid*) wird zuträglich gefunden werden.

Folgendes ist ein vortrefflicher Umschlag:

Glycerin	1 Drachme.
Tannin	1 „

Mische es.

Aufgebrochene Brüste (*Broken Breast — Mastitis*).

Entzündung der Brust wird häufig bei stillenden Müttern gefunden und wird in der Regel durch Erkältung oder auch zu starkes Ansammeln der Milch in den Brüsten, sowie durch Druck auf dieselben, örtliche Verletzungen u.s.w. verursacht.

Symptome. Gewöhnlich stellt sich anfänglich Frost ein, dem mehr oder weniger Fieber folgt, und leichte, spießende Schmerzen, die beim Druck zunehmen, werden gefühlt. Zuweilen dehnt sich der Schmerz bis zur Achselgrube aus, und wenn die Entzündung fortschreitet, schwillt die Brust an, wird hart, knotig und uneben, bis schließlich die Haut eine dunkle Farbe annimmt und sich Eiter bildet, die Kranke schwach und reizbar wird und abmagert. Zuweilen ist dies sehr hartnäckig.

Behandlung.

Homöopathisch. Das erste, was zu geschehen hat, ist das Ausziehen der Milch, was das Anschwellen vermindern und die Entzündung verhindern wird. Umschläge von Brod und Milch oder schlüpferiger Ulme sollten gemacht werden, was die Wärme erhält und dadurch das Anschwellen der Milchröhren vermindert. Ein Umschlag von gelben Rüben (*Carrots*) wird in allen Stadien dieser Krankheit gut gefunden werden. Flanelltücher, in heißem Branntwein ausgerungen, werden sich zuweilen zuträglich erweisen. Wenn die Brust anschwillt oder empfindlich wird, so sollte *Belladonna* und *Bryonia* entweder allein oder abwechselnd gegeben werden, besonders bei schießendem, zerreißendem Schmerz und beträchtlichem Kopfschmerz. Wenn, nachdem die Entzündung nachgelassen hat, noch Härte vorhanden ist, gebe man alle 6 Stunden eine Dosis *Mercurius*. Bleiben Knoten in der Brust zurück, so wird ein Pflaster von Bienenwachs und süßem Oel zuträglich gefunden werden. Wenn sich Eiter bildet, was an dem klopfenden Schmerz in der Brust erkannt werden kann, sollte *Hepar sulphuris* gegeben, bis er herausbricht, und Umschläge von Leinsamen gemacht werden. Bei Vorhandensein eines übermäßig starken Ausflusses von Eiter nehme man *Phosphorus* allein oder abwechselnd mit *Hepar sulphuris*. *Silicea* mag gegeben werden, wenn der Ausfluß wässerig ist, aus mehreren Oeffnungen herausbricht und langsam heilt.

Graphites oder *Calcarea Carbonica* kann besonders bei hartnäckigen Fällen angewendet werden.

Verordnung der Heilmittel. Zu Anfang, wenn *Belladonna* und *Bryonia* genommen werden, löse man 12 Kügelchen in 12 Theelöffel voll Wasser auf und nehme alle Stunde einen Theelöffel voll.

Andere Heilmittel nehme man alle 3 oder 6 Stunden.

Werden *Sulphur* oder *Calcarea* angewendet, so ist Morgens und Abends eine Dosis hinreichend.

Allöopathisch. Man halte die Brüste von Milch frei, entweder durch Anlegen des Kindes oder durch Anwendung der Brustpumpe. Folgendes mag zur äußerlichen Anwendung dienen:

Belladonna-Tinktur (*Tinct. of belladonna*)	1 Unze.
Kampher-Tinktur (*Tinct. of camphor*)	1 „

Mische es und befeuchte damit drei- oder viermal des Tages die Brust.

Weicht die Anschwellung nach diesem Mittel nicht, so möge man warmen Essig gebrauchen. Blutegel können unter die Brust gesetzt werden und zwar so, daß dadurch nicht die Anwendung des warmen Essigs verhindert wird. Dauert die Anschwellung und der Schmerz dennoch fort, so mache man warme Umschläge von Hopfen und nehme innerlich folgendes:

Eisenhut-Tinktur (*Tinct. of aconitum*)	2 Drachmen.
Essigsaures Morphium (*Acetate of morphine*)	2 Grane.
Süßer Salpeter-Spiritus (*Sweet spirits of nitre*)	1 Unze.
Wasser	3 Unzen.

Mische es. Dosis: alle Stunde einen Theelöffel voll, bis das Fieber nachläßt, dann alle 2 oder 3 Stunden. Die Brüste sollten durch Streifen von Heftpflaster unterhalb und ringsherum gestützt werden.

Kommt die Patientin von Kräften, so mag ihr Bier, Porter und Wein gegeben werden. Wenn sie skrophulös ist, gebrauche man folgendes:

Zusammengesetzter Talgbaum- (*Stillingia*) Syrup	8 Unzen.
Potaschen Jodid (*Iodide of potash*)	2 Drachmen.
Fowler's Solution	1½ „

Mische es. Dosis: 2 Theelöffel voll in Wasser dreimal des Tages.

Eclectische und Kräuterkur. In den ersten drei oder vier Tagen wasche die Brust dreimal des Tages mit einer Salbe, bestehend aus je einer Unze Kampher (*Camphor*), Sassafrasöl und Cajeput- (*Cajeput*) Oel. Nach jeder Waschung gebrauche folgendes:

Feingeschnittene spanische Seife (*Castille soap*)	1½ Unze.
Gelbes Bienenwachs	½ „
Schweinefett	1 „

Bei mäßigem Feuer geschmolzen, und wenn fast erkaltet, füge allmählig acht Drachmen Jamaica-Spiritus (*Jamaica spirits*), in dem zuvor 30 Grane Kampher aufgelöst waren, hinzu. Schneide ein Stück Leinen von der Größe der Brust, lasse in der Mitte für die Brustwarze ein Loch, streiche die Salbe auf und lege es so warm als es ertragen werden kann auf die Brust. Alle 4 bis 6 Stunden nehme man es herunter, wärme es von neuem, und nachdem man die genannte Waschung angewendet, lege man es wieder auf. Bildet sich Eiter, so mache man einen Umschlag von schlüpferiger Ulme (*Slippery elm*) oder von Brod und Milch. Frische Kermesbeere (*Poke root*) in Asche weich geröstet und zerdrückt, mit einer gleichen Menge pulverisirter Lobelia und heißem Wasser gemischt, wird zuträglich gefunden werden.

Verstopfung und Diarrhöe.

Diese können sehr gefährlich werden, besonders Diarrhöe, und sind einer gehörigen Behandlung zu unterziehen. Wegen deren Behandlung siehe Kapitel 12, erster Theil.

Kindbettfieber (*Childbed Fever — Puerperal Peritonitis*).

Dies ist eine sehr gefährliche Krankheit, die nur von einem erfahrenen Arzte behandelt werden sollte. Sie besteht in einer Entzündung des Bauchfelles oder der Schleimhaut, welche den Magen einfaßt und die Eingeweide bedeckt.

Symptome. Wie bei den meisten Fiebern, geht Frösteln, Uebelkeit oder Erbrechen und Schmerz im Bauche voraus; letzterer ist zuweilen sehr ausgebreitet oder beschränkt sich auf einen Fleck; der Unterleib wird ebenso groß als vor der Entbindung und so empfindlich, daß kaum das Gewicht der Betttücher ertragen werden kann; die Schmerzen sind unerträglich, der Puls ist häufig klein und scharf, die Haut heiß, Zunge weiß und belegt oder rein, die Kranke ist durstig, erbricht sich öfters, Milch und Lochien sind zuweilen unterdrückt, das Athmen ist schwierig, zuweilen stellt sich Husten ein, die Eingeweide sind verstopft oder es ist Diarrhöe vorhanden. Nimmt die Krankheit eine schlimme Wendung, so nimmt das Anschwellen und die Ausdehnung des Bauches zu, das Erbrechen dauert fort, der Puls ist schnell und unregelmäßig, die Glieder werden kalt und plötzlich hört der Schmerz auf, was ein Zeichen des Endes ist.

Ursachen. Gewaltthätigkeit während der Entbindung, Erkältung, Diarrhöe, Unterdrückung der Milchabsonderung, heftige, geistige Erregungen.

Behandlung.

Allöopathisch. Der Kranken sollte beim Beginn zur Ader gelassen werden oder es sollten Blutegel an den Unterleib gesetzt werden; geschieht das Letztere, so sollte ein Umschlag von Leinsamen oder Indischem Mehl (*Indian meal*) folgen, werden keine Blutegel gesetzt, so lege man Flanell, in Terpentin-Spiritus (*Spirits of turpentine*) getränkt, über den Bauch. Kleine Dosen von Lobelia oder Brechwurz (*Ipecac*), hinreichend, Uebelkeit und eine Feuchtigkeit auf der Haut hervorzurufen, mögen zuerst gegeben werden, oder die Tinktur von Nießwurz (*Veratrum Viride*), in Dosen von 5 bis 10 Tropfen jede Stunde, was die Kranke häufig in einen starken Schweiß bringen wird. Der Stuhlgang sollte durch Einspritzungen von warmem

Wasser oder durch andere gelinde Mittel hergestellt werden. Opium und Kalomel, im Verhältniß von einem halben Gran des Ersteren auf ein Gran des Letzteren, sollte alle 2, 3 oder 4 Stunden, der Strenge der Symptome angemessen, gegeben werden. Wird die Kranke schwach, so sollte man Chinin und Opium und ebenso Rindsthee, Wein, Branntwein oder Whiskey geben.

Eclectische und Kräuterkur. Wenn die Krankheit mit Uebelkeit und Erbrechen beginnt, gebe man ein Brechmittel und lasse ein Abführmittel, wie nachstehendes, folgen:

Entenfuß (*Podophyllin*)	2	Grane.
Leptandrin	4	„
Cremor Tartari (*Cream of tartar*)	10	„

Eine Einspritzung von einem halben Eßlöffel voll der zusammengesetzten Tinktur der Lobelia und des spanischen Pfeffers (*Tinct. of Lobelia and Capsicum*) in einer oder zwei Unzen warmem Wasserdost (*Boneset*), Sennesblätter oder Lobeliathee kann gegeben werden; auch wasche man den Unterleib häufig mit warmem Saleratus-Wasser. Nachdem das Abführmittel gewirkt hat, lasse man die Kranke viel und oft von einem Thee der Roßmünze-Tinktur (*Tincture of horsemint*), der Kamillenblüthen oder Hunde-Manilla (*May weed*) hinzugefügt sind, trinken. Die zusammengesetzte virginische Schlangenwurzel-Tinktur (*Compound tincture of Virginia snake root*) mag gegeben werden, um Schweiß hervorzurufen. Dosis: jede Stunde oder alle zwei Stunden einen Theelöffel voll in einem warmen Balsam-, Katzenmünze- (*Catnip*) oder Pleuresiewurzel-Thee. Nachdem sich der Schweiß eingestellt hat, sollte die Tinktur in kleineren Dosen und in längeren Zwischenräumen gegeben werden. In einigen Fällen werden sich 15 oder 20 Tropfen einer Mischung aus gleichen Theilen von Fingerhut (*Digitalis*) und Stechapfel (*Stramonium*) jede Stunde oder alle zwei Stunden zuträglich erweisen. Heiße Bähungen von Hopfen und Rainfarn (*Tansy*) mögen auf den Unterleib gemacht werden, die öfters zu erneuern sind. Stechapfel- (*Stramonium*) Blätter sind zu einem Umschlag auf den Unterleib sehr zu empfehlen; sie sollten zerquetscht, warm gemacht und als Bähungen verwendet werden. Ist die Zunge stark belegt und das Fieber hält an, so gebe man gleiche Theile von pulverisirter Blutwurzel (*Blood root*), Kalmus (*Blue flag root*) und Salpeter (*Nitre*) in Dosen von 15 Granen alle drei Stunden. Senfpflaster lege auf den Nacken, die Füße und auf die innere Seite der Lenden.

Homöopathisch. *Aconitum* — ist das erste Mittel, besonders wenn die Krankheit mit Frost beginnt, dem eine trockene, heiße Haut folgt, bei schnellem Puls.

Belladonna. — Bei sehr scharfen Schmerzen im Unterleibe, ziehendem Gefühl, klopfenden Schmerzen im Kopfe, geröthetem Gesicht, glasigem Blick, Harnverhaltung, außerordentliche Empfindlichkeit des Unterleibes.

Bryonia. — Außerordentliche Empfindlichkeit des Unterleibes, Verstopfung, schießenden Schmerzen im Unterleib. Kann abwechselnd mit *Aconitum* gegeben werden.

Pulsatilla. — Wo der Anfall gelinde auftritt; großer Druck nach unten, häufiges Verlangen nach Urinlassen.

Andere Mittel sind: *Apis*, *Arnica*, *Arsenicum*, *Hyosciamus*, *Chamomilla*, *Rhus*.

Verordnung der Heilmittel. Im Anfange ist es das beste, *Aconitum* und *Belladonna* abwechselnd alle eine, zwei, drei oder vier Stunden, der Strenge der Symptome angemessen, zu geben. Man gebe 10 oder 12 Kügelchen auf eine Dosis. Andere Mittel sind in derselben Weise zu geben.

Die weiße Schenkelgeschwulst (*Milk Leg, Phlegmasia Alba Dolens*).

Man glaubte ehemals, daß diese Krankheit durch einen Fluß der Milch in den Schenkel verursacht würde, was aber selbstverständlich nicht möglich ist.

Symptome. Es tritt ein unangenehmes Gefühl oder Schmerz in den unteren Theil der Eingeweide, der sich bis auf die Hüften ausdehnt; zuweilen sind keine warnenden Symptome vorhanden, sondern die Krankheit beginnt mit einem heftigen Frost, dem Fieber folgt, welches ein starker Schmerz in der Lende begleitet. Nach ein oder zwei Tagen vermindert sich der Schmerz und eine Anschwellung stellt sich ein, die gewöhnlich in der Schamleiste anfängt und sich nach unten zieht. Hin und wieder kann sich aber auch die Anschwellung zuerst in den Waden einstellen und dann nach oben ziehen. Die Haut ist sehr glänzend und glatt, sowie auch hart und schmerzhaft gegen Berührung und das Bein ist schwer und steif. In Verbindung mit dem letzten ist schwacher und sehr schneller Puls, Durst, Schläfrigkeit u.s.w.

Behandlung.

Eclectische und Kräuterkur. Die Eingeweide sollten mit dem zusammengesetzten Pulver der Jalappenwurzel (*Compound powder of jalap*), jede Dosis 10 oder 15 Grane Cremor Tartari beigefügt, gereinigt werden. Dies sollte alle zwei oder drei Tage während der Entzündung wiederholt werden. Das Bein wasche man mit einer Lösung von Salz, Essig und Wasser und gelegentlich mit einem Aufguß von Bitterkräutern wie Wasserdost

(*Boneset*), Hopfen und Rainfarn (*Tansy*). Folgende Salbe mag mit Erfolg angewendet werden:

Süßes Oel	2 Unzen.
Kampher-Spiritus (*Spirits of camphor*)	2 „
Kreosot	1 Unze.
Laudanum	1 „

Mische es und mache zweimal des Tages einen Umschlag. Ein Aufguß von Hopfen und Essig kann als ein anderes Mittel in derselben Weise angewendet werden.

Thee von Flöhkraut (*Smart weed*) und Hundekamille (*May weed*) mag oft und viel getrunken werden, um dadurch Schweiß hervorzurufen. Wird die Krankheit chronisch, so sollte das Bein täglich mit einer Abkochung von Wasserdost (*Boneset*), Rainfarn (*Tansy*) und Hopfen gebäht (*steamed*) und die erstgenannte Salbe angewendet werden.

Homöopathisch. *Aconitum.* — Bei starkem Fieber, brennenden Schmerzen und Hitze.

Belladonna — ist für den Anfang in den meisten Fällen vielleicht das beste Mittel, besonders wenn die Schmerzen scharf und stechend sind, bei Schwere in den Lenden und in dem unteren Theile des Unterleibes, bei heftigem Fieber mit brennendem Durst.

Bryonia. — Wenn schießende und scharfe Schmerzen von der Hüfte nach dem Fuße zu vorhanden sind, bei Schwitzen, außerordentlicher Empfindlichkeit gegen Berührung oder Bewegung. Kann auch abwechselnd mit *Rhus* gegeben werden.

Pulsatilla. — Wenn nach *Belladonna* oder *Bryonia* keine Besserung eintritt.

Andere Mittel sind: *Arsenicum*, *Sulphur*, *Nux Vomica.*

Verordnung der Heilmittel. Von dem gewählten Mittel gebe 6 Kügelchen einmal in 2 Stunden.

Allöopathisch. Flanell in heißes Wasser und Essig getaucht sollte auf das Bein gelegt und öfters wiederholt werden.

Oertliche Waschungen mit einer Mischung von warmem süßen Oel, zwei Theile und Laudanum, einen Theil, dann mit Flanell bedeckt werden gut gefunden werden. Der Umschlag von heißem Wasser und Essig, sowie heißem Oel und Laudanum sollte alle 5 oder 6 Stunden abgewechselt werden. Sind die Eingeweide verstopft, so gebe man folgendes:

Pulverisirte Sennesblätter (*Powd. Senna*)	½	Drachme.
„Jalappenwurzel (*Powd. Jalap*)	10	Grane.
„Gewürznelken (*Powd. Cloves*)	10	„

Mische und nimm es als eine Dosis in versüßtem Wasser. Folgendes wird zuträglich sein:

Aufguß von Fingerhut (*Digitalis*)	4	Unzen.
Essigsaure Potasche (*Acetate of potash*)	2	Drachmen.
Süßer Salpeter-Spiritus (*Sweet spirits of nitre*)	2	„
Zimmetwasser (*Cinnamon water*)	1½	Unze.

Mische es. Dosis: Alle 4 oder 5 Stunden einen Eß-Löffel voll.

Nießwurz-Tinktur (*Tincture of veratrum viride*) in Dosen, welche hinreichen, einen mäßigen Schweiß hervorzurufen, sollte während der Entzündung gegeben werden.

Der wunde Mund der Stillenden.

Stillende Mütter leiden hieran zuweilen sehr. Der ganze innere Mund wird sehr roth und so empfindlich, daß es der Leidenden Schwierigkeit macht, irgend welche feste Speise zu sich zu nehmen.

Ist das Leiden hartnäckig und die Patientin kommt dabei von Kräften, so wird es nothwendig, das Kind zu entwöhnen, zu welcher Zeit dann die Krankheit verschwindet.

Behandlung.

Homöopathisch. *Mercurius* — ist das wichtigste Mittel und mag abwechselnd mit *Nux Vomica* oder *China*, besonders mit *China* wenn große Schwäche und Erschöpfung vorhanden ist, gegeben werden.

Acidum Nitre — kann gegeben werden, wenn *Mercurius* keine Linderung gewährt. *Borax* und *Sulphur* sind auch vortreffliche Mittel dagegen.

Verordnung der Heilmittel. Man nehme alle 6 oder 8 Stunden oder auch öfter, wenn der Fall heftig ist, einmal 6 Kügelchen. Bei *Sulphur* wird eine Dosis Morgens und Abends hinreichen.

Allöopathisch. Die Verstopfung der Eingeweide zu beseitigen, nehme man folgendes:

Flüssiger Sennesblätter-Extrakt (*Fluid extract of senna*)	2	Drachmen.
Flüssiger Jalappenwurzel-Extrakt (*Fluid extract of jalap*)	2	„
Aufguß von Gewürznelken (*Infusion of cloves*)	2	Unzen.

Mische und nimm es als eine Dosis.

In einigen Fällen wird folgendes stärkende Mittel dienlich sein:

Weinsteinsaures Eisen (*Tartrate of iron*)	40	Grane.
Wasser	2	Unzen.
Ingwer- (*Ginger*) Syrup	½	Unze.

Mische es. Dosis: Zwanzig bis vierzig Tropfen alle drei Stunden.

Zum Gurgeln bediene man sich des folgenden:

Abkochung von Chinarinde (*Decoction of Peruvian bark*)	3	Unzen.
Orangenschalen-Syrup	1	Unze.
Chlorsaure Soda (*Chloride of soda*)	1	„

Mische es. Oder auch:

Chlorsaures Eisen (*Chloride of iron*)	¼	Unze.
Starke Hydrochlorsäure (*Strong hydrochloric acid*)	40	Tropfen.
Wasser	1	Pint.

Mische es.

Eclectische und Kräuterkur. Potaschen-Jodid (*Iodide of potassa*) ist ein ausgezeichnetes Mittel:

Man löse 2 Drachmen in 4 Unzen Wasser und nehme zweimal des Tages einen Theelöffel voll. Als Gurgelwasser wird eine Abkochung von Gägelrinde (*Bay berry bark*), Gelbwurz (*Golden seal*), Sumachbeeren (*Shumac berries*) und ein wenig gebrannter Alaun (*Burned alum*) oder Borax zuträglich gefunden werden.

Dritter Theil.
Kinderkrankheiten.

Kleidung des Kindes.

Die Kleidung der Säuglinge sollte die freie Bewegung der Glieder gestatten, dick genug sein, sie zu beschützen und warm zu halten. Flanell ist aus mehreren Gründen der geeignetste Stoff zu Unterkleidern der Säuglinge, denn erstens ist er kein Wärmeleiter, indem er das zu schnelle Verfliegen der animalischen Wärme des Körpers verhindert, und zweitens verursacht er eine sehr zuträgliche Anreizung, vermittelst welcher eine unbemerkbare Ausdünstung hervorgerufen wird. Die Bekleidung muß leicht sein, damit das Kind dadurch nicht belästigt wird, einfach, damit das An- und Ausziehen leicht vor sich geht und weit genug, damit das Wachsthum und die Ausdehnung der Formen nicht beeinträchtigt wird.

Bezüglich der Kleidung sagt Dr. Tarry in seinem: "*Mother and her offspring*":

„Ich will den Geschmack durchaus nicht weiter beeinflussen als nothwendig ist, um dem Kinde eine warme, leichte und bequeme Bekleidung zu sichern. Es muß wohl sogleich in die Augen fallen, daß kurze Aermel und um den Hals tief ausgeschnittene Kleider nicht passend für Kinder sind.“

Der dazu verwandte Flanell muß weiß und fein sein und öfters gewechselt werden, damit der Körper beständig rein gehalten wird.

Scheintod (*Apparent Death — Asphyxia*).

Zuweilen trägt es sich zu, daß, wenn die Wehen lang und stark waren, das Kind scheinbar todt ist und sofortige Behandlung verlangt. Man bringe das Kind sofort in eine Lage, welche einen ungestörten Blutumlauf durch die Nabelschnur gestattet; reinige den Mund vom Schleim und hülle den Körper in weiche, warme Flanelle ein, auch reibe Füße, Hände und das Rückgrat mit der flachen Hand. Diese Mittel reichen in der Regel hin, den Blutumlauf herzustellen, Pulsiren in der Nabelschnur wird wahrgenommen, dem bald darauf Athmen folgt, worauf die Schnur gebunden und abgeschnitten werden kann. Nachdem 5 oder 10 Minuten verstrichen sind, innerhalb welcher das Kind kein Lebenszeichen von sich gegeben hat, muß die Nabelschnur abgeschnitten und gebunden und das Kind in ein warmes Bett gebracht werden. Das Reiben der Füße, Hände und des Rückgrats setze man fort und tauche die Hand in kaltes Nasser oder Spiritus und reibe damit die Brust oder gieße zwei oder drei Fuß hoch aus einer Theekanne einen Strom kalten Wassers auf die Brust. Bleibt dies alles ohne Erfolg, so fülle man die Lungen künstlich mit Luft. Dies mag geschehen, indem man ein seidenes

Taschentuch lose über den Mund legt, um dadurch die Kraft des Athems zu brechen, und durch dasselbe sanft Athem in den Mund einbläßt; gleichzeitig schließe man die Nase des Kindes mit dem Daumen und dem Zeigefinger, wodurch der Luft der Ausgang versperrt wird. Wenn so die Lungen mit Luft gefüllt sind, treibe man die Luft durch einen sanften Druck auf die Brust wieder aus und fahre so eine Zeitlang fort. Leichte elektrische Schläge mögen zuträglich sein; man setze zu diesem Behufe einen Pol an den oberen Theil des Rückgrats und den andern auf die Brust.

Diät der Neugeborenen.

Die geeignetste Kost für den Säugling ist natürlich die Muttermilch und darauf sollte das Kind beschränkt bleiben, bis wenigstens ein Theil der Zähne durchgebrochen ist.

Sogleich nach der Geburt lasse man es an der Seite der Mutter sechs bis acht Stunden schlafen, dann lege man das Kind an die Brust, auch wenn keine Milch vorhanden sein sollte. Wenn die Milchabsonderung noch nicht begonnen hat, füttere man es inzwischen mit gleichen Theilen von Milch und Wasser, durch Stückzucker oder ein wenig Molasses mit Wasser versüßt. Der Säugling sollte während des Tages alle drei Stunden und während der Nacht alle sechs oder acht Stunden an die Brust gelegt werden. Eine gewisse Regelmäßigkeit ist in der Darreichung der Nahrung zu beobachten. Es wird gut sein, den Mund nach jeder Speisung auszuwaschen, da dies das Entstehen der Schwämmchen verhindern wird.

Anschwellen und Verlängerung des Kopfes

tritt sehr häufig besonders nach starken und längeren Geburtswehen ein, so daß das geborene Kind mißgestaltet erscheint, was die Umgebung beunruhigen, aber in ein oder zwei Tagen verschwinden wird. Waschung des Kopfes mit einer schwachen Lösung der Arnica-Tinktur wird gewöhnlich dessen Veränderung beschleunigen.

Anschwellen der Brüste.

In einzelnen Fällen sind die Brüste des Kindes bei der Geburt oder bald darauf geschwollen oder entzündet; dies kann gewöhnlich durch Auflegen von Charpie oder ein Stück weiches Linnen, in süßes Oel getaucht, vermindert werden. Unter keinen Umständen sollten die Brüste in der Einbildung, daß sich in denselben Milch oder eine andere Flüssigkeit befände, was herauszubringen sei, gedrückt werden, denn gerade dies kann eine heftige Entzündung zur Folge haben.

Das Kindspech (*Meconium*).

Dies besteht in einer dunkeln grünen Masse, welche sich in den Eingeweiden des Kindes vor der Geburt ansammelt. Es sollte sobald als möglich nach der

Geburt entfernt werden, und die beste Medizin dagegen ist die Muttermilch. Wenn es aber nach Verlauf eines Tages nicht abgegangen sein sollte, so mag eine schwache Dosis von Castoröl gegeben werden.

Der Einfluß von Gemütsbewegungen auf die Milch.

Die stillende Mutter muß dem Zustande ihres Geistes dieselbe Aufmerksamkeit als dem körperlichen Wohlbefinden widmen, denn geistige Erregungen irgend einer Art werden sehr schädlich auf die Milch wirken. Alle aufregenden Unterhaltungen, Romane lesen, Theater gehen oder irgend Etwas, was die Einbildung anregt, sollte vermieden werden. Gram, der zuweilen unvermeidlich ist, kann einen solchen Einfluß auf die Mutter ausüben, daß eine gänzliche Unterdrückung der Milch folgt. Daher sollten Mütter, die sich Kinder von heiterer und guter Gemüthsart wünschen, dieselbe Gemüthsart besitzen. Sir Astley Cooper sagt: „Die Absonderung der Milch geht am besten in einem ruhigen Geisteszustande und bei einem heiteren Temperament vor sich, dann ist gewöhnlich Milch in Fülle vorhanden, welche dem Kind am besten zusagt. Dagegen vermindert eine ärgerliche Gemüthsstimmung die Menge der Milch und macht sie dünn und molkigt, was wiederum Fieber in den Eingeweiden des Kindes und starkes Kneipen zur Folge hat." Eine Mutter sollte nie ihr Kind nach einem Schrecken, Zorn oder einer anderen Aufregung stillen, sie muß vielmehr warten, bis sie wieder vollkommen beruhigt ist.

Abgewöhnung.

Die Zeit des Abgewöhnens ist für die Mutter immerhin eine, in der sie aufmerksam sein muß. Ist ihr Gesundheitszustand derart, daß sie das Kind nicht stillen kann, so sollte dasselbe einer Amme übergeben werden, bis die Zeit zur Entwöhnung gekommen ist. Diese mag beginnen, sobald die ersten zwei Zähne erscheinen, oder zwischen dem siebten und achten Monat. Das Kind sollte allmählig an den Wechsel der Nahrung gewöhnt werden, daß es bis zum zwölften oder achtzehnten Monat vollständig entwöhnt ist. Die günstigste Jahreszeit hierzu ist das Frühjahr und der Herbst.

Kost statt des Säugens (*Supplementary Diet of Infants*).

In einigen Fällen, wo die Mutter ihr Kind zwar stillen möchte, aber nicht die hinreichende Menge Milch zu dessen Nahrung besitzt, wird es nothwendig, für ein Ersatzmittel Sorge zu tragen. Es muß dagegen ernstlich gewarnt werden, da, wo es nicht unbedingt nothwendig ist, irgend ein Ersatzmittel für die Muttermilch zu bieten, denn es ist als Thatsache bekannt, daß die Sterblichkeit unter diesen so aufgebrachten Kindern viel größer ist als unter jenen, die ihre natürliche Nahrung haben. Dr. Tracy schreibt über diesen Gegenstand wie folgt: „Die Nahrung, welche ich empfehlen möchte und die in den meisten Fällen zu haben ist, besteht in frischer Sahne von der Milch einer Kuh, die ein junges Kalb hat, mit ein wenig Milch von oben. Eine junge gesunde Kuh sollte zu diesem Behufe gewählt werden, welche reichlich Milch giebt, die nach dem Abrahmen nicht bläulich aussieht, und nur die Milch derselben sollte verwendet werden. Zuerst, nachdem das Kindspech aufgehört hat, im Stuhle zu erscheinen, nehme man einen Eßlöffel voll dieser Sahne, füge die doppelte Menge weiches, warmes Wasser hinzu und versüße es mit Stückzucker, so daß es der Süße der Muttermilch gleichkommt. Dies wird sehr zuträglich sein und mag dem Kinde in einer Quantität gereicht werden, welche erforderlich ist, dem natürlichen Verlangen des Kindes nach Nahrung zu entsprechen. Wird das Kind älter, so nehme man eine größere Portion der Sahne, sowie der Milch mit der Sahne von oben. Dies ist ein ausgezeichnetes Nahrungsmittel für Kinder, und viele werden dabei ohne irgend welche Muttermilch recht hübsch gedeihen.“ Nicht immer aber ist es möglich, Sahne oder wenigstens reine Milch zu erlangen, und in solchen Fällen müssen wir eben das beste, was wir thun können, statt dessen wählen. Wenn wir jederzeit die Milch von einer Kuh nehmen, sie mit zweimal so viel Wasser verdünnen und mit Stückzucker versüßen, so wird das Kind wahrscheinlich hübsch dabei zunehmen. Die ähnlichste Nachahmung der Muttermilch erhalten wir, wenn wir einen Eßlöffel voll Milchzucker in drei Tassenkopf voll Wasser auflösen, bis zu zwei Tassenkopf voll einkochen und einen Tassenkopf voll frische Milch hinzufügen. In jenen Fällen, wo die Mutter nicht hinreichend genug Milch hat, wird fein gemahlener Reis oder Gerstenmehl eine vorzügliche Kost bilden. Bei einem neugeborenen Kinde nehme man einen Eßlöffel voll — bei einem älteren Kinde natürlich mehr — und feuchte es mit kaltem Wasser an, sei aber achtsam beim Umrühren, daß keine Stücke zurückbleiben; dann füge ein wenig Salz und hinreichend heißes Wasser hinzu, koche es zehn Minuten lang, während dessen es sorgfältig umgerührt werden sollte, um das Anbrennen zu verhindern. Nachdem es vom Feuer genommen ist, versüße man es mit Stückzucker, so daß es an Süße der Muttermilch gleich kommt. Die Menge des Wassers richtet sich natürlich nach der Dicke, welche gewünscht wird. Wenn es aus einer Saugflasche gegeben wird, sollte es ganz dünn sein. Gerstenmehl eignet sich am besten für Kinder, die zu Verstopfung geneigt sind, und Reismehl bei solchen, wo der Stuhlgang locker ist. Mütter müssen sorgfältig sein, den Kindern nicht zu viel zu essen zu geben, denn es ist nachtheiliger, den Kindern zu viel als zu wenig zu geben. Weil es schreit oder ein wenig quält, bilde man sich nicht ein, daß es hungert und vollgestopft werden müsse. Als eine allgemeine Regel gilt für ein gesundes Kind von ein bis drei Wochen alt täglich ein Pint Muttermilch oder anderer gleich nahrhafter Stoff. Am Ende des ersten und im Verlaufe des zweiten Monats erhöhe man des Kindes Nahrung allmählig auf ungefähr anderthalb Pint. Wenn eine Saugflasche gebraucht wird, so wasche man dieselbe sorgfältig jeden Morgen und Abend mit heißem Wasser aus, denn sie muß süß gehalten werden, wenn die Milch nicht sauer in des Kindes Magen werden soll. Dr. Tracy sagt: „Wenn das Kind seine Nahrung nimmt, sei es an der Brust, aus der Flasche oder vermittelst des Löffels, so sollte es durch eine halb sitzende Stellung auf dem Arme oder in dem Schoße der es fütternden Person unterstützt und wenigstens 40 Minuten lang, nachdem es die Nahrung empfangen hat, ganz ruhig gehalten werden.“ Der Verdauungsprozeß ist sehr geneigt, durch irgend welche starke geistige oder körperliche Bewegung unterbrochen zu werden, und das Kind sollte daher nach der Mahlzeit nicht geschüttelt oder geschaukelt werden. Dr. Meigs empfiehlt für Kinder, deren Verdauungsorgane schwach und reizbar sind, sowie für solche, wo keine reine Milch zu erlangen ist, folgendes Mittel: Man löse eine kleine Quantität präparirte Gelatine (*prepared Gelatine*) oder russische Hausenblase (*Russian isinglass*) in Wasser, dem ein wenig Milch, Sahne und ein wenig Pfeilwurz (*Arrow root*) oder irgend eine andere mehlige Masse, welche vorgezogen wird, beigefügt ist. Die Art und Weise der Zubereitung und das Verhältniß derselben ist folgendes: ein Skrupel Gelatine — oder ein Stück von zwei Zoll im Geviert von dem flachen Kuchen, in denen es verkauft wird — wird eine kurze Zeit in kaltem Wasser erweicht, bis es sich löst, ungefähr 10 oder 15 Minuten, dann wird (unter beständigem Umrühren bis zum Siedepunkt) Milch und Pfeilwurz hinzugefügt; letzteres ist zuvor mit ein wenig kaltem Wasser zu einem Teig zu machen. Nach Hinzufügung der Milch und Pfeilwurz und unmittelbar vor der Wegnahme vom Feuer wird Sahne eingegossen und eine mäßige Quantität von Stückzucker hinzugefügt. Die Menge der Milch, Sahne und Pfeilwurz hängt von dem Alter und der Verdauungskraft des Kindes ab. Einem gesunden Kinde unter einem Monat alt gebe man 3 bis 4 Unzen Milch, eine halbe Unze Sahne und einen Theelöffel voll Pfeilwurz auf ein Pint Wasser. (Zwei Theelöffel voll sind gleich einer Unze.) Bei älteren Kindern sollte die Quantität von Milch und Sahne allmählig auf ein halb bis zwei Dritttheile Milch und von ein bis auf zwei Unzen Sahne erhöht werden. Im Falle das kranke Kind schwächer werden sollte, gebe man eine Zeitlang die erst angegebene Menge.

Ruhelosigkeit und Schlaflosigkeit der Kinder

können in Folge von Krämpfen, Kolik u.s.w. eintreten. Wegen Behandlung der verschiedenen Formen, welche die Störung verursachen, siehe die betreffenden Kapitel.

Folgendes sind die homöopathischen Heilmittel:

Wenn das Kind ohne irgend eine scheinbare Ursache unruhig und verdrießlich ist, gebe man *Coffea* und *Belladonna*, entweder jedes allein oder abwechselnd. Bleibt dies ohne den gewünschten Erfolg, so gebe man *Chamomilla*, besonders bei Kolik, kneipenden Schmerzen, das Kind zieht die Füße an und krümmt den Körper; Röthe einer Wange.

Pulsatilla oder *Ipecacuanha.* — Wenn die Unruhe die Folge eines überladenen Magens ist. *Opium* mag gegeben werden, wenn *Coffea* und *Belladonna* ohne Wirkung bleiben.

Verordnung der Heilmittel. Von dem gewählten Mittel löse 12 Kügelchen in ebenso viel Theelöffel voll Wasser und gebe alle halbe oder ganze Stunden einen Theelöffel voll oder gebe 12 Kügelchen auf eine Dosis.

Durchscheuern und Wundheit der Haut.

Die Haut von Säuglingen ist sehr zum Wundwerden geneigt, besonders bei fleischigen Kindern zwischen den Beinen, unter den Armen und rings herum um den Hals. Die betreffenden Stellen sollten trocken gehalten, mit feiner Stärke bestreut oder mit einer sehr schwachen Lösung Arnica-Tinktur eingerieben werden.

Gelbsucht (*Jaundice — Icterus*).

Dies ist ein Leiden, welches eine kurze Zeit nach der Geburt des Kindes eintritt und in einer gelblichen Färbung besteht, die sich zuweilen über den ganzen Körper erstreckt und gewöhnlich einer Erstarrung der Leber zuzuschreiben ist.

Behandlung.

Homöopathisch. *Chamomilla* und *Mercurius* mögen abwechselnd zwei- oder dreimal des Tages und ein oder zwei Pillen auf jede Dosis gegeben werden. Leidet das Kind an Verstopfung und ist unruhig, so gebe man *Nux Vomica.* *China* mag gegeben werden, wenn nach *Chamomilla* und *Mercurius* keine Besserung eintritt.

Eclectische und Kräuterkur. Ein Aufguß von Katzenmünze (*Catnip*) und Saffran (*Saffron*) mag mit Vortheil angewendet werden. Ein wenig Rhabarber (*Rhubarb*) und Castoröl mag den Stuhlgang befördern. Einige Theelöffel voll Walddost- (*Thoroughwort*) Thee, täglich durch zwei oder drei Tage hindurch gegeben, wird zuweilen die Krankheit entfernen.

Convulsionen, Krämpfe, Gicht (*Convulsions — Spasms — Fits*)

sind ein Leiden, das wahrscheinlich Mütter und Ammen mehr erschreckt, als irgend Jemand anders, wegen des schrecklichen Anblickes, den das leidende Kind bietet, und wegen der unerwarteten Anfälle von Krämpfen. Unter dem Wort Convulsion verstehen wir ein unfreiwilliges Zusammenziehen der Muskeln des ganzen oder eines Theiles des Körpers, und wird durch ein Leiden der Rückenmarks-Nerven verursacht. Nicht alle Krämpfe sind gefährlich, obgleich einige sehr gefährlich sind und eine schlimme Wendung nehmen können. Diejenigen, welche am meisten zu fürchten sind, sind jene, welche in Folge eingetretener Gehirnwassersucht stattfinden, nach starken Fällen oder Quetschungen oder nach irgend einem heftigen Anfalle von Gehirn- oder Gedärm-Krankheiten eintreten. Sie zeigen sich wahrscheinlicher vor dem siebenten, besonders während der ersten drei Lebensjahre. Das Gehirn von kleinen Kindern ist sehr empfindlich und in Folge dessen plötzlichem Blutandrang unterworfen, dem es nicht so gut widerstehen kann, wie das eines Erwachsenen.

Ursachen. Kinder eines empfänglichen, reizbaren Temperaments oder Gemüthes sind denselben mehr als andere ausgesetzt. Die gewöhnlichsten Ursachen sind: Reiz der Eingeweide in Folge unverdaulicher Nahrung, schwieriges Zahnen, Würmer, übermäßiges Schreien und Schmerzen, Aerger und Freude. Eine gefährliche Form bildet sich in Folge von Ueberladung des Magens mit unverdaulichen Speisen, wie Nüsse, Aepfel u. s. w. Ausschlagsfieber, wie Scharlach, Pocken und Masern werden häufig von Krämpfen angemeldet, welche aber schnell bei Erscheinen des Ausschlages verschwinden und nicht für gefährlich gehalten werden. Wenn sie aber während des Verlaufs der Krankheit eintreten, so sind sie sehr zu fürchten. Krämpfe werden auch dadurch hervorgerufen, daß die Milch der Mutter durch große geistige Erregung, wie Zorn, vergiftet wurde, ebenso durch das Stillen des Kindes, wenn übermäßig erhitzt.

Symptome. Der Anfall zeigt sich in der Regel beim Anfange in den Augen, welche starr auf einen Punkt gerichtet sind, sich aber bei weiterem Vorschreiten des Falles bewegen und unter das obere Augenlid drehen und nur das Weiße sichtbar lassen; die Augenlider sind zuweilen offen und hin und wieder geschlossen, die Augen selbst kreuzen sich häufig und die Pupille mag sich erweitern oder zusammenziehen. Die Muskeln des Gesichts werden zunächst angegriffen und die Zusammenziehungen verursachen zu Zeiten schreckhafte Verzerrungen; der Mund wird in verschiedenen Arten verdreht. Bei heftigen Anfällen, wenn sich die Krämpfe über den ganzen Körper erstrecken, geräth derselbe in Verzuckungen; der Kopf wird nach rückwärts oder nach einer oder der andern Seite gezogen; der Körper kann steif oder verschiedenartig verzerrt werden; die Finger sind eingekniffen, die Arme rück- oder vorwärts gezogen oder gestoßen und in alle nur denkbare Stellungen gekrümmt. Die unteren Glieder werden ebenfalls angegriffen, aber in der Regel weniger heftig. Ein Anfall kann nur einige Minuten dauern oder auch mehrere Stunden anhalten. Ein Kind mag zuweilen mehrere Anfälle während des Tages haben, aber es wird immer zwischen jedem Krampf ein Zwischenraum sein.

Behandlung.

Allgemeine. Das erste, was geschehen muß, ist, ein warmes Bad zuzubereiten, in das das Kind sobald als möglich zu legen ist. Wo nur eine leichte Verzuckung stattfindet, wird ein Fußbad mit ein wenig Senf im Wasser hinreichen, in anderen Fällen aber muß der ganze Körper gebadet werden. Während sich das Kind im Bade befindet, gieße beständig kaltes Wasser auf den Kopf und halte damit an, so lange der Kopf noch ganz heiß oder so lange bis die Anfälle vergehen. Wenn aus dem Bad genommen, hülle man es in einen warmen Flanell oder in eine wollene Decke und halte sich nicht einmal mit Abtrocknen auf. Es muß 10 bis 20 Minuten, oder bis die Convulsion aufhört, im Wasser gehalten werden. Wenn sich der Patient in Folge dessen nicht bessert, gebe man eine Einspritzung von lauwarmem Wasser, das mit einem Eßlöffel voll süßen Oels und ein wenig spanischen Seifen- (*Castile soap*) Wassers vermischt werden mag, und wiederhole es so oft als erforderlich, um eine Entleerung der Eingeweide hervorzurufen.

Eclectische und Kräuterkur. Bringe den Patienten in ein warmes Bad. Man gebe die zusammengesetzte Tinktur der Lobelia und des spanischen Pfeffers (*Compound tincture of lobelia and capsicum*) in Dosen von 15 bis 20 Tropfen. Nachdem die Verzuckung aufgehört hat, gebe man als ein Abführmittel Enterozoa-Pulver (*Enterozoic powder*), besonders wenn Würmer vorhanden sind. Ist das Zahnfleisch die Ursache, so schneide man es auf. Nach dem Anfall wird das folgende als ein gutes stärkendes Mittel gefunden werden. Man nehme Enzian (*Gentian*), Gelbwurz (*Golden seal*), Balsam (*Balmony*), je 1½ Drachme in Pulvern; Kardamon- (*Cardamon*) Samen, Sassafrasrinde, stachliche Eschbeeren (*Prickly ash bark*), je eine Drachme, gemahlen; guten Branntwein, ein halbes Pint. Mische und lasse es einige Tage stehen. Dosis: Dreimal des Tages einen halben oder ganzen Theelöffel voll in versüßtem Wasser. Wenn die Convulsionen Folge von Würmern sind, gebe man Salz mit Wasser und folgende Einspritzung: Balsam (*Balmony*) eine Unze, Alraun (*Mandrake*) drei Drachmen, Wasser ein halbes Pint; koche und seihe es durch und füge dann hinzu: Stinkasant-Tinktur (*Tincture of asafetida*) 5 Drachmen, Molasses 4 Unzen, Salz 3 Drachmen. Rührt die Convulsion von überladenem Magen her, so gebe man die zusammengesetzte Tinktur der Lobelia und des spanischen Pfeffers (*Compound tincture of lobelia and capsicum*) mit folgender Einspritzung:

Wasserdost (*Boneset*) und Sennesblätter (*Senna*) zu gleichen Theilen und hinreichend Wasser, um davon eine starke Abkochung zu machen; zu jedem Pint der Abkochung füge man drei Drachmen Salz und je eine Drachme Gagelrinde (*Bay berry bark*) und Lobelia hinzu. Gib alle 10 oder 15 Minuten eine Einspritzung.

Allöopathisch. Bringe das Kind in ein warmes Bad. Wenn die Convulsionen Folge von Ueberladung des Magens oder der Eingeweide sind, gebe man ein schwaches Brechmittel, entweder Brechwurz-Syrup (*Syrup of ipecac*) oder

Antimonwein (*Antimonial wine*). Lege Senfpflaster auf die Arme und Beine und gieb eine milde Einspritzung, wie warmes Wasser. Stuhlgang verschaffe man vermittelst kleiner Dosen von Rhabarber (*Rhubarb*) oder Magnesia. Jasmin-Tinktur (*Tincture of gelseminum*) wird, wenn gleich beim Erscheinen der Symptome in Dosen von 8 oder 10 Tropfen alle halbe oder ganze Stunde gegeben, das Eintreten zuweilen verhindern.

Homöopathisch. Bringe das Kind in ein warmes Bad. Wenn die Convulsion Folge überladenen Magens ist, gebe man sogleich ein Brechmittel von lauwarmem Wasser, dessen Wirkung durch das Kitzeln des Halses mit der Fahne eines Federkiels beschleunigt werden mag. Die Heilmittel, welche zu geben sind, sind folgende:

Nux Vomica. — Wenn Verstopfung vorhanden war, die Krämpfe heftig sind und von Schreien, Rückwärtswerfen des Kopfes verbunden und die Augen verdreht sind. *Pulsatilla* mag abwechselnd gegeben werden.

Veratrum. — Wenn das Kind blaß und kalt ist und der Schweiß auf der Stirne steht.

Ipecacuanha. — Wenn Anstrengungen zum Erbrechen gemacht werden.

Wenn die Krämpfe durch Zahnen verursacht werden und das Zahnfleisch roth und geschwollen ist, so schneide es mit einem scharfen Federmesser auf. *Belladonna* und *Coffea* mögen alle 10 oder 15 Minuten abwechselnd gegeben werden. Bei starkem Fieber gebe man *Aconitum*, besonders wenn große Unruhe, Schreien und Auffahren damit verbunden sind. Zucken die Muskeln der Augen und des Gesichts convulsivisch, bei Drehen des Kopfes von einer Seite zur anderen, eine Wange roth und die andere blaß, gebe man *Chamomilla* und, wenn dies allein nicht wirkt, abwechselnd damit *Belladonna.*

Cina — Wenn die Convulsionen von Würmern verursacht werden, die Krämpfe sich auf die Brust erstrecken und der ganze Körper steif wird. Man möge *Mercurius* folgen lassen oder es abwechselnd damit geben.

Ignatia. — Wenn der Patient plötzlich mit einem heftigen Schrei aus dem Schlafe auffährt.

Hyosciamus. — Bei plötzlichen Anfällen nach dem Essen, das Kind schreit auf und wird unempfindlich, Zucken der Gesichtsmuskeln, Schaum vor dem Munde und große Wildheit.

Wenn die Convulsionen beim Beginne von Ausschlagfiebern, wie Masern, Scharlachfieber oder Pocken erscheinen, gebe man *Coffea* und *Aconitum.* Darauf *Bryonia* und *Belladonna*, die in der Regel den Ausschlag zum Durchbruch bringen.

Erscheint die Convulsion im Verlauf eines Fiebers, so gebe man bei Scharlachfieber *Belladonna* und bei Masern *Bryonia.* Gewähren diese keine Linderung, so gebe man *Cuprum* abwechselnd mit *Belladonna.* Tritt innerhalb zwei Stunden keine Besserung ein, so gebe man *Stramonium* und *Cuprum.* Convulsionen in Folge von Schreck erfordern *Opium*, besonders wenn ein Zittern des ganzen Körpers stattfindet, das Kind daliegt, als ob es betäubt wäre, schwer und schnarchend athmet und das Gesicht fast blau ist. Hilft *Opium* nicht, so gebe man *Stramonium* oder *Ignatia. Hyosciamus* bei Schaum vor dem Munde, Zucken der Gesichtsmuskeln. Treten Convulsionen in Folge von Schlägen oder Fallen aus den Kopf ein, so gebe man *Arnica.*

Zuweilen treten Convulsionen ein, wenn eine Erkältung sich von den Lungen nach dem Kopfe zieht. In solch einem Falle bringe das Kind in ein warmes Bad, mache Kaltwasser-Umschläge auf den Kopf und beharre in dessen Anwendung, bis die Ursache nach den Lungen zurückkehrt, was an dem schwierigen Athmen, Rasseln &c. erkannt werden kann. Innerlich gebe man *Belladonna* und *Cuprum* abwechselnd; später *Opium* und *Camphor.*

Verordnung der Heilmittel. Von dem gewählten Heilmittel löse man 12 Kügelchen in 12 Theelöffel voll Wasser und gebe alle 10, 15 oder 20 Minuten der Strenge der Symptome angemessen, einen Theelöffel voll. Verlängere die Zwischenräume mit dem Besserwerden des Kindes.

Zahnen (*Teething — Dentition*).

Das Zahnen ist mit beträchtlicher Gefahr für das Kind verbunden und das Durchbrechen der Zähne beginnt in der Regel in einem Alter von 5 bis 7 Monaten. Es kündigt sich durch Röthe, Hitze und Empfindlichkeit des Zahnfleisches, sowie durch den Speichelfluß an. Zuweilen ist damit Thränen der Augen, Fieber, Verdrießlichkeit, gestörter Schlaf verbunden. Häufige Entleerungen der Eingeweide finden statt.

Behandlung.

Allgemeine. Wenn das Zahnfleisch heiß und geschwollen ist und besonders wenn ein Blutandrang nach dem Kopfe bei Zucken der Muskeln stattfindet, sollte das Zahnfleisch sogleich über dem Zahn geöffnet werden, was in der Regel sofortige Linderung verschaffen wird. Auch mag man das Kind auf einen harten Gegenstand, wie einen Elfenbeinring, beißen lassen.

Allöopathisch. Bei Diarrhöe, wässerigem Stuhlgang und Grimmen gebe man das Folgende:

Bleizucker (*Sugar of lead*)	8 Grane.

Essig	8	Tropfen.
Weißer Zucker	1	Drachme.
Weiches Wasser	1	Unze.

Mische es. Dosis: Drei- oder viermal des Tages einen Theelöffel voll.

Oder auch:

Eisenhut-Tinktur (*Tincture of aconite*)	1;	Drachme.
Essigsaures Morphium (*Acetate of morphine*)	½	Gran.
Wasser	6	Unzen.

Mische es. Dosis: Alle eine oder zwei Stunden einen Theelöffel voll, bis die Diarrhöe theilweise gestopft ist. Wenn der Stuhlgang hartnäckig ist, mag auch ein kleines Pflaster hinter dem Ohre Linderung gewähren. Wird das Kind schläfrig, schreckt aus dem Schlafe auf und hat Hitze bei Röthe des Gesichts, so sollten 3 oder 4 Blutegel hinter die Ohren gesetzt und Kaltwasser-Umschläge auf den Kopf gemacht werden. Gleichzeitig gebe man zur Beförderung des Stuhlganges folgendes:

Castoröl	1	Dessertlöffel voll.
Hundekamille (*Mayweed*)	1	„

Reibe beides zu einem Teig und gib es als eine Dosis.

Homöopathisch. *Aconitum* — kann bei starkem Fieber, Unruhe und wenn das Kind aufschreckt und schreit, gegeben werden.

Belladonna. — Besonders wenn das Kind nervös ist, der Kopf heiß, das Gesicht geröthet, das Zahnfleisch geschwollen und roth, die Pupillen erweitert und der Körper steif wird.

Chamomilla. — Vorzugsweise gut, wenn das Kind des Nachts verdrießlich und unruhig ist, bei dem geringsten Geräusch auffährt, im Schlaf zusammenzuckt und sich herumwirft, Röthe einer Wange, ächzt und stöhnt, bei Diarrhöe einer wässerigen, grünlichen Masse. *Chamomilla* kann abwechselnd mit *Belladonna* gegeben werden.

Coffea. — Wenn das Kind unruhig ist und nicht schlafen kann und etwas Fieber hat. Kann abwechselnd mit *Belladonna* gegeben werden.

Ignatia. — Bei fliegender Hitze, plötzlichem Auffahren aus dem Schlafe und durchdringendem Schreien. Wenn die Diarrhöe gelblich, bald darauf weißlich schleimig wird und gerinnt, gebe man *Coffea*, *Ipecacuanha*, oder *Calcarea Carbonica.* Wenn sie grünlich ist, *Mercurius*, *Magnesia*, *Chamomilla* und *Sulphur.*

Verordnung der Heilmittel. Von dem gewählten Mittel löse man 6 Kügelchen in 6 Theelöffel voll Wasser und gebe alle 1, 2, 3 oder 4 Stunden, dem Falle angemessen, als Dosis einen Theelöffel voll von der Lösung.

Verstopfte Nase oder Schnupfen (*Snuffles — Cold in the Head*).

Dies ist ein gewöhnliches Leiden bei Kindern und ist die Folge einer Entzündung der Schleimhaut, welche die Nasenhöhle einfaßt und durch Erkältung hervorgerufen wird.

Behandlung.

Eclectische und Kräuterkur. Schmiere die Nasenhöhle mit Fett, süßem Oel oder Schöpsentalg ein und befördere den Stuhlgang vermittelst ein wenig Castoröl und Molasses, was gewöhnlich hinreichen wird, oder gebe dem Kinde eine Dosis Katzenmünz- (*Catnip*), Isop- (*Penny royal*), Salbei- (*Sage*) oder Balsam- (*Balm*) Thee. Kampher-Olivenöl (*Camphorated olive oil*) auf der Oberfläche der Nase eingerieben, wird zuweilen Linderung verschaffen.

Homöopathisch. *Camphor* — ist das beste Mittel bei den ersten Symptomen. Kann man nichts anderes als den gewöhnlichen Kampher-Spiritus bekommen, so gebe man ein bis zwei Tropfen auf ein Stück Zucker, löse dasselbe in einem halben Bierglas voll Wasser und gebe alle zwei Stunden einen Theelöffel voll.

Arsenicum. — Wenn *Camphor* nicht hilft und besonders wenn folgende Symptome vorhanden sind: Verstopfung der Nase, Ausfluß eines wässerigen ätzenden Schleimes, welcher Röthe und Anschwellen der betreffenden Theile verursacht. Gewährt dies keine Linderung, so gebe man *Ipecacuanha.*

Nux Vomica. — Besonders wenn die Nase nur wenig läuft, auch bei Hitze im Gesicht und Verstopfung.

Chamomilla. — Wenn das Leiden Folge unterdrückten Schweißes, bei Röthe und Entzündung der Augen, Anschwellen des Gesichts, und wenn das Kind wunderlich und verdrießlich ist.

Ist die Krankheit hartnäckig, so gebe man eines der folgenden Mittel: *Belladonna*, *Mercurius*, *Hepar Sulphuris*, *Pulsatilla*, *Euphrasia*, *Silicea.*

Verordnung der Heilmittel. Von dem gewählten Mittel löse man 12 Kügelchen in 12 Theelöffel voll Wasser auf und gebe, der Strenge der Symptome angemessen, alle eine, zwei, drei oder vier Stunden einen Theelöffel voll.

Mundschwamm (*Thrush or Apthæ*).

Dies ist eine Krankheit, zu der kleine Kinder innerhalb des ersten und zweiten Monats oder auch des ersten Jahres nach der Geburt besonders geneigt sind. Es besteht in einem eiternden wehen Munde, und zeigt sich zuerst durch eine Röthe auf der Oberfläche der Zunge und rings am Zahnfleische, sowie auch durch eine starke Trockenheit des Mundes. Bald erscheinen weißliche Flecke, die sich bald auf die ganze Oberfläche des Mundes ausdehnen. Hält dieser Zustand eine längere Zeit an, so wird der allgemeine Gesundheitszustand angegriffen, die Krankheit dehnt sich auf den Magen und die Eingeweide aus und hat Diarrhöe, Fieberhaftigkeit und Abmagerung zur Folge.

Ursachen. Mangel an Reinlichkeit ist gewöhnlich die Veranlassung zu dieser Krankheit. Der Mund des Kindes sollte nach jeder Mahlzeit, besonders wenn es aus der Flasche genährt wird, mit einem nassen Läppchen gereinigt werden. Nähren des Kindes mit Zucker und Molasses, oder das Saugenlassen von Zucker und Brod aus kleinen Beutelchen sind andere Ursachen.

Behandlung.

Allgemeine. Das wichtigste ist, den Mund des Kindes rein zu halten. Einige Grane Borax in einem Theetassenkopf voll Wasser aufgelöst und als Waschung verwendet, wird sich gewöhnlich als erfolgreich bewähren. Ein gutes Mittel besteht auch in einer halben Drachme aufgelösten Borax, einer Drachme Glycerin und einer Unze Wasser. Dies mag bei gelinden Fällen angewendet werden.

Allöopathisch. Man gebe einen oder zwei Grane pulverisirten Rhabarber (*Rhubarb*) und 5 Grane Magnesia in etwas Dille oder anderem aromatischem Wasser täglich, um den Säurezustand des Magens, der vorhanden ist, zu bewältigen. Bei Diarrhöe, einem wässerigen Stuhlgang und Grimmen gebe man folgendes:

Pulverisirter Rhabarber (*Pulv. rhubarb*)	1 Skrupel.

Leptandrin	10 Grane.
Calcinirte Magnesia (*Calcined magnesia*)	2 Skrupel.
Pulverisirter Zimmet (*Pulv. Cinnamon*)	10 Grane.

Mische es. Dosis: Alle drei Stunden 3 oder 4 Grane. Bei Hinfälligkeit und großem Kraftverlust gebe man folgendes:

Aufguß von Calumba oder Cascarilla	5½ Unzen.
Zusammengesetzte Kardamon-Tinktur (*Compound tincture of cardamons*)	½ Unze.
Verdünnte Salpetersäure (*Diluted nitric acid*)	1½ Drachme.

Mische es. Dosis: Dreimal des Tages einen Eßlöffel voll.

Homöopathisch. *Borax* in der Form von Pillen gegeben ist das beste Mittel; man löse davon 12 in 12 Theelöffel voll Wasser und gebe alle 3 Stunden einen Theelöffel voll. Eine Auflösung von Borax — einige Grane auf einen Theetassenkopf voll Wasser — möge als Gurgelung verwendet werden, in welchem Falle es nicht nothwendig ist, dasselbe noch in irgend einer anderen Form zu geben.

Mercurius. — Bei Speichelfluß und Neigung zur Eiterung. Hilft dies nicht, so lasse *Sulphur* folgen.

Arsenicum. — Wenn Mund und Hals zu eitern anfangen, der Eiter von einer schwarzgelben Farbe und Diarrhöe bei großer Schwäche vorhanden ist. Entspricht dies nicht, so gebe man *Acidum Nitri.*

Coffea und *Chamomilla.* — Entweder allein oder abwechselnd, wenn der Mund trocken, heiß und sehr roth ist.

Wenn Verstopfung folgt, gebe dreimal des Tages *Nux Vomica.* Die anderen Heilmittel müssen ebenso wie *Borax* gegeben werden.

Eclectische und Kräuterkur. Tritt eine Störung in den Eingeweiden ein, so gebe man den zusammengesetzten Syrup von Rhabarber und Potasche (*Compound syrup of rhubarb and potassa*). Dosis: Alle 2 oder 3 Stunden einen Theelöffel voll. Wasche den Mund mit einem starken Aufguß von blauer Schlangenwurzel (*Blue cohosh root*) und Gelbwurz; versüße ihn mit ein wenig

Zucker oder Honig und füge etwas Alaun (*Alum*) hinzu. Calcinirte Magnesia (*Calcined magnesia*), einige Grane in ein wenig Wasser aufgelöst, wird empfohlen, den Säurezustand der Eingeweide zu bewältigen; oder bei lockerem Zustande gebe man präparirte Kreide (*Prepared chalk*) und lasse beiden einen Tag um den andern eine gelinde Dosis Castoröl folgen. Ein schwacher Aufguß von Anissamen (*Anise seed*), oder Katzenmünze (*Catnip*), dem eine kleine Quantität minderkohlensaure Soda (Sodasalz — *Subcarbonate of soda — Sal Soda*) und ein oder zwei Tropfen Paregoricum (*Paregoric*) beigefügt ist, wird dienlich gefunden werden, das Kind zu beruhigen und die Entleerungen zu reguliren. Das folgende ist ein gutes Gurgelwasser für den Mund des Kindes: Man nehme Salbei (*Sage*), Isop (*Hyssop*) und Sumachbeeren (*Sumach berries*) zu gleichen Theilen und mache eine starke Abkochung davon, versüße es mit Honig oder Zucker und gebe zu einem halben Pint einen halben Theelöffel voll pulverisirten Borax. Wasche den Mund häufig damit. Auch Abkochungen von Salbei (*Sage*), Krätzwurzel (*Gold thread*), Brombeerwurzel (*Black berry root*), rothe Himbeerblätter (*Red raspberry leaves*) werden zuträglich gefunden werden.

Verstopfung und Diarrhöe.

Bei Verstopfung der kleinen Kinder ist es nicht rathsam, Abführmittel, wie Castoröl, Bittersalz (*Epsom salts*) &c. zu geben, statt deren bediene man sich einfacher Einspritzungen von warmem oder kaltem Wasser. Diese wirken milder und mehr naturgemäß. Diarrhöe ist eine nicht seltene Plage der Kinder und wird in der Regel durch übermäßiges Füttern, Erkältung, ungesunde Kost, Zahnen &c. verursacht. Sorge sollte getragen werden, daß die Diarrhöe nicht zu plötzlich gestopft wird, besonders wenn stark wirkende Medizinen angewendet werden.

Wegen der Behandlung dieser Zustände siehe Abtheilung I, Kapitel 12.

Kopfwassersucht (*Hydrocephalus*).

Dies ist eine Ansammlung von Wasser im Schädel und befällt Kinder sehr häufig.

Symptome. Eine Entzündung, welche Wassersucht hervorruft, geht in der Regel sehr langsam und allmählig vor sich und es treten daher keine sehr heftigen Symptome ein. Eines der gewöhnlichsten Symptome ist Schläfrigkeit; der Patient legt seine Hände auf das Haupt und gibt so augenscheinliche Zeichen des Leidens und Schmerzes; die Zunge ist mit einem weißen Schleim bedeckt, der Kopf ungewöhnlich heiß, das Athmen schwierig und mühsam, die Augen stumpf und schwer, der Puls ist schwach, während die Adern des Nackens und der Schläfe heftig schlagen, der Kopf vergrößert sich allmählig, die Eingeweide sind verstopft, der Appetit verschwindet. Schreitet die Krankheit vor, so ist das Kind geneigt, fortwährend zu schlafen.

Ursachen. In einigen Familien scheint eine Anlage hierzu vorhanden zu sein. Unter den hervorragendsten Ursachen mögen Zahnen, Diarrhöe, Schläge, Fallen, Erkältung, chronische Entzündung des Gehirns gezählt werden.

Behandlung.

Homöopathisch. *Bryonia* und *Helleborus* — sind die Hauptmittel, besonders wenn das Kind schläferig ist, der Kopf heiß, die Füße kalt, bei Schlafen mit halboffenen Augen.

Löse 12 Kügelchen in 12 Theelöffel voll Wasser und gebe jede Stunde oder alle zwei Stunden einen Theelöffel voll. Wenn dies nicht innerhalb einer kurzen Zeit hilft, so gebe man *Opium* und *Sulphur* in derselben Weise. Nachher *Belladonna* und *Helleborus* in derselben Weise.

Dr. Pulte in Cincinnati empfiehlt, daß, wenn das Kind schläfrig wird oder heißer Kopf, halb offene Augen und andere Symptome erscheinen, Eiswasser in einem kleinen aber beständigen Strom aus den Kopf gegossen werden sollte, bis das Kind erwacht oder in einen sanften Schlaf verfällt. Innerlich giebt er *Bryonia* und *Helleborus* abwechselnd; alle halbe Stunden einen halben Theelöffel voll und verlängert allmählig die Zwischenräume. Diese Behandlung sollte nothwendig 24 Stunden fortgesetzt werden, bis das Kind außer Gefahr ist. Es ist wichtig, daß das Wasser fortwährend erneuert und der Strom ununterbrochen erhalten wird. Ist der Stuhlgang locker, gebe man *China* und *Acidum phosphoricum* allein oder abwechselnd, alle zwei oder drei Stunden einen Theelöffel voll von der Lösung.

Allöopathisch. Aeußerlich wende folgende Salbe an:

Potaschen-Jodid (*Iodide of potassium*)	1 Drachme.
Schweinefett	2 Unzen.

Mische es und reibe damit jeden Abend die Kopfhaut ein.

Den Stuhlgang erhalte man vermittelst des folgenden:

Pulverisirtes Windenharz (*Pulv. Scammony*)	6 Grane.
Crotonöl	4 Tropfen.

Pulverisirter Stückzucker	16	Theelöffel voll.

Mische es in einem Mörser. Alle ein oder zwei Stunden gebe einem Kinde bis zu sieben Jahren einen Theelöffel voll.

Gleichzeitig nehme man folgendes:

Potaschen-Jodid (*Iodide of potassium*)	1	Drachme.
Wasser	½	Unze.

Mische es. Dosis: für ein Kind bis zu sieben Jahren alle Stunden 30 Tropfen.

Oder auch:

Cremor Tartari (*Cream of tartar*)	1½	Unzen.
Schwefelsaure Potasche (*Sulphate of potassa*)	½	Unze.
Pulverisirte Meerzwiebel (*Pulv. squills*)	2	Drachmen.
Brechweinstein (*Tartar emetic*)	2	Grane.

Mische es. Dosis: vier- oder fünfmal des Tages einen Theelöffel voll.

Eclectische und Kräuterkur. Senfpflaster sollten über die Eingeweide, in den Nacken, auf die Handgelenke und die Knöchel gelegt und kalte Wasserumschläge auf den Kopf gemacht werden. Behufs gehörigen Stuhlganges gebe man ein Gran Fußblatt (*Podophyllin*) und einen Theelöffel voll Cremor Tartari, was alle drei Stunden wiederholt wird, bis sich die Wirkung zeigt. In einigen Fällen ist folgendes dienlich:

Elaterium	4	Grane.
Salpetersäure (*Nitric Acid*)	6	Tropfen.
Alcohol	1	Unze.

Mische es. Dosis: 5 bis 10 Tropfen in Wasser für ein Kind von zwei Jahren. Wiederhole es so oft als erforderlich.

Die Behandlung dieser Krankheit sollte einem geschickten Arzte überlassen werden.

Remittirendes Fieber der Kinder.

Zu Anfang ist gewöhnlich große Mattigkeit durch mehrere Tage hindurch, Reizbarkeit, Uebelkeit, trockne, aufgesprungene Lippen, Auffahren aus dem Schlafe, Schläferigkeit und Betäubung vorhanden. Diese Symptome nehmen zu, das Fieber tritt ein, sehr schneller Puls, belegte Zunge, trocken und roth an den Rändern, kalte Endglieder, Stöhnen, Knirschen mit den Zähnen, Zupfen an der Nase, dem Munde oder den Augen, sind vorhanden, der Unterleib schwillt an, Verstopfung oder Diarrhöe von Schleim, stinkender Substanzen, der Urin sieht aus, als ob er mit Milch gemischt wäre.

Behandlung.

Allgemeine. Die Anwendung des kalten Wassers wird bei dieser Krankheit zuträglich gefunden werden. Während des Fiebers hülle das Kind in ein nasses Tuch und halte es gehörig zugedeckt, bis es schwitzt, dann nehme es heraus und wasche es mit lauwarmem Wasser ab. Wenn der Kopf heiß ist, so lege Tücher, in kaltem Wasser getränkt und gehörig ausgerungen, auf denselben und wechsele sie häufig.

Homöopathisch. *Ipecacuanha* — mag zuerst gegeben werden, und zwar alle 3 oder 4 Stunden durch einen Tag hindurch ein Kügelchen, dann *Bryonia* und *Rhus* abwechselnd alle 3 Stunden durch zwei Tage hindurch, halte hierauf einen Tag lang mit der Medizin ein; wird der Patient besser, so gebe *Sulphur.* Wo die Hauptsymptome vorhanden sind, gebe man *Belladonna* oder *Opium* alle 3 oder 4 Stunden ein Kügelchen. Bei beträchtlichem Fieber, trockener, heißer Haut, gelbe, schleimige oder grüne Diarrhöe, Schmerz im Magen oder den Eingeweiden bei Druck gebe man *Chamomilla* oder *Ipecacuanha.* Wenn die Verstopfung hartnäckig ist, eine brennende Hitze über den ganzen Körper zieht, gelegentlich Krämpfe und sichtbare Zeichen von Leber- oder Magenbeschwerden eintreten, gebe man *Nux vomica.* Wird ein Leiden der Lungen durch trockenen, hackenden Husten, schmerzhaftes, ängstliches und beschleunigtes Athmen, heiße Haut, Durst, Stiche in der Seite, nächtliches Delirium bemerkbar, gebe man *Bryonia.*

Verordnung der Heilmittel. Löse 12 Kügelchen in 12 Theelöffel voll Wasser auf und gebe alle 2 bis 4 Stunden, der Strenge der Symptome angemessen, einen Theelöffel voll.

Eclectische und Kräuterkur. Ein Reinigungsmittel von Rhabarber (*Rhubarb*) und Magnesia mag gegeben, und Senf-, Knoblauch- oder Zwiebelpflaster auf die Füße, sowie ein Umschlag zu gleichen Theilen von Essig und Wasser auf den Kopf gelegt werden. Gegen Störung der Eingeweide gebe man das zusammengesetzte Rhabarber- (*Rhubarb*) Pulver, einen kleinen Theelöffel voll alle 3 oder 4 Stunden. Wenn das Fieber ankommt, gebe man reichlich einen warmen Aufguß von Katzenmünze

(*Catnip*), Balsam (*Balm*) oder Flieder (*Elder flowers*). Ist das Fieber vorüber, so gebe man: Kamillenblüthe (*Chamomile flowers*), Schlangenwurzel (*Black cohosh root*), Salomons Siegelwurzel (*Solomon's seal root*), in Pulvern, je ein Eßlöffel voll und ein Quart kochendes Wasser. Lasse es in einem bedeckten Gefäße 4 Stunden lang ziehen, und wenn kalt, seihe es durch und versüße es. Dosis: alle Stunden einen Theelöffel voll.

Allöopathisch. Rufe eine Thätigkeit der Eingeweide vermittelst 2 oder 3 Grane Kalomel, dem man 8 bis 10 Grane der zusammengesetzten Jalappenwurzel- (*Compound Jalap*) oder Windenharz- (*Scammony*) Pulver folgen läßt, hervor. Gegen die Fieber-Symptome gebe man folgendes:

Citronensäure (*Citric acid*)	1	Drachme.
Doppeltkohlensaure Potasche (*Bicarbonate of potash*)	4	Skrupel.
Salpeter (*Nitre*)	2	„
Zimmetwasser	2	Unzen.
Destillirtes Wasser	4	„

Mische es. Dosis: alle 4 bis 6 Stunden einen Eßlöffel voll. Wenn die Hauptsymptome besonders hervortreten, gebe man:

Auflösung von Essigsaurer Ammonia (*Solution of acetate of ammonia*)	3	Drachmen.
Antimon-Wein (*Antimonial wine*)	½	Drachme.
Süßer Salpeter-Spiritus (*Sweet spirits of nitre*)	½	„
Opium-Kampher Tinktur (*Camphorated tincture of Opium*)	1	„

Hinreichend Wasser, um 2 Unzen zu machen.

Mische es. Dosis: alle 3 oder 4 Stunden einen Theelöffel voll.

Wenn die Diarrhöe von blasser oder lehmiger Farbe, gebe ein oder zwei Grane des *Gray powder* (Merkur mit Kreide) jeden Abend. Bei großer Hitze der Haut verbinde mit dem *Gray powder* ein Drittel oder ein halbes Gran Brechwurz- (*Ipecac*) Pulver und dieselbe Quantität von zusammengesetztem Jalappenwurzel-Pulver (*Compound jalap powder*). Sind die Eingeweide verstopft, so gebe man jeden Morgen eine kleine Dosis Castoröl. Haben die Entleerungen ihren widerwärtigen Geruch verloren und sehen mehr natürlich aus, so gebe folgendes:

Aufguß von Columba oder Cascarilla	5½	Unzen.
Zusammengesetzte Kardamon-Tinktur (*Compound tinct. of cardamons*)	½	Unze.
Verdünnte Salpetersäure (*Dilute nitric acid*)	1½	Drachme.

Mische es. Dosis: dreimal des Tages zwei Eßlöffel voll. Die Kost sollte bei dieser Krankheit von der leichtesten Art sein, wie Haferschleim, geröstetes Brod in Milch oder Wasser getaucht, Pfeilwurz (*Arrow root*), Tapioca oder Sago Gelee. Bessert sich das Kind, so gestatte man Brühen von Hühner-, Kalb- oder Hammelfleisch.

Cholera Infantum.

Dies ist eine der gefährlichsten Krankheiten der Kindheit und tritt in der Regel während des ersten und zweiten Sommers ein. Die Zeit während des Zahnens ist besonders geneigt dazu, da der Organismus ungewöhnlich aufgeregt ist. Geringfügige Ursachen, wie Diätfehler, das Aussetzen der Nachtluft, Ermüdung, welche zu anderen Zeiten ohne alle Folgen bleiben, werden zu dieser Zeit verhängnißvoll. Die Hauptursache besteht in Diätfehlern. Es ist sehr gefährlich, während des Zahnens die Kost zu wechseln, das Kind zu entwöhnen und dagegen künstliche Nahrungsmittel zu geben. Dies sollte nur im äußersten Nothfalle geschehen.

Symptome. Die Krankheit kann plötzlich oder allmählig eintreten. Das Kind wird plötzlich von heftigem Erbrechen und Abführen befallen oder kann auch nur durch mehrere Tage hindurch eine leichte Diarrhöe gehabt haben. Der Magen wird so reizbar, daß er durchaus nichts annimmt. Die erbrochene Substanz besteht aus dem Inhalt des Magens, unverdauter Nahrung, mit Schleim und galligem Eiter gemischt, wenn alles ausgebrochen ist, wird sich ein starkes Würgen und erfolglose Anstrengung zum Erbrechen einstellen. Dies mag jedesmal nach dem Genuß von Nahrungsmitteln, oder auch nur zwei- oder dreimal des Tages eintreten. Diarrhöe ist eines der wichtigsten Symptome und die Entleerungen bestehen zuerst in unverdauter Nahrung und werden grünlich gestreift; zuweilen gleichen sie gehacktem Gemüse. Sie können gelblich, sehr wässerig sein und der Geruch ist schlecht und äußerst widerwärtig. Auch mögen starke Schmerzen, wie bei der Ruhr, vorhanden sein, und die Entleerungen können Blut und Schleim enthalten. Beträchtliches Fieber ist vorhanden, ebenso schneller Puls, Mund heiß und trocken, großer Durst, Zunge schmutzigweiß oder gelblichweiß belegt, ausgenommen an den Rändern, welche roth sind, Endglieder kalt, Kopf heiß, Augen eingesunken, Nase zugespitzt, das Gesicht eingeschrumpft und vertrocknet wie bei alten Leuten, der Bauch geschwollen und zuweilen empfindlich gegen Berührung; das Fieber ist gewöhnlich während des Nachmittags und Abends schlimmer.

Behandlung.

Allgemeine. Da die Krankheit gewöhnlich während des Zahnens eintritt, so sollte stets vor allem nach dem Zahnfleisch gesehen werden. Ist es geschwollen, heiß, hart und roth, so schneide man es auf, was ebensowohl vermittelst eines scharfen Federmessers als mit der Lanzette geschehen kann. Da bei der Behandlung dieser Krankheit viel von der Diät abhängt, so sollte dieselbe sorgfältig geordnet werden. Womöglich sollte das Kind nicht vor dem zweiten Sommer entwöhnt werden, wenn es aber geschehen ist, so möge dann die Diät der Natur jedes einzelnen Kindes angemessen sein. Da in der Regel großer Durst vorhanden ist, so lasse man das Kind so viel Wasser, als es wünscht, haben. Frische Kuhmilch ist unzweifelhaft das beste, was gegeben werden kann. Folgendes Mittel wird vortrefflich gefunden werden: Löse einen Theelöffel voll Milchzucker in drei Tassenkopf Wasser, koche es auf zwei Tassenkopf ein, füge einen Tassenkopf frische Milch hinzu und lasse es das Kind, während es noch warm ist, essen. Wenn Milchzucker nicht zu haben ist, gebrauche man Stückzucker, der erstere ist jedoch bei Weitem besser. Reismehlschleim gibt eine gute Kost. Bereite es wie folgt zu: Man nehme je einen Theelöffel voll Reismehl und Milch, rühre es in einander, füge ein wenig Salz und nahezu ein Pint warmes Wasser hinzu, mische es gehörig und koche es 15 Minuten lang; wenn kalt hat es ungefähr die Dicke von Stärke und muß mit ein wenig Zucker versüßt werden. Ist der Magen sehr schwach, nehme man einen Theil Sahne auf fünf Theile Wasser und füge ein wenig Pfeilwurz (*Arrow root*), Sago oder Tapioca hinzu. Unter „Kost statt des Säugens" befindet sich ein von Dr. Meigs empfohlenes Rezept, welches besser ist. Eine andere Sache von Wichtigkeit ist, daß das Kind möglichst viel frische Lust haben sollte. Wenn möglich, schaffe es auf das Land, und wenn dies nicht geschehen kann, lasse es in dem Hofraum, in Parkanlagen oder auf den Straßen herumtragen. Ist das Kind zu krank, trage es aus einem Kissen in ein geräumiges, gut ventilirtes Zimmer. Ein lauwarmes Bad, gelegentlich gegeben, wird zuträglich gefunden werden.

Eclectische und Kräuterkur. Das Hauptmittel bei dieser Krankheit ist der zusammengesetzte Syrup von Rhabarber und Potasche (*Compound syrup of rhubarb and potassa*) oder die Neutralizing mixture. Man gebe alle halbe Stunde einen Theelöffel voll, bis es auf die Eingeweide wirkt, sodann mögen die Zwischenräume auf drei bis vier Stunden verlängert werden. Es wird gut sein, hieraus einen oder zwei Tage später einen von den nachstehenden Thees folgen zu lassen, nämlich von Brombeerwurzel (*Black berry root*), Erdbeerblätter und Wurzel (*Strawberry leaves and root*), Kirschbaumrinde (*Cherry tree bark*), eine kleine Quantität Zimmet (*Cinnamon*) und Nelken (*Cloves*), mit weißem Zucker versüßt. Wenn das Erbrechen stark ist, gebe ein Senfpflaster auf das Rückgrat und über die Gegend des Magens. Bei starkem Erbrechen, Schmerz in den Eingeweiden, Durchfall und Kneipen, wird sich folgende Einspritzung wirksam erweisen: Schlüpfriges Ulmen- (*Slippery elm*) oder Stärkewasser eine flüssige Unze, zusammengesetzte Tinktur der virginischen Schlangenwurzel (*Compound tincture of Virginia snake root*), fünf bis zehn Tropfen stachlige Eschbeeren-Tinktur (*Tincture of prickly ash berries*) zwei flüssige Drachmen. Nehme davon die Hälfte zu einer Einspritzung. Ist die Krankheit besonders hartnäckig und hält eine lange Zeit an, so nehme man Columbawurzel (*Colombo*), Stachlige Eschbeeren (*Prickly ash bark*), *Swamp mill weed*, von jedem, zerstoßen, eine halbe Unze, zwei Pints Branntwein; lasse es ungefähr 10 Tage stehen. Gebe alle 3 oder 4 Stunden einen halben Theelöffel voll in ein wenig versüßtem Wasser. Sind die Entleerungen mehr oder weniger mit Blut gemischt und sind nur schwach bei öfterer Wiederholung, so gebe man folgendes:

Entenfuß (*Podophyllin*)	2 Grane.
Leptandrin	3 „
Brechwurz (*Ipecac*)	3 „
Weißer Zucker	1 Skrupel.

Stoße alles zusammen in einem Mörser und mache 8 Pulver daraus, wovon alle 3 oder 4 Stunden eines zu geben ist. Nachdem diese auf die Eingeweide gewirkt haben, gebe man eine gelegentliche Dosis des zusammengesetzten Syrups von Rhabarber und Potasche (*Compound syrup of rhubarb and potassa*). Sicherlich bade das Kind ein- oder zweimal in warmem Saleratuswasser und trockne es mittelst einer sanften Reibung ab. Folgendes wird bei hartnäckigen Fällen empfohlen:

Ammoniak-Opium-Tinktur (*Ammoniated tincture of opium*)	2 Drachmen.

Extrakt von Blauholz (*Extract of logwood*)	3 „
Zusammengesetzter Lavendel-Spiritus (*Compound spirits of lavender*)	1 „
Catechu-Tinktur (*Tincture of catechu*)	2 „
Gewöhnlicher Syrup	4 Unzen.
Kochendes Wasser	4 „

Löse den Extrakt von Blauholz (*Extract of logwood*) in dem Wasser und füge dann die anderen Artikel hinzu. Gebe alle 3 oder 4 Stunden einen Theelöffel voll. Als Trank gebe man Gummi Arabicum, oder schlüpfriges Ulmen- (*Slippery elm*) Wasser.

Allöopathisch. Wenn das Erbrechen stark und hartnäckig ist, gebe man folgendes:

Kampher (*Camphor*)	1 Drachme.
Schwefel-Aether (*Sulphuric ether*)	1 Unze.

Mische es. Dosis: Alle halbe Stunden 10 Tropfen.

Wenn dies nicht einhält, gebe:

Bleizucker (*Sugar of lead*)	4 Grane.
Essig	6 Tropfen.
Stückzucker	4 Drachmen.
Weiches Wasser	1 Unze.

Mische es. Dosis: Alle ein oder zwei Stunden einen Theelöffel voll.

Zuweilen wird ein Gewürz- (*Spice*) Pflaster, auf den ganzen Unterleib gelegt, sofortige Linderung verschaffen.

Gegen die Diarrhöe gebe man den zusammengesetzten Syrup von Rhabarber und Potasche (*Compound syrup of rhubarb and potassa*). Wenn die Stühle sauer, dunkelgefärbt und höchst widrig sind, gebe man:

Pulverisirte Holzkohle (*Powd. charcoal*)	1½ Drachmen.

„Rhabarber (*Powd. rhubarb*)	35	Grane.
„Brechwurz (*Powd. ipecac*)	6	„
Bilsenkraut-Extrakt (*Extract of hyosciamus*)	10	„

Mische es, mache 12 Pulver daraus und gebe alle drei oder vier Stunden eins.

Oder:

Weinsteinsaures Eisen (*Tartrate of iron*)	35	Grane.
Weiches Wasser	2	Unzen.
Ingwer- (*Ginger*) Syrup	½	Unze.

Mische es. Dosis: Alle drei Stunden 20 bis 40 Tropfen. Diese zwei Mischungen mögen alle drei Stunden abwechselnd gegeben werden, wenn eins allein nicht den gewünschten Erfolg hat. Zuweilen wird Nachstehendes mit Erfolg angewandt:

Pulverisirter Rhabarber (*Pulv. rhubarb*)	20	Grane.
Leptandrin	10	„
Calcinirte Magnesia (*Calcined magnesia*)	35	„
Pulverisirter Zimmet (*Pulv. cinnamon*)	10	„

Mische es. Dosis: Alle drei Stunden 3 oder 4 Grane.

Homöopathisch. *Ipecacuanha* — ist gewöhnlich das wichtigste Mittel, und wird bei Uebelkeit, Erbrechen, Diarrhöe, grünen oder gegohrenen Stühlen mit weißen Flecken, belegte Zunge und großem Durst gegeben.

Veratrum. — Wo die Anfälle heftig waren, sowie bei großer Erschöpfung nach dem Erbrechen, oder wenn das Erbrechen krampfartig wird und nach der geringsten Bewegung eintritt; bräunliche oder wässerige Entleerungen, Kälte der Endglieder, blasses Gesicht, eingefallene Augen, großer Durst.

Chamomilla. — Schleimiges oder saures Erbrechen, die Entleerungen sehen aus wie ausgeschlagene Eier, oder sind grün oder schleimig mit kolikartigen Schmerzen, Fieber des Nachts. Angenehmer für Kinder, wenn sie in Folge des Zahnens wunderlich oder verdrießlich sind.

Mercurius. — Die Stühle sind von Kolik und Anstrengung begleitet; die Entleerungen grün, sauer und zuweilen mit Blut gemischt; das Kind riecht sauer. *Rheum* ist ebenfalls gut bei denselben Symptomen.

Podophyllum. — Krampfartige Schmerzen, Stühle schaumig, schleimig und höchst widrig; das Kind stöhnt im Schlafe und wirft den Kopf hin und her.

Carbo Vegetabilis. — Die Stühle haben einen fauligen Geruch sind sehr dünn und werden von einem brennenden Schmerz begleitet.

Arsenicum. — Bei großer Hinfälligkeit und Schwäche, Uebelkeit, Alles wird wieder erbrochen, Stühle braun, grün oder gelblich und höchst widrig, Haut trocken, oder kalt und klebrig; Lippen und Zunge schwarz und aufgesprungen, Stöhnen während des Schlafs, Unterleib hart und geschwollen.

Calcarea. — Bei Fällen von langer Dauer, bei großer Abmagerung und Schwäche, Unterleib hart und geschwollen; Stühle mollig und lehmfarben; Haut zusammengeschrumpft und trocken.

Sulphur. — Dieses Mittel ist ungefähr bei denselben Symptomen wie bei *Calcarea* angezeigt. Wenn die Krankheit den Kopf anzugreifen scheint: *Aconitum*, *Helleborns*, *Belladonna* oder *Bryonia.*

Verordnung der Heilmittel. Wo der Anfall plötzlich eintritt, löse 12 Kügelchen in 12 Theelöffel voll Wasser und gebe alle 15 Minuten oder halbe Stunden, bis das Kind besser wird, einen Theelöffel voll. Wo der Fall längere Zeit anhält, gebe alle 2 oder 4 Stunden eine Dosis.

Häutige Bräune (*Croup — Cynanche Trachealis*).

Man theilt die Bräune in zwei Formen, die krampfartige und die häutige. Die erstere wird zuweilen auch die falsche und die letztere die wahre Bräune genannt. Kinder unter 5 Jahren haben mehr Neigung dazu als andere, obgleich auch ältere Personen, sogar Leute von 70 Jahren Anfälle gehabt haben. Sie ist wegen des plötzlichen Eintrittes und der Geschwindigkeit, mit der sie einen tödtlichen Verlauf nimmt, äußerst beunruhigend.

Ursachen. Sie ist am häufigsten in kalten, feuchten Gegenden und wird gewöhnlich durch plötzlichen und öfteren Witterungswechsel hervorgerufen. Von Einigen wird angenommen, daß sie erblich ist, Und sie scheint auch so zu sein, denn es ist eine Thatsache, daß die Kinder einiger Familien bei der geringsten Blosstellung dazu geneigt sind.

Symptome. In der Regel beginnt die Bräune mit Symptomen von Katarrh oder Schnupfen, trocknem Husten, heißer Haut, schnellem Puls, Durst, Rasseln im Hals und großer Unruhe des Nachts; das bestimmteste Symptom ist die Heiserkeit, da der Patient seine Stimme fast ganz verliert. Der Husten ist trocken und kurz. Diese Symptome mögen ein oder zwei Tage lang anhalten, dann ungefähr um Mitternacht wird das Kind durch einen heftigen Anfall von Husten erwachen, der Husten ist heiser und bellend, und wer ihn einmal gehört hat, wird ihn nimmer wieder vergessen. Das Athmen wird beschleunigt und zischend, das Gesicht geröthet, die Haut heiß und dichter Schweiß bricht aus, das Kind wirft sich wild von einer Seite auf die andere, die Hände sind eingekniffen und die Augäpfel treten hervor. Bei Annäherung des Morgens nehmen die Symptome ab und das Kind verfällt in Schlaf und scheint während des Tages, mit Ausnahme der Heiserkeit und etwas Fieber, wohl zu sein. Gegen Abend aber nimmt die Heiserkeit zu und der Patient fährt mit einem heftigeren Krampfanfall als an dem Abend zuvor aus dem Schlafe auf. Der Husten wird würgender und schwieriger, die Störung in der Luftröhre wächst, das Gesicht nimmt eine dunkle, bleierne Farbe an, der Puls ist schwach, die Stimme gebrochen und unterdrückt, der Kopf wird zurückgezogen, um das Athmen zu ermöglichen, und das Gesicht ist geschwollen. Die Muskeln des Nackens, der Brust und des Unterleibes sind außerordentlich thätig und das Athmen ist laut und zischend; das Kind wirft sich auf dem Bette herum und sucht vergeblich nach Linderung, sein ganzes Aussehen bekundet ungemeine Angst und Leiden, es greift nach dem Hals, als ob es dort die Ursache seiner Schmerzen entfernen könnte, Schläferigkeit tritt nach und nach ein, das Athmen wird unterbrochen, das Kind keucht convulsivisch und der Tod macht der fürchterlichen Scene ein Ende. Bräune oder Croup kann aber auch ganz plötzlich eintreten, das Kind geht ganz wohl zu Bette und wird des Nachts davon befallen. Diese Form ist, wenn nicht vernachlässigt, ohne Anstrengungen, sie einzuhalten, weniger gefährlich. Auch hier mag das Kind einen heiseren, croupartigen Husten durch mehrere Tage hindurch haben, und gerade zu einer Zeit, wo es die Eltern am wenigsten erwarten, stellt sich eine heftiger Anfall ein, der eine schlimme Wendung nehmen mag. Ein Anfall von Bräune kann 24 Stunden bis 15 Tage dauern. Wenn sie mit Luftröhrenentzündung oder Brustentzündung verbunden ist oder tritt sie nach Scharlachfieber, Masern oder Halsentzündung ein, so ist sie bei weitem gefährlicher.

Behandlung.

Allgemeine. Wenn bei dem Kinde Husten mit Heiserkeit und Stimmlosigkeit eintritt, so werden prompte Maßregeln den Anfall in diesem

Stadium verhindern. Reinige die Eingeweide mit einer kleinen Dosis Kalomel und nach einer Stunde gebe eine Lösung von einem Gran Brechweinstein (*Tartar emetic*) in einer Unze Wasser, von welcher alle 15 Minuten ein Theelöffel voll gegeben werden sollte, bis Erbrechen eintritt. Senfpflaster oder heiße Kleie- (*Bran*) Umschläge sollten in den Nacken gelegt werden. Auch wird empfohlen, einen ziemlich großen Schwamm in Wasser getränkt, so heiß es ertragen werden kann, auf den Hals zu legen und dies, so bald der Schwamm kühl wird, zu erneuern. Fahre damit fort, bis die Haut sehr roth aussieht oder das Kind besser ist. Diese Mittel können aber nur beim Anfang der Krankheit angewendet werden. Schlägt es nicht an, so gebe man folgendes:

Dover'sche Pulver (*Dover's powder*)	15 Grane.
Kalomel	5 „

Mische es. Mache 10 Pulver daraus und gebe alle 3 Stunden eines.

Der Hals mag mit kaltem Wasser gewaschen und folgende Salbe eingerieben werden:

Olivenöl	1 Unze.
Auflösung von Potasche (*Solution of potassa*)	2 Drachmen.
Merkurial-Salbe (*Mercurial ointment*)	1 Drachme.

Ein Brechmittel von Brechwurzwein (*Wine of Ipecac*) kann in Dosen von einem Theelöffel voll gegeben werden, bis Erbrechen eintritt. Der Dampf von heißem Wasser und Wollkrautblättern (*Mullein leaves*), von dem Kinde eingeathmet, wird gleichfalls gut sein.

Homöopathisch. Wenn die ersten Symptome, wie heiserer Husten mit Fieber erscheinen, gebe man alle Stunden abwechselnd *Aconitum* und *Spongia.* Wenn aber das Kind mit jenem bellenden Crouphusten aus dem Schlafe erwacht, gebe man alle 10 oder 15 Minuten *Tartarus emeticus* und *Spongia.* Wenn die Symptome heftig sind, so wird ein warmes Bad sehr zuträglich sein. Es sollte dies zuerst ungefähr 96 Grad sein und allmählig durch Hinzufügen von heißem Wasser warm gemacht werden. Aus dem Bade genommen, trockne man das Kind schnell und hülle es gut ein. Tücher in kaltem Wasser getränkt, auf den Hals gelegt und mit Flanell bedeckt, werden von gutem Erfolg sein. Gegen den bellenden, feuchten und lockeren Husten, welcher zurückbleibt, nachdem die Heftigkeit des Anfalles nachgelassen hat, gebe man *Spongia* und *Hepar* alle Stunden abwechselnd.

Wenn der Husten locker ist und es befindet sich ein Rasseln von Schleim im Hals und in der Brust und ein dicker Schleim wird ausgespuckt, so gebe man *Tartarus emeticus* mit *Hepar Sulphuris* abwechselnd eine halbe Stunde oder eine Stunde für sich. Gegen die nach einem Anfall zurückbleibende Heiserkeit, und um eine Wiederkehr für die nächste Nacht zu verhindern, gebe man *Phosphorus* oder *Hepar Sulphuris*, alle 2 oder 4 Stunden eine Dosis. Nachdem der Anfall sehr heftig geworden und die Bildung einer falschen Schleimhaut augenscheinlich ist, das Kind von Erstickung bedroht wird, gebe man *Kali Bichromacum*. Ein kleines Pulver sollte alle 3 oder 5 Minuten gegeben werden. Gewährt dies keine Linderung, so gebe *Arsenicum* und mache heiße Umschläge um den Hals. Ist das Athmen sehr mühsam, keuchend, rauher Husten, Schnappen nach Luft, bei großer Gefahr von Erstickung, so gebe man *Bromine*. *Phosphorus* allein oder abwechselnd mit *Lachesis* ist bei strengen Formen ein sehr schätzbares Mittel.

Verordnung der Heilmittel. Ist das Mittel in Kügelchen, so löse 12 in 12 Theelöffel voll Wasser, ist es in Pulvern, so gebe eine Portion von der Größe einer kleinen Erbse.

Die Kost — sollte in Hafermehlschleim, Gerstenwasser, Zwiebackwasser oder Milch bestehen.

Eclectisch. Das erste, was geschehen muß, ist, ein Brechmittel zu verordnen. Die Lobelia-Tinktur dürfte das beste sein. Man gebe davon alle 10 Minuten einen Theelöffel voll, bis Erbrechen eintritt. Ein anderes wirksames Mittel ist pulverisirter Alaun (*Alum*) in Molasses oder Honig alle 10 Minuten gegeben. Ein Thee aus Seneca- oder Blutwurzel (*Seneca root*, *Blood root*) ist ein gutes Mittel, die sich im Halse bildende Schleimhaut zu lösen. Sobald das Brechmittel zu wirken beginnt, gebe man einen starken Thee von Sumach und Gagel (*Bayberry*). Da, wo die Eingeweide verstopft sind, gebe gleiche Theile von Meerzwiebeln (*Squills*) und Castoröl alle Stunden in Theelöffeldosen, bis sie auf die Eingeweide wirken. Dies sollte nicht, während das Brechmittel gegeben wird, genommen werden. Geröstete Zwiebeln, geröstete Aepfel und Preiselbeeren (*Cranberries*) sind zu Umschlägen für den Hals empfohlen worden, das beste aber ist ein Pflaster aus Schnupftabak und Fett. Man mische einen Theelöffel voll Schnupftabak mit ein wenig Fett, streiche es auf ein Tuch und lege es auf Hals und Brust. Bienensyrup (*Hive syrup*) ist ein gutes Mittel und sollte immer vorräthig gehalten werden. Man gebe ihn alle 10 Minuten in Dosen von einem Theelöffel voll, bis das Erbrechen eintritt.

Bei Beginn der Krankheit wird sich Watte in gleiche Theile von Kampher und Essig oder Whiskey getränkt, warm gemacht und um den Hals gebunden, zuträglich erweisen. Wenn die Krankheit hartnäckig ist, so wird ein Umschlag um den Hals und auf die Brust von rothem Pfeffer (*Red pepper*), schlüpferiger Ulme (*slippery Elm*) und Lobelia, jedes pulverisirt, mit heißem Wasser, gewöhnlich Linderung verschaffen. Diese Umschläge sollten, sobald sie kühl sind, gewechselt werden. Eine Salbe, zusammengesetzt aus Hirschhorn-Spiritus (*Hartshorn spirits*) ½ Unze, Laudanum ¼ Unze, Terpentin (*Turpentine*) ½ Unze; süßes Oel ½ Unze. Mische es und mache einen Umschlag auf Hals und Brust. Bei kleinen Kindern wird ein Umschlag von Hopfen, in heißem Wasser gekocht, vorzüglich gefunden werden. Während des Tages, wenn die Symptome besser sind, sollte durch einen Aufguß von 3 Theilen Lobelia und einem Theil Blutwurzel (*Blood root*), einem Aufguß von Meerrettig in Essig, kleine Dosen von Brechwurzwein (*Wine of ipecac*) der Auswurf befördert werden.

Keuch- oder Stickhusten (*Whooping Cough — Pertussis*).

Diese ansteckende Krankheit trifft ein und dieselbe Person gewöhnlich nur einmal im Leben. Sie beginnt mit Heiserkeit, Schneuzen und anderen Erkältungssymptomen und ist durch krampfhafte Hustenanfälle gekennzeichnet, während welchen ein Röcheln in der Luftröhre vernommen wird und das Athemholen von einem zischenden Geräusch begleitet ist, bis ein dicker, klebriger Schleim entleert wird, worauf das Athemholen wieder freier von Statten geht. Während der Hustenanfälle ist das Gesicht des Kindes geröthet, der Kopf schwitzt und der ganze Körper ist aufgeregt; manchmal tritt Nasenbluten ein, der Urin oder die Gedärme entleeren sich, ohne daß dies das Kind verhindern könnte.

Behandlung.

Allöopathisch. Das folgende mag bei heftigeren Anfällen gebraucht werden:

Kampherwasser (*Camphor water*)	2 Unzen.
Bilsenkraut-Tinktur (*Tincture of hyosciamus*)	1 Drachme.
Verdünnte Hydrocian-Säure (*Diluted hydrocyanic acid*)	5 Tropfen.

Dosis für ein Kind von drei bis sechs Jahren: Einen Theelöffel voll dreimal täglich.

Die folgende Arznei ist eine ausgezeichnete:

Pulverisirte Brechwurz (*Pulv. ipecac*)	3 Grane.
Schwefelniederschlag (*Precip. Sulphur*)	2 Skrupel.
Bilsenkraut-Extrakt (*Extract of hyosciamus*)	6 Grane.

Mische dieses und bereite 12 Pillen daraus. Dosis: Eine Pille alle 3 oder 4 Stunden.

Sind Luftröhre und die Lungen ziemlich affizirt, so wird das folgende Mittel sich als sehr wirksam erweisen:

Sturmhut-Tinktur (*Tincture of aconite*)	1 Drachme.
Bilsamkraut-Tinktur (*Tincture of hyosciamus*)	1 „
Brechweinstein (*Tartar emetic*)	1 Gran.
Morphium	1 „
Syrup	4 Unzen.

Mische dieses. Dosis: Für ein Kind von 3 bis 6 Jahren 1 Theelöffel voll drei- bis viermal des Tages. Diese Medizin mag gebraucht werden, nachdem die Krampfanfälle aufgehört haben, der Husten aber immer noch sehr lästig ist.

Das folgende Einreibmittel wird, wenn man den Rückgrat damit einreibt, in manchen Fällen gute Dienste leisten:

Laudanum	1 Unze.
Amberöl (*Oil of amber*)	1 „
Alcohol	2 Unzen.
Salatöl	2 „

Mische dies.

Das folgende wird empfohlen:

Lobelia-Tinktur (*Tincture of lobelia*)	½ Unze.

Meerzwiebel-Syrup (*Syrup of squills*)	½ „

Mische dieses. Dosis: Für ein zweijähriges Kind 20 Tropfen vier- oder fünfmal täglich.

Eclectische und Kräuterkur. Dr. F. Cook von Philadelphia empfiehlt gesättigte schwarze Schlangenwurzel-Tinktur (*Saturated tincture of black cohosh*). Einem einjährigen Kinde gebe von 15 bis 20 Tropfen vier- bis fünfmal täglich.

Auch das folgende ist ein werthvolles Heilmittel:

Belladonna-Extrakt	10 Grane.
Alcohol	½ Unze.

Mische dieses gut und füge 4 Unzen Syrup und 1 Drachme pulverisirten Alaun (*Powdered alum*) bei. Dosis: Einen Theelöffel voll alle 3, 4 oder 5 Stunden.

Ein Aufguß von Frauenhaar (*Maiden hair*) ist sehr wirksam, wenn der Patient viel davon trinkt.

Die folgende Arznei wurde mit gutem Erfolge gebraucht:

Verdünnte Salpeter-Säure (*Dilute nitric acid*)	1 Drachme.
Syrup	3 Unzen.

Mische dieses. Dosis: Einen Theelöffel voll alle 3, 4 oder 5 Stunden.

Homöopathisch. *Mephitis Putorius* — ist ein sehr werthvolles Heilmittel, und mag man alle 4 Stunden eine Dosis davon geben. *Drosera* ist ein anderes werthvolles Heilmittel, namentlich wenn sich folgende Symptome zeigen: Trockener, krampfhafter Husten, der sich bei Nacht verschlimmert; wenn das Kind hustet, preßt es die Hand auf die Magengegend; ein heftiger Hustenanfall folgt dem anderen und ist mit Blutabgang aus Mund und Nase begleitet; der Husten wird durch Sprechen oder Lachen gereizt; der Schleim ist dick und zäh.

Corallia. — Mag in manchen Fällen mit sehr guter Wirkung gegeben werden.

Aconitum. — Bei ziemlich viel Fieber mit kurzem, trockenem Husten und Schmerz in der Brust. Dieses Heilmittel mag abwechselnd mit *Bryonia* oder

Phosphorus gegeben werden, namentlich wenn Lungenentzündung im Anzuge ist.

Tartar Emetic. — Wenn zu Anfang ein heftiger erstickender Husten vorhanden ist und wenn man ein zischendes, vom Schleim herrührendes Geräusch in der Luftröhre und Brust wahrnimmt und der Patient von Erstickung bedroht ist; kurze Hustenanfälle folgen in kurzer Aufeinanderfolge. *Ipecac* thut bei diesen Symptomen ebenfalls gute Dienste.

Chamomilla. — Keuchen und Zischen bei jedem Athemzug, der Husten wird durch die geringste Störung in der Luftröhre herbeigeführt, das Kind erschrickt sehr leicht und ist verdrießlich.

Cuprum. — Häufige Hustenanfälle mit Steifheit im ganzen Körper, Keuchen und Pfeifen in der Luftröhre, große Erschöpfung nach den Hustenanfällen.

Andere Heilmittel sind: *Carbo Vegetabilis*, *Dulcamara*, *Cina*, *Belladonna*, *Mercurius*, *Opium*, *Hellebore*.

Verordnung der Heilmittel. Von dem gewählten Heilmittel löse man 12 Pillen in 12 Theelöffel voll Wasser auf und gebe einen Theelöffel voll alle 2, 3 oder 6 Stunden.

Kolik.

Dies ist eine sehr häufige und lästige Kinderkrankheit, die öfters durch Erkältung oder irgend welche die Milch der Mutter affizirende Gemüthsbewegung erzeugt wird. Das Kind schreit, stoßt und zieht die Beine hinauf. Häufig findet auch kein Urinabgang statt.

Behandlung.

Eclectische und Kräuterkur. Frauen- oder Pfeffermünz- (*Spearmint or peppermint*) Thee mit ein wenig Zucker- und Saleratuswasser wird gewöhnlich Linderung verschaffen. Paregoricum mag in Dosen von 10 Tropfen zu einem Theelöffel voll gegeben werden. Ein Salz- und Wasser-Klystier schafft oft augenblickliche Linderung. Ein halber Theelöffel voll Castoröl und ein halber Theelöffel voll Paregoricum zusammen gemischt ist ein gutes Mittel. Ingwer- (*Ginger*) oder Anissamen-Thee mag mit guter Wirkung gebraucht werden. Heiß gemachte Stücke Flanellzeug oder Flanellkleider sollten auf den Magen und ein mit heißem Wasser gefüllter Krug an die Füße gelegt werden.

Homöopathisch. *Chamomilla.* — Mag namentlich dann gegeben werden, wenn der Mastdarm angeschwollen ist; das Kind schreit, zieht den Körper zusammen und die Füße hinauf; die äußeren Gliedmaßen sind kalt. Wenn nebst diesen Symptomen Uebelkeit, Erbrechen und Diarrhöe, ein Rumpeln in den Gedärmen und Frösteln sich vorfinden, so gebe *Pulsatilla*.

Ist Hartleibigkeit vorhanden, so gebe *Nux Vomica*. Sind die Stuhlgänge gährend und haben sie einen fauligen Geruch, so gebe *Ipecac*; riechen sie sauer, *Rheum*. Ist die Kolik von Würmern verursacht, so gebe *Cina*, *Sulphur*, *Mercurius*. Ist der Patient schlaf- und ruhelos, hat er Fieberhitze und schreit er viel, so gebe *Coffea* und *Belladonna* abwechselnd. Oefters werden die Schmerzen durch ein laues Bad gelindert.

Verordnung der Heilmittel. Gebe 2 oder 3 Kügelchen trocken, oder löse 12 Kügelchen in 12 Theelöffel voll Wasser auf und gebe einen Theelöffel voll für eine Dosis, welche alle 15 Minuten, halbe Stunde oder Stunde wiederholt wird.

Allöopathisch. Ist Hartleibigkeit vorhanden, so gebe ein Klystier von einem Theelöffel voll Castoröl und eine Unze warmen Pfeffermünz- oder Frauenmünz- (*Peppermint or spearmint*) Aufguß. Ein Aufguß von Pfeffermünz oder Fenchelsamen (*Fennel*) ist gewöhnlich zur Beseitigung eines Anfalles genügend.

Rührt das Uebel von Würmern her, so gebe folgendes:

Stinkharz (*Asafœtida*)	1 Drachme.
Wasser	4 Unzen.

Schüttle dies zusammen, bis die Masse gut gemischt ist, sodann füge 2 Unzen Ingwer-Syrup (*Syrup of ginger*) hinzu. Dosis: Einen Theelöffel voll. Auf die Stuhlgangöffnung mag man mit Rhabarber-Syrup oder süßer Rhabarber-Tinktur (*Syrup of rhubarb or sweet tincture of rhubarb*) mit ein wenig beigefügter Soda einwirken.

Würmer.

Siehe für Behandlung erster Theil, das zwölfte Kapitel.

Gehirnentzündung (*Inflammation of the brain*).

Für Behandlung dieser Krankheit siehe erster Theil, zweites Kapitel.

Kehlsucht, auch Ziegenpeter (*Mumps — Parotitis*).

Diese Krankheit ist eine Entzündung der Ohrendrüse, welche unter dem Ohr liegt und mit der unter dem Kinnbacken und der unter der Zunge liegenden Drüse den Speichel absondert. Kinder über sieben Jahren sind der Kehlsucht viel eher ausgesetzt als jüngere; auch ist dieselbe ansteckend, so daß, wenn ein Kind einer Familie oder Schule davon befallen wird, alle andern die Krankheit bekommen. Zum zweitenmal bekommt ein Kind den Ziegenpeter selten.

Symptome. Die Krankheit fängt gewöhnlich mit leichtem Fieber und Catarrh-Symptomen an. Der Hals wird steif und das Bewegen des Kinnbackens, um zu sprechen oder zu essen, ist schmerzhaft. Nach etwa 24 Stunden zeigt sich am unteren Kinnbacken eine Geschwulst, die sehr schnell größer wird; dieselbe ist heiß, trocken und gegen den Druck sehr empfindlich. Die Hautfarbe ist unverändert, es sei denn, die Drüsen an beiden Seiten seien geschwollen und drücken auf die anderen ein, wodurch der Blutumlauf vom Herzen zum Kopf gestört wird. Gefährlich ist die Krankheit nicht, außer wenn sich das Uebel durch Erkältung oder andere Ursachen beim männlichen Patienten in die Hoden, beim weiblichen in die Brüste zieht. Manchmal zieht sich das Uebel auch ins Gehirn. Dies sind aber sehr seltene Fälle. Die Entzündung erreicht am dritten oder vierten Tag ihren höchsten Grad und verschwindet endlich nach etwa zehn Tagen oder zwei Wochen wieder.

Behandlung.

Homöopathisch. Das Hauptmittel ist *Mercurius*, wovon eine Dosis (4 Kügelchen) dreimal des Tages genommen werden mag.

Belladonna. — Wenn die Geschwulst heiß und trocken ist oder wenn sie das Gehirn affizirt und Delirium und Bewußtlosigkeit verursacht. Löse 12 Kügelchen in 12 Theelöffel voll Wasser auf und gebe einen Theelöffel voll jede Stunde. Lindert dieses Mittel nicht in einigen Stunden, so gebe *Hyosciamus* in derselben Weise.

Zieht sich die Anschwellung nach den Hoden, so gebe *Pulsatilla* und *Nux Vomica*, eine Dosis (4 Kügelchen) alle zwei oder drei Stunden. Warme Flanelltücher, die man um den Hals bindet, thun gute Dienste.

Kost. Die Kost muß leicht sein; z. B. gebackene Aepfel, gekochte Zwetschen, geröstetes Brot (*toast*) und schwarzer Thee, Cacao u.s.w. Man halte den Patienten warm, und wenn er Fieber hat, muß er im Bett bleiben.

Eclectische und Kräuterkur. Schmerzt die Anschwellung, so bringe man Schweiß hervor, indem man die Füße des Kindes in heißem Wasser badet und ihm Balsam-, Katzenmünze-, Frauenmünze- oder Ysop-Thee (*Balm, Catnip, Spearmint or Pennyroyal*) zu trinken, nebst einer Dosis Paregoricum giebt. Sind die Symptome heftig, so gebe Brechwurzpulver und Opium (*Powder of Ipecac and Opium*). Der Stuhlgang ist mittelst Castoröl und Bittersalz in Ordnung zu halten. Das folgende Einreibmittel leistet gute Dienste: Spanische Seife, Kampfergummi, Sassafrasöl, Hirschhorngeist (*Spirits of* *hartshorn*) und Terpentingeist, von jedem eine Unze, Alcohol 2 Unzen. Mische dieses.

Hat sich die Geschwulst nach den Hoden oder den Brüsten gezogen, so lege man ein Pflaster hinter die Ohren, um sie wieder auf den ursprünglichen Platz zurückzubringen. Verordne die zusammengesetzte Virginische Schlangenwurzel-Tinktur (*Compound tincture of Virginia snake root*), um Schweiß zu erzeugen. Hopfen- und Stechapfelblätter-Umschläge, gleiche Theile von jedem und mit heißem Wasser zubereitet, sollten auf die Theile gelegt werden.

Allöopathisch. Man verordne das folgende:

Rochelle Salz	1	Unze.
Kohlensaure Magnesia (*Carbonate of magnesia*)	1	Drachme.
Münz- oder Pfeffermünzwasser (*Mint or peppermint water*)	6	Unzen.

Mische dieses und gebe den vierten Theil für eine Dosis ein- oder zweimal des Tages.

Oder dieses:

Saure Ammoniak-Auflösung (*Solution of acetate of ammonia*)	1½	Unzen.
Süßer Salpeter-Spiritus (*Sweet spirits of nitre*)	2	Drachmen.
Syrup	2	„
Kampfermischung (*Camphor mixture*)	4	Unzen.

Mische dieses. Dosis: den vierten Theil alle 3 oder 4 Stunden.

Sind die Symptome sehr heftig, so gebe 4 oder 6 Grane von Dover's Pulver; ist Hartleibigkeit vorhanden, das zusammengesetzte Jalappenpulver (*Compound powder of Jalap*). Sind die Hoden oder Brüste geschwollen, so müssen Blutegel angesetzt und Abführungsmittel öfters gebraucht werden. Bringe Schweiß hervor mittelst der zusammengesetzten Tinktur der Virginischen Schlangenwurzel (*Compound tincture of Virginia snake root*) oder eines Dampfbades.

Vierter Theil.
Verschiedene Krankheiten.

Erstes Kapitel.

Rheumatismus.

Rheumatismus ist eine durch eine im Blut befindliche giftige Substanz verursachte Entzündung. Man unterscheidet zwischen der acuten und chronischen Form.

Symptome des acuten Rheumatismus. Dem acuten Rheumatismus geht gewöhnlich Mattigkeit, Frösteln, Hitze, voller, schlagender Puls und viel Schweiß, der sauer riecht, voraus. Diesen Symptomen folgt bald Steifheit in den Muskeln und Wundheit, nebst außerordentlichen Schmerzen in den verschiedenen Körpergelenken, hauptsächlich in denen der Zehen, Aenkel, der Schultern, der Ellenbogen, der Kniee und der Hand; die Schmerzen ziehen sich von einem Gelenk nach dem andern; die betreffenden Theile schwellen an und sind roth, sowie gegen Druck sehr empfindlich. Der Anfall beschränkt sich öfters nur auf ein Gelenk, zieht aber noch öfters von einem zum andern. Häufig wird das Herz oder die dasselbe umgebenden Theile vom Rheumatismus erfaßt und ist die Krankheit in diesem Fall besonders gefährlich. Auch die Lungen, die Leber, der Magen und die Gedärme sind rheumatischen Anfällen ausgesetzt.

Der acute Rheumatismus wird oft mit Gicht verwechselt; diese beschränkt sich jedoch gewöhnlich nur auf einen Theil des Körpers, und hauptsächlich sind die kleineren Gelenke, namentlich die Zehen, Gichtanfällen ausgesetzt, welchen dyspeptische Symptome vorangehen; das Fieber und der Schmerz in der Nacht sind nicht so heftig als bei Rheumatismus. Chronischer Rheumatismus mag aus der acuten Form der Krankheit entspringen, findet sich jedoch häufiger, ohne daß eine vorhergehende Entzündung eingetreten wäre, und ist selten mit stark hervortretendem Fieber begleitet. Es ist dies ein sehr hartnäckiges Uebel, das aber bei zeitiger und angemessener Behandlung gehoben werden mag.

Die Symptome bestehen in Schmerzen, Lahmheit und Steifheit der verschiedenen Gelenke und anderer Körpertheile. Die Schmerzen verschlimmern sich des Nachts; die Gelenke sind oft angeschwollen, jedoch nicht in dem Grade als bei der acuten Form. Ruht der Patient eine Zeit lang, so wird der affizirte Theil schmerzen und steif sein, was sich aber wieder hebt, nachdem der Kranke sich eine Zeit lang bewegt hat.

Ursachen. Der acute Rheumatismus wird gewöhnlich dadurch herbeigeführt, wenn man sich feuchter und kalter Witterung aussetzt oder feuchte Kleider trägt, in feuchten Betten schläft u.s.w.

Behandlung.

Eclectische und Kräuterkur. Bei der Behandlung des acuten Rheumatismus kommt es vor allem darauf an, reichlichen Schweiß zu erzeugen. Zu diesem Zwecke mag entweder ein warmes Dampfbad benützt werden, oder man bringt den Kranken in ein gut durchwärmtes Bett und legt mit heißem Wasser gefüllte Krüge oder gekochte Welschkornähren um ihn her. Dabei sollte er viel warme Getränke, z. B. Ysop- (*Pennyroyal*), Katzenmünze- (*Catnip*) und Flachssamen-Thee trinken. Ein Mittel, das gewöhnlich Schweiß erzeugt, kann aus der zusammengesetzten Tinktur von Virginischer Schlangenwurzel (*Compound tinct. of Virginia snake root*), welche in einem warmen Aufguß von Pleuresiewurzel (*Pleurisy root*) gegeben wird, bereitet werden. Wenn die Krankheit mit Störungen in der Leber auftritt, so ist ein Brechmittel, worauf man ein Abführmittel, z. B. Bittersalz oder Catarrh-Pillen (*cathartic pills*) folgen läßt, sehr nützlich. Auf die schmerzenden und geschwollenen Gelenke lege man warme oder kalte Hopfen- und Lobeliaumschläge, wozu auch Hopfen- und Stechapfelblätter (*Stramonium leaves*) oder Flachssamenmehl oder Kleie und Roggenmehl brauchbar sind. Manchmal wird der Schmerz gemildert, indem man die schmerzenden Gelenke mit gleichen Theilen von Essig und Whisky einreibt. Das beste Mittel sind jedoch frische Stechapfelblätter, die man zerquetscht, mit ein wenig Wasser anfeuchtet und über die betreffenden Theile legt, indem man dies täglich drei- bis viermal erneuert. Nachdem die warmen Umschläge entfernt sind, sollten die betreffenden Theile mit Baumwollenwatte, die etwa ein Viertel Zoll dick aufzulegen ist und worüber man ein Stück Flanell legt, damit die Wärme und Feuchtigkeit nicht wegzieht, bedeckt werden. Innerlich verwende man eine Mischung von gleichen Theilen von schwarzer Schlangenwurzel-Tinktur (*Tinct. of black cohosh*) und Zeitlosensamen-Tinktur (*Tinct. of Colchicum seeds*), in Dosen von 10 zu 60 Tropfen, je nach Umständen alle Stunde, 2 oder 3 Stunden. Während die Symptome und das Fieber sehr heftig sind, füge man jeder Dosis von 3 zu 8 Tropfen Sturmhutwurzel-Tinktur (*Tinct. of Aconite root*) bei. Mit diesem sollte man jedoch Morgens, wo die Anfälle gewöhnlich nachlassen, aussetzen, und statt dessen ein oder zwei Grane Opium jeder Dosis beifügen.

Ein anderes ausgezeichnetes Mittel ist das folgende:

Gesättigte Wurzelsumach-Tinktur (*Saturated tinct. of Rhus Toxicodendron*)	½ Unze.
Sturmhutwurzel-Tinktur (*Tinct. of aconite root*)	2 Drachmen.

Flüchtige Guajak-Tinktur (*Volatile tincture of Guaiacum*)	2 „

Mische dieses. Dosis: 30 bis 40 Tropfen alle 2 bis 3 Stunden.

Sehr wirksam werden sich Citronensaft oder warme Limonade, ein Eßlöffel voll alle 2 oder 3 Stunden, erweisen.

Ist eines der inneren Organe, z. B. das Herz, der Magen oder die Leber, vom Rheumatismus befallen, so verordne die zusammengesetzte Tinktur der Virginischen Schlangenwurzel in Dosen von einem Theelöffel voll alle 10 oder 15 Minuten, bis reichlicher Schweiß eintritt.

Bei chronischem Rheumatismus muß die Stuhlöffnung erhalten werden, indem man eine Mischung von zwei Theilen Rhabarber und einem Theil doppeltkohlensaurem Kali (*Bi-carbonate of potassa*) in Dosen von 3 bis 12 Granen giebt, oder so viel, um einen Stuhlgang täglich zu bewirken.

Das folgende wird zur Kur der Krankheit empfohlen:

Schwarze Schlangenwurzel (*Black cohosh root*)	1 Unze.
Stachelesch-Beeren (*Prickly ash berries*)	1 „
Pepsin (*Pepsissewa*)	1 „
Sassafrasrinde	1 „
Guter Brandy	4 Pint.

Man lasse die Medizinmittel in dem Branntwein 4 Wochen lang stehen. Dosis: einen Eßlöffel voll in ein Weinglas voll versüßten Wassers dreimal des Tages.

Das folgende ist ein gutes Mittel gegen dieses Uebel:

Magnesia	1 Theelöffel voll.
Zeitlosen-Wein (*Wine of colchicum*)	1 „
Wasser	1 Weinglas voll.

Man nehme dies auf einmal und wiederhole die Dosis drei- bis viermal täglich.

Dr. Cook empfiehlt gleiche Theile von Copaiva- und Hemlock- (canadische Edeltanne) Balsam, gut gemischt und in Dosen von einem Theelöffel voll mit Zucker genommen.

Als Einreibmittel mag das folgende gebraucht werden:

Cayenne	¼	Pfund.
Alcohol	1	Pint.

Man lasse den Pfeffer zehn Tage lang in dem Alcohol stehen und seihe dann die Masse durch.

Das folgende wird sehr gut empfohlen:

Kampher-Spiritus	1	Unze.
Hirschhorngeist (*Spirits of hartshorn*)	1	„
Terpentingeist (*Spirits of turpentine*)	1	„
Nro. 6 oder heiße Tropfen (*Hot drops*)	1	„
Laudanum	1	Theelöffel voll.
Rindsklauen- oder Rindsfußöl (*Neatsfoot oil*)	½	Pint.
One beefs gall.		

Die *Beefs gall* sollte geschnitten und die grüne Substanz in derselben sollte in das Gefäß gebracht werden, wo die anderen Artikel sind. Mische die Masse gut, pfropfe die Flasche fest zu und wende die Mischung dreimal täglich an.

Das folgende ist ein anderes ausgezeichnetes Einreibmittel:

Laudanum	1½	Unze.
Kampherspiritus	1½	„
Chloroform	1½	„
Salatöl	½	„

Mische dieses.

Homöopathisch. *Aconitum* — sollte zu Anfang, wenn das Fieber sehr stark ist, gegeben werden. Heiße, trockene Haut, schießende, reißende Schmerzen, die sich bei Nacht verschlimmern. Man mag dieses Mittel und *Bryonia* abwechselnd geben, wenn die Schmerzen bei Bewegung oder des Nachts sich verschlimmern und wenn Kopfweh und Anschwellen der Gelenke vorhanden ist.

Belladonna. — Wird gegeben, wenn *Bryonia* nicht wirkt, oder wenn die betretenden Theile geschwollen, sehr roth und glänzend sind. Schlaflosigkeit des Patienten bei Nacht und Klagen über Trockenheit im Munde und Halse; Blutandrang nach dem Kopfe. *Belladonna* und *Bryonia* kann manchmal mit gutem Erfolge abwechselnd gegeben werden.

Rhus Tox. — Schmerzen, während der Patient ruht, stärker, die Theile sind geschwollen, roth und der Kranke fühlt Reißen in denselben. Lahmheit und Schwäche der in der Nähe der affizirten Theile liegenden Muskeln, Vermehrung des Fiebers und der Schmerzen während der Nacht, Schweiß, namentlich bei heftigen Schmerzen.

Arnica. — Ein Gefühl des Zerquetscht- oder Verrenktseins in den Hand- und Fußgelenken und dem Kreuz mit harten, rothen und glänzenden Anschwellungen, Erstarrungsgefühl in den affizirten Theilen, Schmerzen verschlimmert während der Bewegung. Mag abwechselnd mit *Rhus* gegeben werden.

Pulsatilla. — Wenn die Schmerzen schnell von einem Theil zum andern ziehen und der Patient ein Gefühl der Erstarrung und Lähmung spürt und sein Zustand sich in der kalten Luft verbessert.

Colchicum. — Bei stechenden, zerrenden Schmerzen, die sich bei Nacht und bei Bewegung verschlimmern.

Mercurius. — Wenn die Schmerzen durch Bettwärme oder gegen Morgen erhöht werden und der Patient reichlich schwitzt, ohne dadurch Linderung zu erhalten. Mit diesem mag auch *Lachesis* gegeben werden.

Dulcamara. — Wenn der Rheumatismus dadurch erzeugt wurde, daß sich die betreffende Person der kalten Witterung aussetzte, und die Schmerzen sich bei Nacht mit leichtem Fieber einstellen.

Verordnung der Heilmittel. Von dem gewählten Mittel löse man 12 Kügelchen in 12 Theelöffel voll Wasser auf und gebe einen Theelöffel voll alle eine, zwei oder drei Stunden, indem man die Zwischenräume verlängert, wenn der Patient besser wird.

Wasser leistet gegen diese Krankheit sehr gute Dienste. Es mögen kalte Umschläge, die oft gewechselt werden müssen, auf die affizirten Theile gelegt werden, während welcher Zeit der Patient im Bett wohl zugedeckt bleiben und reichlich Wasser trinken sollte. Nachdem Schweiß erzeugt worden, muß der Kranke von einer bis zwei Stunden im Schweiße erhalten und alsdann mit einem feuchten Handtuch abgewaschen und trocken gerieben werden. Sodann mag er ein warmes Sitzbad nehmen, bis er vollkommen abgekühlt ist.

Kost. Der Patient darf kein Fleisch noch Suppen genießen, selbst nicht lange Zeit nach der Genesung. Seine Nahrung soll aus Hafermehlschleim (*Gruel*), Reis &c. bestehen, wozu Toast- und kaltes Wasser, warme oder kalte Limonade getrunken und Orangen gegessen werden mögen. Der Schmerz wird oft schnell gemildert, wenn man die angeschwollenen Gelenke und affizirten Theile mit loser Wolle oder Baumwollenwatte bedeckt, worauf geöltes Seidenzeug (*Oiled silk*) gelegt wird.

Gegen chronischen Rheumatismus mögen außer den oben genannten Heilmitteln die folgenden gebraucht werden:

Ignatia. — Schmerzen als ob das Fleisch von den Knochen los wäre und heftiger bei Nacht.

China. — Wenn sich die Schmerzen beim leichtesten Druck verschlimmern, mit leicht erzeugtem Schweiß und wenn die betreffenden Theile sehr schwach sind.

Arsenicum. — Bei brennenden, reißenden Schmerzen, die bei Nacht und in der Kälte sich verschlimmern und durch äußere Wärme gelindert werden.

Phosphorus. — Reißende Schmerzen, durch das geringste Frösteln veranlaßt, Schwindel, Druck in der Brust.

Verordnung der Heilmittel. Gebe eine Dosis (6 Kügelchen) zwei- oder dreimal den Tag. Erfolgt in 10 oder 14 Tagen keine Besserung, so nehme ein anderes Heilmittel.

Allöopathisch. Bei acutem Rheumatismus muß Stuhlgang geschafft werden und zwar mit dem zusammengesetzten Pulver von Leptandrin oder dem zusammengesetzten (*compound*) Jalappenpulver. Sodann erzeuge man mittelst der folgenden Arznei Schweiß:

Grüne Nießwurz-Tinktur (*Tincture of veratrum viride*)	1 Drachme.
Schwarze Schlangenwurzel-Tinktur (*Tincture of black cohosh*)	2 Unzen.

Mische dieses. Dosis: Einen Theelöffel voll alle 1, 2 oder 3 Stunden, bis reichlicher Schweiß erzeugt ist.

Das folgende mag mit guter Wirkung gegeben werden:

Kohlensaures Kali (*Carbonate of potassa*)	2½	Drachmen.
Schwefelsaures Kali (*Nitrate of potassa*)	2½	„
Wasser	8	Unzen.

Mische dieses. Dosis: Einen Eß-Löffel voll dreimal täglich.

Ein anderes werthvolles Heilmittel ist: Zwei Theile Schlangenwurzel-Tinktur (*Tincture of black cohosh*) und einen Theil Zeitlosenwurzel-Tinktur (*Colchicum root tincture*). Zu geben in Dosen von 40 Tropfen.

Zu Umschlägen mag Laudanum, oder Hopfen, oder Stechapfelblätter gebraucht werden.

Gegen chronischen Rheumatismus ist Guajak-Tinktur (*Tincture of guaiacum*) sehr werthvoll. Dosis: Einen Theelöffel voll dreimal täglich. Auch wird das folgende sehr empfohlen:

Pulverisirter Kampher	2	Grane.
Pulverisirtes schwefelsaures Kali (*Nitrate of potash*)	2	„
Pulverisirtes Opium	1	Gran.

Mische dieses und bereite zwei Pulver daraus, von welchen eines Morgens und eines Abends zu nehmen ist.

Das folgende Einreibmittel wird von guter Wirkung sein:

Salatöl	1	Unze.
Starker Ammoniak (*Strong ammonia*)	1	„

Mische und reibe die betreffenden Theile damit mittelst eines Flanellzeugstücks.

Oder dieses:

Hemlocköl	2	Drachmen.
Majoranöl (*Oil of origanum*)	1	Drachme.

Kampher	1 „
Opium	1 „
Alcohol	4 Unzen.

Mische dieses.

Oft wird Linderung bezweckt, wenn man das betreffende Gelenk gut mit Salatöl abwäscht und darauf in Baumwollenwatte einwickelt.

Gicht, Podagra (*Gout*).

Gicht ist dem Rheumatismus sehr ähnlich. Diejenigen, die sehr üppig leben, wenig arbeiten, viel reiche Saucen, starke Weine, Fleischspeisen u. s. w. genießen, sind derselben mehr ausgesetzt als andere.

Symptome. Der Anfall tritt manchmal plötzlich ein, häufig gehen demselben jedoch auch Symptome von Dyspepsie, Kopfweh, Uebelkeit, Kälte in den Füßen und Gliedmaßen, Erstarrungs- oder Kitzelgefühl in den Gliedmaßen und Hartleibigkeit voran. Der Anfall tritt gewöhnlich bei Nacht ein. Der Patient erwacht an einem brennenden Schmerz im Ballen der großen Zehe oder eines kleineren Gelenkes. Der Schmerz wird immer heftiger, oder läßt auch nach 24 Stunden nach. Der Anfall mag sich jede Nacht wiederholen. Wer schon längere Zeit von Gichtanfällen heimgesucht ist, dessen Gelenke werden steif und schwellen an, und um dieselben herum entstehen Gichtknoten (*Chalk stones*). Manchmal zieht sich die Gicht plötzlich von den Gelenken auf ein inneres Organ — z. B. Magen, Herz und Lungen und alsdann ist die Krankheit außerordentlich gefährlich.

Die Gicht unterscheidet sich dadurch vom Rheumatismus, daß dieser gewöhnlich die größeren Gelenke befällt und von einem Theile zum andern zieht, während die Gicht die kleineren Gelenke affizirt, gewöhnlich die der Hände und der Füße und nicht so leicht sich auf andere Theile zieht. Sodann gehen dem Rheumatismus selten Dyspepsie-Symptome voran, was bei der Gicht beinahe ohne Ausnahme stattfindet.

Behandlung.

Homöopathisch. Gegen diese Krankheit sind dieselben Heilmittel nützlich, die gegen Rheumatismus gebraucht werden, und außer jenen mag genannt werden: *Antimonium Crudum*, wenn der Anfall mit Uebelkeit begleitet ist; der Schmerz nach dem Essen stärker, sowie in der Nacht, nachdem der Kranke Wein getrunken hat.

Andere Heilmittel sind: *Ledum*, *Sabine*, *Cantharides*.

Gegen chronische Gicht: *Calcarea*, *Phosphoric Acid*, *Aurum Muriaticum*, *Phosphorus*, *Iodina*, *Hepar Sulphur*, *Sepia*.

Allöopathisch. Man gebe einen Theelöffel voll Zeitlosenwein (*Wine of colchicum*) zwei- oder dreimal täglich. Dies ist wahrscheinlich das beste Mittel gegen dieses Uebel. Nachdem Linderung eingetreten, sollten Dosen von 10 Tropfen einige Tage lang gegeben werden, um einen Rückfall zu vermeiden.

Das folgende wird sich als ausgezeichnetes Mittel erweisen:

Zeitlosenwurzel-Wein (*Wine of colchicum root*)	1	Drachme.
Doppeltkohlensaures Kali (*Bi-carbonate of potassa*)	2½	Drachmen.
Rochellesalz	2½	„
Pfeffermünzwasser	4	Unzen.

Mische es. Dosis: Einen Eßlöffel voll dreimal täglich.

Es wird gesagt, daß der reichliche Genuß des Kaffees sehr gut wirke. Man sollte nie kalte Umschläge anwenden, da dadurch die Krankheit sich auf einen anderen Theil des Körpers ziehen mag; jedoch mag man die entzündeten Gelenke mit einer Auslösung von doppeltkohlensaurem Natron (*Bi-carbonate of soda*), worunter warmes Wasser zu mengen ist, waschen.

Eclectische und Kräuterkur. Bade den betreffenden Fuß in warmem, schwachem Saleratuswasser etwa 15 oder 20 Minuten lang und lege sodann einen Umschlag von Stechapfelblättern (*Stramonium leaves*) auf, wodurch gewöhnlich Linderung geschafft wird. Auch wird ein aus schwacher Lauge und Kleie bereiteter und warm aufgelegter Umschlag manchmal gute Wirkung erzeugen.

Ebenso mag das folgende Liniment gute Dienste leisten:

Laudanum	1	Unze.
Lobeliaöl	½	„
Rindsklauen- oder Rindsfußöl (*Neatsfoot oil*)	2	Unzen.
Hirschhorngeist (*Spirits of hartshorn*)	1	Unze.

Mische dies.

Der Stuhl sollte geöffnet werden mit je einem Theelöffel voll von pulverisirter Entenfußwurzel (*Powd. mayapple root*) und Cremor Tartari oder anderen Abführmitteln. Hierauf gebrauche folgendes:

Zeitlosensamen-Tinktur (*Tincture of colchicum seed*)	1 Unze.
Kalium-Iodide (*Iodide of potassium*)	1 Drachme.
Destillirtes Wasser	2 Unzen.

Mische dieses. Dosis: Einen Theelöffel voll alle 2 oder 3 Stunden.

Um dem Patienten Ruhe und Linderung der Schmerzen zu verschaffen, gebe man schwefelsaures oder essigsaures Morphium (*Sulphate or acetate of morphine*). Dosis: ¼ oder ½ Gran alle 1, 2 oder 3 Stunden.

Der Kranke darf durchaus nicht unmäßig essen und trinken, sondern muß in jeder Beziehung sehr mäßig leben, sollte sich viel in freier Luft bewegen und Abends bald zu Bett gehen.

Skropheln (*Scrofula, King's Evil*).

Der Name dieser Krankheit kommt von dem lateinischen *scrofa*, das Schwein, und wurde deshalb gewählt, weil dieses Thier diesem Uebel besonders ausgesetzt ist.

Es treten bei verschiedenen Krankheiten skrophulöse Symptome auf; z. B. bei Auszehrung, bei Hüftschmerzen, Kropf, Entzündung des Kniegelenks u. s. w., und die Krankheit wird allgemein als eine Anschwellung der Drüsen am Hals oder an anderen Körpertheilen bezeichnet.

Symptome. Das erste Symptom ist gewöhnlich eine Drüsenanschwellung, namentlich am Halse. Diese Anschwellungen mögen eine lange Zeit vorhanden sein, ohne wund zu werden oder Unbequemlichkeit zu verursachen. In sechs Monaten oder einem Jahr mögen sie so groß werden als ein Hühnerei. Nach und nach spitzen sie sich zu, brechen auf, entzünden sich und entleeren eine wässerige Flüssigkeit, die aussieht wie Molkenwasser und Käsequark. Manchmal fließt diese Materie aus mehreren Oeffnungen. Heilen die Beulen zu, so entstehen häßliche Schmarren und oft setzten sich wieder andere Geschwüre an. Manchmal werden Knochen und Augen durch die Skropheln affizirt. Weiße, zarte Haut, helles Haar, dicke Lippen und ein zarter Körperbau deuten darauf hin, daß der Organismus zu Skropheln geneigt ist.

Ursachen. Die Krankheit vererbt sich gewöhnlich, mag aber auch durch andere Ursachen hervorgerufen werden, z. B. Aufenthalt in feuchten, schlecht gelüfteten Wohnungen, ungenügende Nahrung, Schmutz, übermäßiger Genuß des Schweinefleischs, Mangel an Bewegung, Masern, Scharlachfieber, Blattern &c.

Behandlung.

Allgemeine. Der Patient sollte Seebäder gebrauchen und sich am Meeresufer aufhalten, um die Seeluft einzuathmen, muß sich viel Bewegung verschaffen und nahrhafte Kost genießen.

Homöopathisch. Die Hauptmittel sind: *Sulphur*, *Mercurius*, *Iodine*, *Hepar Sulphuris*, *Baryta*, *Conium*, *Belladonna*, *Lycopodium*, *Sepia*, *Calcarea*, *Rhus Tox*, *Aurum*, *China.*

Sulphur. — Geschwüre an verschiedenen Körpertheilen, Entleerungen aus den Ohren, chronische Anschwellungen der Mandeln; Anschwellen der Drüsen am unteren Kinnbacken, der Armhöhle, am Schamleisten und am Hals, Husten mit Schmerzen in der Brust, keine Lebhaftigkeit und große Empfindsamkeit gegen Kälte.

Iodine. — Schwindel des Morgens, Ohrensausen, Schmerz im Auge, Heißhunger, Sodbrennen, Speichelfluß, Anschwellen des Halses, Starrheit der Finger, Nachtschweiße.

Rhus Tox. — Weiche Hautgeschwüre, Entzündung der Augen mit Ausschlag um dieselben herum, chronische Anschwellung der Drüsen, trockener, skrophulöser Ausschlag an verschiedenen Körpertheilen, Steifheit und Lahmheit der Gliedmaßen.

Belladonna. — Eiternde Drüsenanschwellung, Entzündung und Anschwellen der Knochen, Schmerz im Augapfel mit Hitze und Röthe, Ohrensummen, schmerzende Hautgeschwüre.

Calcarea. — Geeignet für Fälle, wo die Monatsregel zu früh eintritt und der Blutausfluß zu stark ist. Auch ist es werthvoll für Kinder, die zu Skropheln geneigt sind. Leberthran (*Cod liver oil*) ist ebenfalls ein werthvolles Heilmittel.

Verordnung der Heilmittel. Nehme von dem betreffenden Mittel eine Dosis (4 Kügelchen) alle Abend und gebrauche ein und dasselbe Heilmittel, so lange Besserung dadurch erzielt wird.

Allöopathisch. Das folgende wird sehr empfohlen: Jod (*Iodine*) 6 Drachmen, Kalium-Iodide (*Iodide of potassium*) 1½ Unze (Troy-Gewicht — 1½ *Troy ounces*), destillirtes Wasser 1 Pint. Löse die Substanzen auf. Dosis: 5 oder 6 Tropfen in Wasser zweimal täglich.

Ist der Patient bedeutend schwach, so wird Eisen-Iodide (*Iodide of iron*) in Dosen von 25 Tropfen in Wasser, dreimal täglich genommen, treffliche Dienste leisten.

Ehe die Schwären wund werden, wasche man dieselben einigemal täglich mit einer salzsauren Kalkauflösung (*Solution of muriate of lime*), indem man 2 Drachmen aus 1 Unze Wasser nimmt. Sind die Geschwüre entzündet, so lege Umschläge von pulverisirter Ulmenrinde (*Powd. slippery elm*) und Gagel (*Bay berry*), von jedem gleiche Theile, oder Flachssamen, oder Brod und Milch darauf.

Auch wird Ammoniak-Iodide in Dosen von 3 Granen zwei- oder dreimal täglich empfohlen.

Eclectische und Kräuterkur. Man empfiehlt die Jod-Tinktur (*Tincture of iodine*) in Dosen von 20 Tropfen zweimal des Tages in einer Thee-Tasse voll einer Sarsaparilla- oder Eibischwurzel- (*Marsh mallow root*) Abkochung. Die Hauptmittel sind der zusammengesetzte Ampfer-Syrup (*Compound syrup of yellow dock*) und der zusammengesetzte Syrup von Stillingia. Man thut wohl, den einen Syrup einige Wochen zu gebrauchen, sodann den andern und so abwechselnd fortzufahren.

Wenn die Beulen wund sind, so gebrauche das folgende: Salzsaurer Ammoniak 2 Drachmen, destillirtes Wasser 1 Unze; löse den Ammoniak in Wasser auf und füge 1 Unze Sturmhut-Tinktur (*Tincture of conium*) bei. Bringe diese Mischung mittelst eines Stücks Baumwollen- oder Linnenzeugs auf das Geschwür und halte den Lappen mit der Auflösung stets feucht. Auch wird hierzu das zusammengesetzte Belladonna-Pflaster (*Compound plaster of Belladonna*) sehr empfohlen.

Wenn sich Eiterschwären ansetzen, die aufbrechen, so sollten dieselben täglich mit einer Mischung von spanischem Seifenwasser, Alcohol und Wasser ausgespritzt werden, worauf man dieselben mit einem vegetabilischen Aetzmittel (*vegetable caustic*) auswäscht. Nach diesem mag Gagelsalbe (*Ointment of bay berry*), das auf Linnen aufgetragen wird, gebraucht werden. Wenn bedeutende Entzündung vorhanden ist, so lege Nachts einen Ulmenrinde- (*Slippery elm*) oder Gagelumschlag auf.

Hüftentzündung (*Hip Disease, Coxalgia*).

Dies ist eine Entzündung der Schleimhaut und des Kapselbands des Hüftgelenks, welche oft in Eiterung und Zerstörung der oberen Theile des Hüftknochens endigt. Es ist der Kniegelenk-Entzündung (*white swelling*) sehr ähnlich.

Symptome. Voller Schamleisten, Schmerzen, die stärker werden, wenn der Fuß abwärts hängt, ohne den Boden zu berühren; der Schmerz wird mehr im Knie als in der Hüfte gefühlt und schießt im Bein abwärts bis zum Fuß, das Bein hat das Aussehen als wäre es kürzer als das andere.

Die Behandlung dieser Krankheit sollte einem tüchtigen Arzte übergeben werden.

Behandlung.

Allöopathisch. Der Stuhlgang sollte mittelst Senna oder doppeltkohlensaurem Kali (*Bi-carbonate of potash*) in Ordnung gehalten werden. Die affizirten Theile reibe man mit folgendem Präparat ein:

Pulverisirte Blutwurzel (*Pulv. blood root*)	½ bis 1	Unze.
Chlorsaures Zink (*Chloride of zinc*)	½ bis 2	Unzen.
Wasser	2	„

Füge genug Waizenmehl bei, um einen dicken Brei bereiten zu können.

Oder dies:

Flüchtiges Salz (*Sal volatile*)	½	Drachme.
Kampherwasser	1	Unze.

Mische dies.

Das folgende Präparat mag eingenommen werden:

Zusammengesetzter Enzian-Aufguß (*Compound infusion of gentian*)	4	Unzen.
Kalium-Iodide	½	Unze.

Mische dieses. Dosis: Einen Theelöffel voll nach jeder Mahlzeit.

Eclectische und Kräuterkur. Gleich nachdem die Krankheit angesetzt hat, lege einen Umschlag von Hopfen, Rainfarn (*Tansy*), Katzenmünze (*Catnip*), Hundskamille (*Mayweed*) oder andern bittern Kräutern auf.

Nachdem der Schmerz durch die Umschläge gelindert ist, mag das folgende gebraucht werden:

Alcohol	1	Pint.
Kamphergummi (*Gum camphor*)	1	Unze.

Löse den Kampher auf und füge bei:

Hemlocköl	1	Unze.
Sassafrasöl	1	„
Ammoniakwasser (*Aqua ammonia*)	1	„
Laudanum	1	„

Mische dies und wasche die betreffenden Theile dreimal täglich damit. Zur selben Zeit lege einen Umschlag von Weizen, Kleie, Essig und starker Lauge mit ein oder zwei Löffel voll Salz auf. Tritt Eiterung ein, so lege einen Flachssamen- und Ulmenrinde- (*Slippery elm*) Umschlag auf. Entleert sich der Eiter, so spritze die Höhlungen mit spanischem Seifenwasser (*Castile soap-suds*) und darnach mit einer Auflösung von Holzkohle und schwefelsaurem Zink (*Sulphate of zinc*) oder mit einem vegetabilischen Arzneimittel aus.

Wird der Kranke schwach, so muß man Stärkemittel (*Tonics*) gebrauchen z. B. folgende:

Gelbwurzel (*Golden seal*)	½	Unze.
Enzian (*Gentian*)	½	„
Kamillen-Blume (*Chamomile flowers*)	½	„
Peruvianische Rinde	1½	Unzen.
Portwein	1	Pint.

Dosis: von 1 zu 2 Eßlöffel voll zwei- oder dreimal täglich.

Homöopathisch. *Belladonna.* — Wenn sich die Schmerzen bei der geringsten Bewegung vermehren, die Haut roth und glänzend und der Hals trocken ist, und der Kranke brennendes Fieber hat. Man kann *Mercurius* darauf folgen lassen.

Colocynth. — Ist das Hauptmittel gegen diese Krankheit, namentlich wenn der Patient ein Gefühl hat, als wenn ein Band enge um die Hüften und das Kreuz gelegt wäre, und die Schmerzen sich durch den Schamleisten in das Bein ziehen, und die Schmerzen heftiger sind, wenn man auf dem Rücken liegt und der Patient hinkt.

Mercurius. — Scharfe, schneidende, brennende Schmerzen, die sich bei Nacht oder während der Bewegung verschlimmern, starker Schweiß ohne dadurch Linderung zu erhalten. Es mag *Belladonna* darnach gegeben werden. Auch *Hepar* kann auf *Mercurius* folgen.

Lachesis. — Abzehrung mit reißenden Schmerzen in dem Gelenk. Ansetzung und Entleerung von Eiterschwären; mag abwechselnd mit *Silicea* gegeben werden.

Silicea. — Wenn die Krankheit eine chronische Form annimmt. Ist Abzehrung eingetreten, so kann diese Arznei abwechselnd mit *Arsenicum* und *Iodine* verordnet werden.

Sulphur. — In Fällen wo andere Mittel nicht völlig gewirkt haben.

Verordnung der Heilmittel. Man gebe von dem betreffenden Mittel eine Dosis (6 Kügelchen) jeden Morgen und Abend. Bei acuten Fällen verordne eine Dosis alle 3 oder 4 Stunden.

Krämpfe.

Unter Krampf versteht man eine plötzliche Zusammenziehung einer oder mehrerer Muskeln, und wird derselbe meistens im Bein verspürt, obgleich manchmal auch Magen und Brust davon befallen werden können.

Ursachen. Wenn man sich plötzlich der Kälte oder feuchter Luft aussetzt, Trinken von kaltem Wasser während man erhitzt ist oder schwitzt, unverdauliche Nahrung, Unmäßigkeit im Essen und Trinken, übermäßige Anstrengung der Muskeln.

Behandlung.

Allgemeine. Ist das Bein von einem Anfall befallen, so wird gewöhnlich dadurch geholfen, wenn eine Schnur oder ein Sacktuch fest über den affizirten Theil gebunden wird. Auch dadurch, daß man den Fuß zum Schienbein heraufzieht und so fest als möglich gegen dasselbe andrückt, bis der Krampf vorbei ist, wird Linderung verschafft.

Eclectische und Kräuterkur. Ist der Magen vom Krampf befallen, so lege einen Umschlag von gleichen Theilen Laudanum, Kampher, Pfeffermünz-Essenz (*Essence of peppermint*) und Amberöl. Hat der Krampf sich im Bein oder Hals festgesetzt, so kann rother Pfeffer und Whiskey gebraucht werden.

Als ein innerliches Mittel gegen Magenkrampf gebrauche zusammengesetzte Lobelia- und spanische Pfeffer-Tinktur (*Compound tincture of lobelia and capsicum*).

Homöopathisch. *Colocynth* — mildert gewöhnlich den in der Nacht eintretenden Krampf. Treten Krämpfe bei Tag ein, so gebe *Rhus*.

Veratrum. — Mag jeden Abend gegeben werden, wenn der Anfall häufig eintritt.

Sulphur, *Bryonia* und *Sepia*. — Wird gebraucht, um das Wiederkehren der Krämpfe zu vermeiden.

Befällt der Krampf den Magen, so siehe „Magenweh," Theil I, Kapitel 12.

Verordnung der Heilmittel. Gebe von der betreffenden Arznei eine Dosis Morgens und Abends.

Allöopathisch. Wenn der Magen vom Krampf befallen ist, so lege warme Hopfen-, Rainfarn- (*Tansy*) oder Senfumschläge auf. Gewöhnlich wird durch Morphium, das in Dosen von ¼ Gran gegeben wird, Linderung beschafft.

Kropf (*Goitre — Derbyshire Neck*)

ist eine Anschwellung der Schilddrüse, welche vornen am Hals ihren Sitz hat. Der Fortschritt des Uebels ist ein sehr langsamer, verursacht keine Schmerzen, und es kommt gewöhnlich in den Gegenden vor, wo Schneewasser, oder stark kalkhaltiges oder erdhaltiges Wasser getrunken wird. Man trifft dasselbe namentlich in Nottinghamshire, Derbyshire und in den Alpen.

Behandlung.

Homöopathisch. *Spongia* — ist das Hauptmittel gegen diese Krankheit. Dosis: 6 Kügelchen jeden Abend. Von sehr guter Wirkung ist das Abwaschen mit einer Auflösung von Jod-Tinktur (*Tincture of Iodine*) in Alcohol verdünnt.

Andere Mittel sind: *Calcarea*, *Iodine*, *Arsenic*, *Sepia*, *Silicea*, *Conium.* Diese Arzneien mögen nach einander gebraucht werden, jedoch sollte man nur eine Dosis täglich verordnen.

Allöopathisch. Das folgende wird von guter Wirkung sein:

Zusammengesetzter Sarsaparilla-Aufguß (*Compound Infusion of sarsaparilla*)	1	Pint.
Kalium-Iodide (*Iodide of potassium*)	½	Unze.

Mische dieses. Dosis: Einen Theelöffel voll nach jeder Mahlzeit.

Zur selben Zeit gebrauche man das folgende Einreibmittel:

Kalium-Iodide (*Iodide of potassium*)	1	Drachme.
Schweinefett	2	Unzen.

Mische dieses.

Eclectische und Kräuterkur. Man empfiehlt das folgende:

Jod	½	Gran.
Schwefelsaures Morphium (*Sulphate of morphine*)	⅛	„
Burnt sponge	1	„

So viel Lakritzen-Extrakt (*Extract of liquorice*), um aus der Mischung eine Pillenmasse bereiten zu können. Man gebe dies in einer Dosis und wiederhole zwei- oder dreimal täglich.

Zu gleicher Zeit kann die folgende Salbe gebraucht werden:

Kalium-Iodide (*Iodide of potassium*)	1	Drachme.
Jod (*Iodine*)	10	Grane.
Schweinefett	1½	Unzen.

Mische dieses, reibe die Anschwellung ein- oder zweimal täglich ein und trage Flanell um den Hals.

Schlaflosigkeit.

Dies ist, wie das Wort andeutet, ein Unvermögen zu schlafen, ohne daß hierfür eine Ursache angegeben werden könnte. Namentlich leiden Säuglinge daran.

Behandlung.

Homöopathisch. *Coffea* und *Belladonna* — Entweder einzeln oder abwechselnd. Eine Dosis (4 Kügelchen) jede Stunde werden gewöhnlich hinreichen, das Nervensystem zu beruhigen.

Ignatia. — Wenn durch Schmerz oder Unverdaulichkeit erzeugt.

Hyosciamus. — Namentlich nach einer heftigen Krankheit.

Opium. — Wenn durch Schrecken oder Furcht hervorgerufen und wenn der Betreffende durch Visionen geängstigt wird.

Pulsatilla. — Wenn durch Unmäßigkeit im Essen verursacht.

Aconitum. — Wenn durch Sorge und Aufregung hervorgerufen.

Nux Vomica. — Wenn durch Studiren oder Kaffeetrinken erzeugt.

Lähmung (*Palsy — Paralysis*).

Lähmung ist der Verlust der Bewegungskraft und tritt manchmal nach und nach, öfters aber plötzlich ein. Wenn es sich auf ein Glied oder gewisse Körpermuskeln beschränkt, so heißt man die Krankheit „lokale" Lähmung. Befällt die Lähmung eine Körperseite von Kopf bis zu Fuß, so heißt man dies „halbe Lähmung" (Hemiplegia). Betrifft sie aber eine Seite des Körpers von den Hüften an abwärts, so wird die Krankheit „Gliederlähmung" (Paraplegia) genannt. Zittert der Kranke beständig, so heißt man dies „Zitter-Lähmung" oder „Lähmung durch Schwäche" (Shaking palsy).

Symptome. Der Anfall tritt gewöhnlich plötzlich ein. Manchmal sind jedoch vorangehende Symptome wahrzunehmen; z. B. Kälte der betreffenden Theile mit mehr oder weniger Erstarrung und leichtem Zucken in den Muskeln.

Ursachen. Lähmung mag durch irgend welche das Gehirn affizirende Ursachen eintreten; z. B. Schlagfluß, der Druck, den Beulen auf gewisse Körpertheile ausüben, Zurücktreten eines Ausschlags, Beschädigungen, Unmäßigkeit, Beschädigungen des Rückgrats.

Behandlung.

Allöopathisch. Ein plötzlicher Anfall muß wie Schlagfluß behandelt werden. Ist die Krankheit chronisch geworden, so sollte man Einreibungen, Pflaster, stimulirende Bäder und Liniments anwenden. Man kann Strychnin mit gutem Erfolg wie folgt anwenden:

Strychnin	2 Grane.
Belladonna-Extrakt	5 „
Alcoholischer Extrakt der schwarzen Schlangenwurzel (*Alcoholic extract of black cohosh*)	2 Skrupel.

Mische dieses und bereite 40 Pillen daraus. Dosis: Eine Pille viermal täglich.

Auch kann das folgende mit Vortheil gebraucht werden:

Brechnuß-Tinktur (*Tincture of nux vomica*)	½	Unze.
Sturmhut-Tinktur (*Tincture of aconite*)	2	Drachmen.
Flüchtige Guajak-Tinktur (*Volatile tincture of guaiacum*)	2	„

Mische dies. Dosis: 30 Tropfen alle 3 Stunden.

Als Liniment gebrauche man das folgende:

Terpentinöl	2	Theelöffel voll.
Kampher-Spiritus	2	„
Ammoniak-Wasser (*Water of ammonia*)	2	„
Olivenöl	2	„

Mische dieses.

Eclectische und Kräuterkur. Gegen einen plötzlichen Anfall schlage die bei Schlagfluß angedeutete Behandlung ein. Nachdem die heftigsten Symptome nachgelassen, gebe eine Dosis irgend welchen Abführmittels, z. B. Senna und Bittersalz, oder ein Klystier von Castoröl, oder Salatöl und warmes Wasser. Der Stuhlgang muß durch Entenfuß (*Podophyllin*) und Ehrenpreis (*Leptandrin*) mit Einspritzungen offen gehalten werden. Zu gleicher Zeit nehme der Patient die folgenden Pillen ein:

Bilsenkraut-Extrakt (*Extract of hyosciamus*)	40	Grane.
Sturmhut-Extrakt (*Extract of aconite*)	20	„
Macrotin	20	„

Bereite hievon 20 Pillen. Dosis: 1 Pille Morgens und Abends.

Oder dies:

Alkoholischer Brechnuß-Extrakt (*Alcoholic Extract of nux vomica*)	8 Grane.
Eisen-Oxyd (*Protoxide of iron*)	1 „

Mische dies und theile die Masse in 24 Pillen. Dosis: 2 Pillen zweimal täglich.

Indianischer Hanf ist ein ausgezeichnetes Heilmittel und mag in Aufgußform gebraucht werden. Auch wird es sich als sehr erfolgreich erweisen, wenn der Patient viel vom Aufguß des Mutterkrautes (*Feverfew*) trinkt. Die affizirten Theile sollten täglich mit kaltem Wasser, in welchem Salz aufgelöst ist, gerieben werden.

Homöopathisch. *Rhus tox.* und *causticum* sind werthvolle Arzneien.

Wenn die Lähmung durch Saftverlust hervorgerufen wurde, so gebe *China, Ferrum, Sulphur.*

Wenn durch Zurücktreten eines Ausschlags oder gewöhnliche Aussonderungen, so gebe *Lachesis, Causticum, Sulphur.*

Wenn durch Schlagfluß — *Ipecac, Lycopodium, Lachesis.*

Wenn die Gesichtsmuskeln gelähmt sind — *Belladonna, Causticum, Graphites.*

Sind die Zungenmuskeln gelähmt — *Belladonna, Stramonium, Hyosciamus, Opium, Lachesis.*

Wenn die Armmuskeln — *Belladonna, Nux vomica, Opium, Lycopodium, Lachesis.*

Wenn die Muskeln der untern Gliedmaßen — *Cocculus, Nux vomica, Opium, Stannum, Silicea.*

In der Behandlung dieser Krankheit können Elektrizität und Galvanismus mit sehr gutem Erfolg in Anwendung kommen. Der Patient sollte viel in kaltem Wasser baden.

Verordnung der Heilmittel. Nehme von dem betreffenden Heilmittel 1 Dosis (4 Kügelchen) zwei- oder dreimal täglich.

Bemerkung. Diese Krankheit sollte von einem Arzt behandelt werden.

Säuferwahnsinn (*Delirium Tremens — Mania a Potu.*)

Diese Krankheit betrifft namentlich die Trunkenbolde.

Symptome. Sie beginnt gewöhnlich mit Uebelkeit, Erbrechen, Appetitlosigkeit, worauf bald unablässiges Geschwätz, Zittern der Gliedmaßen, Ruhelosigkeit und Toben eintritt. Der Puls ist schnell und die Symptome verschlimmern sich mit dem Fortschritte der Krankheit; der Kranke schwatzt in einem fort, macht sich fortwährend mit dem Bett zu schaffen, stellt sich vor, Personen, Schlangen, Hexen, Käfer, Insekten &c. zu sehen. Er lacht und weint gleich darauf, und hat schreckliche Visionen; seine Augen sind blutunterlaufen und haben einen eigenthümlichen Ausdruck; das Gesicht ist blaß, abgehärmt und entstellt. Er mag am Schlagfluß sterben oder aus Schwäche oder nach und nach dem Tod entgegen gehen.

Ursachen. Die gewöhnliche Ursache ist die, wenn einer, der gewohnt war, viel geistige Getränke zu genießen, plötzlich davon absteht; auch trifft den Trunkenbold diese Krankheit manchmal mitten in seinem liederlichen Leben. Gewöhnlich tritt das Delirium 4 bis 5 Tage, nachdem die durch das Getränk erzeugte Aufregung vorbei ist, ein.

Behandlung.

Eclectische und Kräuterkur. Dr. John King empfiehlt das folgende Mittel:

Schwefelsaures Chinin (*Sulphate of Quinine*)	8	Grane.
„Morphium (*Sulphate of Morphine*)	1	Gran.

Mische dieses und bereite vier Pulver daraus. Dosis: 1 Pulver jede Stunde, oder bei sehr heftigen Anfällen alle halbe Stunde für die ersten zwei oder drei Tage. Nachdem man mit diesem Pulver eine Zeitlang fortgesetzt hat, sollten die Zwischenräume verlängert werden, damit das Morphium den Organismus nicht zu sehr affizirt. Bald nach dem Einnehmen der ersten Dosis gebe man dem Patienten einen Eßlöffel voll Brandy mit ein wenig Wasser und Zucker, was so oft als nöthig wiederholt werden sollte. Auch mag Opium in Dosen von 3 Gran, was alle Stunde für 3 oder 4 Stunden lang wiederholt wird, gegeben werden. Anstatt Opium kann man auch Laudanum brauchen in Dosen von 60 Tropfen oder einem kleinen Theelöffel voll in ein wenig Branntwein, was alle 1, 2 oder 3 Stunden wiederholt wird. Wenn der Patient sich von dem Anfall erholt, gebe man ein Brechmittel von gleichen Theilen Lobelia und Brechwurz (*Ipecac*). Man sollte dem Kranken den Genuß kleiner Quantitäten Brandy oder anderer Spirituosen gestatten.

Homöopathisch. Opium ist das Hauptmittel. Man gebe 1 oder 2 Tropfen der verdünnten Tinktur alle 1 oder 2 Stunden wenigstens während 24 Stunden. Andere Heilmittel, die nach diesem gebraucht werden können, sind: *Belladonna*, *Nux vomica*, *Hyosciamus*, *Stramonium*, *Digitalis*. Jede Arznei sollte wenigstens 24 Stunden lang eingenommen werden. Dosis: 6 Kügelchen alle 3 bis 4 Stunden.

Wenn der Patient in wachendem oder schlafendem Zustande schreckhafte Visionen hat und oft aufschreit, so gebe *Calcarea carbonica.*

Wenn durch nichts anderes Schlaf hervorgebracht werden kann, so verordne Arsenik und Lobelia, abwechselnd zu nehmen; eine Dosis alle 1 oder 2 Stunden

Allöopathisch. Gebe ½ Gran Morphium. Hat diese Dosis nicht den Erfolg, den Patienten zu beruhigen, so verordne 30 Tropfen Laudanum, alle 2 bis 3 Stunden, bis Schlaf eintritt. Der Kranke kann reichlich Hopfenthee trinken und man gebe ihm 1 Gran Opium alle 3 oder 4 Stunden. Auch ist ihm der Genuß von Ale oder Porter zu gestatten, oder Brandy in kleinen Quantitäten. Manchmal erweist sich ein warmes Bad, in welchem der Kranke mehrere Stunden lang bleibt, sowie kalte Umschläge um den Kopf sehr erfolgreich.

Fallsucht (*Epilepsy*).

Es sind die Kinder, die oft von der Fallsucht oder fallenden Krankheit befallen werden. Dieselbe ist gekennzeichnet durch plötzliche Bewußtlosigkeit und Zuckungen. Die Krankheit ist chronisch und endet häufig im Wahnsinn.

Symptome. Der Anfall tritt plötzlich ein, wobei der Kranke laut aufschreit, niederfällt und bewußtlos wird. Er schlägt um sich, schäumt am Munde, sein Gesicht färbt sich, er athmet sehr heftig und sein Kopf wird von einer Seite auf die andere gezerrt. Die Augen öffnen sich oft, stieren in die Welt hinaus und schließen sich plötzlich wieder; die Zähne sind fest gegen einander gedrückt, wodurch Knirschen entsteht. Manchmal geht dem Anfall ein sonderbares Gefühl voraus, das von einem kühlen Wind oder kriechenden Insekt herzurühren scheint und welches von den Gliedmaßen oder einem andern Körpertheil nach dem Kopf zieht, und wenn es hier gefühlt wird, so tritt der Anfall ein. Dieses Gefühl heißt man *aura epileptica.* In manchen Fällen sind die Symptome jedoch durchaus nicht so heftig und der Patient wird bloß für einen Augenblick bewußtlos.

Ursachen. Manchmal vererbt sich diese Krankheit, sie wird aber auch durch Würmer, unverdauliche Speisen, Zahnen, geschlechtliche Ausschweifungen, Selbstbefleckung, Störungen der Mutter, Hirn- oder Rückgratskrankheiten, Nierenstein, Furcht, Leidenschaft und geistige Leiden verursacht.

Behandlung.

Homöopathisch. Man hat zu verhüten, daß sich der Patient nicht selbst beschädige. Die Kleider sollten an dem ganzen Körper geöffnet und ein Kork oder irgend ein anderer weicher Gegenstand zwischen die Zähne gebracht werden, um die Verwundung der Lippen und Zunge verhüten.

Während des Anfalls wende man nur soviel Gewalt an, als nöthig ist, um den Kranken abzuhalten, sich wehe zu thun.

Das erste zu gebrauchende Mittel ist *Belladonna.*

Ist das Gesicht dunkel und geschwollen, der Athem schwer und schnarrend, so gebe *Opium*, *Stramonium*, *Ignatia*, *Hyosciamus.* Auch kann *Coffea* verordnet werden, namentlich wenn der Anfall durch Furcht, große Demüthigung oder andere Gemütsbewegungen herbeigeführt wurde.

Wenn zahnende Kinder die Fallsucht bekommen, so verordne *Chamomilla*, *Coffea*, *Hyosciamus.*

Wenn die Augen blutunterlaufen sind, der Mund schäumt und Gesicht wie Glieder verzerrt sind, *Cicuta* und *Stramonium.*

Wurde der Anfall durch große Aufregung, Würmer oder große Hitze herbeigeführt und schreit der Kranke, indem er heftige Zuckungen hat, mit den Zähnen knirscht und schäumt, so gebe *Hyosciamus*, *Ignatia* und *Cocculus.*

Ist der Anfall durch Unmäßigkeit im Trinken, oder geschlechtlichen Genuß oder verdorbenen Magen verursacht, so verordne *Nux vomica.*

Wenn Trunkenbolde von Epilepsie angefallen werden, *Nux Vomica.*

Wenn entstanden durch Rücktritt eines Ausschlags, *Ipecac*, *Belladonna* oder *Cuprum.*

Verordnung der Heilmittel. Gebe von der betreffenden Arznei eine Dosis (6 Kügelchen) ein- oder zweimal täglich.

Allöopathisch. Während der Anfälle befolge man die bei der homöopathischen Behandlung gegebene Weisung.

Der Stuhlgang muß in Ordnung gehalten werden, auch lege man Senfpflaster längs des Rückgrats hinab. Baldriansaures Zink (*Valerianate of zinc*) wird empfohlen. Man gibt anfänglich 1 Gran zweimal täglich und vermehrt die Dosis allmählig zu 3 bis 4 Granen. Auch wird Bromsaures Kalium (*Bromide of potassium*) empfohlen. Dosis: Von 10 bis 20 Granen zwei- oder dreimal täglich und damit eine sehr lange Zeit fortzufahren.

Die folgende Arznei ist werthvoll:

Citronensaures Eisen und Strychnin (*Citrate of iron and strychnine*)	1 Drachme.
Orangenschalen-Syrup	2 Unzen.

Weiches Wasser	½	Pint.

Mische dieses und gebe einen Theelöffel voll dreimal täglich. Diese Arznei stärkt das Nervensystem.

Man sagt, daß, wenn man ein schwarzseidenes Sacktuch über das Angesicht des von der Fallsucht betroffenen werfe, derselbe sogleich von dem Anfall befreit werde.

Eclectische und Kräuterkur. Während der Anfälle befolge man die bei der homöopathischen Behandlung gegebene Anweisung:

Die folgenden Pillen werden sehr empfohlen:

Jod (*Iodine*)	24	Grane.
Belladonna-Extrakt	6	„
Schwefelsaures Morphium (*Sulphate of morphine*)	4½	„

Genug Syrup, um eine Pillenmasse zu bereiten. Reibe die Arzneien zu einem feinen Pulver und füge alsdann den Syrup hinzu. Bereite 48 Pillen; Dosis: Eine Pille eine Stunde nach jeder Mahlzeit.

Zur selben Zeit gebrauche folgende Pillen:

Blausaures Eisen (*Prussiate of iron*)	4	Skrupel.
Schwefelsaures Chinin (*Sulphate of quinine*)	4	„
Schwarzer Schlangenwurzel-Extrakt (*Extract of black cohosh*)	4	„

Mische die Pulver gut, füge alsdann den Extrakt bei und bereite eine Pillenmasse und aus derselben 48 Pillen, von welchen eine Stunde vor jeder Mahlzeit eine zu geben ist.

Ein aus folgenden Substanzen zusammengesetztes Liniment wird gute Dienste leisten:

Majoranöl (*Oil of origanum*)	Gleiche Theile.
Pfeffermünzöl (*Oil of peppermint*)	

Amberöl

Kampher

Stechapfelsamen-Tinktur (*Tinct. of Stram. seeds*)

Mische dieses und reibe damit jeden Abend den Rückgrat ein.

In manchen Fällen wird der folgende Aufguß sehr gut wirken:

Schildkraut-Aufguß (*Infusion of scullcap*)	1	Unze.
Pfingstrosen-Aufguß (*Infusion of peony root*)	1	„
Baldrian-Aufguß (*Infusion of valerian*)	1	„
Pfirsichblätter-Aufguß	1	„
Sassafras-Aufguß	3	Unzen.

Von dieser Mischung hat der Kranke einen Theelöffel voll in einem halben Pint kochendem, versüßtem Wasser öfters zu trinken.

Veitstanz (*St. Vitus' Dance — Chorea*).

Diese Krankheit kommt namentlich unter Kindern vor.

Symptome. Die Krankheit affizirt die Muskeln der Gliedmaßen, des Gesichts und anderer Körpertheile, und manchmal werden die Muskeln dermaßen verzerrt, daß dadurch der Gang, das Sprechen oder das Essen gestört werden.

Ursachen. Würmer, starke Gemüths-Bewegungen, Schrecken, Fälle, übermäßiger Geschlechtsgenuß, Selbstbefleckung und andere Ursachen, die Schwäche des Nervensystems zur Folge haben.

Behandlung.

Allgemeine. Alle Veranlassungen zur Aufregung müssen entfernt und vermieden werden. Der Patient muß sich viel in freier Luft bewegen, gute Kost genießen und oft in kaltem Wasser baden.

Allöopathisch. Der Stuhlgang sollte mittelst eines milden Abführmittels regulirt werden, und wenn das Nervensystem sehr geschwächt ist, so gebe man das folgende:

Zink-Oxyd (*Oxide of zinc*)	2 Drachmen.
Schierling-Extrakt (*Extract of cicuta*)	2 Skrupel.

Mische und bereite 48 Pillen daraus. Dosis: Eine Pille dreimal täglich.

Neuerdings hat man die Calabarbohne empfohlen. Dosis: Eine halbe Drachme der Tinktur oder von 1 zu 6 Granen des Pulvers dreimal täglich.

Eclectische und Kräuterkur. Ein Schildkraut- (*Scullcap*) Aufguß wird sich als sehr wohlthätig wirkend erweisen. Der Patient sollte täglich von ½ Pint bis ein Pint trinken. Auch der Mutterkraut-Aufguß (*Infusion of feverfew*) ist werthvoll.

Ein Mittel zur Stärkung des Nervensystems ist das folgende:

Beinewurz (*Comfrey root*)	1	Unze.
Nardenwurzel (*Spikenard root*)	1	„
Columbowurzel	½	„
Enzianwurzel (*Gentian root*)	½	„
Kamillenblumen (*Chamomile flowers*)	½	„

Quetsche die Wurzeln und gieße ein Pint kochendes Wasser daran. Ist die Masse kalt, so füge ein Quart Madeirawein bei. Dosis: ½ Weinglas voll drei- oder viermal des Tages.

Ohnmacht (*Fainting — Syncope*).

Der Ohnmacht geht ein Schmerz in der Herzgegend, Schwindel im Kopf, Verwirrung der Gedanken, kalte Hände und Füße, Dunkelheit der Augen und Schwächerwerden des Pulses voraus. Das Gesicht wird todesblaß, die Person wird mehr oder weniger bewußtlos.

Ursachen. Was immer Schwäche, namentlich des Nervensystems, erzeugt, plötzliche Ueberraschungen und Gemütsbewegungen, bedeutende Schmerzen, große Hitze, gewisse Ausdünstungen &c.

Behandlung.

Man lege den Patienten auf den Rücken, lasse frische Luft zutreten, spritze sein Gesicht mit frischem Wasser oder Ammoniakwasser und reibe Arme und Beine. Unter die Nase kann man Kampheräther oder Essig halten. Sobald der Kranke schlingen kann, gebe man einen Theelöffel voll des zusammengesetzten Lavendel-Spiritus (*Compound spirits of lavender*) mit 10 oder 12 Tropfen beigefügtem Ammoniak.

Personen, die Ohnmachtsanfällen ausgesetzt sind, sollten stark besuchte Versammlungen, wo die Luft schlecht wird, meiden, keine Cravatten, noch enge Kleider tragen.

Homöopathisch. Gegen die schlimmen Folgen, die ein Anfall namentlich auf das Nervensystem haben mag, verordne:

Wenn der Anfall durch Schrecken verursacht: *Aconite*, *Opium*, *Veratrum*, *Staphysagria.*

Durch große Freude: *Coffea*, *Opium*, *Aconite.*

Durch Zorn: *Pulsatilla*, *Nux Vomica*, *Chamomilla.*

Durch große Schmerzen: *Veratrum*, *Aconite*, *Chamomilla.*

Durch geringe Schmerzen: *Hepar*, *Sulphur.*

Durch Trauer oder Demüthigung: *Ignatia*, *Colocynth*, *Phosphoric Acid*, *Mercury*, *Staphysagria.*

Durch Furcht: *Ignatia*, *Pulsatilla*, *Veratrum*, *Opium.*

Durch Blutverlust &c.: *China*, *Carbo Vegetabilis*, *Veratrum.* Auch kann man ein wenig Brandy in Wasser geben.

Verordnung der Heilmittel. Löse 12 Kügelchen des gewählten Mittels in einem halben Theelöffel voll Wasser auf und gebe einen Theelöffel voll alle 5 oder 10 Minuten.

Tritt nach einer halben Stunde keine Besserung ein, so bereite ein anderes Heilmittel und gebe es in derselben Weise.

Scheintod durch Hunger (*Apparent Death from Hunger*).

Hat eine Person durch Hunger bedeutend gelitten, so darf man ihr anfänglich nicht zu viel Nahrung reichen, was tödtlichen Erfolg haben könnte. Man spritze ihr vielmehr ein wenig Milch, Rind- oder Hammelfleischbrühe ein. Sobald sie schlingen kann, gebe man warme Milch, Tropfen nach Tropfen; nach und nach vermehre die Quantität, bis der Patient einen Theelöffel voll zu nehmen im Stande ist. Darauf kann man einige Tropfen Wein oder

Brandy folgen lassen. Reis-, Gersten- und Toastwasser kann auch gebraucht werden. Alle 10 oder 15 Minuten reiche man Nahrung, und wenn der Patient besser fühlt, kann man Fleischthee oder Fleischbrühe in kleinen Quantitäten reichen.

Scheintod durch Ertrinken (*Apparent Death from Drowning*).

Die folgende Methode wird von Marschall Hall angewendet:

1. Bringe den Patienten sogleich in freier Luft unter Behandlung, indem man Gesicht, Hals und Brust dem Luftzug, außer in kalter Witterung, aussetzt.

2. Um den Hals von Wasser &c. zu reinigen, lege den Betreffenden sachte auf das Gesicht, indem das eine Handgelenk unter seine Stirne zu liegen kommt, damit alle Flüssigkeiten sich aussondern und selbst die Zunge aus dem Halse hängt, auf daß die Luft freien Zugang zur Luftröhre habe.

3. Um das Athmen wieder zu bewerkstelligen, drehe den Kranken ein wenig auf die Seite und bringe reizende Stimulanten unter seine Nase, z. B. verdünnten Ammoniak (*Ammonia*), Kampher &c.

4. Wärme das Gesicht durch tüchtiges Reiben und dann bespritze es mit kaltem Wasser.

5. Ist die Behandlung bis hierher nicht erfolgreich, so verliere man keine Zeit. Lege den Patienten auf das Gesicht und drehe den Körper vorsichtig aber gänzlich auf die Seite und dann wieder aufs Gesicht, und so abwechselnd. Wiederhole dies ruhig und nachhaltig, fünfzehnmal in der Minute. Liegt der Patient auf dem Gesicht, so wird die Brust durch das Gewicht des Körpers gedrückt, wodurch das Ausathmen befördert wird, dreht man ihn auf die Seite, so wird dieser Druck dadurch entfernt, was das Einathmen beschleunigt.

6. So lange der Patient auf dem Gesicht liegt, so drücke längs des Rückgrats mit der Hand stetig aber fest und lasse damit nach, unmittelbar ehe er wieder auf die Seite gedreht wird. Der Druck beschleunigt die Ausathmung, das Drehen die Einathmung.

7. Reibe die Gliedmaßen tüchtig mit Ausübung eines festen Drucks und mit Energie sowohl vorwärts als rückwärts, um den Blutlauf in den Adern zum Herzen zu befördern.

8. Ziehe die nassen Kleider des Patienten aus und bekleide ihn womöglich mit trockenen, wie sie eben beschafft werden können. Jeder der Umstehenden liefere einen Rock, Mantel u. s. w. dazu. Während dieser Zeit spritze man dem Kranken, um die Einathmung anzuregen, kaltes Wasser mit der Hand ins Gesicht.

9. Reibe den Körper tüchtig, bis er warm und trocken ist, sodann spritze kaltes Wasser darüber und beginne aufs neue zu reiben.

Scheintod durch Erfrieren (*Apparent Death from Freezing*).

Der Patient sollte sorgsam entkleidet und ganz mit Schnee überdeckt werden, so daß blos Mund und Nase frei sind; sowie der Schnee schmilzt, muß anderer aufgeschaufelt werden. Ist kein Schnee zu haben, so bringe die betreffende Person in ein eiskaltes Bad und lasse sie 10 oder 15 Minuten in demselben. Sodann bringe sie heraus und bedecke sie mit Säcken, die mit Eisstücken gefüllt sind. Sobald die Steifheit der Muskeln etwas nachgelassen, trockne den Körper sorgsam ab und bringe ihn in ein in einem kalten Zimmer stehendes kaltes Bett und reibe den Körper unter den Bettdecken mit den warmen Händen. Hiermit muß man stundenlang fortfahren. Sobald sich Lebenszeichen kund geben, so spritze man ein kleines Kampher- und Wasser-Klystier ein, und lasse zu gleicher Zeit einen Tropfen von Zeit zu Zeit auf die Zunge träufeln. Aeußern sich noch mehr Lebenszeichen, so gebe ein kleines Klystier von schwarzem Kaffee und Milch und flöße ihm das Gleiche in kleinen Quantitäten durch den Mund ein.

Dieselben Mittel, die gegen Scheintod durch Ertrinken angegeben wurden, mögen angewandt werden.

Scheintod durch Erhängen (*Apparent Death from Hanging*).

Die Person sollte sogleich vom Strick losgeschnitten und gänzlich entkleidet werden, worauf man die Anweisung, die unter Scheintod durch Ertrinken angegeben ist, befolgt.

Scheintod durch Blitzschlag (*Apparent Death from Lightning*).

Bringe den Körper in die frische Luft, gieße kaltes Wasser über denselben und bedecke ihn, wenn möglich, mit Ausnahme des Gesichts mit frischer Erde. Erholt sich der Patient, so bringe man ihn in ein helles, sonniges Zimmer, wo er sich längere Zeit ruhig halten sollte.

Scheintod durch schädliche Dünste (*Apparent Death from Noxious Vapors*).

Bringe den Körper in die frische Luft und begieße das Gesicht, den Kopf und den ganzen Körper mit kaltem Wasser. Unter die Nase mag man starken Essig halten. Die unter Scheintod durch Ertrinken gegebene Anweisung sollte befolgt werden.

Scheintod durch einen Fall oder Schläge (*Apparent Death from Falls or Blows*).

Mische 5 Tropfen Wolverlei-Tinktur (*Tincture of arnica*) mit einem Trinkglas voll Wasser und gebe einen Theelöffel voll alle 2 oder 3 Minuten, bis mehrere Dosen eingenommen sind. Die durch den Fall oder Schlag beschädigten Theile sollten mit einer Mischung von Arnica-Tinktur und kaltem Wasser gewaschen werden. Auch mögen Einspritzungen von derselben Mischung gebraucht werden.

Scheintod durch heftige Aufregung (*Apparent Death from Violent Mental Emotions*).

Siehe Ohnmacht.

Zweites Kapitel.
Das Krankenzimmer.

Die Krankenpflege.

Das Krankenzimmer sollte groß und luftig sein und womöglich mit den Fenstern nach dem Norden liegen; dabei sollten die Fenster so eingerichtet sein, daß sie von oben herunter gezogen werden können. Ein Kamin (nicht ein Ofen) im Zimmer ist vorzuziehen, da dies den Wechsel der Luft befördert. Alle unnöthigen Möbel mögen entfernt werden und womöglich wähle zwei neben einander liegende Zimmer mit einem Bett in jedem, damit der Patient jeden Morgen und Abend von einem Bett in das andere gebracht werden kann. Die Betttücher müssen sogleich umgewendet und gehörig gelüftet werden. Auch die Matratze sollte öfters gelüftet werden. Wichtig ist es auch, die Temperatur auszugleichen, dieselbe sollte nie über 65 oder unter 55 Grad Fahrenheit sein und der Kranke darf nie von einem Frostschauer überfallen werden. Ordnung und Reinlichkeit müssen in einem Krankenzimmer streng beobachtet werden; viele Dinge, welche zu anderen Zeiten unbeachtet bleiben, machen auf den Patienten einen sehr üblen Eindruck. Die Stühle müssen sogleich nach der Entleerung entfernt werden und das Bettzeug sollte alle zwei oder drei Tage gewechselt werden. Die reine Bettwäsche lüfte und trockne man gehörig, bevor man sie in Gebrauch nimmt. Bei Krankheiten von langer Dauer und bei solchen von ansteckendem Charakter wechsele man das ganze Bett und dessen Inhalt ein- oder zweimal während der Krankheit.

Das Kochen in dem Krankenzimmer ist ganz unpassend und ebensowenig sollte irgend eine Speise in einem Krankenzimmer oder in dessen unmittelbarer Nähe aufbewahrt werden. Wenn es nicht unangenehm für die Kranken, gestatte man dem Lichte freien Zutritt. Das Krankenbett sollte in einer Matratze bestehen oder gehörig mit angefüllt sein; unter keinen Umständen sollte man sich der Federn bedienen. Räucherungen und Desinficiren sind in einem Krankenzimmer nicht statthaft. Es ist eine allgemeine Regel, das, was immer die Luft vergiften könnte, wie die Entleerung des Kranken, sogleich hinaus zu schaffen, und damit fällt die Nothwendigkeit zur Räucherung hinweg.

Ferner ist es von Belang, Ruhestörungen zu meiden. Eine kranke Person wird allenfalls das Geräusch auf der Straße und in der Nähe des Hauses ertragen, während ein bloßes Flüstern im eigenen Zimmer störend, vielleicht sehr schädlich einwirken kann. Lasse den Wärter keine knarrenden Schuhe tragen und gestatte dem Kinde keinen Zutritt in das Zimmer, noch den Aufenthalt in dessen Nähe. Alle Besuche oder Unterredungen, die den Kranken aufregen oder ermüden, sind sehr nachtheilig. Nie lasse man den Kranken aus dem Schlafe stören.

Die Wärterin sollte stets ruhig, kalt und gelassen und muß im Stande sein, alle unangenehmen Gefühle zu unterdrücken und Güte den Patienten gegenüber an den Tag zu legen. Zeigen sich gefährliche Symptome, so ist die Selbstbeherrschung von größter Wichtigkeit. Nothwendig ist es, daß dieselbe hinreichende Kraft besitzt, den Kranken in und aus dem Bette zu bringen und ihn, je nachdem es nothwendig ist, zurecht zu legen. Sie muß gesund und keinen plötzlichen Krankheitsfällen unterworfen sein. Ferner ist es wichtig, daß sie freundlich, mitleidig und gutmüthig ist.

Viel tragen solche Eigenschaften einer Wärterin zur Beschleunigung einer Wiedergenesung bei. Vor Allem muß sie genau der Anweisung des Arztes Folge leisten und darf es nicht unternehmen, selbst andere Mittel zu verschreiben, oder andere Anweisungen zu geben, wenn solche nicht ihrem eigenen Ermessen nach unbedingt nothwendig werden. Veränderungen in der Behandlung werden zuweilen während der Abwesenheit des Arztes nothwendig, aber der Wechsel muß mit Umsicht geschehen, und sie darf dem Arzte irgend welche Veränderungen, die während seiner Abwesenheit vorgenommen worden sind, nicht verheimlichen.

Zubereitung der Speisen für Kranke und Wiedergenesende.

Es ist sehr genau zu bestimmen, welche Kost Kranken zu reichen ist; häufig kann ein leichter Diätfehler sehr schlimme Folgen nach sich ziehen. Nicht selten wünscht der Kranke gerade das, was ihm am meisten schädlich ist. Je weniger Nahrungsmittel bei starkem Fieber oder Entzündung genommen werden, desto besser wird es sein, und erst nachdem das Fieber nachgelassen hat, ist eine leichte Kost statthaft.

Verursacht irgend ein Nahrungsmittel eine erhöhte Thätigkeit des Herzens, des Pulses, Kopfschmerz, oder Schmerzen in dem Magen oder in den Eingeweiden, so ist dies ein Anzeichen, daß dasselbe schädlich ist. Der Kranke sollte nie zum Essen genöthigt werden; er kann besser, als irgend Jemand anders sagen, was er wünscht. Hat er ein besonderes Verlangen nach irgend etwas, so wird im Allgemeinen angenommen, daß ihm dies gut thun wird.

Wenn sich der Patient nach einer Krankheit wieder bessert, aber noch schwach ist, obgleich er allmählig wieder an Kraft zunimmt, so muß der Kost große Aufmerksamkeit geschenkt werden. In Bezug auf die Speisen, welche zu gestatten sind, muß erinnert werden, daß dieselben vor Allem leicht und nahrhaft sein müssen. Milch ist ebenso leicht, als irgend etwas Anderes, verdaulich und kann jederzeit während der Krankheit oder Wiedergenesung ohne Nachtheil gegeben werden; nur sollte sie stets unmittelbar von der Kuh weg gebraucht werden, denn nachdem sich Sahne gebildet hat, ist sie unverdaulich. Eier, in heißes Wasser geschlagen und leicht gekocht, können ebenfalls gestattet werden. Gekochter Reis ist leicht verdaulich, und während der Wiedergenesung sind Rindfleisch-Thee, Hammelfleisch-Brühe und Hühner zuträglich. Früchte sind zuweilen sehr empfehlenswerth und zu andern Zeiten höchst schädlich. Bei Fieber wird der Saft reifer Orangen sehr erquicken; der fleischige Theil sollte aber stets entfernt werden. Weintrauben mögen gestattet werden, aber man vermeide sorgfältig das Verschlucken der Körner oder Schalen. Ferner gestatte man Citronensaft, Limonade, den aus den Erdbeeren gepreßten und durchgeseiheten Saft. Heißes Wasser über zerquetschte Datteln (*tamarinds*), Pfirsiche &c., welches man abkühlen läßt, wird zuträglich sein. Thee, Kaffee, Cacao und Chocolate gestatte man weder Kranken noch Wiedergenesenden. Zwieback-Wasser möge als Getränk dienen. Kaltes Wasser kann zu allen Zeiten, wenn es nicht unangenehme Symptome nach sich zieht, mit Vortheil gegeben werden. Reis-, Gerste- und Apfelwasser sind gute Getränke. Gekochter Fisch ist gewöhnlich leicht verdaulich, ebenso Austernbrühe, Schellfisch sollte dagegen verboten werden. Gemüse, wie gekochte Kartoffeln, gekochte rothe Rüben und gekochte Zwiebeln können ohne Nachtheil gegessen, sollten aber in zwei Wassern, bis sie ganz weich sind, gekocht werden.

Brauchbare Anweisungen.

Haferschleim (*Gruel*) &c. zuzubereiten, ist folgendes ein ausgezeichnetes Recept:

Gieße ein Quart heißes Wasser in ein reines irdenes oder Blechgefäß über einem lebhaften Feuer; kocht es, so füge zwei große Eßlöffel voll Korn- oder Hafermehl hinzu, mische es mit gerade Wasser genug, um es zu verdicken, gebe ein Stück Butter in das Wasser, und wenn zerschmolzen, füge das Mehl hinzu und rühre es ungefähr eine halbe Stunde lang um; dann gebe einen Theetassenkopf voll süße Milch hinzu, und wenn es wieder kocht, werfe die obere Rinde von hartgebackenem Brode, in kleine Stücke geschnitten, hinein, lasse es einige Zeit kochen und füge schließlich noch ein wenig schwarzen Pfeffer, ein wenig Salz, eine Prise geriebene Muscatnuß, noch ein wenig Butter und einen Theelöffel voll französischen Branntwein (*French Brandy*) bei. Butter, Gewürz und Branntwein müssen ausgelassen werden, sobald der Fall ein bedenklicher ist.

Rindfleisch-Thee (*Beef Tea*). Man nehme ein Pfund mageres Rindfleisch, schneide es fein, thue es in eine gut verschlossene Flasche und lege dieselbe in einen Kessel warmen Wassers; lasse das Wasser eine geraume Zeit kochen, dann sollte die Flasche herausgenommen und deren Inhalt ausgegossen werden. Man salze den Thee ein wenig und gebe jedesmal einen Theelöffel voll.

Eine andere Weise, denselben zuzubereiten, ist folgende:

Man nehme eine dicke Fleischschnitte (*steak*), röste sie leicht auf einem Bratrost und drücke sie dann gehörig mit einer Citronenpresse aus. Der Saft, welcher auf diese Weise herausgepreßt wird, wird sehr nahrhaft sein.

Zwieback- (*Toast*)Wasser. Röste ein Stück Brod leicht, füge kochendes Wasser hinzu und, wenn vorgezogen, versüße es. Es mag mit Orangenschale schmackhaft gemacht werden.

Leinsamen-Thee. Man nehme eine Unze Leinsamen, ein wenig gestoßene Lackritzenwürzelchen, und gieße ein Pint kochendes Wasser darauf, stelle das Gefäß 4 Stunden lang an's Feuer und seihe es dann durch ein leinenes oder baumwollenes Tuch.

Gerstenkaffee. Röste Gerste hübsch braun und koche einen Eßlöffel voll davon in einem Pint Wasser 5 Minuten lang, seihe es durch und füge, wenn gewünscht, ein wenig Zucker hinzu. Ein nahrhafter Trank bei Abnahme von Fieber und während der Wiedergenesung.

Hafermehlkaffee. Mische gewöhnliches Hafermehl mit Wasser, um einen Kuchen daraus zu machen, backe es braun, pulverisire es und koche dasselbe 5 Minuten lang in Wasser; gut zur Einhaltung hartnäckigen Erbrechens, besonders bei *Cholera morbus.*

Eierbranntwein. Nimm das Gelbe von zwei Eiern, schlage es gehörig, füge eine halbe Unze weißen Zucker und ein wenig Zimmetwasser oder zwei Tropfen Zimmetöl hinzu. Mische es gehörig und füge ein Weinglas französischen Branntwein (*French Brandy*) hinzu.

Milchpunsch. Ein Theelöffel voll Zucker und hinlänglich Wasser, um denselben aufzulösen; gieße zwei Gills oder Theebecher voll Milch hinein, und es beständig umrührend, füge nach und nach ein oder zwei Theelöffel voll Branntwein oder Rum bei.

EGG NOG (deutsch: Eierpunsch). Ein Theelöffel voll Zucker gehörig mit einem Ei vermischt und dem eine Gill oder ein Theetassenkopf voll Milch und ein oder zwei Theelöffel voll guter französischer Branntwein hinzugefügt wird. Würze es mit geriebener Muskatnuß.

Salbeithee. Trockene Salbei- (*Sage*) Blätter eine halbe Unze, kochendes Wasser ein Quart; lasse es eine halbe Stunde lang ziehen, seihe es durch und füge Zucker und Limonadensaft, sowie es eben vom Kranken gefordert wird, bei. Balsam- und andere Thees werden in derselben Weise gemacht.

Reiswasser. Reis zwei Unzen, Wasser zwei Quart; koche es ungefähr eine Stunde lang und füge Zucker und Muskatnuß hinzu.

Ein erfrischender Trank bei Fiebern. Lege ein wenig Salbei (*Sage*), zwei Sprossen Balsam und ein wenig Sauerampfer (*Sorrel*) in einen steinernen

Krug, schäle eine kleine Citrone, zerschneide sie in Stücke und lege sie mit ein wenig Schale hinein, dann gieße es in 3 Pints kochendes Wasser, versüße und verschließe es dicht.

Ein anderes. Man nehme eine halbe Unze Pflaumen, eine Unze Preiselbeeren (*cranberry*), eine halbe Unze Rosinen ohne Körner und ein Quart Wasser, koche es auf ein Pint ein, seihe es durch und würze es mit Citronenschale oder Limonaden-Essenz. Halte es wohl zugedeckt.

Ein anderes. Nimm je eine Unze Korinthen (*currants*), Rosinen und Tamarinden oder Pflaumen und koche es in einem Quart Wasser zu einem Pint ein. Würze es mit Citronenschale oder Citronen-Essenz.

Korinthen-Gelee (*Currant jelly*), Preiselbeeren und Pflaumen geben erfrischende Getränke, wenn Wasser beigefügt und dem Geschmacke des Kranken angemessen versüßt werden.

Wasser-Gruel (*Water Gruel*). Korn- oder Hafermehl zwei Theelöffel voll, Wasser ein Quart, zehn oder fünfzehn Minuten gekocht und Zucker oder Salz nach Wunsch des Kranken hinzugefügt.

Reis-Gruel (*Rice Gruel*). Gemahlener Reis einen gehäuften Eßlöffel voll, gestoßener Zimmet, einen halben Eßlöffel voll, Wasser ein Quart, 10 oder 15 Minuten langsam gekocht, Zimmet kurz vor dem Kochen beigefügt, durchgeseiht und versüßt.

Kühlender Trank bei Fieber. Man nehme Essig einen Theetassenkopf voll, Wasser sechs Theetassenkopf voll und Honig zwei Theetassenkopf voll. Mische es in einander. Sagt der Honig der betreffenden Person nicht zu, nehme man Molasses oder Syrup.

Quitten-Wein (*Quince wine*). Man nehme sechs Quitten, zerschneide sie und gieße eine halbe Gallone kochendes Wasser darauf, lasse dies über Nacht stehen, am Morgen koche es 15 Minuten und füge ein Pfund Zucker hinzu. Lasse die Flüssigkeit gähren und füge ein Pint Whiskey oder Branntwein hinzu, seihe es durch und verwahre es in gut verschlossenen Flaschen oder Krügen.

Gummi Arabicum Mischung (*Gum Arabic mixture*). Löse vier Unzen Gummi Arabicum in drei Theetassenkopf voll kochenden Wassers, versüße und würze es je nach Wunsch. Verwendbar bei Fällen von Entzündung des Magens und der Eingeweide.

Panade (*Panada*). Weißes Brod eine Unze, Wasser ein Pint, gestoßener Zimmet einen Theelöffel voll, koche es bis gehörig gemischt und füge ein wenig Zucker und Muskatnuß hinzu. Wenn erwünscht, mag Wein hinzugefügt werden.

Sago-Gruel. Sago zwei Eß-Löffel voll, Wasser ein Pint, koche es, bis es dick wird, und rühre es häufig um. Wein, Zucker und Muskatnuß mögen angewendet werden, wenn wünschenswerth.

Ulmenrinden-Schleim (*Mucilage of Elm bark*). Gebe eine kleine Quantität Ulmenrinde in kaltes Wasser. Mag jede Stunde oder alle zwei Stunden getrunken werden. Wenn angenehm, würze man es mit Citronensaft, Citronen- oder irgend einer anderen Essenz. Kann bei Fällen von Entzündung der Blase, des Magens u.s.w. viel und öfters getrunken werden.

Tapioca-Gelee (*Tapioca Jelly*). Tapioca zwei Eß-Löffel voll, Wasser ein Pint, koche es eine Stunde langsam, bis es ein geleeartiges Aussehen bekommt, füge Zucker, Wein und Muskatnuß, dem Geschmacke des Patienten angemessen, hinzu. Auch Citronensaft kann hinzugefügt werden.

Irisches Moos-Gelee (*Irish moss jelly*). Irisches Moos eine halbe Unze, frische Milch ein und ein halbes Pint, koche es zu einem Pint ein, seihe es durch und füge hinreichend Zucker und Citronensaft oder Pfirsichwasser hinzu, um demselben einen angenehmen Geschmack zu geben.

Pfeilwurz-Gruel (*Arrow root Gruel*). Auf ein Pint kochendes Wasser einen Eßlöffel voll Pfeilwurz, mische es gehörig, füge ein halbes Pint Milch hinzu und koche es zwei oder drei Minuten lang zusammen. Versüße es dem Geschmacke angemessen und füge Wein hinzu, wenn für den Fall passend.

Milch-Suppe (*Milk porridge*). Auf je ein Pint Milch und Wasser zwei Eß-Löffel voll Kornmehl, mische das Mehl mit einer kleinen Quantität kalten Wassers, so daß es einen dünnen Brei bildet, gieße Milch und Wasser zusammen und sobald dieses zu kochen anfängt, füge den Teig hinzu und rühre es um. Sie mag mit Zimmet, Muskatnuß, Zucker oder Wein gewürzt werden.

Hausenblase-Gelee (*Isinglass jelly*). Hausenblase eine Rolle in einem Pint Wasser gekocht, bis es aufgelöst ist, dann seihe es durch und füge ein Pint süße Milch hinzu. Bringe es nochmals über das Feuer und lasse es gerade aufkochen. Versüße es mit Stückzucker und reibe Muskatnuß darauf. Wenn gehörig gemacht, ähnelt es Eierrahme.

Aepfelwasser. Schneide zwei Aepfel in Stücke und gieße ein Quart kochendes Wasser darauf. Nachdem es zwei oder drei Stunden gestanden hat, versüße es leicht.

Gekochtes Mehl. Binde ein Pfund Mehl in einen leinenen Beutel, tauche es einige Male in kaltes Wasser, streue darauf Mehl auf die äußere Seite, damit sich eine Kruste bildet, welche das Eindringen des Wassers während des Kochens verhindert, lege den so zubereiteten Beutel in etwas Wasser und koche es, bis er eine harte, trockene Masse wird. Etwas davon mag gerieben und in derselben Weise, wie Pfeilwurz-Gruel, zubereitet werden.

Gemüse-Suppe (*Vegetable soup*). Man nehme eine Rübe, eine Kartoffel und eine Zwiebel, zerschneide und koche sie eine Stunde lang in einem Quart Wasser, füge Salz, wenn angenehm, hinzu und gieße das Ganze auf ein Stück trocknen Zwieback.

Hammelfleischthee. Nimm ein Pfund Hammelfleisch, entferne das Fett davon und schneide das Fleisch in kleine Stücke, gieße ein Pint kochendes Wasser darüber, lasse es eine halbe Stunde am Feuer stehen und koche es dann eine Stunde lang; seihe es durch ein Sieb ober Tuch und salze es je nach dem Geschmacke. Eine sehr nährende Kost.

Hammelfleischbrühe. Man nehme ein Pfund gutes Hammelfleisch, entferne davon das Fett und lege es in ein Gefäß mit drei Pint kochenden Wassers; schmore es zwei Stunden lang, dann schneide man drei Möhren, drei rothe Rüben und drei Zwiebeln in Stücke, koche sie in einem Quart Wasser eine halbe Stunde lang, seihe es ab und gebe das Gemüse zu dem Hammelfleisch, würze es mit Salz und lasse es vier Stunden langsam schmoren.

Hühnerfleischbrühe. Man nehme ein halbes Huhn, entferne alles Fett, schneide das Fleisch in schmale Stücke und breche die Knochen. Darauf lege man es in ein Gefäß mit drei Pint kochenden Wassers, koche es eine Stunde lang, salze es und seihe es durch. Sehr nährend.

Molken-Rennet (*Rennet Whey*). Frische Milch ein Quart, Rennet einen großen Eßlöffel voll, lasse die Milch heiß werden und füge dann Rennet hinzu; koche es, bis der Quark sich trennt, welcher wegzunehmen ist.

Essig-Molken. Milch ein Pint, Essig ein Eßlöffel voll; koche es einige Minuten und trenne dann den Quark davon.

Alaun-Molken. Zu einem Pint Milch gebe man einen Theelöffel voll pulverisirten Alaun, koche und seihe es durch, dienlich bei Diarrhöe, Magenschwäche und Entzündung des Magens. Der sich bildende Quark giebt einen vortrefflichen Umschlag bei Augenentzündung.

Senf-Molken. Senfkörner einen Eßlöffel voll, Milch ein Pint, koche es einige Minuten zusammen und trenne den Quark davon. Ein sehr zuträglicher Trank bei Wassersucht.

Kalbsfüße-Gelee. Man nehme zwei Kalbsfüße und füge eine Gallone Wasser hinzu, koche es zu einem Quart ein, seihe es durch, und wenn kalt, schäume das Fett ab; füge dazu das Weiße von sechs oder acht Eiern, gehörig geschlagen, ein Pint Wein, ein halbes Pfund Stückzucker und den Saft von vier Citronen. Mische es gehörig, koche es bei beständigem Umrühren einige Minuten und seihe es durch einen Flanell.

Orangen-Molken. Milch ein Pint, den Saft von einer Orange mit einem Theil der Schale; koche die Milch, füge dann die Orange hinzu und lasse es stehen, bis das Gerinnen eintritt, dann seihe es durch.

Süße Molken. Abgerahmte Milch zwei Quart und ein Stück von Kalbs-Rennet. Mische und stelle es an einen warmen Platz, bis es gerinnt, dann seihe es durch.

Molken-Wein. Milch zwei Drittel Pint, Wasser ein Drittel Pint, Madeira oder anderer Wein eine Gill, Zucker einen Dessertlöffel voll; stelle Milch und Wasser in einer tiefen Pfanne an das Feuer, und in dem Augenblicke, wo es zu kochen anfängt, gieße man den Wein und Zucker unter beständigem Umrühren hinzu, koche es 10 bis 15 Minuten, dann seihe es durch ein Sieb. Dies kann entweder kalt oder warm getrunken werden und zwar ein Weinglas voll zur Zeit. Ein vortrefflicher Trank bei allen Fieberarten.

Brodschnitten. Auf einen sehr heißen Teller lege man zwei oder drei Stücke Brod, gieße darauf etwas Saft von gekochtem Rind-, Hammel- oder Kalbfleisch und streue ein wenig Salz darüber.

Hühner-Panade. Man nehme das weiße Fleisch von einem Huhn und nachdem man davon die Haut und das Fett entfernt hat, koche man es in ein wenig Wasser, bis das Fleisch weich ist, zerstoße es in einem Mörser zu einem Brei und füge dann eben so viel altbackenes Weißbrod hinzu, nach und nach schütte etwas von dem Wasser, in welchem das Huhn gekocht wurde, zu, bis das Ganze einen dünnen, flüssigen Teig bildet; koche diesen unter häufigem Umrühren zehn Minuten lang und würze es dem Geschmacke angemessen.

Französische Milchsuppe. Mische etwas Hafermehl mit Wasser, lasse dies stehen, bis es sich klärt, und gieße dann das Wasser ab, dann gieße von Neuem Wasser auf das Mehl, rühre es gehörig um und lasse es bis den nächsten Tag stehen; seihe es durch ein feines Sieb, koche das Wasser und füge während dessen die Milch hinzu. Wasser darf nur wenig gebraucht werden.

Drittes Kapitel.
Hydropathische Behandlung.

Die Anwendung des Wassers in Verbindung mit einer anderen Behandlung ist sehr empfehlenswerth, aber dieselbe erfordert Kenntniß von dessen Wirkung, und Sorgfalt, um ernste Folgen zu vermeiden.

Waschung mit Handtuch oder Schwamm (*The Towel, or Sponge Bath*).

Personen, die körperlich sehr geschwächt sind, mögen zuerst den Körper theilweise baden, wie den Kopf, das Gesicht, die Arme und die Brust, dann abtrocknen und abreiben mit einem trockenen Handtuche oder der trockenen Hand, ehe die übrigen Theile des Körpers gebadet werden. Diese Form von Waschungen sind bei Fiebern oder anderen acuten Krankheiten häufig besser als das Baden des ganzen Körpers. Die Temperatur des Wassers ist nach dem Befinden des Kranken einzurichten; man beginne zuerst mit lauwarmem Wasser, nehme allmählig immer kühleres, so weit es der Kranke ertragen kann. Bei acuten Krankheiten, wo das Fieber geschwächt werden soll, eignet sich Wasser von 75 oder 85 Grad besser, als kälteres. Die beste Zeit, eine Waschung vorzunehmen, ist jedenfalls des Morgens unmittelbar nach dem Aufstehen, zuweilen möge eine zweite Waschung vor dem zu Bett Gehen vorgenommen werden. Eine solche Waschung kann eine Viertel- bis eine ganze Stunde oder länger dauern, je nachdem eine reizende Wirkung oder eine Abkühlung des Körpers gewünscht wird. Wenn eine kürzere Zeit angewendet, dient es zur Stärkung und Anregung und macht den Umlauf des Blutes regelmäßiger.

Sturzbad (*Shower Baths*).

Diese Bäder werden in einem eigens zu diesem Zwecke angefertigten Schranke genommen und bringen das Wasser in kleinen Strahlen gleichzeitig mit verschiedenen Körpertheilen in Berührung. Schwache und nervöse Leute sollten zunächst mit lauwarmem Wasser beginnen und erst nach und nach kälteres nehmen.

Diese Bäder können auch so genommen werden, daß man sich in eine leere Badewanne stellt und sich von einer zweiten Person, die auf einem Stuhl daneben steht, aus einem gewöhnlichen Wasserbehälter begießen läßt. Derartige Bäder wirken reizend auf das Nervensystem und die Haut; sie werden besonders bei Krankheiten, die wiederholtes Schwitzen zu ihrer Heilung erfordern, empfohlen, oder Personen, welche in Folge von Krankheiten der Brust volle Bäder nach dem Schweiß nicht ertragen können.

Zuberbad (*Washtub Bath*).

Dies ist besonders passend und stärkend bei Fiebern. Man fülle ein Gefäß ein drittel oder halb voll Wasser, entweder kalt oder warm, und bringe den Kranken hinein und zwar so, daß die Füße in ein anderes Gefäß zu stehen kommen. Wenn der Patient schwach ist, so sollte er Hülfe haben. Der Körper und die Glieder sind gehörig zu waschen, und gelegentlich Schultern und Körper mit Wasser von derselben Temperatur zu übergießen. Einer allgemeinen Regel nach gilt lauwarmes Wasser für das geeignetste, indem dasselbe weniger Rückkehr des Fiebers veranlassen wird. Das Bad mag 2 bis 5, 10 oder 15 Minuten, je nach der Höhe des Fiebers oder den Kräften des Patienten, dauern. Es sollte nicht so lange fortgesetzt werden, bis Frost eintritt, die Haut blaß wird oder die Fingernägel blau sind. Trockne den Patienten mit Handtüchern oder einem eigens dazu bestimmten trockenen Tuche ab. Kehrt das Fieber wieder, so wiederhole man das Bad, bis dasselbe nachläßt. Es ist sehr zuträglich bei Ausschlagsfiebern, galligen Wechselfiebern, Typhus und den heißen Stadien des Wechselfiebers.

Einhüllen in nasse Tücher (*Rubbing or Dripping Bath*).

Dies ist ein schätzbares Heilmittel und kann bei verschiedenen Krankheiten und Zuständen des Organismus angewendet werden:

Man nehme ein grobes leinenes oder baumwollenes Tuch und ringe es, wenn eine starke Reizung stattfinden soll, gehörig, wenn aber weniger, nur leicht aus. Wickle den Patienten hinein und reibe schnell über der Decke 3 oder 4 Minuten oder länger, bis die Oberfläche des Körpers vollkommen warm wird. Lasse dann eine trockene Decke folgen und reibe mit dem Handtuch und den Händen. Wenn so kalt als es ertragen werden kann angewendet, wirkt es stärkend und reizend. Es entfernt fieberischen Durst, benimmt die Mattigkeit, gibt dem Körper und Geist neue Kraft und verursacht ein angenehmes Gefühl über den Körper. Ist der Patient schwach, so sollte der Deckenumschlag von einer milden Temperatur sein (80 bis 90 Grad), welche allmählich herabgesetzt wird. Wenn zur Anreizung oder Stärkung der Nerven, des Gehirns, oder auch zur Minderung des Schmerzes angewendet, sollte es kühl oder kalt sein. Der Umschlag muß öfters naß gemacht und mehrere Male schnell hintereinander wiederholt werden.

Bei fieberischem Puls und Hitze, bei chronischen Krankheiten mag es beim zu Bett Gehen angewendet werden und sollte von milder Temperatur sein. Es wird nervöse Reizbarkeit vermindern und Schlaf herbeiführen. Bei allen Fieberarten ist es empfehlenswerth, ebenso bei Diarrhöe, Magenschwäche (*Dysentery*), Kolik &c. Der Patient sollte vorher Gesicht und Hände mit kaltem Wasser waschen.

Das Ueberschütten von Wasser mit einem Eimer (*Pail Douche*).

Dies ist noch reizender und erregt eine erhöhtere Thätigkeit der Nerven. Der Patient stellt sich in eine leere Badewanne, während der Wärter zwei Eimer voll Wasser hat, den einen wärmer als den andern. Der wärmere wird halb auf des Kranken Brust und halb auf dessen Rücken gespritzt, worauf mit dem zweiten Eimer voll in derselben Weise verfahren wird. Dann trockne und reibe man den Kranken ab. Es ist nicht rathsam, dieses bei großer Nervösität anzuwenden, ebenso wenig bei ernsten Krankheiten des Herzens oder der Lungen. Gewöhnlich wendet man es an, wenn das Temperament träge oder die Krankheit einen allgemeinen Charakter hat.

Einpackung in nasse Tücher (*The Wet Sheet Packing*).

Ist ein empfehlenswerthes Verfahren, die Hitze bei Fiebern zu schwächen und ungesunde Absonderungen zu entfernen. Das Tuch zum Einwickeln sollte von Baumwolle oder grober Leinwand sein, hinreichend lang, daß es dem Kranken vom Kopf bis zu den Füßen reicht und ungefähr zwei Yards breit. Bei Schwäche, chronischen Fällen lasse man es nicht ganz bis zu den Knöcheln reichen. Von dem Bette entferne man alle Unterbetten und lasse nur ein oder zwei Kopfkissen zurück. Ein oder zwei leichtere Tücher und darüber zwei wollene Decken sollten über das Bett gebreitet werden. Beklagt sich der Kranke über ein Frösteln in der Gegend des Rückgrats oder über den Körper, falte man ein Handtuch zusammen oder lege einen Streifen Flanell 4 Finger oder 3 bis 4 Zoll breit auf das Rückgrat, wo der Kranke auf dem Tuche liegt, was das Angreifen des Rückenmarknervs verhindert. Hat der Kranke Anlage zu kalten Füßen, so sollte ein Krug oder eine Kanne heißen Wassers, auch heiße Ziegelsteine, die ein- oder zweimal mit der wollenen Decke umschlagen werden, um so vor zu großer Hitze zu schützen, an die Füße gelegt werden. Der Patient liege platt auf dem Rücken, hebe die Arme, während der Wärter an der einen Seite die Decke um den Körper und die unteren Glieder schlägt und gehörig anzieht; dann lasse er die Arme fallen und die Decke wird an der anderen Seite schnell umgeschlagen, und untergesteckt. Die übrigen Decken werden darüber gelegt und in derselben Weise untergesteckt; sorgfältig vermeide man aber, dieselben über der Brust zu fest anzuziehen. Dieselben müssen unter den Schultern so angezogen sein, daß die Hitze nicht herausströmen kann.

Hat der Kranke Anlage zu Kopfschmerz, oder zu Blutandrang nach dem Kopfe, so falte man ein Handtuch zusammen, weiche es in kaltem Wasser ein, lege es auf die Stirn und wiederhole dies, so oft es heiß wird.

In einer solchen Einhüllung sollte man 30 Minuten bis 1½ Stunden verbleiben. Wird man in 15 bis 20 Minuten erwärmt, so reicht ein Verbleiben in dieser Einpackung von 30 bis 40 Minuten hin, geht dies aber langsamer von statten, so wird 1 oder 1¼ Stunde genügen. Wird Schweiß gewünscht, so sollte der Kranke in dieser Lage verharren, bis der Schweiß auf die Stirne tritt, was gewöhnlich eine, zwei bis drei Stunden dauert. Bleibt der Patient lange genug so, um Schweiß hervorzurufen, so wird sich in der Regel kurz vorher ein Frösteln einstellen, dem übermäßiges Schwitzen folgt.

Bei zarten Personen ringe man die Decke zuerst in lauwarmem oder warmem Wasser aus. Nach Beendigung dieses Verfahrens kann das Untertauchen, Reiben, die nasse Einhüllung oder Reiben mit dem Handtuch angewendet werden.

Bei acuten Krankheiten, wo starkes Fieber vorhanden ist, wird die Anwendung des Vorstehenden außerordentlich zuträglich gefunden werden. In diesem Falle sollte das Tuch jede halbe Stunde oder öfter, wenn das Fieber stark ist, in frischem Wasser ausgerungen werden, bis dasselbe nachläßt.

Es mag in den verschiedenen Stadien des gewöhnlichen und Wechselfiebers, sowie bei chronischen Leiden angewendet werden. Ist der Kranke sehr schwach, so nehme man nur eine theilweise Einhüllung vor und bediene sich zu diesem Behufe eines Handtuchs, das naß gemacht, über die Brust und den Unterleib gelegt, während der übrige Theil des Körpers in trockene Decken gehüllt wird. In einigen Tagen nehme man noch ein zweites Handtuch dazu, das auf den Rückgrat gelegt wird, und so fahre man fort, bis der Patient eine volle Einhüllung vertragen kann. Kopfschmerz, Erschlaffung der Muskeln und Schwindel zeigen in der Regel an, daß die Einpackung bereits zu lange währte.

Das Einhüllen behufs Schwitzens (*The Sweating Pack*).

Das Bett ist ebenso wie bei dem Vorhergehenden herzurichten, nur lasse man das nasse Tuch weg und schlage unmittelbar zwei wollene Decken um den Patienten. Dann lege er sich nieder und der Wärter gebe über diese Decken leichtere und schlage sie gehörig um; andere Decken oder ein Federbett sind dann darüber zu legen und besonders um die Schultern herum und an den Füßen sorgfältig unterzuschieben, so daß die heiße Luft nicht ausströmen kann. Es wird gut sein, eine Wärmflasche mit heißem Wasser an die Füße zu legen. Wird der Kopf heiß, so lege man ein nasses Handtuch auf die Stirne und gebe dem Kranken reichlich Wasser zu trinken. Die Fenster des Zimmers sind zu öffnen, damit fortwährend reichlich frische Luft vorhanden ist. Es erfordert gewöhnlich zwei bis drei Stunden, Schweiß hervorzurufen. Diesem lasse man das Reiben mit dem Tuch, ein halbes Bad, oder Ueberschütten von Wasser mit dem Eimer folgen. Man wendet es bei Hautkrankheiten, Leberunthätigkeit, Unverdaulichkeit, sowie bei chronischem Rheumatismus und Gicht an.

Das Dampfbad (*The Vapor Bath*).

Der Patient setze sich unbekleidet in einen Stuhl und nehme ein paar wollene Decken um sich, die um den Hals herum befestigt sind. Ein niederes Gefäß oder eine Blechpfanne mit heißem Wasser angefüllt, in die von Zeit zu Zeit glühende Ziegelsteine oder andere Steine gelegt werden, um ein fortwährendes Aufsteigen von Dampf zu erzeugen, muß unter den Stuhl gestellt werden. Es wird 10 bis 20 Minuten erfordern, um auf diese Weise Schweiß hervorzurufen. Wenn der Kopf angegriffen wird, so daß sich Ohnmachten, Uebelkeit oder Blutandrang nach dem Kopfe einstellen, so sollte mit dem Dampfbad eingehalten werden. Man lasse den Kranken kaltes Wasser trinken, wasche das Gesicht mit kaltem Wasser oder lege gleich beim Beginne ein nasses Handtuch auf den Kopf. Nach Anwendung dessen sollte zur Reinigung der Haut ein volles Bad genommen werden.

Es ist zuträglich bei Hautkrankheiten, Erkältungen und Fiebern, zuweilen auch bei unterdrückten Lochien. Lungenschwachen sollte dasselbe nicht verordnet werden.

Das Hüft- oder Sitzbad (*The Hip, or Sitz-Bath*).

Ein gewöhnlicher Waschzuber wird behufs dieses Bades entsprechen. Derselbe muß aber groß genug sein, um eine freie Bewegung der Arme zum Abreiben zu gestatten und tief genug, daß die Beine übereinander geschlagen werden können, ohne daß dadurch ein Druck verursacht oder der Blutumlauf gehemmt wird. Der Patient entkleide sich entweder vollständig, oder auch nur die Theile, welche mit dem Wasser in Berührung kommen. Wird das Bad zur Stärkung genommen, so muß das Wasser kalt sein und der Badende 5, 10 oder 15 Minuten darin verbleiben. Schwächliche Personen sollten sich warmen Wassers bedienen und darin 1 bis 5 Minuten verbleiben; allmählig nehme man kältere Bäder, bis sie kalt ertragen werden können. Das Wasser muß die Hüften und den unteren Theil des Unterleibes bedecken. In dem kalten Stadium des Wechselfiebers wird das warme Sitzbad die Strenge des Frostes bedeutend lindern, und wenn die Kälte folgt, so reibe man mit dem nassen Tuche; tritt das heiße Stadium ein, so wird es oft den Anfall brechen. Zur selben Zeit mache man Einspritzungen von kaltem oder warmem Wasser.

Das stärkende Sitzbad erfordert häufige Wiederholungen, drei- bis sechsmal täglich und mag bei zu starker monatlicher Reinigung, weißem Fluß (*Leucorrhœa*) und Gebärmuttervorfall angewendet werden. Das Sitzbad wird häufiger als ein ableitendes Mittel gegen Störungen der Leber und Nieren, Verdauungsschwäche (*Dyspepsia*), Blutandrang nach dem Kopfe, Verstopfung der Eingeweide &c. angewendet und wenn dies der Fall ist, so sollte die Temperatur des Bades 60 bis 85 Grad betragen und der Patient sollte ungefähr 15 Minuten in demselben bleiben. Wenn es gegen Geschwüre oder chronische Leiden der Geschlechtsorgane gebraucht wird, sollte dasselbe 20 bis 45 Minuten dauern. Das Sitzbad darf weder unmittelbar vor dem Essen noch vor Ablauf von 2½ Stunden nach der Mahlzeit genommen werden. Mäßige Bewegung sollte nach jedem Bad gemacht werden, wenn der Patient stark genug ist, wenn nicht, muß durch gehöriges Reiben die Rückwirkung gesichert werden.

Das seichte Bad (*The Shallow Bath*).

Man bediene sich eines seichten oder gewöhnlichen Badezubers Und fülle denselben vier bis sechs Zoll mit Wasser an. Während des Bades sollte der Unterleib und der untere Theil des Körpers, sowie auch Brust und Rücken, von dem Badenden oder einem Wärter gehörig gerieben und der Kopf gewaschen werden. Wenn kein Frost vorhanden ist, so gieße man einen Eimer kalten Wassers auf die Brust und die Schultern. Sehr schwache und gegen Kälte empfindliche Personen mögen ein solches Bad 1 bis 15 Minuten lang nehmen, und in anderen Fällen kann es 15 bis 30 Minuten dauern. Man lasse demselben Reiben mit einem trockenen Tuche oder der Hand folgen. Es wird bei Hautkrankheiten, krankhaftem Kopfweh, Steigen des Blutes nach dem Kopfe, Schlagfluß, Lähmung, Sonnenstich &c. sehr zuträglich gefunden werden.

Das Untertauchen (*The Plunge Bath*).

Dieses Bad sollte in einem größeren Wasserbehälter oder Trog genommen werden. Es wird gewöhnlich nach Schwitzen und zuweilen nach der nassen Einhüllung Jenen, die dasselbe vertragen können, verordnet. Der Patient sollte das Tuch und die Decke mit zum Bade nehmen und erst, nachdem er Brust und Kopf naß gemacht, in das Wasser tauchen.

Es wird zuweilen bei allen chronischen Krankheiten, die nicht mit Blutandrang nach dem Kopfe, Schwierigkeit des Athmens, oder gestörtem Blutumlauf verbunden sind, mit gutem Erfolg angewendet. Die Temperatur des Bades betrage 55 bis 65 Grad und der Kranke verbleibe bei chronischen Krankheiten einige Sekunden bis 2 oder 3 Minuten in demselben; bei starkem Fieber 10 bis 15 Minuten.

Das Fußbad

ist ein ausgezeichnetes Mittel, besonders bei Krankheiten des Kopfes und der Brust und kann ebenfalls gegen kalte Füße angewendet werden.

Wenn es sich darum handelt, den Blutandrang nach Kopf und Brust zu vermindern, so sollte das Gefäß nicht zu groß sein und das Bad 20 Minuten bis eine Stunde dauern. Nimmt der Blutandrang während des Bades zu, so mache man Kaltwasserumschläge auf den betreffenden Theil. Die Füße sollten während und nach dem Bade gerieben werden.

Das warme Fußbad ist sehr geeignet, Anfälle von Kopfschmerz zu lindern und die Nerven zu beruhigen.

Das Kopfbad.

Die gewöhnliche Art und Weise des Kopfbadens geschieht durch Auflegen nasser Tücher oder durch Ueberschütten des Kopfes mit Wasser. Bei chronischen Leiden aber, wo eine ableitende und stillende Wirkung gewünscht wird, sollte der Kranke auf einer Matratze liegen und der Hintertheil des Kopfes in einem seichten Becken oder Eimer ruhen, welcher oder welches zwei bis drei Zoll Wasser enthält. Letzteres mag alle 15 bis 20 Minuten erneuert werden.

Wenn das Wasser über den Kopf gegossen wird, so sollte das Gesicht nach unten gerichtet sein und unter den Kopf ein Gefäß gestellt werden, um so das Wasser aufzufangen. Man gieße es in einem stetigen Strom mehrere Minuten lang, bis der Kopf gehörig abgekühlt ist.

Das Augen- und Ohren-Bad.

Das Einspritzen des Wassers vermittelst einer Spritze oder eines Schlauches ist bei einigen Augen- und Ohrenkrankheiten sehr zuträglich.

Das Baden der Nase

ist bei Katarrh, Schnupfen, Nasenbluten u. s. w. sehr wohlthuend. Das Wasser sollte in die Nasenhöhlen eingezogen werden und womöglich so, daß es durch den Mund wieder ausgespuckt werden kann. Ist mehrere Male des Tages zu wiederholen und wird auch als ein stärkendes Mittel angewendet.

Das Baden der Beine und Arme

ist bei Eiterungen, Ausschlägen, Gicht, Rheumatismus, Verrenkungen &c. sehr zuträglich. Die Temperatur muß mild sein und 60 bis 80 Grad betragen. Man lasse es fünfzehn Minuten bis eine halbe Stunde dauern. Das Wasser sollte nicht nur den angegriffenen Theil, sondern auch die nächstliegenden Theile bedecken. Kann auch bei schweren Verletzungen des Armes zur Verminderung der Entzündung angewendet werden.

Nasse Umschläge.

Wenn zur Kühlung bestimmt, muß die Größe der Tücher dem entzündeten Theile angemessen sein. Sie werden dann sechs- bis achtfach zusammengelegt, in sehr kaltes Wasser getaucht, ausgedrückt und alle 5 bis 10 Minuten, je nach der Entzündung, erneuert. Wenn das Wasser nicht kalt erhalten werden kann, so füge man Eis hinzu. Die Umschläge müssen Tag und Nacht ununterbrochen aufgelegt werden, bis die Gefahr vorüber ist. Eine Vernachlässigung des Wechsels der Tücher kann schlimme Folgen nach sich ziehen.

Wenn man beabsichtigt, die Temperatur des betreffenden Theiles zu wechseln, so mögen die Umschläge in zwei- oder dreifach zusammengelegten Leinen bestehen, welche in kaltes Wasser getaucht werden; sie sollten gehörig ausgerungen und nicht früher gewechselt werden, bis sie trocken sind. Die Wirkung mag durch das Bedecken der Umschläge mit einem trockenen Handtuche gesichert werden.

Diese Umschläge werden bei Störungen der Verdauungsorgane, der Leber, Leiden der Eingeweide &c. sehr zuträglich sein.

Heiße Umschläge über den Körper sind gegen Blutandrang nach den Lungen, dem Gehirn, der Gebärmutter &c. sehr empfehlenswerth. Bei Gallen- und Bleikolik, Blutandrang nach der Leber oder Milz und Congestiv-Fiebern werden Umschläge so heiß, als sie ertragen werden können, und fortgesetzt, bis sich Linderung einstellt, von großem Werthe gefunden werden.

Einspritzungen

von warmem Wasser werden sich gegen Verstopfung, Diarrhöe und andere Leiden der Eingeweide bewähren.

Allgemeine Regeln.

Alle Vollbäder sollten genommen werden, während der Körper warm ist. Bei chronischen Fällen lasse man dem Bade einen Spaziergang oder eine andere kräftige Bewegung, wenn es die Kräfte des Kranken erlauben, folgen.

Kein Bad sollte innerhalb einer Stunde nach einem Bade und kein Bad vor Ablauf von zwei Stunden nach einer Mahlzeit genommen werden.

Die beste Zeit zum Baden ist der Morgen unmittelbar nach dem Aufstehen, 10 Uhr Vormittags, 3 Uhr Nachmittags und vor dem zu Bett Gehen.

Alle Patienten, die es ermöglichen können, sollten mäßige Bewegung vor dem Baden machen.

Jedes Vollbad sollte der Patient schnell nehmen, wo möglich, reibe er sich selbst stark, kleide sich dann an und mache sich Bewegung. Bei acuten Krankheiten sollte dagegen keine Bewegung gemacht werden.

Starke Schläge auf den Kopf sollten stets vermieden werden.

Jeder Patient sollte sich des Wassers in der Temperatur, die ihm am meisten zusagt, bedienen.

Das Naßmachen des Kopfes und der Brust ist eine sehr angemessene Vorsichtsmaßregel, besonders für Personen, die zu Kopfleiden geneigt sind.

Daß sich Jemand in vollem Schweiße befindet, ist durchaus kein Hinderniß, ein Bad zu nehmen, wenn sich der Körper nicht in einem Zustande der Erschöpfung befindet oder das Athmen gestört ist.

Viertes Kapitel.
Pharmacie.

Die Zubereitung der Arzneimittel ist das Geschäft des Apothekers und wird die Pharmazie genannt. Auf den folgenden Seiten habe ich nur einige der einfachsten Zubereitungen angegeben.

Wachssalben (*Cerates*).

Die Benennung selbst zeigt den Namen der Masse an, welche den Hauptbestandtheil bildet. Derartige Salben werden aus Wachs oder Spermaceut (*Spermacety*) gemacht und sind mit Talg, Fett oder Oel vereinigt. Sie sollten bei mäßiger Hitze zubereitet und bis zur Abkühlung gerührt werden.

Galmei-Wachssalbe (*Calamine Cerate — Turner's Cerate.*) Man nehme ein Pfund Fett und drei Unzen gelbes Wachs, mische es in einander und füge, während es sich abkühlt, drei Unzen präparirten Galmei (prepared calamine) bei. Verwendbar bei Verbrennungen, Ausschlag, Hautwunden, gewöhnlichen Eiterbeulen u.s.w.

Kampher-Eis (*Camphor Ice*). Spermazeut (*Spermaceti*) 2 Drachmen, Mandelöl (*Almond oil*) 2 flüssige Unzen, mische diese zusammen und füge 2 Drachmen pulverisirten Kampher hinzu. Bei aufgesprungenen Händen und Lippen, Schorf u.s.w. anzuwenden.

Harz-Wachssalbe (*Resin Cerate*). Harz 5 Unzen, gelbes Wachs 2 Unzen, Fett 8 Unzen. Mische es zusammen und rühre es um, bis es kühl wird. Dies ist unter dem Namen Basilicon ointment bekannt und ist bei Verbrennungen, Ausschlägen, Frostbeulen u.s.w. verwendbar.

Gewöhnliche Wachssalbe (*Simple Cerate*). Schweinefett 4 Unzen, weißes Wachs 2 Unzen, zusammengemischt und umgerührt, bis es sich abkühlt. Verwendbar bei dem Verbinden von Wunden, Blasen u.s.w., einfach, um den Zutritt der Luft zu verhindern und die Feuchtigkeit zu erhalten.

Abkochungen (*Decoctions*)

sind Auflösungen und enthalten die wirkenden Bestandtheile der Heilmittel, durch das Abkochen gewonnen. Eine Abkochung sollte in einem verschlossenen Gefäße geschehen und nur eine kurze Zeit gekocht werden. Das gewöhnliche Verhältniß von den Pflanzenstoffen bei der Zubereitung einer Abkochung ist eine Unze auf ein Pint Wasser und als Dosis wird ein bis vier Unzen angenommen.

Essenzen

werden zubereitet vermittelst Auflösens einer Unze Essenzöl der Pflanze auf ein Pint Alcohol. In diese Weise werden Anis-, Carraway-, Pfeffermünz-Essenzen u. s. w. gewonnen. Dosis: zehn Tropfen bis einen Theelöffel voll Essenz in versüßtem Wasser genommen.

Bähungen (*Fomentations*).

Eine Bähung ist ein örtliches heißes Bad zur Verminderung des Schmerzes und der Entzündung, zur Erweichung des betreffenden Theils und Linderung der Spannung. Sie werden in der Regel aus bittern oder schmerzstillenden (*anodyne*) Kräutern zubereitet und in heißem Essig oder Wasser oder in beiden erweicht und in einem Beutel auf den Ort des Schmerzes, so heiß als es ertragen werden kann, aber nicht so feucht, daß davon die Kleider des Patienten naß werden, gelegt. Dieselben sind öfters zu erneuern und werden in der Regel aus Hopfen, Rainfarn (*Tansy*), Wermuth (*Wormwood*), von jedem gleiche Theile, oder aus gleichen Theilen von Hopfen-, Lobelia- und Stechapfel- (*Stramonium*) Blättern zubereitet.

Aufgüsse (*Infusions*)

sind Lösungen medizinischer Pflanzenstoffe, welche durch Uebergüsse von kaltem oder kochendem Wasser über die Masse und durch Stehenlassen, bis abgekühlt, gewonnen werden. Das Verhältniß ist eine halbe oder ganze Unze des Krautes, der Wurzel oder Rinde auf ein Pint Wasser und die Dosis ein Eßlöffel bis ein Theetassenkopf voll.

Flüssige Salben (*Liniments*)

bestehen in ölartigen Präparaten, Tincturen und anderen Stoffen, die zur äußeren Anwendung gegen entzündete, angeschwollene und schmerzhafte Stellen bestimmt sind. Sie werden mit der Hand oder vermittelst eines Stück Flanells oder Watte eingerieben.

Eisenhut-(*Aconite*)Liniment. Eisenhutwurzel-Tinktur 2 Unzen, Opium-Liniment 2 Unzen, anwendbar bei Neuralgie, Rheumatismus und anderen schmerzhaften Leiden.

Kampher-(*Camphor*)Liniment. Kampher 6 Drachmen, löse es in einer flüssigen Unze Chloroform und füge eine flüssige Unze Olivenöl bei. Verwendbar gegen Neuralgie, Verrenkungen, Rheumatismus u.s.w.

Zusammengesetztes Kampher-Liniment (*Compound Camphor Liniment*). Kampher 2½ Unzen, Lavendelöl eine flüssige Drachme, Alcohol 17 flüssige Unzen, starke Auflösung von Ammoniak (*Ammonia*) drei flüssige Unzen.

Löse den Kampher und das Oel in dem Alcohol, dann füge den Ammoniak hinzu und mische es. Anwendbar bei allen örtlichen Leiden.

Opodeldoc. Weiße Seife 3 Unzen, Kampher eine Unze, Rosmarinöl (*Oil of Rosemary*), Majoran- (*Origanum*) Oel von jedem eine flüssige Drachme, Alcohol ein Pint. Löse mittelst gelinder Hitze die Seife in dem Alcohol, und dann füge die Oele und den Kampher hinzu, und wenn sie gelöst sind, gieße die Mischung in Flaschen mit weiter Oeffnung. Verwendbar bei Verrenkungen, Rheumatismus, Quetschungen u.s.w.; wird auch Kampher-Seifen- (*Camphorated soap*) Liniment genannt.

Medizinische Weine (*Medicated Wine*).

Zusammengesetzter Wallwurz-Wein (*Compound Wine of Comfrey — Restorative Wine Bitters*). Man nehme Wallwurz (*Comfrey*), Salomons-Siegel (*Solomon's seal*) und Narde (*Spikenard*), von jedem gestoßen eine Unze, Kamillenblüthe (*Chamomile flowers*), Colombowurzel (*Colombo*), Kardamon- (*Cardamon*) Samen und Enzian (*Gentian*), von jedem gestoßen, eine halbe Unze. Gieße kochendes Wasser darüber, bis es bedeckt ist, und lasse es 24 Stunden in einem bedeckten Gefäß stehen, dann füge zwei Quart Cherry-Wein hinzu. Lasse die Mischung 14 Tage stehen, dann presse sie aus und seihe es durch. Ein schätzbares, stärkendes Mittel bei weißem Fluß (*Leucorrhœa*) und anderen weiblichen Krankheiten. Dosis: täglich drei- oder viermal einen Eßlöffel bis ein Weinglas voll.

Mischungen (*Mixtures*).

Kampher-Mischung (*Camphor mixture*). Kampher-Wasser 2 flüssige Drachmen, Salpetersäure (*Nitric acid*) 23 Tropfen, Opium-Tinktur (*Tincture of opium*) 20 bis 40 Tropfen. Mische es. Anwendbar bei Ruhr (*Dysentery*), Diarrhöe und Cholera Morbeus. Dosis: alle 2 oder 3 Stunden einen Eßlöffel voll.

Zusammengesetzte Mischung von Blutwurzel (*Compound mixture of Bloodroot — Cough Drops*). Brechwurz- (*Ipecac*) Syrup, Meerzwiebel- (*Squills*) Syrup, Blutwurzel-Tinktur (*Tincture of Bloodroot*). Paregoricum (*Paregoric*), von jedem eine Unze. Mische es. Anwendbar bei Husten. Dosis: einen halben bis ganzen Theelöffel voll, wenn der Husten stark ist.

Salben (*Ointments*).

Essigsaure Bleisalbe (*Ointment of Acetate of Lead*). Weißes Wachs 2 Unzen, Fett 4 Unzen. Mische es in einander und füge 2½ Drachmen fein pulverisirtes essigsaures Blei (*Acetate of Lead*) hinzu und rühre es beständig um, bis es kalt wird. Zuträglich bei Verbrennungen, Schorf, Eiterbeulen, Blasen u.s.w.

Zink-Oxid-Salbe (*Ointment of Oxide of Zinc*). Zink-Oxid ½ Unze, Fett 3 Unzen, in einander gerieben. Gut als ein mild zusammenziehendes Mittel bei chronischer Entzündung der Augen, wehen Brustwarzen, Ausschlägen u.s.w.

Belladonna-Salbe (*Ointment of Belladonna*). Belladonna-Extrakt 1 Drachme, Fett 1 Unze. Mische es. Anwendbar als ein schmerzstillender Umschlag bei schmerzhaften Geschwulsten, Neuralgie u.s.w.

Rosenwasser-Salbe (*Ointment of Rose Water*). Rosenwasser eine flüssige Unze, Mandelöl (*Oil of almonds*) zwei flüssige Unzen, Spermazeut (*Spermaceti*) ½ Unze, weißes Wachs 1 Drachme. Mische vermittelst eines Wasserbades Oel, Wachs und Spermazeut in einander, dann füge das Rosenwasser hinzu und rühre es beständig um, bis es kalt wird. Anwendbar bei aufgesprungenen Lippen, Händen, Wundsein der Haut u.s.w. Wird auch *Cold Cream* genannt.

Bister-Salbe (*Ointment of Wood soot*). Bister, fein pulverisirt, eine Unze, Fett 4 Unzen. Mische es. Dienlich bei Verbrennungen, Grindkopf und anderen Hautkrankheiten. Ein gutes reizendes Mittel bei schuppigen und schorfartigen Ausschlägen, wie Kopfgrind.

Zusammengesetzte Schwefelsalbe (*Compound Sulphur ointment*). Schwefel eine Unze, Quecksilber-Ammoniak (*Ammoniated Mercury*) und Benzoe- (*Benzoic*) Säure, von jedem 1 Drachme, Schwefelsäure (*Sulphuric acid*) und Bergamottenöl (*Oil of Bergamot*), von jedem 1 flüssige Drachme, salpetersaure Potasche (*Nitrate of Potassa*) 2 Drachmen, Fett ½ Pfund. Zerlasse das Fett und füge die übrigen Bestandtheile unter beständigem Umrühren, bis es kalt wird, hinzu. Ein ausgezeichnetes Mittel gegen Krätze.

Pflaster (*Plasters*)

werden aus Oelen, Fetten, Gummi, Harzen, Wachs und zuweilen medizinischen Substanzen zusammengesetzt und auf Muslin, Leinen oder Leder aufgetragen.

Belladonna-Pflaster. Harzpflaster 3 Unzen, Belladonna-Extrakt 1½ Unzen. Schmelze das Fett bei gelindem Feuer, füge dann den Extrakt hinzu und mische es. Dienlich bei Neuralgie, Rheumatismus u.s.w.

Gewürz-Pflaster (*Spiced Plaster*). Pulverisirter Ingwer (*Ginger*), Gewürznelken, Zimmet und schwarzer Pfeffer, von jedem 1 Unze; pulverisirter Cayenne-Pfeffer (*Cayenne*) 1 Drachme, Ingwer- (*Ginger*) Tinktur 1 flüssige Unze und eine hinreichende Quantität Honig. Mische die Pulver und füge die Tinktur und den Honig hinzu, so daß es einen steifen Teig bildet. Bei Uebelkeit und Erbrechen über den Magen zu legen.

Blei-Pflaster (*Lead Plaster*). Man nehme halbverglastes Blei-Oxyd (*Litharge*) 1¼ Pfund, Olivenöl 1 Quart, Wasser ½ Pint. Koche beides über einem gelinden Feuer und rühre es beständig um, bis das Oel und Blei-Oxyd (*Litharge*) sich zu einem Pflaster verbinden. Wenn das Wasser vor Beendigung nahezu verdünstet ist, gebe ein wenig kochendes Wasser hinzu. Verwendbar bei Eiterbeulen, Verbrennungen, leichten Wunden &c.

Zusammengesetztes Mutterharz-Pflaster (*Compound Galbanum Plaster*). Mutterharz 2 Unzen, Burgunder Pech 3 Unzen, Harz ½ Unze, gelbes Wachs ½ Unze, Bleipflaster 4 Unzen, zerlasse es über einem gelinden Feuer. Ein empfehlenswerthes stärkendes Pflaster.

Pulver.

Ein einzelner Stoff, wenn pulverisirt, wird ein einfaches Pulver genannt, und wenn zwei oder mehrere Stoffe zusammengemischt werden, wird das Präparat mit einem zusammengesetzten Pulver bezeichnet. Pulver sollten in fest verschlossenen Glasflaschen oder Blechgefäßen aufbewahrt werden und einige erfordern Schutz gegen das Licht, der durch einen schwarzen Anstrich der Flaschen erlangt wird.

Zusammengesetztes Aloe- und Cannellen-Pulver (*Compound powder of Aloes and Cannelle*). Aloe ½ Pfund, Cannelle 1½ Unze. Reibe jedes besonders zu einem feinen Pulver und mische sie. Gegen Verstopfung, für Verbesserung des Appetits, sowie auch gegen Regelmangel (*Amenorrhœa*). Wird auch *hicara picra* genannt.

Zusammengesetztes Rhabarber-Pulver (*Compound Powder of Rhubarb*). Rhabarber 2 Unzen, Magnesia ½ Pfund, pulverisirter Ingwer (*Ginger*) 1 Unze. Mische es gehörig und verwahre es in wohlverschlossenen Flaschen auf. Ausgezeichnet bei Krankheiten der Eingeweide von Kindern.

Zusammengesetztes Pulver von Rhabarber und Potasche (*Compound Powder of Rhubarb and Potassa — Neutralizing Powder*). Je 1 Unze pulverisirten Rhabarber und doppeltkohlensaure (*Bi-carbonate*) Potasche. Mische es gehörig. Empfehlenswerth bei Diarrhöe, Ruhr, Cholera Morbus, Sodbrennen, saurem Magen &c.

Wurm-Pulver. Nehme je 1 Unze pulverisirte weiße indische Hanfwurzel (*White Indian hemproot*), Alraun (*Mandrake*), Nelkenwurzel (*Pink root*) und Bitterwurzel (*Bitter root*); pulverisirter Balsam (*Balmony*) 2 Unzen, pulverisirte Aloe 4 Skrupel. Mische es gehörig. Ein sicheres Mittel gegen alle Sorten von Würmern. Mische einen Theelöffel voll dieses Pulvers in einer Gille Molasses und gebe stündlich oder alle zwei Stunden, bis es wirkt, und dann dreimal des Tages durch einige Tage hindurch einen Theelöffel voll dieser Mischung.

Tinkturen

sind Lösungen von Heilmitteln in verschiedenen Flüssigkeiten. Werden sie mit Alcohol zubereitet, nennt man sie Tinkturen, wenn mit Ammoniak, Ammoniak-Tinkturen, und wenn mit Aether, bezeichnet man sie mit ätherischen Tinkturen.

Aconit-Tinktur (*Tincture of aconite*). Pulverisirte Aconit- (Eisenhut) Wurzel 4 Unzen, Alcohol ½ Pint. Mische und lasse es unter häufigem Umrühren 14 Tage lang stehen. Presse den Saft aus und seihe ihn durch. Anwendbar bei Fiebern. Dosis: Stündlich oder alle zwei Stunden 3 Tropfen in Wasser.

Spanische Fliegen-Tinktur (*Tincture of cantharides*). Gestoßene spanische Fliegen 1 Unze, verdünnter Alcohol 2 Pints. Lasse die Mischung 2 Wochen lang stehen, presse den Saft aus und filtrire ihn durch ein Papier. Dosis: Drei- oder viermal des Tages 20 Tropfen bis 1 Drachme.

Lobelia-Tinktur (*Tincture of Lobelia*). Lobelia 4 Unzen, verdünnter Essig und Alcohol je 1 Pint. Lasse die Mischung zwei Wochen lang stehen, presse sie aus und filtrire sie. Dosis zu einem Brech- oder Lösungsmittel 30 bis 60 Tropfen.

Laudanum (Mohnsaft). Opium 2½ Unzen, verdünnter Alcohol 2 Pints. Lasse die Mischung zwei Wochen stehen, presse sie aus und filtrire sie durch Papier. Dosis: 10 bis 25 Tropfen.

Zusammengesetzte Schlangenwurzel-Tinktur (*Compound Tincture of Black cohosh*). Schlangenwurzel-Tinktur 1 flüssige Unze, Blutwurzel-Tinktur (*Tincture of blood root*) ½ flüssige Unze, Tinktur von Kermesbeer-Wurzel (*Tincture of poke root*) 2 flüssige Drachmen. Mische es. Verwendbar bei Krankheiten des Magens, der Lungen und Leber. Dosis: Drei- oder viermal des Tages 20 bis 60 Tropfen.

Zusammengesetzte Kampher-Tinktur (*Compound Tincture of Camphor*). Kampher 4 Unzen, Majoran- (*Origanum*) Oel, Schierlingöl (*Oil of hemlock*) von jedem 2 Unzen, Sassafrasöl (*Oil of sassafras*), Cajeput- (*Cajeput*) Oel von jedem ½ Unze, Terpentin- (*Turpentine*) Oel 2 flüssige Drachmen, spanischer Pfeffer (*Capsicum*) 1 Unze, Alcohol 2 Pints. Mische und lasse es 14 Tage stehen, dann filtrire es. Dienlich bei Verrenkungen, Quetschungen, Rheumatismus, Frostbeulen &c. Reibe die leidende Stelle damit vor dem Feuer ein. Bei hartnäckigen Fällen lege man nach der Anwendung des Vorstehenden ein Stück Flanell, mit dieser Mischung getränkt, auf.

Zusammengesetzte wilde Safran-Tinktur (*Compound Tincture of Colchicum*). Schlangenwurzel- (*Black cohosh*) Tinktur und Tinktur von dem Samen des wilden Safrans je 1 flüssige Unze. Mische es. Anwendbar bei entzündlichem Rheumatismus und gegen das Milchbein von Frauen im Kindbett. Dosis: Alle 2, 3 oder 4 Stunden 10 Tropfen bis einen Theelöffel voll oder mehr. Zehn oder fünfzehn Grane Potaschen-Jodid (*Iodide of potassium*) jeder flüssigen Unze der Tinktur beigefügt, wird sehr zuträglich gefunden werden.

Zusammengesetzte Lobelia-Tinktur (*Compound Tincture of Lobelia — Dr. J. King's Expectorant Tincture*). Man nehme Lobelia, Blutwurzel, Stinkkohl (*Skunk cabbage*), wilden Ingwer (*Wild ginger*), Pleuresie-Wurzel, grob pulverisirt, je 1 Unze. Lege dies in ein Gefäß und gieße kochendes Wasser oder Essig darüber, bis es bedeckt ist, dann decke es fest zu. Wenn kalt, füge 3 Pints Alcohol hinzu. Lasse die Mischung 14 Tage stehen, presse den Saft aus und filtrire ihn durch Papier.

Ein vortreffliches Brechmittel für Säuglinge und Kinder bei Bräune, Keuchhusten, Luftröhrenentzündung (*Bronchitis*) und Krämpfen. Auch gut als Lösungsmittel bei Husten, Brustentzündung, Asthma &c. Dosis: Als Brechmittel für Kinder von einem halben Theelöffel aufwärts. Kann in Molasses und Wasser gegeben werden.

Zusammengesetzte Myrrhen-Tinktur (*Compound Tincture of Myrrh — Hot Drops*). Gestoßene Myrrhen 4 Unzen, spanischer Pfeffer (*Capsicum*) 2 Unzen, Alcohol 4 Pints. Mische es und lasse die Mischung 14 Tage stehen, dann filtrire sie. Aeußerlich anzuwenden, zuweilen auch innerlich gegen Kolik &c. gegeben. Ebenfalls gut bei Rheumatismus, Verrenkungen, Quetschungen &c. Dosis: Einen Theelöffel bis einen halben Eßlöffel voll in versüßtem Wasser.

Zusammengesetzte Tinktur der Virginischen Schlangenwurzel (*Compound Tincture of Virginia Snake root*). Man nehme Virginische Schlangenwurzel, Brechwurz (*Ipecac*), Saffran (*Saffron*), Opium, Kampher, grob pulverisirt, je 8 Skrupel, holländischen Wachholderbranntwein (*Holland gin*) oder verdünnten Alcohol 1 Pint. Mische es und lasse die Mischung 14 Tage stehen, dann presse und filtrire sie. Ist zum Hervorrufen von Schweiß, zur Verminderung des Schmerzes und als schlafbringendes Mittel sehr zu empfehlen. Dosis: Stündlich oder alle 2 bis 4 Stunden 10 bis 60 Tropfen in Katzenmünze- (*Catnip*) oder Balsamthee.

Arnica-Tinktur (*Tincture of Arnica*). Arnicablüthen 1½ Unze, verdünnter Alcohol 1 Pint. Mische es. Lasse die Mischung zwei Wochen stehen, presse sie aus und filtrire.

Kampher-Tinktur (*Tincture of camphor*). Kampher 2 Unzen, Alcohol 1 Pint.

Gewichte, Maße &c.

Trocknes Maß.

20	Grane	sind gleich	1	Skrupel.
3	Skrupel	„ „	1	Drachme.
8	Drachmen	„ „	1	Unze.
12	Unzen	„ „	1	Pfund.

Flüssiges Maß.

60	Minims	sind gleich	1	flüssigen Drachme.
8	flüssige Drachmen	„ „	1	flüssigen Unze.
16	flüssige Unzen	„ „	1	Pint.
8	Pints	„ „	1	Gallone.

Haus- oder annähernde Maße.

Ein	Theelöffel voll	ist gleich	1	flüssigen Drachme.
Ein	Dessertlöffel voll	„ „	3	flüssigen Drachmen.
Ein	Eßlöffel voll	„ „	½	flüssigen Unze.
Ein	Weinglas voll	„ „	2	flüssigen Unzen.
Ein	Theetassenkopf voll	„ „	6	„„

Da die Löffel in ihrer Größe verschieden sind, so sollten sie nicht zur Abmessung von kräftigen Medizinen gebraucht werden. Man gebe stets die kleineren Dosen zuerst und erhöhe sie allmählig, bis die gewünschte Wirkung eintritt.

Dosen-Tabelle.

Dosis	für einen Erwachsenen über 21 Jahre	1 Drachme.
„	„ eine Person von 14 bis 21 Jahren	2 Skrupel.

„	„ ein	Kind	von	7	bis	14	Jahren	½ Drachme.
„	„	„	„	„ 4	bis	7	„	1 Skrupel.
„	„	„	„	„ 4	Jahren			15 Grane.
„	„	„	„	„ 3	„			10 „
„	„	„	„	„ 2	„			8 „
„	„	„	„	„ 1	Jahr			5 „

Fünfter Theil.
Wundarzneikunst.[*]

Wundärztliche Hülfsmittel.

Umschläge (*Poultices*)

Umschläge sind verschiedenartig und müssen weich und feucht sein, dabei aber hinreichend dick, daß sie nicht über die betreffende Stelle, wo sie ausgelegt sind, hinauslaufen. Sie werden gewöhnlich warm angewendet, und vor dem Trockenwerden erneuert.

Sie können zu verschiedenen Zwecken gemacht werden, zur Zertheilung von Geschwulsten, zur Beschleunigung der Eiterung oder Bildung des Eiters, zur Verminderung der Entzündung und zum Einhalten des Brandes.

Wenn eine besänftigende Wirkung erzielt werden soll, mögen Umschläge von Brod und Milch oder Kornmehl und Flachssamen oder schlüpfriger Ulme (*Slippery elm*), sowie auch irgend einer anderen Substanz, welche die Eigenschaft besitzt, Feuchtigkeit und Wärme eine lange Zeit zurück zu halten, gemacht werden.

Als einen reizenden Umschlag erwähnen wir hier einen solchen von Senf und gelben Rüben (*Carrots*). Man nehme zwei oder drei gelbe Gartenrüben, und nachdem sie weich gekocht sind, vermische man sie mit einer kleinen Quantität von Ulmenrinde (*Elm bark*) oder Mehl. Mag bei faulen Eiterbeulen und bei schmerzhaften Geschwulsten angewendet werden.

Holzkohlen-Umschlag. Man nehme eine Unze Brod und fünf Unzen heißes Wasser und lasse es 10 Minuten nahe am Feuer stehen, dann füge pulverisirten Flachssamen, 5 Drachmen, hinzu, pulverisirte Holzkohle 2 Drachmen, und mache einen weichen Umschlag davon. Dies mag bei Eiterbeulen und Geschwüren, die einen widerwärtigen Geruch haben, angewendet werden.

Schlüpfriger Ulm-(*Slippery Elm*)Umschlag wird aus pulverisirter Ulmenrinde zubereitet mit hinreichend heißem Wasser, um daraus eine weiche Masse zu bilden. Anwendbar, sobald eine Erweichung oder besänftigende Wirkung gewünscht wird.

Lobelia-Umschlag. Man nehme gleiche Theile der Lobelia- und Ulmenrinde und füge genug heiße schwache Lauge hinzu, einen Umschlag daraus zu bilden. Anwendbar bei Nagelgeschwüren, Beulen, Wunden, Insektenstichen und allen Arten von Entzündung.

Kermesbeer-(*Poke root*)Umschlag. Man nehme eine Quantität Kermesbeere und röste sie in heißer Asche, wenn weich, zerstoße sie und mache davon mit heißem Wasser einen Umschlag. Dies wird zuweilen Geschwulste, Beulen und Nagelgeschwüre zertheilen.

Gegen Geschwüre, Beulen und Nagelgeschwüre sind Brod und Milch, sowie Flachssamen-Umschläge wahrscheinlich die besten Mittel. Nachdem aber der Eiter zu laufen beginnt, ist der Umschlag von schlüpfriger Ulme vorzuziehen. Letzterer ist auch bei Karfunkel und anderen tiefen Eitergeschwüren der beste Umschlag.

Hefen- (*Yeast*) Umschläge mögen bei stark morastartigen Eiterbeulen, die einen widrigen Geruch besitzen, angewendet werden.

Bähungen (*Fomentations*).

Diese können ebensowohl warm als auch kalt sein, und der Zweck derselben besteht in der Verminderung der Entzündung und Anschwellung. Bähungen können aus Arnica, Ringelblumen (*Calendula*) oder Brennnessel (*Urtica Urens*) gemacht werden.

Arnica ist gut bei Quetschungen und Verrenkungen.

Ringelblume bei Schnitt- und Rißwunden.

Brennnessel bei Quetschungen und Verbrühungen.

Das Verhältniß ist 10 bis 20 Tropfen der Tinktur auf ½ Pint kaltes Wasser, Tücher in der Mischung getränkt und ausgerungen werden aufgelegt und häufig gewechselt.

Hopfen wird in folgender Weise angewendet. Ein Säckchen, welches denselben enthält, wird in heißes Wasser getaucht und auf die angegriffene Stelle gelegt. Die Bähung sollte gehörig zugedeckt gehalten werden, so daß die Feuchtigkeit und Wärme zurück bleibt. Bähungen können auch aus Hopfen, Rainfarn und Wermuth, jedes allein oder zu gleichen Theilen; Hopfen, Lobelia und Stechapfel- (*Stramonium*) Blättern, zu gleichen Theilen, zubereitet werden.

Pflaster (*Plasters*)

werden in der Regel zur Zusammenziehung von Wunden oder zur Verhinderung des Zutritts der Luft zu denselben aufgelegt. Gegen große und tiefe Wunden ist das beste gewöhnliches Heftpflaster, und gegen leichte Wunden und Abreiben der Haut mag das englische Pflaster (*Court plaster*) angewendet werden. Arnica-Pflaster ist gut gegen Verrenkungen und chronischen Rheumatismus, besonders im Rückgrat und der Brust.

Wickelbänder und Bandagen

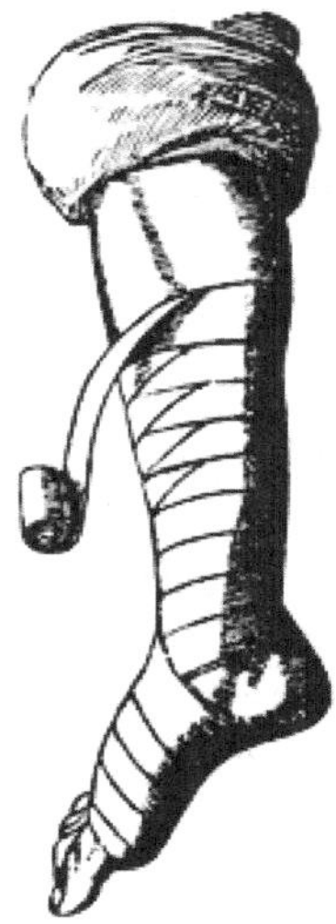

sollten aus fester Leinwand oder baumwollenen Tüchern gemacht werden. Man schneide Streifen von vier Finger Breite und nähe sie zusammen, bis man die erforderliche Länge besitzt. Dann rolle man sie dicht übereinander, so daß sie bei der Verwendung leichter gehandhabt werden können. Bei dem Verbinden sollte der Wundarzt versuchen, jeden Theil des Gliedes zu bedecken, damit auf alle Theile ein gleichmäßiger Druck ausgeübt wird; auch sollte der Verband vollkommen glatt sein, und um dies zu bewerkstelligen, wird es nothwendig werden, den Verband an gewissen Stellen des Gliedes um sich selbst zu wickeln, bis es dem Wundarzt wieder möglich ist, weiter spiralförmig zu verbinden, wobei immer das folgende das frühere zur Hälfte bedecken muß.

Beim Verbinden eines Armes oder Beines beginne man stets mit den Fingern oder Zehen und gehe aufwärts. Der Verband darf aber nicht zu fest angelegt werden, damit nicht der Umlauf des Blutes gehemmt wird, was leicht Brand verursachen könnte. Die nebenstehende Abbildung zeigt, wie ein derartiger Verband anzulegen ist.

Bei Brüchen mag man den Verband von Zeit zu Zeit mit einer Lösung von Arnica oder kaltem Wasser tränken.

Schienen (*Splints*)

sind aus Blech, dünnem Brett oder starker, steifer Pappe anzufertigen und müssen der Länge und der Breite des gebrochenen Gliedes angemessen groß sein. Man befestige sie vermittelst Riemen oder Wickelbänder.

Brüche (*Fractures*).

Wenn ein Knochen gebrochen ist, so nennt man dies einen Bruch. Ist er in zwei oder mehrere Stücke gebrochen ohne irgend eine äußerliche Wunde, so wird dies ein einfacher Bruch genannt. Wenn aber da, wo der Bruch stattgefunden hat, eine äußerliche Wunde vorhanden ist, so wird es als ein zusammengesetzter Bruch bezeichnet. Es giebt auch andere Formen, allein diese mögen für dieses Buch hinreichen.

Die Kennzeichen von Brüchen sind zuweilen sehr unkenntlich. Gewöhnlich ist Schmerz und eine Unfähigkeit, das Glied zu bewegen, vorhanden, was aber auch bei Verrenkungen u.s.w. der Fall sein kann. In der Regel aber tritt sowohl ein Kürzerwerden des Gliedes als auch eine Veränderung in dessen Form ein, verbunden mit der Unmöglichkeit des Bewegens, Schmerz und Anschwellen. Ebenso wird auch ein knirschendes Geräusch oder Gefühl, *crepitus* genannt, wahrgenommen, das durch das Aneinanderreiben der gebrochenen Enden des Knochens hervorgerufen wird.

Behandlung.

Wenn ein Bruch stattgefunden hat, sollte der Patient mit der größten Sorgfalt weggeschafft werden, und wenn es in einer gewissen Entfernung vom Hause geschah, sollte man ihn aus ein Brett oder eine Thüre legen, oder auf irgend eine Weise fortschaffen, die ihm eine bequeme Lage gestattet; das verletzte Glied darf nicht hängen gelassen oder hin und her geworfen werden, muß vielmehr vermittelst Kissen von Stroh, Blättern u.s.w. in eine ruhige Lage gebracht werden. Gebrochene Glieder, besonders wenn Anschwellung vorhanden ist, sollten vor den ersten 3 oder 4 Tagen, oder wenigstens nicht vor einigen Stunden nach dem Unfalle verbunden werden, denn ein Verband, der durch das Anschwellen beengt wird, kann den Blutumlauf hemmen und so die Ursache zum Brande werden. Der gebrochene Knochen muß in eine möglichst bequeme Lage gebracht und dort ruhig gelassen werden, bis die Anschwellung nachgelassen hat. Sofortige Aufmerksamkeit sollte Brüchen des Schlüsselbeines oder der Rippen geschenkt werden.

Um den Knochen wieder einzurichten, lege man den Patienten auf ein Brett oder eine Matratze, und befinden sich die Schnitte des Bruches nicht genau gegenüber, so sollte einer der Wärter den unteren Theil des gebrochenen Gliedes erfassen, während der andere den oberen Theil hält, beide sollten dann sanft ziehen und zwar in entgegengesetzter Richtung, so daß durch die Ausdehnung und das Zusammenschieben schließlich der Knochen wieder in die rechte Lage gebracht wird. Dann mögen die Schienen und der Verband angelegt werden, und um das Aufreiben der Haut oder eine Verletzung zu verhindern, sollte eine dünne Lage Watte untergelegt werden. Die Schienen müssen von einer oder zwei Personen gehalten werden, während der

Wundarzt den Verband anzulegen beginnt, und zwar immer an dem unteren Theile des Gliedes zuerst anfängt. Nachdem das Glied so verbunden, lege man es auf ein Kissen in einer gebeugten Stellung oder in einem eigens dazu angefertigten Bruchkasten oder in einer Schlinge. Man nehme den Verband nach Verlauf einer Woche ab, um sich zu versichern, daß sich die Theile in gehöriger Lage befinden, und verbinde dann wieder.

Bruch des Nasenbeines

wird leicht an der Mißgestaltung erkannt.

Behandlung.

Die Knochen werden eingerichtet, indem man mittelst eines silbernen oder hölzernen Stiftes oder irgend eines ähnlichen Instrumentes in der Nasenhöhle die gebrochenen Knochen herausdrückt, währenddessen man durch einen Gegendruck mit den Fingern von außen das zu weite Hervortreten derselben verhindert. Um die Entzündung und das Anschwellen zu unterdrücken, mache man nasse Umschläge von kaltem Wasser oder einer kalten Arnica-Lösung durch mehrere Tage hindurch.

Bruch des untern Kinnbackens.

Der untere Kinnbacken kann an mehreren Stellen gebrochen werden und der Bruch mag ein einfacher oder zusammengesetzter sein. Er wird an dem Schmerz bei Bewegung des Gaumens, durch das Lockerwerden der Zähne und an dem knirschenden Gefühle beim Bewegen der Knochen erkannt.

Behandlung.

Lege über das Kinn eine Lage Watte oder Charpie, und forme dann nach dem Kinn und unter der Oberfläche des Gaumens ein Stück dicker Pappe welche zuvor in Wasser erweicht wurde, zu einer Schiene. Dann befestige man dieselbe mittelst eines Wickelbandes von zwei Zoll breit an den Gaumen, presse den unteren Kinnbacken gegen den oberen und binde die Bandage vorn und unter dem Kinn quer über den Scheitel. Dieser Verband sollte nicht vor drei bis vier Tagen behufs Nachsehens entfernt werden. Sollte es schwer sein, die Bruchstücke an ihrem Platz zu halten, so sollten die dem Bruch auf beiden Seiten nächststehenden Zähne mit einem feinen Eisen- oder Silberdrath zusammen gezogen werden.

Bruch der Rippen.

Ein Bruch der Rippen kann durch einen heftigen Schlag oder Fall verursacht werden und ist an dem schwierigen Athmen und an einem leichten Krachen, welches gehört oder gefühlt werden kann, wenn man die Hand über den verletzten Theil legt, während der Patient einen langen Athemzug thut, zu erkennen. Der Patient klagt bei jedem Athemzug über einen stechenden Schmerz in der verletzten Seite.

Behandlung.

Schneide Heftpflaster in Streifen von ein und einem halben Zoll breit und 15 bis 18 Zoll lang, und wenn erwärmt, lege man sie auf die verletzte Seite. Ein Ende von jedem Streifen ruhe auf dem Brustbein und ziehe sich dann nach unten und außen, so daß sie den Bruch kreuzen und bis zum Rückgrat reichen. Diese Streifen sollten die Oberfläche der verletzten Stelle zwei oder drei Zoll über und unter dem Bruche bedecken und aufgelegt werden, während der Patient die Luft so viel als möglich aus den Lungen zieht. Oder ein breites, starkes Band mag um die Brust herum befestigt werden, damit verhindert wird, daß sich die Rippen während des Athmens bewegen.

Bruch des Schlüsselbeines

kommt häufig vor und erfordert sofortige Behandlung. Er kann daran erkannt werden, daß die Schulter an der verletzten Seite tiefer ist als die an der andern, an dem Schmerz bei Bewegung, der Patient kann die Hände nicht an den Kopf heben, der Arm an der verletzten Seite fällt auf die Brust, an den knirschenden Ton oder crepitus, der bei Bewegen des Armes oder der Schulter wahrgenommen wird, oder die gebrochenen Enden können, wenn man mit der Hand längs des Schlüsselbeines streicht, gefühlt werden.

Behandlung.

Man lege ein Polster in die Armhöhle, welches hinreichend dick ist, den Arm von dem Körper zu halten. Dann hebe man den Ellbogen vermittelst einer Schlinge ähnlich einem Rockärmel, die sich vom Handgelenk nach dem Ellbogen erstreckt, ziehe ihn rückwärts und lasse die Schiene auf der gesunden Schulter ruhen, während der Arm an der verletzten Seite ruhig an dem Körper gehalten werden muß.

Bruch des Schulterblattes.

Das Schulterblatt wird selten gebrochen, ausgenommen in Folge unmittelbarer heftiger Verletzungen. Wenn der Knochen gebrochen ist, so wird eine schmerzhafte Anschwellung, sowie auch Steifheit und Unfähigkeit den Arm der betreffenden Seite zu bewegen, eintreten.

Behandlung.

Mache eine Compresse über den Sitz des Bruchs und bringe den Knochen durch das Anlegen eines festen Verbandes oder durch Streifen von Heftpflaster in eine unbewegliche Lage.

Bruch des Oberarms.

Dieser Bruch findet häufig in der Mitte des Armes statt. Er kann daran erkannt werden, daß der Patient den Ellbogen oder Vorderarm nicht heben kann und an dem knirschenden Gefühl, das empfunden wird, wenn sich die Bruchstücke an einander reiben.

Behandlung.

Man forme eine Schiene von Sohlenleder, das zuerst in Wasser erweicht wird, der äußeren Fläche des Armes angemessen, und dehne diese bis zur Schulter gehörig aus; befindet sich der Bruch näher unter dem oberen Ende des Knochens, mache ein Polster unter die Achsel oder in die Armhöhle; lege eine kurze Schiene von Sohlenleder an die innere Seite des Armes und befestige dieselbe vermittelst eines Wickelbandes von den Fingern aufwärts. Wenn sich der Bruch weiter vom Gelenk ab befindet, kann das Polster ausgelassen werden.

Bruch des Ellbogens.

Der Ellbogen kann gebrochen werden, was an dem Schmerze an dem betreffenden Theile und daran, daß der Patient den Arm biegen aber nicht wieder strecken kann, an dem knirschenden Gefühle, das bei Vorwärts- und Einwärts-, dann langsam Rückwärts- und Einwärtsbiegen wahrgenommen wird, erkannt werden kann. Bei Bewegen des Armes sollte der Wundarzt eine Hand auf die Stelle des Bruches legen, während er mit der andern das Glied bewegt.

Behandlung.

Dehne den Arm vollständig aus und lege an die innere Seite eine lange, gerade Holzschiene, dann lege eine feste Compresse über den Bruch des Knochens, bringe ihn in seine gehörige Lage vermittelst Streifen von Heftpflaster, welche an der Schiene und an dem Arm befestigt werden, so daß ein Vorschieben nicht möglich ist.

Bruch des Vorderarmes.

Es gibt zwei Knochen in dem Vorderarm. Der eine wird *Ulna*, der andere *Radius* genannt. Wenn beide Knochen gebrochen werden, so wird der Bruch leicht entdeckt, dies kommt aber selten vor. In der Regel ist Schmerz an der gebrochenen Stelle vorhanden, die Hand ist steif und ein knirschendes Gefühl wird bemerkt werden, wenn das Glied über oder unter dem Bruch fest angegriffen wird und die Enden der Knochen gegen einander reiben.

Behandlung.

Zwei gerade dünne Stücke Brett, lang genug, daß sie von dem Ellbogen bis zu den Fingerspitzen reichen, gehörig wattirt und ein wenig breiter als der Arm, sollten eines an die innere und das andere an die äußere Seite des Vorderarmes gelegt und die Lage derselben durch den Verband so gesichert werden, daß, wenn der Vorderarm auf die Brust gelegt wird, der Daumen aufwärts gerichtet ist.

Fingerbrüche.

Wenn das erste oder zweite Glied des Fingers gebrochen wird, kann es leicht entdeckt werden, bei dem dritten Gliede aber ist es schwieriger.

Behandlung.

Man lege eine dünne schmale Schiene aus einer Schindel oder aus anderem passendem Material geschnitten an die innere Seite des Fingers und befestige sie mittelst eines schmalen Verbandes.

Schenkelbruch.

Dieser Bruch kann an irgend einer Stelle des Schenkelknochens vom Knie bis an die Hüfte eintreten, findet aber häufiger in der Gegend der Mitte oder an dem oberen Theile statt. Der Bruch kann an dem Schmerze, der Unfähigkeit das Glied zu bewegen, oder irgend ein Gewicht darauf zu ertragen, sowie an dem knirschenden Geräusche, wenn die Enden gegen einander reiben, erkannt werden. Wenn der Bruch schief ist, so wird das Glied kürzer, ist die Kugel gebrochen, so dreht sich das Knie und der Fuß nach Auswärts und das Glied ist ungefähr einen Zoll kürzer als das andere.

Behandlung.

Wenn ein Bruch der Kugel stattfand, so mag das Glied in eine mit doppelter Biegung versehene Schiene (siehe Holzschnitt) mit gekrümmtem Knie gelegt und so weit erhöht werden, daß der Körper etwas nach unten zieht, damit die möglichst volle Länge erhalten bleibt.

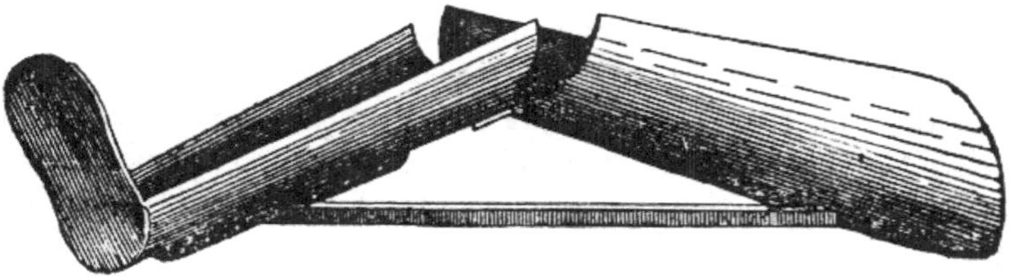

Wenn sich der Bruch in der Mitte des Knochens befindet, sollte eine lange gerade Schiene angelegt werden; an dem unteren Ende ist der Fuß zu befestigen und an dem oberen Ende, fast bis zur Armhöhle reichend, sollte sich ein gehörig wattirter Gurt befinden, der, sich durch die Schamleiste ziehend, rings um den verletzten Schenkel geht. Man strecke den Schenkel bis zu seiner vollen Länge aus, die Schiene möge befestigt und wenn nöthig, mögen die Bruchstücke noch besonders durch kurze Schienen von Sohlenleder und etwas Verband gestützt werden.

Bruch des Beines.

Das Bein ist jener Theil des Gliedes, welcher zwischen Knie und Knöchel liegt. Es besteht aus zwei Knochen; der kleinere Knochen an dem äußeren Theile des Beines wird *Fibula* und der andere an der inneren Seite *Tibia* oder Schienbein genannt. Einer oder beide können gebrochen werden, häufiger aber der letztere. Der Bruch kann daran erkannt werden, daß der Patient weder gehen noch sich auf den Füßen halten kann, am Schmerz, an einer Veränderung der Form und an dem eigenthümlichen knirschenden Gefühl beim Aneinanderreiben der gebrochenen Enden.

Behandlung.

Man bringe den Fuß in eine Schiene mit doppelter Beugung (siehe den Holzschnitt auf der vorhergehenden Seite) und gebe dem Fuße einen Halt an dem Fußende; sollten die Bruchstücke anfangen in eine ungehörige Lage zu kommen, so lege man eine kurze Schiene, gehörig wattirt an, damit sie in ihrer Lage bleiben.

Brüche des Fußes.

Dieselben sind häufig von Fleischwunden und Zerreißung des Bandes begleitet und sind gefährlicher als Brüche der Hand.

Behandlung.

Ist das Fleisch stark zerrissen und die Knochen gebrochen, sehe man zu, die letzteren wieder an ihren Platz zurückzudrängen, mache Wasserumschläge oder solche von Arnica-Auflösung, und suche die Entzündung zu beseitigen, welche die Hauptquelle der Gefahr ist. Wenn der Fersenknochen gebrochen ist, sollte der Fuß völlig ausgestreckt und eine gerade Schiene, welche von den Zehen bis zum Knie reicht, angelegt werden. Die Knochenbruchstücke sind durch Streifen von Heftpflaster oder Wickelbänder zusammen zu halten.

Zusammengesetzte Brüche

sind von Wunden durch die Haut, welche durch das Herausdringen des Knochens verursacht werden, begleitet, und sind in Folge dessen gefährlicher als einfache Brüche, sind aber bezüglich ihrer Behandlung von den letzteren nicht verschieden. Der Verband aber muß so angelegt werden, daß man die Wunden verbinden kann, ohne dadurch von Neuem eine Störung der Lage des Knochen zu verursachen. Alle Knochensplitter &c. müssen sorgfältig entfernt werden.

Ausrenkungen.

Die Flächen, wo sich zwei Knochen begegnen und gegen einander gleiten, werden Gliederflächen und die Verbindung die Knochenfügung genannt. Die Oberfläche des Knochens ist mit einem glänzenden Knorpel bedeckt und die Glieder werden durch Bänder und Streifen von Knorpel zusammengehalten. Wenn nun ein Knochen vermittelst Gewalt oder durch Erschlaffung der Bänder aus seiner Höhle tritt, so nennt man dies eine Ausrenkung. Ist ein Knochen blos verschoben, so wird dies als eine einfache Ausrenkung bezeichnet, wenn aber dabei die umgebenden Theile verletzt werden, so nennt man es eine zusammengesetzte Ausrenkung. Eine Ausrenkung sollte sobald als möglich nach deren Vorgang behoben werden; je länger dies verschoben wird, desto schwieriger wird es sein. Zuweilen findet man einen Bruch und eine Ausrenkung zu gleicher Zeit, und in solchen Fällen muß zunächst die Ausrenkung beseitigt sein, bevor man den Bruch behandeln kann.

Kennzeichen einer Ausrenkung sind die Unmöglichkeit, die Glieder und Knochen zu bewegen; die Kugel des Knochens kann in ihrer unnatürlichen Lage gefühlt werden, und das Glied kann sich verkürzen oder auf andere Weise verschieben. Eine Ausrenkung muß durch ein allmähliges und ununterbrochenes kräftiges Ziehen beseitigt werden, was daran zu erkennen ist, daß das Glied seine natürliche Gestalt wieder annimmt und gewisse Bewegungen wieder machen kann, welche, während der Knochen aus seiner Lage ist, nicht möglich sind. Der Schmerz läßt allmählig nach, nachdem der Knochen wieder eingerichtet ist.

Bei Ausrenkungen der Schulter und Hüfte, macht der Knochen ein schnappendes Geräusch, wenn er in seine Lage zurückgleitet.

Ausrenkung des Gaumens

wird gewöhnlich durch zu starkes Gähnen verursacht und kann auf einer oder auch auf beiden Seiten stattfinden. Der Mund ist weit geöffnet, das Kinn nach einer Seite oder nach unten gezogen, der Patient ist unfähig, den Mund zu schließen und der Speichel tropft.

Behandlung.

Man stelle sich hinter den sitzenden Patienten und schiebe einen Kork oder Töpsel von Holz zwischen die Backenzähne auf der ausgerenkten Seite oder auf beiden Seiten, wenn die Ausrenkung beider Seiten stattfand, und hebe das Kinn sanft aber beständig. Wenn die Ausrenkung beseitigt ist, wird sich der Mund sogleich nach dem Herausnehmen des Korkes oder Töpsels schließen.

Ausrenkung des Schlüsselbeins.

Das Schlüsselbein ist mehr zum Bruch als zur Ausrenkung geneigt. Wenn eine solche stattfindet, so steht sie in der Regel mit dem Brustbein in Verbindung. Die Kugel des Knochens kann sich sowohl rück- als vorwärts schieben. Wenn rückwärts gezogen, drückt sie auf den oberen Theil des Brustbeines, während die Kugel wie eine Geschwulst an dem Halse gefühlt werden kann; auch verursacht dies eine beträchtliche Anschwellung. Wird die Kugel vorwärts gezogen, so wird mit der Hand an der Spitze des Brustbeins ein Höcker gefühlt.

Behandlung.

Wenn sich der Knochen nach rückwärts geschoben hat, ziehe die Schulter kräftig genug vom Körper weg, damit der Knochen in seine Lage zurückgebracht wird, dann presse die Schulter nach rückwärts und halte sie in dieser Stellung. Fand die Ausrenkung nach vornen statt, so beseitige sie in derselben Weise; beuge die Schulter ein wenig nach vorwärts und lege eine feste Compresse über dem Knochen an, damit eine Wiederholung verhindert wird.

Ausrenkung der Schulter.

Die Kugel des langen Armknochens kann in drei verschiedenen Richtungen ausgerenkt werden, nach unten, in die Armhöhle, nach vornhin, auf die Brustmuskeln und nach rückwärts auf die Rückseite des Schulterblattes.

Wenn die Ausrenkung in die Armhöhle stattfand, so ist der Arm länger als der andere und der Ellbogen von der Seite gezogen; die Rundung der

Schulter ist verschwunden, der Patient kann den Arm nicht heben und die Finger sind zuweilen empfindungslos.

Bei einer Ausrenkung nach vorwärts wird ein Höcker an der Spitze der Schulter gefühlt, der Ellbogen ist von der Seite nach rückwärts gezogen, der Arm ist kürzer und die Kugel kann unter dem Schlüsselbein gefühlt werden.

Wenn die Kugel nach rückwärts an das Schulterblatt gezogen ist, so kann sie durch die Geschwulst an jener Stelle gefühlt werden; der Arm und Vorderarm wird quer über die Brust gezogen.

Behandlung.

Wenn eine Ausrenkung in die Armhöhle stattfand, lasse man den Patienten sich auf den Rücken legen, stelle den nur mit dem Strumpf bekleideten Fuß in die Armhöhle, ziehe dann stark an dem Arme und zwinge so durch das Gegenstemmen des Fußes die Kugel zurück, bis sie plötzlich in die Höhle springt.

Bei einer Ausrenkung nach vorwärts bringe man durch Ziehen des Armes nach aus- und aufwärts die Kugel in die Armhöhle und verfahre dann weiter wie eben beschrieben.

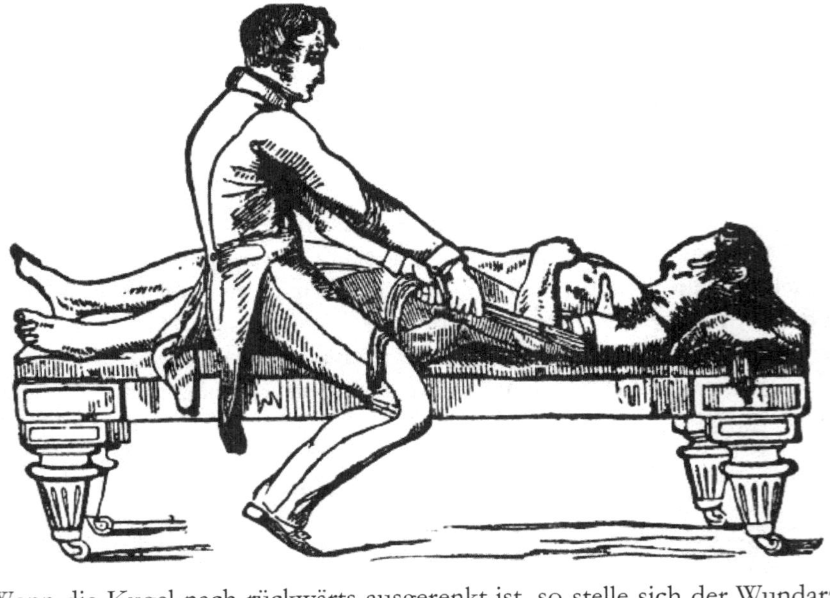

Wenn die Kugel nach rückwärts ausgerenkt ist, so stelle sich der Wundarzt neben den Kranken, anstatt sich, wie auf dem vorstehenden Holzschnitte gezeigt, neben denselben zu setzen. Durch das Ziehen des Armes mehr nach vorne hin wird die Ausrenkung beseitigt.

Ausrenkung des Ellbogens.

Die gewöhnlichste Ausrenkung des Ellbogens ist jene, bei welcher beide Knochen des Vorderarmes rück- und aufwärts gezogen sind. Sie kann daran erkannt werden, daß die Spitze des Ellbogens mehr als gewöhnlich hervorsteht; an jeder Seite des Ellbogens befindet sich eine Höhle und der Vorderarm ist an dem rechten Knöchel der Hand gekrümmt.

Behandlung.

Fasse den Arm oben und unter dem Ellbogen, setze das Knie in den verletzten Ellbogen, und währenddem man den Arm um das Knie biegt, ziehe man beständig stark, auf diese Weise werden die Knochen wieder in ihre Lage zurückgebracht.

Ausrenkung des Handgelenkes

kann an dem Schmerz, der Veränderung in der Stellung der Hand verbunden mit einer Anschwellung des vordern und hintern Theiles der Hand erkannt werden.

Behandlung.

Man fasse die verletzte Hand fest, während ein anderer den Arm hält, und indem die Hand in die Höhe gezogen wird, drücke man mit der anderen Hand die Knochen in ihre Lage zurück.

Ausrenkung der Knochen der Finger.

Eine solche kann an dem Vorspringen an dem hinteren Theile des Fingers erkannt werden.

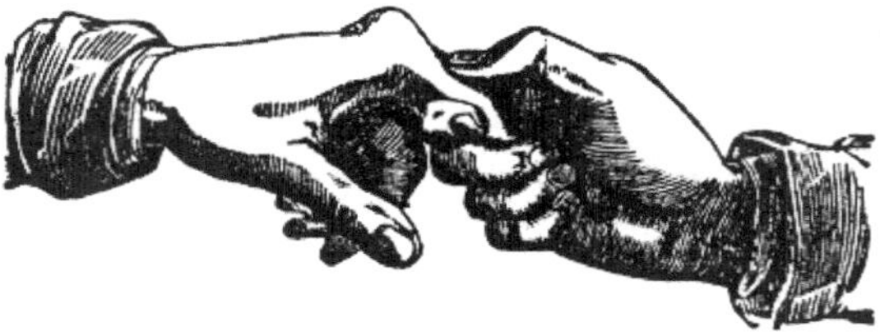

Behandlung.

Beuge den Finger rückwärts an dem ausgerenkten Gliede, bis es in einem rechten Winkel steht, dann dränge man mit den Daumen den Boden des ausgerenkten Knochens vorwärts und strecke gleichzeitig den Finger aus.

Ausrenkung des Hüftknochens.

Die Kugel oder der Kopf des Hüftknochens kann nach vier Richtungen hin ausgerenkt werden; auf- und rückwärts, nach unten und rückwärts, auf- und vorwärts und rück- und vorwärts.

Die Ausrenkung auf- und rückwärts wird daran erkannt, daß das Bein ungefähr um zwei Zoll kürzer als das andere und das Knie und der Fuß nach einwärts gedreht sind.

Die Ausrenkung nach unten und vorwärts kennzeichnet sich durch die Verlängerung des Gliedes; das Knie ist weit getrennt von dem anderen und Fuß und Knie sind auswärts gedreht, bei einem Versuche, aufrecht zu stehen, wird der Körper mehr vorwärts gezogen.

Die Ausrenkung rückwärts und nach unten wird daran erkannt, daß das Glied ein wenig kürzer ist und Knie und Fuß nach Innen gedreht sind, an dem Aufziehen der Ferse und an Ruhen der großen Zehe auf dem Ballen der großen Zehe des andern Fußes.

Die Ausrenkung auf- und vorwärts wird daran erkannt, daß das Glied ungefähr einen Zoll kürzer als das andere ist und der Fuß und das Knie auswärts gedreht sind.

Behandlung.

Bei Ausrenkung auf- und rückwärts — lege man den Patienten auf den Rücken auf einen niedrigen, festen Tisch, oder was noch besser ist, auf eine zusammengelegte Decke auf die Erde. Der Wundarzt stehe oder kniee an der verletzten Seite und fasse den Knöchel mit der einen Hand und mit der andern das Knie. Dann beuge das Knie auf den Schenkel, zunächst stark anziehend, führe es über den gesunden Schenkel, gleichzeitig auswärts über das Becken in eine Art von Halbkreis bis zum Nabel. Ziehe das Knie sanft nach außen, drehe die Zehen nach auswärts, die Ferse nach Innen und den Fuß quer über das andere gesunde Glied, indem man den Schenkel sanft hin und her bewegt, bis die Kugel in ihre Höhle gleitet, was mit einem leichten Knirschen oder hörbaren Schnappen vor sich geht. (Dr. W. W. Reid in Smith's Chirurgie).

Wenn nach unten und rückwärts, muß der Schenkel auf den Körper gebeugt und quer über den gegenüberliegenden geführt werden; dann führe ihn langsam vom Körper weg in einer Weise, ähnlich wie die oben beschriebene.

Bei einer Ausrenkung auf- und vorwärts führe man das Glied kräftig vom Körper hinweg, rolle den Fuß noch kräftiger auswärts, bis die Kugel nach unten gleitet; die Ausrenkung ist dann eine solche, wie die nach unten und vorwärts. Der Schenkel sollte dann stark auf den Körper gekrümmt und quer über den andern geführt werden, und wenn bei dem Rollen des Beines die Fußsohle aus- und aufwärts gerichtet ist, wird die Kugel an ihre Stelle gleiten.

Ausrenkung der Kniescheibe.

Die Kniescheibe kann nach Außen und Innen ausgerenkt werden.

Die Ausrenkung nach Außen kann an dem Hervorragen oder der Geschwulst an der äußeren Seite des Kniegelenkes, Steifheit und Unfähigkeit zum Gehen, erkannt werden. Dies ist das gewöhnlichste.

Die Ausrenkung nach Innen ist sehr selten und die Kennzeichen sind dieselben, wie die vorhergehenden, ausgenommen daß die Kniescheibe neben dem Kniegelenk gefunden wird.

Behandlung.

Der Patient lege sich auf ein Bett und lege mit völlig ausgestrecktem Beine seine Ferse auf die Schulter einer anderen Person, welche die Kniescheibe mit den Fingern und Daumen in ihre Lage zurückbringt.

Ausrenkung des Kniegelenkes.

Das Kniegelenk kann in vier Richtungen ausgerenkt werden, rückwärts, vorwärts, einwärts und auswärts. Die häufigsten sind die rück- und vorwärts.

Behandlung.

Eine Person fasse den Fuß des Patienten und ziehe beständig, aber kräftig, während ein Anderer den Schenkel faßt und in der entgegengesetzten Richtung zieht, dann dem Kniegelenk gegenüber stehend, bringe die verschobenen Knochen wieder in ihre Lage.

Ausrenkung des Knöchels.

Eine derartige Ausrenkung kommt nur selten vor, ausgenommen in Begleitung eines Bruchs. Sie kann vor-, rück-, aus- oder einwärts stattfinden. Die Ausrenkung einwärts ist die gewöhnlichste und kann daran erkannt werden, daß der Fuß nach Außen gezogen wird und die innere Kante auf dem Boden ruht. Auch wird eine harte Geschwulst an der innern Seite des Knöchels und eine Vertiefung an der äußeren Seite gefunden werden.

Behandlung.

Ein kräftiges Ziehen an dem Fuße, während Jemand das Bein nahe am Knie hebt, und Beugen des Fußes in solch einer Richtung, welche die Rückkehr des Knochens in seiner Lage begünstigt, wird Ausrenkung des Knöchels, wenn sie nicht von einem Bruche begleitet ist, schnell beseitigen.

Wunden.

Wunden werden in verschiedene Klassen eingetheilt: einfache Schnittwunden, von einem scharfen, schneidenden Instrumente herrührend; Riß- und Quetschwunden, durch ein stumpfes Instrument, wie eine Säge oder eine Keule, verursacht; Stichwunden, von Bayonett, Dolch u.s.w., und vergiftete Wunden, in Folge von Stichen oder Bissen giftiger Insekten oder Schlangen.

Behandlung.

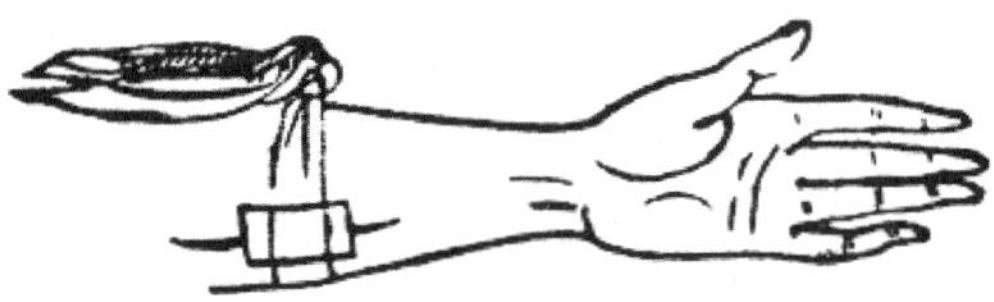

Einfache Schnittwunden müssen zuerst von allem Schmutz gereinigt und die Blutung gestillt werden. Die Blutung hört in der Regel nach Anwendung des kalten Wassers oder Wasser mit ein wenig Arnika-Tinktur darin auf. Andere Mittel für diesen Zweck sind: Lösungen von Tannin, Alaun (*Alum*), Abkochung von Weißeichenrinde und Monsel's Salz; das Letztere ist ein vortreffliches Mittel. Nachdem die Blutung gestillt ist, müssen die Ränder der Wunde zusammen gebracht und durch einen Streifen Heftpflaster zusammen gehalten werden, bis die Wunde geheilt ist. Wenn das Pflaster die Ränder nicht zusammenhält, müssen einige Stiche gemacht werden. Ist die Blutung sehr stark und von einer hellen, rothen Farbe, strahlenförmig herausströmend, so ist dies ein Zeichen, daß eine Ader verletzt worden ist. Eine Compresse sollte dann auf die Ader über die Wunde und zwischen die Wunde und das Herz gelegt werden, wenn der Druck mit den Fingern nicht hinreicht, binde ein Taschentuch so fest als möglich um das Glied.

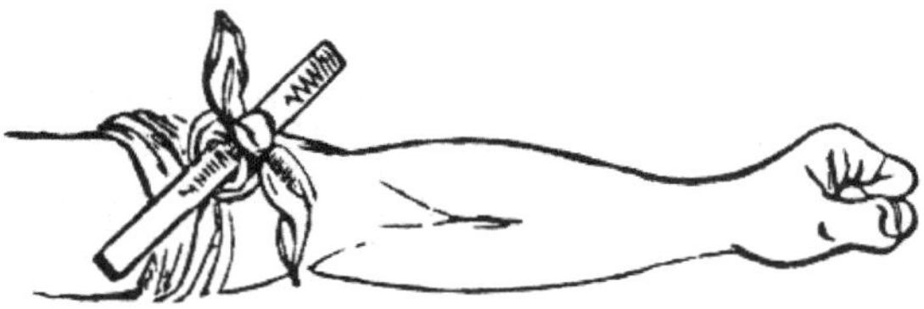

Bei Riß- und Quetschwunden ist die Behandlung der obigen ähnlich. Wenn aber eine Entzündung im hohen Grade eintritt, muß das Pflaster entfernt und Kaltwasser-Umschläge, zuweilen auch ein beruhigender Umschlag gemacht werden. Die Tinktur der Ringelblume (*Calendula*) ist bei dieser Klasse von Wunden der Arnica vorzuziehen.

Stichwunden werden ungefähr in derselben Weise wie die obigen behandelt. Sorge sollte getragen werden, daß die Wunde nicht vom Grunde aus heilt, was durch das Einschieben von ein wenig Charpie in die Wunde verhindert werden kann.

Vergiftete Wunden schließen in sich Bisse und Stiche von Musquitos, Spinnen, Bienen, Wespen und Schlangen. Eine Auflösung von gewöhnlichem Salz mag mit Vortheil angewendet werden, ebenso auch Ammoniak-Wasser, ein Umschlag von Wegebreit- (*Plantain*) Blättern, Arnica-Tinktur, nasser Erde und Olivenöl.

Bei den Bissen von Schlangen sollte sogleich ein Taschentuch oder irgend ein anderer Verband fest um das Glied zwischen die Wunde und das Herz gelegt werden. Das Gift muß dann vermittelst des Schröpfkopfes (*Dry cup*) oder des Mundes aus der Wunde gesaugt werden. Der Patient sollte darauf so bald als möglich Whiskey, Wachholderbranntwein (*Gin*) oder Brandy trinken, bis er betrunken ist, und in diesem Zustande so lange verbleiben, bis sich die Symptome bessern.

Quetschungen.

Eine Quetschung wird in der Regel durch einen stumpfen, harten Gegenstand, der mit den weichen Theilen des Körpers in heftige Berührung kommt, ohne die Haut zu zerreißen, verursacht. Die kleinen Blutgefäße werden gewöhnlich zerrissen, lassen das Blut unter die Haut und erzeugen schwarze oder blaue Flecken.

Behandlung.

Zu einem Theile Arnica-Tinktur füge 6 bis 8 Theile Wasser, befeuchte ein Tuch mit dieser Lösung und lege es über die Quetschung.

Verstauchungen.

Eine Verstauchung ist ein gewaltsames Reißen und Drehen eines Gelenkes in einem solchen Grade, daß die Bänder mehr oder weniger reißen und sich ausdehnen, ohne jedoch den Knochen aus seiner Lage zu bringen. Die Kennzeichen bestehen in Schmerz, Anschwellen, Entzündung und Empfindlichkeit des betreffenden Theiles. Mit Sorgfalt sollte untersucht werden, ob nicht etwa eine theilweise Ausrenkung des verletzten Gelenkknochens stattgefunden hat. Bei einer Verstauchung tritt die Anschwellung allmählig ein und das Gelenk kann unmittelbar nach der

Verletzung bewegt werden, während bei einer Ausrenkung Anschwellung und Bewegungslosigkeit sogleich nach dem Unfalle eintritt.

Behandlung.

Zu einem Theile Aconit-Tinktur (*Tincture of Aconite*) füge 6 oder 8 Theile Wasser und hülle das Gelenk in Tücher, welche in dieser Lösung getränkt sind.

Verbrennungen und Verbrühungen

sind, wenn nicht in zu großem Maßstabe, weniger gefährlich. Wenn sie aber eine große Fläche bedecken oder tief gehen, so sind sie ebenso gefährlich als schmerzhaft. Bei ihrer Behandlung betrachte man die konstitutionellen Symptome und verhindere das Verwachsen und Zusammenziehen, während die Heilung vor sich geht. Hat eine Verbrennung der Hand stattgefunden, die sich zugleich auf die Finger erstreckt, so sollten die Finger möglichst weit getrennt und diese Stellung durch Schienen und Verband gesichert werden.

Behandlung.

Man nehme gleiche Theile von Kalkwasser und Leinöl, in welchen ein Theil Kohlensäure (*Carbolic acid*) auf 50 der Mischung aufgelöst ist, bestreiche mit dieser Masse die Oberfläche dick und bedecke es mit einer Lage roher Baumwolle. Das Kalkwasser und Leinöl kann auch ohne die Kohlensäure angewendet werden.

Wenn der Brand nicht sehr tief geht, lege auf die Oberfläche baumwollene Tücher, welche in starkem Alaun- (*Alum*) Wasser getränkt sind. Spanische Seife (*Castile soap*) geschabt und mit Wasser zu einem dicken Seifenschaum gemischt, dick auf leinene oder baumwollene Tücher getragen und auf die Oberfläche gelegt, wird vorzüglich gefunden werden. Mehl auf die Oberfläche gestreut, ist auch gut, ebenso das Auflegen einer dünnen Lage von roher Baumwolle.

Erfrorene Glieder.

Behandlung.

Halte sie fern vom Feuer, thaue sie langsam auf durch Reiben mit Schnee, dann mit Flanell und schließlich mit der Hand.

Beulen (*Boils — Furunculus*).

Eine Beule ist eine harte kegelförmige Anschwellung, welche anfänglich die Größe einer Erbse hat und sich an irgend einem Theile des Körpers befinden kann. Die Anschwellung nimmt rasch zu und bekommt eine blühende purpurne Farbe; nach 5 oder 6 Tagen wird sie spitz und oben weiß, bricht aus und entleert eine Quantität Eiter. Bei dem Oeffnen einer Beule wird eine Haut, gewöhnlich der Kern (*Core*) genannt, gefunden, der entfernt werden muß, bevor die Beule heilen kann. Nach der Entleerung des Eiters hört der Schmerz auf, die Anschwellung zertheilt sich und die Heilung ist nach wenigen Tagen vollendet. Nicht selten haben Personen einen ganzen „Kropf" davon, der Monate oder Jahre anhalten wird. In der Regel sind sie mit gewissen Störungen der Leber oder des Magens verbunden.

Behandlung.

Mache warme Umschläge, bis sich die Beulen erweichen und eitern. Um deren Rückkehr zu verhüten, gebe man die homöopathischen Heilmittel *Arnica* und *Sulphur*.

Karfunkel (*Carbuncle — Anthrax*).

Dies ist ein bösartiges Geschwür, welches selten eitert, nur einen dünnen sauren Eiter entleert und außerordentlich schmerzhaft ist.

Symptome. Ein Karfunkel beginnt mit Hitze und Schmerz in dem angegriffenen Theile, mit mehr oder weniger Jucken verbunden. Ein kleines Bläschen wird zuerst bemerkt und eine tiefgehende und sehr harte Geschwulst bildet sich. Häufig leidet der Patient an Frösteln, Ohnmachten, Uebelkeit &c. Nimmt die Geschwulst zu, so bekommt sie eine dunkelrothe oder purpurne Farbe, nach den Rändern zu lichter; eine kleine Blase bildet sich aus der Spitze der Geschwulst, welche, wenn aufgebrochen, eine dünne dunkelgefärbte Flüssigkeit entleert. Bei weiterem Fortgang bilden sich noch mehrere Oeffnungen und der Karfunkel kann sehr schnell in Brand übergehen.

Sie wechseln in ihrer Größe von einem halben bis zu 5 oder 6 Zoll, oder werden sogar noch größer. Zeigen sich dieselben am Kopf oder Nacken, so sind sie gefährlicher als an anderen Stellen. Sie enden zuweilen tödtlich.

Behandlung.

Beim ersten Beginne der Entzündung gebe man das homöopathische Mittel *Arsenicum*, stündlich oder alle zwei Stunden eine Dosis, und der Anfall wird eingehalten werden. Wenn es geeitert hat, mache erweichende Umschläge, bis die todte Lage ganz beseitigt ist, und dann behandle es als eine gewöhnliche Eiterbeule.

Das Fingergeschwür (*Felon — Whitlow*).

Das Fingergeschwür ist eine Entzündung von sehr schmerzhafter Natur und befindet sich in der Nähe der Finger- oder Zehengelenke. Es gibt davon vier Arten:

1) Jenes unter der Haut rings um den Nagel herum.

2) Das auf der inneren Seite der Fingerspitze.

3) Jenes innerhalb der Sehnenscheide des Fingers.

4) Jenes innerhalb der *Periosticum* oder Knochenhaut.

Die letzte Form dieses Leidens ist die fürchterlichste und verursacht großen Schmerz; läßt man sie unbeachtet vorwärts schreiten, so kann es den Verlust eines oder mehrerer Knochen, ja sogar der Hand zur Folge haben. Es beginnt mit einem tiefsitzenden Schmerz, Röthe und Anschwellung, und wenn sich Eiter bildet, wird der Schmerz klopfend.

Behandlung.

Sobald man sicher weiß, daß sich ein solches Geschwür bildet, lasse man es aufschneiden und versichere sich, daß der Schnitt breit und tief genug ist, den Eiter leicht auszulassen. Liegt das Geschwür innerhalb der Knochenhaut (der Haut, welche den Knochen bedeckt), was gewöhnlich der Fall ist, sollte der Schnitt bis auf den Knochen gemacht werden, und zwar so, daß er längs des Knochens kratzt, um sich zu versichern, daß die Knochenhaut geöffnet ist. Erweichende Umschläge von Leinsamen, schlüpfriger Ulme (*Slippery elm*) oder Brod und Milch mögen angewendet werden.

Das Einwachsen des Zehennagels.

Dies ist außerordentlich schmerzhaft und wird durch das Tragen von zu enger Fußbekleidung verursacht. Der beständige Druck auf die große Zehe hat das Einschneiden des Nagels in das Fleisch zur Folge, was eine Eiterung und Bildung von wildem Fleische verursacht.

Behandlung.

Man schabe den Nagel an der Spitze sehr dünn und presse etwas Watte darunter, was zuweilen Linderung verschafft. Ein gutes Mittel ist auch das Gießen von heißem Fett oder Talg unter den Nagel auf den Sitz des Uebels. Das trockene Pulver des überchlorsauren Eisen (*Perchloride of iron*) wird sehr empfohlen.

Gifte und Gegengifte.

Bei Vergiftungsfällen ist das erste Ding, was geschehen muß, Erbrechen zu erregen, damit das Gift so bald als möglich aus dem Magen entfernt oder dessen Wirkung auf die Anwendung des Gegengiftes neutralisirt wird.

Um Erbrechen hervorzurufen, mögen folgende Mittel angewendet werden:

Zwanzig Grane schwefelsaures Zink (*Sulphate of zinc*) oder zehn Grane schwefelsaures Kupfer (*Sulphate of copper*), in warmem Wasser aufgelöst.

Lauwarmes Wasser, in großer Menge getrunken und öfters wiederholt.

Schnupftabak oder Senf mit Salz gemischt, auch Senf mit warmem Wasser vermischt und davon reichlich getrunken.

Kitzeln des Halses mit einer Feder oder einem Strohhalm.

Einspritzungen von Tabak in den After durch eine Pfeifenspitze.

Gegen Vergiftungen von Säuren, wie Schwefel- (*Sulphuric*), Salpeter- (*Nitric*), Salz- (*Muriatic*) und Phosphor- (*Phosphoric*) Säure, wende man Hirschhorn-Spiritus (*Spirits of Hartshorn*), Seifenschaum, Magnesia, Kalk- (*Lime*), Kreide- (*Chalk*) Pulver, mit heißem Wasser vermischt, Holzasche, mit Wasser gemischt, an.

Der durch Kleesäure hervorgerufenen Vergiftung kann am besten durch Kreide, Kalk oder der Pflastermasse, womit das Innere der Zimmer bekleidet ist, und welche Substanzen man mit Wasser vermischt, entgegengewirkt werden.

Wenn Schwefelsäure (*Sulphuric acid*) genommen worden ist, wird die Anwendung von viel Wasser schädlich sein.

Bei Vergiftungen durch Alkalien, wie Potasche (*Pot*) und Perlasche (*Pearl ashes*), Soda und Weinsteinöl (*Oil of tartar*), wende als Gegengift Essig, Citronensaft, Castoröl, Leinsamenthee, Alaun (*Alum*) und Olivenöl an. Sie sollten in großen Quantitäten gegeben werden.

Wenn Arsenik genommen wurde, gebe man Buttermilch, süßes oder anderes Oel oder Magnesia in großen Quantitäten, gleiche Theile von Oel und Kalkwasser mögen ebenfalls gegeben werden. Das sicherste Gegengift ist das Eisenhydrat (*Hydrated Protoxide of Iron*), welches in Dosen von einem Theelöffel voll mit Wasser gemischt alle 5 oder 10 Minuten gegeben werden sollte. Auch ist eine Magenpumpe anzuwenden.

Wenn *Corrosive Sublimate*, Kupfer oder *Verdigris* genommen worden sind, so ist das beste Mittel das Eiweiß. Man mische das Weiße von 12 Eiern mit einem Quart Wasser oder Milch und gebe alle zwei oder drei Minuten ein

Glas voll. Kreidewasser, Milch, Stärke von Weizenmehl können auch angewendet werden.

Bei Vergiftung durch Blei oder irgend ein Bleisalz gebe man Bittersalz (*Epsom salts*) oder Glaubersalz (*Glauber's salts*) oder Gyps (*Plaster of Paris*) mit Wasser gemischt.

Salpetersaures Silber (*Nitrate of Silver*) kann durch starkes Trinken von Wasser, in dem gewöhnliches Salz aufgelöst ist, neutralisirt werden.

Bei Vergiftung durch Zinn (*Tin*) oder irgend ein Zinnsalz, gebrauche man Zucker, Eiweiß, Milch und Mehl.

Bei Vergiftung durch Brechweinstein (*Tartar Emetic*), Antimoniumwein (*Antimonial wine*) gebrauche man eine Auflösung von Tannin-Säure (*Tannic acid*), Eichenrinde, Chinarinde (*Peruvian bark*) oder sehr starkem grünen Thee.

Jodin oder Potaschen-Jodid (*Iodide of Potassium*) kann durch Stärke oder Weizenmehl neutralisirt werden, oder auch durch Pfeilwurz (*Arrow root*), gehörig mit Wasser gemischt und in starken Quantitäten getrunken. Dem lasse man eine Mischung von Essig und Wasser folgen.

Bei Vergiftung durch *Opium*, *Belladonna*, *Stramonium* (Stechapfel), *Nux Vomica* (Brechnuß), *Morphine*, *Helleborus* (Nieswurz) u.s.w., gebe man ein Brechmittel, dem man ein Ueberschütten mit kaltem Wasser über den Betreffenden und starken Kaffee oder Essig mit Wasser verdünnt, folgen läßt. Auch lasse man die Person zwischen zwei Andern recht schnell gehen. Die Magenpumpe sollte ebenfalls angewendet werden.

Bei Vergiftung durch Safran (*Saffron*) und Kampher (*Camphor*) sollte der Patient viel schwarzen Kaffee trinken.

Bei Vergiftung durch spanische Fliegen (*Cantharides*) gebe man Kampher (*Camphor*) innerlich oder vermittelst Riechens, auch Eiweiß und Gruel.

Gegen Vergiftungen durch Clams, Hummern, Muscheln u.s.w. gebe man ein Brechmittel, dem man eine Dosis Salz folgen läßt. Der Patient mag viel schwarzen, starken Kaffee, Zucker und Wasser oder eine Lösung von Kampher (*Camphor*) trinken.

Bei Vergiftung durch den Giftwein oder *Sumac* mögen die Theile mit einer Lösung von Borax oder Vitriol (*Copperas*), auch kochende Hollunder-Rinde in Butter oder Milch gewaschen werden. Der flüssige Extrakt der Schlangenwurzel (*Fluid extract of Serpentaria*) als Umschlag auf den Ausschlag gebracht, wird sehr empfohlen.

Wenn Jemand in Folge giftiger Gase, wie Kohlensäure (*Carbonic acid*) oder schwefelsaures Hydrogen (*Sulphureted Hydrogen*) bewußtlos geworden ist, sollte er sogleich entkleidet und der ganze Körper mit kaltem Wasser übergossen werden. Die Lungen sollten durch Mittel, wie beim Scheintod durch Ertrinken empfohlen, mit frischer Luft gefüllt werden. Auch lasse oder zwinge man den Patienten, verdünnten Ammoniak (*Dilute Ammonia*), Wein und Brandy oder auch andere Reizmittel zu verschlucken.

Bei Vergiftung durch Strychnin sind sowohl Brechmittel, wie Senf oder schwefelsaures Zink (*Sulphate of zinc*), als auch eine Magenpumpe anzuwenden.

Wenn das Erbrechen nicht bewirkt werden kann oder sich als nutzlos zeigt, sollte das Einhauchen von Chloroform verordnet werden. Schlagen diese Mittel fehl, so bediene man sich Dr. Marshall Hall's praktischer Methode, die unter „Scheinbarer Tod beim Ertrinken“ angegeben ist.

Bei Vergiftung durch Arnica gebe man Essig.

Bei Vergiftung durch Aconitum wende man innerlich und äußerlich Reizmittel an.

Angabe der Symptome der verschiedenen Krankheiten.

Bei der Angabe der verschiedenen Krankheitssymptome schien es uns nicht nothwendig, alle Erkennungszeichen einer und derselben Krankheit, sondern nur die hauptsächlichsten anzuführen. Solche Krankheiten, die hier nicht bemerkt sind, kann der Leser mittelst des alphabetischen Inhaltsverzeichnisses auffinden.

Ausschlag.

Nesselfieber (*Nettle Rash, Hives Urticaria*). — Dieser Ausschlag besteht in erhabenen Flecken auf der Hautoberfläche, wodurch heftiges Brennen und Jucken erzeugt wird. Manchmal erscheint dieser Ausschlag in Form großer Flecken.

Seite 18.

Rose (*Erysipelas*). — Der Rose gehen gewöhnlich Fieber, Kopfschmerz, Frösteln &c. voran, worauf dann Hitze in der Haut, schneller Puls und Schmerzen im Rücken und den Gliedern folgen, die betreffenden Theile fangen bald an zu schwellen, sie werden roth oder purpurfarben und das Prickeln und Brennen ist sehr heftig.

Seite 20.

Masern (*Measles*). — Die Symptome sind anfänglich denen des Katarrhs oder einer Erkältung im Kopfe ähnlich; z. B. Frösteln, Laufen der Nase, rothe wässerige Augen, Schmerz und Wundheit im Halse und in der Brust, Fieber und Durst. Der Ausschlag tritt gewöhnlich am vierten Tage heraus und besteht in kleinen, den Flohbissen ähnlichen Punkten. Die Haut fühlt sich, wenn man mit der Hand darüber fährt, rauh an.

Seite 25.

Scharlachfriesel (*Scarlet Rash*). — Dem Ausschlag geht Frösteln, Hitze, Ruhelosigkeit und Trockenheit der Haut voran. Am dritten oder vierten Tage zeigt sich der Ausschlag. Der Unterschied zwischen Scharlachfriesel und Scharlachfieber ist bei Anführung der letzteren Krankheit angegeben.

Seite 29.

Scharlachfieber (*Scarlet Fever*). — Im ersten Stadium der Krankheit zeigt sich mehr oder weniger Fieber, Frösteln, Erschlaffung und Kopfweh. Der Patient klagt über wehen Hals, welcher innen roth und glänzend aussieht. Am zweiten Tag zeigt sich der Ausschlag, und zwar zuerst im Gesicht und am Hals. Die Röthe der Haut verschwindet beim Druck mit dem Finger. Der

Unterschied zwischen Scharlachfieber und Masern ist bei Anführung der letzteren Krankheit angegeben.

Seite 30.

Windpocken, Wasserpocken (*Chicken Pox*). — Manchmal zeigen sich anfänglich Fiebersymptome, was jedoch nicht immer der Fall ist. Hierauf erscheint der Ausschlag, jedoch nicht in jener Regelmäßigkeit, durch welche die Blattern gekennzeichnet werden, die zuerst im Gesicht ausbrechen.

Seite 40.

Blattern oder Pocken (*Small Pox*). — Dieser Krankheit geht gewöhnlich ein drei- oder viertägiges Fieber voraus. Das erste Stadium ist durch heftige Schmerzen im Kopf und Rücken gekennzeichnet. Ungefähr am dritten Tage bricht der Ausschlag in kleinen, hellrothen Flecken im Gesicht aus.

Seite 42.

Fieber.

Nervenfieber oder Typhus (*Typhoid Fever*). — Dieses Fieber tritt gewöhnlich allmählig ein. Lange Zeit vorher mag der Patient über Müdigkeit und allgemeine Schwere klagen. Nachdem diese Symptome mehrere Tage oder Wochen lang gewährt, wird der Kranke von Frösteln erfaßt, worauf Fieber folgt; er empfindet Schmerz im Unterleib, welcher durch Druck auf die rechte Seite heftiger wird.

Seite 69.

Gehirnfieber oder Gehirnentzündung (*Inflammation of the Brain*). Tritt gewöhnlich nach und nach ein, manchmal aber auch plötzlich. Wo die Krankheit allmählig herannaht, klagt der Patient eine Zeitlang über Schwere, Schlaflosigkeit, Schwindel, geringen Appetit, Singen im Kopfe, Ohrensausen, erschreckende Träume, Uebelkeit, Erbrechen u. s. w. Mit dem Fortschritt der Krankheit verspürt der Kranke mehr oder weniger Kopfweh, das manchmal sehr heftig ist, und hat starkes Fieber.

Seite 75.

Remittierendes oder Gallenfieber (*Remittent or Bilious Fever*). Dieser Krankheit gehen gewöhnlich Schwäche, Niedergeschlagenheit, Appetitlosigkeit, Gähnen, Dehnen und Fieberschauer und Hitze voraus. Nachdem diese Symptome einige Tage gewährt haben, tritt ein deutlich hervortretendes Frösteln ein, welchem Hitze folgt.

Seite 79.

Intermittirendes oder Wechselfieber (*Intermittent Fever*). — Diese Krankheit wird durch Fieberanfälle gekennzeichnet, die in regelmäßigen Pausen eintreten. Jeder Anfall besteht aus drei Stadien, nämlich — das kalte, das hitzige und das Schweiß-Stadium. Dem kalten Stadium geht gewöhnlich Mattigkeit, Unbehagen, Dehnen, Gähnen und Schmerzen im Rücken, Kopf und den Lenden voraus, worauf Frösteln erfolgt, das sich nach und nach über den ganzen Körper ausdehnt.

Seite 84.

Gelbes Fieber (*Yellow Fever*). — Diese Krankheit kennzeichnet sich durch gelbliche Hautfarbe und dadurch, daß der Kranke eine dunkle Flüssigkeit erbricht. Die ersten Symptome sind Schwindel, Schmerzen im Rücken und in den Gliedern, Frost, Uebelkeit, Kopfweh u.s.w.

Seite 92.

Geisteskrankheiten.

Hypochondrie, Schwermüthigkeit. — Mattigkeit, Verdrossenheit und Mangel an Energie sind die Hauptsymptome; auch grübelt der Kranke beständig über sein Elend und Unglück, die ihm außerordentlich groß erscheinen.

Seite 99.

Hysterie, Bauchnervensucht, Mutterkrankheit. — Ein Anfall folgt in der Regel auf Niedergeschlagenheit. In der Regel hat die Kranke ein Gefühl, als ob eine Kugel von ihrer linken Seite nach dem Hals gerollt würde. Der Anfall tritt häufiger zur Zeit der Menstruation als sonst ein.

Seite 102.

Krankheiten des Kopfes.

Schlagfluß (*Apoplexy*). — Manchmal tritt ein Anfall ganz plötzlich ein, obgleich einem solchen gewöhnlich gewisse Symptome vorangehen. Zu diesen ist die beständige Neigung zum Schlaf, beständiger, dumpfer Schmerz, Schwindel und Schwere im Kopf zu zählen.

Seite 109.

Augenkrankheiten.

Entzündung des Augapfels (*Inflammation of the Eye-ball*). — Die Augen sind roth und geschwollen und der Kranke beklagt sich über ein rauhes Gefühl unter dem Augenlid.

Seite 133.

Schwarzer Staar (*Cataract*). — Die Gegenstände erscheinen verschwommen und es ist, als ob ein beständiger Nebel vor den Augen sei, und bald erscheint ein kleiner Fleck in der Pupille.

Seite 140.

Erblindung. — Zeichen herannahender Erblindung sind: Schmerzen im Kopf, Umwölkung des Blicks, Schwäche der Sehkraft und das scheinbare Umherschwimmen kleiner Flecken vor dem Auge.

Seite 141.

Ohrenkrankheiten.

Ohrenentzündung (*Inflammation of the Ear*). — Heftiges Brennen, stechende Schmerzen, Jucken, Röthe und Klopfen im Ohre.

Seite 147.

Ohrfluß, Ohrlaufen (*Running of the Ear*). — Fieber, Kopfschmerzen, außerordentliche Schmerzen im Ohr, Absonderung einer röthlich wässerigen Masse, die sich nach und nach verdickt.

Seite 153.

Krankheiten der Nase.

Schnupfen, Erkältung im Kopfe. — Dumpfer Schmerz und Schwere in der Stirn, Schneuzen, trockene, verstopfte Nase, Röthe der Augen.

Seite 156.

Chronischer Katarrh. — Heftige Kopf- und Augenschmerzen, Schleimabsonderung aus der Nase, Appetitlosigkeit.

Seite 160.

Nasenkrebs (*Cancer of the Nose*). — Dieses Uebel beginnt in der Regel mit einer harten Geschwulst, die allmählig in Eiterung übergeht und außerordentlich schmerzhaft wird.

Seite 162.

Krankheiten des Gesichts, der Lippen und der Kinnbacken.

Starrkrampf, Kinnbackenkrampf, Mundklemme (*Locked Jaw*). Die ersten Symptome sind Steifheit im Nacken, Unvermögen, den Mund zu öffnen, Enge über der Brust, unbequeme Erregtheit der Zungenwurzel u.s.w.

Seite 174.

Krankheiten der Zähne, des Zahnfleisches und des Mundes.

Entzündung und Anschwellen der Zunge (*Inflammation of the Tongue*). — Frösteln, Appetitlosigkeit, dumpfe Schmerzen im Kopfe und klopfender, stechender Schmerz in der Zunge.

Seite 185.

Mundkrebs (*Cancer of the Mouth*). — Schmerz im Zahnfleisch, heißer, trockener Mund, Zahnfleisch und Gaumen schwellen an, das Zahnfleisch ist schwammig und blutet, Eiterschwären an Wangen, Gaumen und Zahnfleisch.

Seite 186.

Scharbock, Scorbut (*Scurvy*). — Erweichung, Eiterung und Bluten des Zahnfleisches, die Gliedmaßen schwellen an und an verschiedenen Körpertheilen erscheinen purpurrothe Flecken.

Seite 189.

Halskrankheiten.

Weher Hals (*Quinsy — Sore Throat*). — Diese Krankheit beginnt gewöhnlich mit starkem Fieber, Husten, Wundheit im Halse, welcher glatt und glänzend roth ist, und Anschwellen der Halsdrüsen.

Seite 194.

Eiternde, putride oder bösartige Halsentzündung (*Putrid Sore Throat*). — Beginnt mit Frösteln, worauf Fieber folgt, Mattigkeit, Röthe des Halses und der Drüsen, säuerliche Absonderung aus der Nase. Bald setzen sich am Halse und den Drüsen Schwären an.

Seite 198.

Diphtheria oder Diphtheritis. — Das erste Symptom ist gewöhnlich Heiserkeit mit schwacher Stimme, Fieber, Kopfweh, worauf Wundheit des Halses und Schwierigkeit beim Schlucken folgt. Gewöhnlich wird der Kranke auch Schmerz in den Knochen, Mattigkeit und Appetitlosigkeit empfinden.

Seite 201.

Krankheiten der Luftröhre und der Brust.

Bronchitis, Luftröhrenästeentzündung. — Beginnt mit Frösteln, Fieber, Husten, Schmerz und Wundheit am obern Theil des Brustbeins, Druck auf der Brust, schnelles, unregelmäßiges Athmen.

Seite 209.

Influenz, Grippe, Flußfieber. — Zuerst zeigen sich Katarrh-Symptome mit dumpfem Schmerz in der Stirne, erschwertes Athmen, Schneuzen, Trockenheit der Nase, weher Hals, Frösteln.

Seite 215.

Lungenentzündung (*Inflammation of the Lungs*). — Beginnt mit Frösteln, worauf Fieber folgt. Schmerz auf einer Seite der Brust, erschwertes Athmen, Husten, stechende Schmerzen, der Patient kann nicht auf der affizirten Seite liegen.

Seite 220.

Brustfell-, Rippenfellentzündung (*Pleurisy*). — Beginnt mit Frösteln, worauf Fieber, Durst und andere Fiebersymptome folgen. Bald zeigt sich ein scharfer Schmerz in der Brust, welcher durch tiefes Athemholen erhöht wird. Trockener, hackender Husten, erschwertes und beschleunigtes Athmen.

Seite 226.

Herzentzündung (*Inflammation of the Heart*). — Beginnt mit Fiebersymptomen, z. B. Frösteln, Hitze, Durst &c. Hierauf folgt rasches und erschwertes Athmen, mit scharfem Schmerz in der Herzgegend, welcher durch Bewegung erhöht wird. Das Herz klopft heftig.

Seite 230.

Herzklopfen. — Erhöhte, stärkere Thätigkeit des Herzens, Kurzathmigkeit, Schmerz in der Herzgegend.

Seite 232.

Lungenbluten (*Bleeding from the Lungs*). — Gewöhnlich geht ein Druck auf die Brust und Schwierigkeit des Athmens voraus, Hitze und Prickeln im Brustbein, salziger, bitterer Geschmack im Munde.

Seite 236.

Engbrüstigkeit (*Asthma*). — Vor dem Anfall verspürt der Patient gewöhnlich ein Vollsein in der Magengegend mit Kopfweh und Schwäche. Beengung über der Brust, Schwerathmen mit keuchendem Ton.

Seite 239.

Brustwassersucht (*Dropsy of the Chest*). Große Schwierigkeit beim Athmen, was bei Anstrengung oder beim Niederlegen sich noch verschlimmert. Schmerzhafter Druck in der Brust, bleiche Gesichtsfarbe, kurzer, trockener Husten, Herzklopfen.

Seite 243.

Auszehrung (*Consumption*). — Die gewöhnlichen Symptome sind Husten, Schmerzen in der Brust, Fieber, Hitze in den Händen, Füßen und Wangen, Schwäche der Stimme, gekrümmte Nägel.

Seite 246.

Krankheiten des Magens und der Eingeweide.

Dyspepsie oder Magenschwäche. — Ein Gefühl der Ausdehnung des Magens, Aufstoßen, Appetitlosigkeit, Niedergeschlagenheit, belegte oder farblose und weiche Zunge.

Seite 253.

Magenneuralgie, Magenkrampf. Ein dem Sodbrennen ähnlicher Schmerz, welcher unregelmäßig eintritt und manchmal durch Druck gelindert wird.

Seite 268.

Magenweh oder Magencolik (*Stomach Ache, Colic*). — Gefühl des Ineinanderschlingens und Kneipens in der Nabelgegend, der Leib ist hart und in Knoten zusammengezogen.

Seite 271.

Magenentzündung (*Inflammation of the Stomach*). — Brennende Schmerzen im Magen mit Durst, Uebelkeit und Erbrechen, Verlangen nach kühlen Getränken, Verlust der Kräfte, der Schmerz wird durch Druck vermehrt.

Seite 280.

Gedärmentzündung (*Inflammation of the Bowels*). — Beginnt mit Frösteln, worauf Fieber und Durst folgen, heiße Haut, kneipender Schmerz in den Eingeweiden, welcher durch Druck erhöht wird.

Seite 284.

Leberentzündung (*Inflammation of the Liver*). — Beginnt mit Fiebersymptomen, einem prickenden, stechenden Gefühl in der rechten Seite und Schmerzen in der Leber, die entweder nur zeitweilig oder beständig vorhanden sind.

Seite 286.

Milzentzündung (*Inflammation of the Spleen*). — Beginnt gewöhnlich mit Fiebersymptomen, Schmerz in der linken Seite in der Gegend, wo die Milz liegt, mit Empfindlichkeit gegen Druck; Schmerz beständig und schneidend.

Seite 292.

Würmer. — Die Symptome sind Blässe, Jucken in der Nase, Zähneknirschen, Auffahren aus dem Schlafe, angeschwollener Leib, unregelmäßiger Appetit.

Seite 294.

Diarrhöe oder Durchfall. — Oeftere Stuhlentleerungen mit einem Gefühl von Schwere und stärkerem oder schwächerem Kneipen.

Seite 300.

Ruhr (*Dysentery*). — Appetitlosigkeit mit Hartleibigkeit und Diarrhöe, worauf schleimige mit Blut vermischte Stuhlgänge folgen.

Seite 304.

Cholera Morbus, Brechdurchfall. — Diese Krankheit tritt gewöhnlich plötzlich mit Erbrechen und Durchfall ein, was mit heftigen kneipenden Schmerzen im Magen und den Gedärmen verbunden ist. Die Stuhlentleerungen bestehen zuerst aus Speiseaussonderungen und später aus wässerigem, galligem Wasser.

Seite 308.

Asiatische Cholera. — Das erste Stadium ist durch Störung in den Verdauungsorganen gekennzeichnet, Kollern in den Eingeweiden, Schmerz in verschiedenen Körpertheilen, Durst mit leichter Diarrhöe. Diesen Symptomen folgt Erbrechen, dünne, farblose Stuhlentleerung (dem Reiswasser ähnlich) und heftige Krämpfe.

Seite 311.

Hämorrhoiden (*Piles*). — Dem Anfall geht in der Regel ein Gefühl von Schwere in dem unteren Theile des Unterleibes mit schmerzhaftem Afterjucken voraus.

Seite 315.

Unterleibswassersucht (*Dropsy of the Abdomen*). — Anschwellen des Unterleibes mit einem Gefühl von Schwere, Appetitlosigkeit, Hartleibigkeit u.s.w.

Seite 320.

Krankheiten der Urin- und Geschlechtsorgane.

Nierenentzündung (*Inflammation of the Kidneys*). — Der Krankheit gehen in der Regel Fiebersymptome voraus, worauf tiefsitzender Schmerz folgt, der sich bis zur Blase hinzieht, und durch Bewegung und Druck vermehrt wird.

Seite 323.

Blasenentzündung (*Inflammation of the Bladder*). Brennender, durchdringender Schmerz, welcher sich zwischen den Beinen bis zu den Hoden und Schenkeln hinabzieht.

Seite 326.

Chronische Blasenentzündung. — Leichter Schmerz mit einem Gefühl von Hitze in der Blase und häufigem Verlangen das Wasser abzulassen, schleimiger Urin.

Seite 326.

Harnträufeln, auch Harnruhr (*Diabetes*). — Außerordentlicher Appetit und Durst, geschwollenes Zahnfleisch und entzündeter, trockener Mund, Abmagerung.

Seite 330.

Blasenpolyp, auch Blasenstein (*Stone in the Bladder*). — Plötzliche Schmerzanfälle in der Nierengegend; die Schmerzen ziehen sich bis zu den Schenkeln hinab, öftere Neigung zum Urinlassen, Schmerz an der Eichel des Penis.

Seite 331.

Frauenkrankheiten.

Verzögerte oder unterdrückte Menstruation. — Kopfweh, Vollheit und Pulsiren in der Mitte der Hirnschale, Schmerz im Rücken und den Lenden, kalte Füße und Hände.

Seite 349.

Bleichsucht (*Chlorosis*). — Allgemeine Ermüdung, gelblichgrüne Hautfarbe, Blässe der Lippen, kalte Haut, Schwäche, geringer Appetit.

Seite 351.

Uebermäßige Menstruation. — Schwäche und Schmerz im Kreuz, der Schmerz zieht bis zu den Hüften, Kopfweh mit Klopfen in den Schläfen.

Seite 356.

Schwere Menstruation. — Heftige drückende Schmerzen in der Gegend der Gebärmutter, Schmerz im Kreuz und den Schenkeln.

Seite 359.

Unterdrückte Menstruation. — Kopfweh, Fieber, heiße Haut, Durst, schneller Puls, Vollheit und Klopfen in der Mitte und dem hinteren Theil des Kopfes, Schmerzen im Rücken.

Seite 361.

Vorfall der Gebärmutter (*Falling of the womb*). — Druck und Schmerz in den unteren Theilen des Unterleibes mit Schmerzen im Kreuz, Schmerz durch Bewegung oder wenn die Betreffende lange steht, vermehrt.

Seite 367.

Weißer Fluß (*Leucorrhœa*). — Hitze und Wundheit der Geschlechtstheile mit einem Gefühl von Schwere, abwärtsdrückenden Schmerzen und einem Ausfluß.

Seite 371.

Aufgebrochene Brüste (*Broken Breast*). — Beginnt mit Frösteln, woraus Fieber und spießende Schmerzen in der Brust folgen. Die Brust schwillt an, wird hart und knotig.

Seite 407.

Kindbettfieber (*Childbed Fever*). — Diesem gehen Fiebersymptome, z. B. Frösteln, Hitze der Haut mit Schmerz im Leib, welcher sich beim Druck vermehrt, voraus. Der Leib schwillt an und ist außerordentlich empfindlich.

Seite 409.

Weiße Schenkelgeschwulst (*Milk Leg*). — Schmerzen im unteren Theile des Unterleibs, die sich bis zu den Hüften ziehen. Das Bein beginnt anzuschwellen, und die Geschwulst dehnt sich bis zu den Schamleisten und von da abwärts aus.

Seite 411.

Kinderkrankheiten.

Convulsionen, Krämpfe, Gicht (*Spasms, Fits etc.*) — Die Augen sind anfänglich starr, die Gesichtsmuskeln zusammengezogen, manchmal schäumt das Betreffende mit dem Mund, und oft ist der ganze Körper zusammengezogen.

Seite 422.

Mundschwamm (*Thrush*). — Röthe der Zunge und des Zahnfleisches, und Trockenheit im Mund. Es scheint als ob der ganze Mund mit weißlichen Flecken überzogen sei.

Seite 428.

Kopfwassersucht (*Dropsy of the Brain*). — Schläfrigkeit, der Patient legt seine Hände auf den Kopf und gibt augenscheinliche Zeichen des Leidens und Schmerzes, der Kopf ist heiß, erschwertes Athmen.

Seite 430.

Remittirendes oder Wechselfieber der Kinder. — Beginnt mit Mattigkeit und Reizbarkeit, die Lippen sind trocken. Auf diese Symptome folgen Fieber, belegte Zunge, kalte Gliedmaßen &c.

Seite 432.

Cholera Infantum. — Der Anfall mag plötzlich mit heftigem Erbrechen und Abführen eintreten, oder es geht demselben leichte Diarrhöe voraus. Der Kranke erbricht den ganzen Mageninhalt, die Stühle sind grünlich, oder gelblich und wässerig.

Seite 434.

Häutige Bräune (*Croup*). — Beginnt in der Regel mit Catarrhsymptomen, mit trockenem Husten, heißer Haut, schneller Puls, Röcheln im Halse und Heiserkeit. Wenn das Kind einen Anfall bekommt, so ist der Husten heiser, das Athmen beschleunigt, das Gesicht geröthet &c.

Seite 439.

Keuch- oder Stickhusten (*Whooping Cough*). — Ist durch krampfhafte Hustenanfälle gekennzeichnet, wobei das Athemholen ein zischendes Geräusch hervorbringt. Fängt mit Catarrhsymptomen an.

Seite 442.

Kehlsucht, auch Ziegenpeter (*Mumps*). — Beginnt mit Fieber und Catarrhsymptomen. Der Hals wird steif und schmerzt. Bald zeigt sich an dem Unterkiefer eine Anschwellung.

Seite 446.

Verschiedene Krankheiten.

Rheumatismus. — Geht gewöhnlich Mattigkeit, Frösteln, Hitze und starker Schweiß voraus, welcher sauer riecht. Diesen Symptomen folgt Steifheit der Muskeln mit heftigen Schmerzen in den verschiedenen Gelenken.

Seite 448.

Gicht, Podagra (*Gout*). — Manchmal tritt dieses Uebel plötzlich ein, wird aber gewöhnlich durch Dyspepsiesymptome, Kopfweh, Uebelkeit, Erstarrungsgefühl in den Gliedern und Brennen in dem Ball der großen Zehe angezeigt.

Seite 454.

Skropheln (*Scrofula*). — Das erste Symptom ist gewöhnlich eine Drüsenanschwellung am Halse. Diese Anschwellungen mögen eine lange Zeit vorhanden sein, ohne wund zu werden oder Unbequemlichkeit zu verursachen. Nach und nach spitzen sie sich zu, brechen auf und entleeren eine wässerige Flüssigkeit.

Seite 456.

Hüftenentzündung (*Hip Disease*). — Vollheit der Schamleisten, Schmerzen erhöht wenn der Fuß herabhängt.

Seite 458.

Lähmung (*Palsy*, *Paralysis*). — Der Anfall tritt gewöhnlich plötzlich ein, manchmal ist jedoch vorher Kälte der betreffenden Theile mit Erstarrung derselben wahrzunehmen.

Seite 462.

Fallsucht (*Epilepsy*). — Der Anfall ist in der Regel ein plötzlicher, der Patient fällt mit einem lauten Schrei zu Boden und wird bewußtlos, schäumt mit dem Munde und athmet heftig.

Seite 466.

Alphabetisches Fremdwörter-Verzeichniß.

- **Acut.** — Heftige, hitzige, bald entscheidende Krankheiten.
- **Afficirt.** — Angegriffen, krankhaft, gereizt.
- **Alcohol.** — Der höchst gereinigte Weingeist.
- **Allöopathie.** — Heilung der Krankheit durch gegenwirkende Mittel im Gegensatz zur Homöopathie.
- **Allöopathisch.** — Nach der Allöopathie.
- **Alterirende Heilmittel.** — Umstimmende, die Säfte allmählich verbessernde Heilmittel.
- **Anatomie.** — Zergliederungskunst, Zergliederung.
- **Applicirt.** — Anwenden, gebrauchen.
- **Biliös.** — Gallig, gallsüchtig.
- **Biliösität.** — Gallsüchtigkeit.
- **Bronchien.** — Luftröhrenäste.
- **Bronchitis.** — Entzündung der Luftröhrenäste.
- **Catarrh.** — Schnupfen, Flußfieber.
- **Catarrhalisch.** — Schnupfenkrank.
- **Cirkulation.** — Der Umlauf, Kreislauf des Blutes.
- **Cirkuliren.** — Umlaufen, kreislaufen.
- **Chronisch.** — Langwierig, längere Zeit dauernd.
- **Concav.** — Ausgehöhlt, hohl, flach vertieft.
- **Convex.** — Rund erhaben, gewölbt.
- **Decoction.** — Abkochung.
- **Delirium.** — Irrreden, Wahnsinn.
- **Deodorisiren.** — Geruchlos machen.
- **Desinficiren.** - Entgiften, von Ansteckungsstoff befreien.
- **Diarrhöe.** — Durchfall.

- **Diät.** — Lebensordnung, Gesundheitspflege, mäßige Krankenkost.
- **Disciplinirt.** — Zuchtgewohnt, der Zucht unterworfen, getadelt.
- **Direkt.** — Gerade, geradezu, ohne Umschweife.
- **Diphteritis.** — Entzündung einer Haut, insbesondere der Schleimhaut der Luftröhre.
- **Dispensatorium.** — Ein Arznei-Handbuch, ein Haus, wo Arzneien zu haben sind.
- **Destillirt.** — Abziehen, brennen.
- **Dosis.** — Gabe, Arznei-Gabe.
- **Drachme.** — Apotheker-Gewicht, ⅛ Unze, 3 Skrupel.
- **Dyspepsie.** — Unverdaulichkeit, Magenschwäche.
- **Eclectic.** — Die Heilkunde, die aus den verschiedenen Schulen das beste zu wählen sich bestrebt.
- **Eclectisch.** — Behandlung nach der Eclectic.
- **Elastizität.** — Federkraft, Spannkraft.
- **Elektrizität.** — Blitzfeuer- oder Reibfeuerkraft.
- **Element.** — Grundstoff, Urstoff.
- **Energie.** — Kraft, Nachdruck.
- **Energisch.** — Thatkräftig, kraftvoll.
- **Epidemie.** — Eine in der Gegend herrschende Krankheit, Seuche.
- **Epilepsie.** — Fallsucht.
- **Essenz.** — Das Wesen, der Geist, Kraftwasser.
- **Extrakt.** — Der Auszug, ausgezogene Kraft.
- **Extrem.** — Aeußerst, letzt, höchst.
- **Fiber.** — Faser, besonders Muskelfaser.
- **Funktion.** — Verrichtung.
- **Gastrisch.** — Den Unterleib betreffend.
- **Gran.** — Apotheker-Gewicht, 1/20 Skrupel.
- **Grassiren.** — Herrschen, wüthen von Krankheiten.

- **Hämorrhoiden.** — Die sogenannte Goldader.
- **Hektisch.** — Schwindsüchtig, auszehrend.
- **Homöopathie.** — Die Krankheitheilung durch ähnliches Leiden erregende Mittel.
- **Homöopathisch.** — Nach der Homöopathie.
- **Hospital.** — Ein Kranken- oder Armenhaus.
- **Hydropathie.** — Wasserheilkunde.
- **Hydropathisch.** — Die Wasserheilkunde betreffend, durch Wasser heilend.
- **Hymen.** — Das Jungfernhäutchen.
- **Hysterie.** — Mutterbeschwerde, Mutterweh.
- **Hysterisch.** — Mutterkrank.
- **Indirekt.** — Nicht geradezu, durch Umwege, mittelbar.
- **Inspiriren.** — Begeistern, anfeuern.
- **Instrument.** — Das Werkzeug, Hülfsmittel.
- **Intelligent.** — Einsichtsvoll, verständig.
- **Katalepsie.** — Starrsucht, Schlafsucht.
- **Klima.** — Himmelsstrich.
- **Klystier.** — Eine Einspritzung in den After.
- **Kolik.** — Die Darmgicht, der Darmkrampf.
- **Konserve.** — In Zucker eingemachte Früchte, auch Blumen-Kräuterzucker.
- **Konvulsion.** — Zuckung.
- **Liniment.** — Die flüssige Salbe, Schmiersalbe.
- **Liquör.** — Geistige, zubereitete Flüssigkeit.
- **Lochien.** — Der Geburtsfluß.
- **Lokalmittel.** — Mittel, die örtlich angewandt werden.
- **Lymphatisch.** — Das Blutwasser betreffend, oder dazu gehörig.
- **Magnetismus.** — Die magnetische oder anziehende Kraft.

- **Malaria.** — Ungesunde Luft, Sumpfluft.
- **Materie.** — Stoff, Inhalt.
- **Medicin.** — Die Arznei, das Heilmittel, die Heilkunst.
- **Medicinisch.** — Heilkräftig, Heilkunde, ärztlich.
- **Melancholie.** — Schwermüthigkeit, Trübsinn.
- **Melancholisch.** — Schwermüthig, trübsinnig.
- **Menstruation.** — Die monatliche Reinigung, der Monatsfluß.
- **Merkurialmittel.** — Quecksilbermittel.
- **Moralisch.** — Sittlich.
- **Nervös.** — An Nervenübeln leidend.
- **Nervosität.** —Nervenreizbarkeit.
- **Neuralgie.** — Der Nervenschmerz.
- **Neutralisiren.** — Die eigenthümlichen Eigenschaften eines oder zweier Körper aufheben.
- **Normal.** — Regelrecht, musterhaft.
- **Ointment.** — Salbe.
- **Organ.** — Das Werkzeug, das Sinnwerkzeug.
- **Organismus.** —Der innere Zusammenhang, Gliederbau.
- **Operation.** — Heilverfahren der Wundärzte.
- **Operiren.** — Wundärztliche Arbeiten, um eine Heilung zu bewirken, schneiden, stechen.
- **Paralysiren.** — Lähmen, entkräften.
- **Paralysirung.** — Lähmung.
- **Paralysirt.** — Gelähmt, entkräftet.
- **Paregoricum.** — Linderungsmittel.
- **Patent-Medizin.** — Arzneien, auf welche ein Patent ausgestellt ist.
- **Patient.** — Der Leidende, Kranke.
- **Penis.** — Das männliche Glied.

- **Perfümerie.** — Wohlriechende Stoffe.
- **Perfümeriren.** — Beduften, wohlriechend machen.
- **Periode.** — Zeitabschnitt, Zeitraum, monatliche Reinigung.
- **Pharmacie.** — Arzneibereitungskunst.
- **Physiologie.** — Die Lehre vom menschlichen Körper.
- **Physiologisch.** — Die Lehre den menschlichen Körper betreffend.
- **Poren.** — Oeffnungen in der Haut.
- **Präparat.** — Das bereitete Arzneimittel.
- **Primär.** — Ursprünglich, vorhergehend.
- **Publikum.** — Die Welt, die Leute.
- **Pupille.** — Augapfel, Augenstern.
- **Purganz.** — Abführungsmittel, Reinigungsmittel.
- **Qualität.** — Beschaffenheit, Eigenschaft, Güte.
- **Quantität.** — Menge, Größe, das Maaß.
- **Recept.** — Vorschrift zur Zubereitung einer Arznei.
- **Reguliren.** — Ordnen.
- **Rheumatismus.** — Gliedreißen, Gliederfluß.
- **Robust.** — Stark, kräftig.
- **Ruin.** — Verfall, Zerrüttung.
- **Scenerie.** — Landschaft.
- **Secundär.** — Untergeordnet, nachfolgend.
- **Skelet.** — Gerippe.
- **Skropheln.** — Drüsengeschwulst, Halsgeschwulst.
- **Skrophulös.** — Drüsenkrank.
- **Skrupel.** — Apotheker-Gewicht, 20 Grane.
- **Spezifisch.** — In der Eigenthümlichkeit gegründet.
- **Spirituös.** — Geistig.
- **Stadium.** — Verlaufzeit einer Krankheit.

- **Stimulant.** — Reizmittel.
- **Stimuliren.** — Reizen.
- **Substanz.** — Wesen, Stoff, Hauptbestandtheil.
- **Sympathetisch.** — Mitempfindend.
- **Symptome.** — Zeichen, Krankheitskennzeichen.
- **Syphilis.** — Lustseuche, venerische Krankheit.
- **Syphilitisch.** — Lustseuchenkrank.
- **System.** — Zweckmäßig zusammengesetztes Ganzes, Ordnung, Zusammenhang.
- **Tabelle.** — Tafel, übersichtliches Verzeichniß.
- **Technisch.** — Kunstmäßig, kunstgerecht.
- **Temperament.** — Gemüthsart, Gemüthsstimmung.
- **Temperatur.** — Der Wärmegrad der Luft.
- **Tertiär.** — Die dritte Stelle in der Folge einnehmend.
- **Theorie.** — Wissenschaftliche Kenntniß, Lehre, Vorstellungsart.
- **Tinktur.** — Ein Auszug, Kraftwasser.
- **Titel.** — Aufschrift, Ueberschrift.
- **Tonic.** — Stärkemittel.
- **Tonisch.** — Spannend, stärkend.
- **Total.** — Gänzlich, völlig.
- **Typhoid oder Typhus.** — Fieber, Nervenfieber.
- **Unze.** — Gewicht, 1/12 Pfund.
- **Varicös.** — Krampfadrig.
- **Vegetabilisch.** — Zu den Pflanzen gehörig.
- **Ventilation.** — Luftzug, Auslüftung.
- **Vision.** — Die Erscheinung.
- **Vulva.** — Gebärmutter, Mutterscheide.

Fußnoten:

[*] Die in diesem Buche angegebene wundärztliche Behandlung ist im wesentlichen den Werken von Herrn G. D. Beebe, Wundarzt in Chicago, entnommen, dessen Fähigkeit und Geschicklichkeit sowohl in der Militär- als Civil-Praxis weithin bekannt sind. Professor Beebe ist eine anerkannte Autorität und hat den Stuhl der Wundarzneikunde in dem Hahnemann'schen Collegium von dessen Gründung an eingenommen.